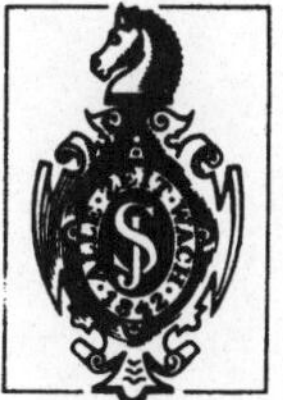

Max Nitze

Lehrbuch der Kystoskopie

Ihre Technik und klinische Bedeutung

Zweite Auflage

Reprint

Springer-Verlag Berlin Heidelberg New York 1978

ISBN-13:978-3-642-66520-2   e-ISBN-13:978-3-642-66519-6
DOI: 10.1007/978-3-642-66519-6

Softcover reprint of the hardcover 2nd edition 1978

Reprinted in India by Rekha Printers Private Limited, New Dehli

2123/3014-54321

Vorwort zur Reprintausgabe

Mit Beginn des 19. Jahrhunderts erreicht die Chirurgie wieder ihre volle Gleichstellung mit der Inneren Medizin und ihre Befreiung aus den Händen der Barbierchirurgen. Parallel dazu verläuft die Fortentwicklung in Naturwissenschaft und Technik. Unter der Verwertung aller neuen wissenschaftlichen Erkenntnisse beginnen innerhalb der Chirurgie wiederum Teilgebiete frühzeitig Konturen für eine eigenständige Entwicklung zu gewinnen. So erhalten die Augen-, die Hals-Nasen-Ohren- und die Harnwegserkrankungen ihre ersten Impulse zur späteren Selbständigkeit 1805 durch den Versuch des Frankfurter Arztes Bozzini, Körperhöhlen dem beobachtenden Auge durch eingespiegeltes Licht sichtbar zu machen: Die Endoskopie hält ihren Einzug in die Medizin.

In der Augen- und Hals-Nasen-Ohren-Heilkunde sind die zu beobachtenden Organe leichter zugänglich (Augenspiegel 1851 durch Helmholtz, Kehlkopfspiegel 1854 durch Garcia und Rhinoskopie 1860 durch Czermak). Für das Gebiet der zukünftigen Urologie ist dieser Weg viel mühevoller. Auch hier tritt im Anfang des 19. Jahrhunderts die entscheidende Änderung ein, indem Civiale in Paris 1824 den alten Steinschnitt durch die transurethrale Steinzerbohrung ablöst. Nachdem Bozzini schon 1805 mit seinem Lichtbehälter Versuche angestellt hat, das Innere der Harnröhre sichtbar zu machen, haben Ségalas 1826 und Désormeaux 1853 in Paris, Bruck jun. 1867 in Breslau und Grünfeld 1873 in Wien einen weiteren Ausbau der Methode versucht.

Die Bedeutung, die Helmholtz, Garcia und Czermak für die selbständige Entwicklung ihrer Teilgebiete beizumessen ist, gebührt für das Gebiet der Urologie dem am 18. September 1848 in Berlin geborenen Maximilian Nitze, der seinen Blasenspiegel — parallel zur allgemein-technischen Entwicklung — erst im letzten Viertel des 19. Jahrhunderts schaffen kann.

Der zündende Funke fällt bei ihm, als sein damaliger Lehrer in Dresden, der Frauenarzt Dr. Justus Schramm-Vogelsang, am 4. März

1876 ein von ihm verbessertes Bruck'sches Diaphanoskop demonstriert. Dadurch angeregt beginnt Nitze seit Frühjahr 1876 allgemeine endoskopische Versuche, darunter auch zur Darstellung der Harnröhre und Blase, anzustellen. Technisch unterstützt durch den Dresdener Instrumentenmacher Deicke und den Berliner Universitätsoptiker Bénèche, kann Nitze am 2. Oktober 1877 seinen neuen Blasenspiegel in Dresden an der Leiche demonstrieren. Nach weiterer technischer Verbesserung — in Zusammenarbeit mit dem Instrumentenmacher Leiter in Wien — erfolgt dort am 9. Mai 1879 die Demonstration am Lebenden. Damit ist der entscheidende Grundstein für die selbständige Weiterentwicklung des Fachgebietes Urologie gelegt.

Seit 1880 in eigener Praxis in seiner Geburtsstadt Berlin niedergelassen, baut Nitze seinen Blasenspiegel, den täglichen Erfordernissen entsprechend, weiter aus: Die vereinfachte Beleuchtung durch das Mignon-Lämpchen ermöglicht die Konstruktion des Irrigations-Kystoskops. Die nun vermehrt zur Darstellung gelangenden Blasentumoren sowie kleinere Steine zwingen zur Schaffung von endovesikalen Operationsinstrumenten und Zangen. Um die Mortalität der Nierenoperationen zu senken, wird die Schaffung eines Harnleiterkystoskops zur präoperativen Abklärung erforderlich.

Seine anfänglichen Untersuchungsergebnisse legt Nitze 1889 in seinem „Lehrbuch der Kystoskopie" vor, dem er 1894 den „Kystophotographischen Atlas" folgen läßt. Kurz bevor ihn am 22. Februar 1906 der Tod in seiner Praxis in Berlin ereilt, stellt Nitze noch das druckfertige Manuskript zur 2. Auflage seines „Lehrbuches der Kystoskopie" fertig, das von seinen damals bedeutendsten Schülern 1907 herausgegeben wird. Mit der Schilderung seiner Erfindungen und der damit erhobenen Befunde hinterläßt Nitze das entscheidende Gründungswerk den Urologen, die darauf das neue Fachgebiet aufbauen und zur heutigen Blüte entwickeln können.

Da Nitzes Standardwerk von 1907 bereits zu den Raritäten in den wissenschaftlichen Bibliotheken zählt, gebührt dem Springer-Verlag Dank, dieses Buch durch die Reprintausgabe zum 100. Geburtstag des Blasenspiegels den Urologen der ganzen Welt wieder zugänglich gemacht zu haben.

Berlin, im Oktober 1977   F. Schultze-Seemann

                                        Archivar
                                        der Deutschen Gesellschaft
                                        für Urologie

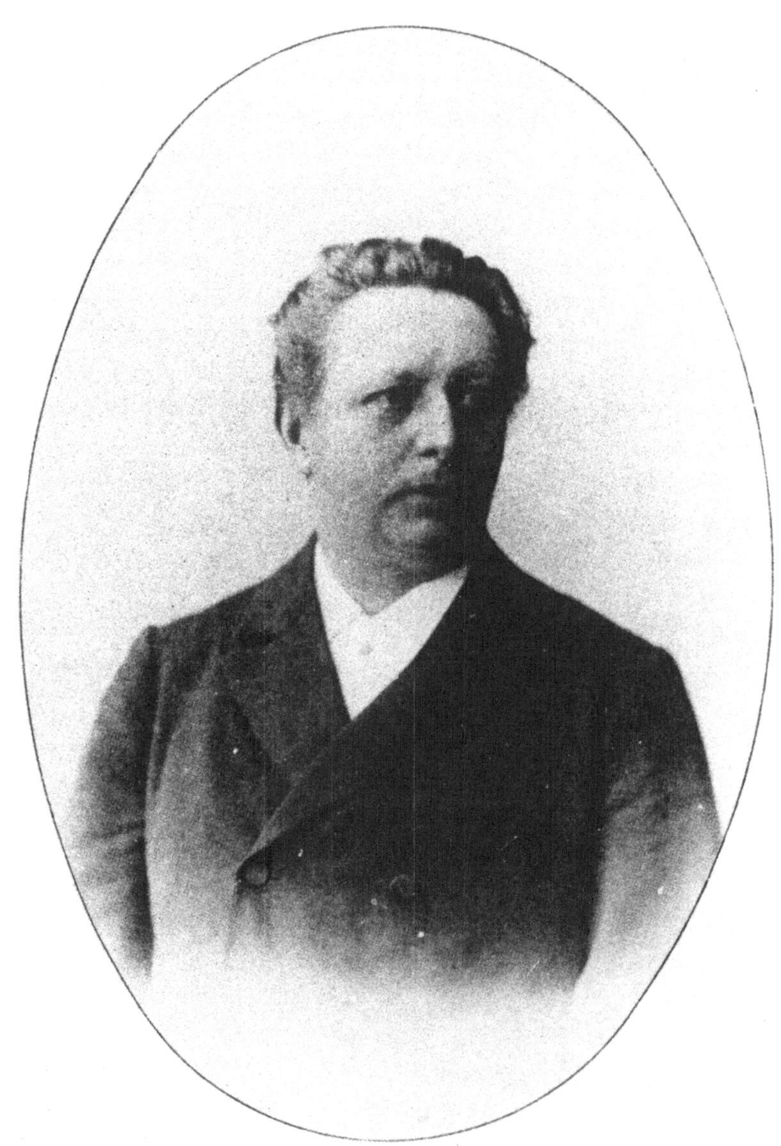

LEHRBUCH

DER

KYSTOSKOPIE

IHRE

TECHNIK UND KLINISCHE BEDEUTUNG.

VON

DR. MAX NITZE,

WEILAND GEH. MED.-RAT, AUSSERORDENTLICHER PROFESSOR
AN DER UNIVERSITÄT IN BERLIN.

ZWEITE AUFLAGE.

MIT 11 TAFELN UND 133 ABBILDUNGEN IM TEXT.

WIESBADEN.
VERLAG VON J. F. BERGMANN.
1907.

DAS

HINTERLASSENE MANUSKRIPT

HERAUSGEGEBEN VON

DR. M. WEINRICH, UND **DR. R. JAHR,**
BERLIN. BERLIN.

MIT EINER EINLEITUNG

VON

PROFESSOR DR. R. KUTNER,
BERLIN.

Inhalts-Verzeichnis.

II. Abschnitt.

Der endoskopische Befund der gesunden und kranken Harnblase.

III. Abschnitt.

Die Bedeutung der Kystoskopie für die Diagnostik und Therapie der Harn- und Blasenleiden.

Einleitung.

Am 22. Februar 1906 wurde Max Nitze, der Begründer der Kystoskopie und ihrer klinischen Methodik, in kürzlich vollendetem 57. Lebensjahre von einem plötzlichen Tode hinweggerafft, völlig unerwartet selbst für die, welche ihm persönlich oder beruflich besonders nahe standen. Zwei kurz aufeinanderfolgende Apoplexien führten das jähe Ende herbei. Hiermit erlosch eine geistige Flamme, die unablässig neues Licht des Wissens spendete, ohne scheinbar den sonstigen Gesetzen des Verbrauches unterworfen zu sein. Zumal einige Wochen vor dem Tode wurde Nitze von einer Schaffenslust ergriffen, von der er selbst sagte: es sei ihm, als werde er noch einmal jung. Es war das letzte Aufleuchten. Indessen hatte er gerade diese Zeit dazu benutzt, um eine Arbeit zum Abschluss zu bringen, die ihm wie keine am Herzen lag, die Beendigung des Manuskriptes der zweiten Auflage seines klassischen Lehrbuches der Kystoskopie. Seit dem ersten Erscheinen dieses Werkes im Jahre 1889, das der wissenschaftlichen Welt ein völlig neues Gebiet erschloss, hatten sein Schöpfer und zahlreiche Gleichstrebende soviel des Neuen herbeigebracht, dass sich Nitze auf die Bitte seiner Freunde und Assistenten dazu entschloss, eine zweite Auflage herauszugeben. Als die erste Auflage veröffentlicht wurde, war Nitze nur einem kleinen Kreis von Fachleuten bekannt. Dennoch legte er schon damals einen überaus strengen kritischen Maßstab an seine Publikation. Inzwischen war er zu einem Manne von Weltruf geworden, dem Ärzte und Kranke aus aller Herren Länder zuströmten. Um so ernster nahm er die Verantwortung mit der Herausgabe der zweiten Auflage; um so schwerer wurde es ihm, sie endgültig dem Drucke zu übergeben. Immer wieder und wieder feilte und verbesserte er an seinem literarischen Lebenswerke. Als aber der Tod dem Unermüdlichen die Feder aus der Hand nahm, zeigte es sich, dass das Manuskript der zweiten Auflage abgeschlossen vorlag. Um die Herausgabe zu bewirken, wandten sich Familie und Verleger naturgemäss an diejenigen, welche im Sinne des Dahingeschiedenen und gemäss dem innigen Zusammenarbeiten in erster Reihe hierzu berufen waren, an seine Schüler, zu denen sich der Unterzeichnete sowie die Herren **Jahr** und **Weinrich** mit Stolz rechnen. Letztere beiden haben die Durchsicht und Redaktion zwecks Drucklegung bewirkt. Hierbei wurde der Grundsatz festgehalten, dass an dem Original-Manuskript des Dahingeschiedenen Änderungen nicht vorgenommen wurden. Dies war nicht allein ein selbstverständlicher Akt der Pietät, sondern auch die Folge der Auffassung, dass die Gedankenarbeit eines Forschers wie **Nitze** im Interesse der medizinisch-geschichtlichen Wahrheit möglichst rein in ihrer ursprünglichen Gestalt fortgepflanzt werden sollte.

Nitze hat der ganzen Anlage der zweiten Auflage eine wesentlich klarere **Einteilung** dadurch gegeben, dass er den gesamten Stoff in folgende drei Hauptabschnitte gliederte:

I. Theorie und Technik der kystoskopischen Untersuchungsmethode;

II. Der endoskopische Befund der gesunden und kranken Harnblase;

III. Die Bedeutung der Kystoskopie für die Diagnostik und Therapie der Harn- und Blasenleiden.

Hierbei haben eine besondere **Bereicherung** erfahren: die Technik der kystoskopischen Untersuchung, bei deren Schilderung er in völliger Objektivität auch die Fortschritte würdigt, die durch andere Forscher herbeigeführt wurden; ferner das wichtige Kapitel der Blasengeschwülste und endlich der gesamte dritte Hauptabschnitt. Der Teil, welcher den Harnleiter-Katheterismus und seine diagnostische Verwertung behandelt, ist gänzlich **neu** hinzugekommen. Ebenfalls neu ist die Darstellung der intravesicalen Operationsmethodik, deren Begründung und Beherrschung in unerreichter Meisterschaft ein besonderes Ruhmesblatt **Nitzes** darstellt. Was will es gegenüber allen diesen Gaben besagen, wenn ein kritisches Auge vielleicht finden wird, dass hier und da einige historische Angaben fehlen; so bei der Besprechung der Anti- und Asepsis oder bei der Entwickelung des Harnleiter-Katheterismus und seiner Anwendung. Wie aus zahlreichen Notizen hervorgeht, welche sich in **Nitzes** sonstigem literarischen Nachlasse befinden, war es seine Absicht, einzelne Stellen noch zu vervollständigen und weiter auszuführen. Auch diese Arbeit wäre beendet worden, wenn nicht die Parze den Lebensfaden zerschnitten hätte; indessen ist dies für das Ganze so wenig von Belang, dass die Herausgeber keine Veranlassung hatten, von dem oben dargelegten Standpunkte abzugehen.

Eine besondere Sorgfalt haben wir der Bearbeitung der dem Werke beigegebenen **Tafeln** zuteil werden lassen. Hierin wurden wir von der ehrwürdigen Mutter des Dahingeschiedenen und von dem Verleger des Werkes in einer die Genannten ehrenden Weise unterstützt; keine Kosten waren ihnen zu hoch, um unseren Vorschlägen gemäss das Beste zuwege zu bringen, was die Technik gegenwärtig leistet. Und wahrlich die herrliche wissenschaftliche Hinterlassenschaft **Nitzes** hat auf diese von allen Seiten dargebrachte Opferwilligkeit vollen Anspruch. Sind doch die farbigen Blasenbilder, welche in der ersten Auflage noch sehr unvollkommen waren, die Ausbeute jahrzehntelanger mühsamer Versuche und Arbeiten des Meisters,

Aquarelle vom Innern der normalen und pathologischen Blase zu gewinnen. Mit welchem eisernen Fleisse hat er gerade diese Studien betrieben, mit welcher begeisterten und begeisternden Beharrlichkeit wusste er die ihn unterstützenden Künstler anzufeuern, immer neue Bilder zu schaffen, um der Natürlichkeit der Objekte in Plastik der Form und Transparenz der Farben möglichst nahe zu kommen. Und mit welcher Liebe hegte er gerade diesen Schatz seines Könnens! Da war es wohl selbstverständlich, dass alle alles taten, um auch die Wiedergabe so wahrheitsgetreu als irgend tunlich zu gestalten. Ob es gelungen ist, mögen die Beurteiler entscheiden. Um auch den nichtfarbigen Bildern eine möglichst vollendete Reproduktion zu sichern, wurden sämtliche Tafeln, die bereits auf anderem Wege vervielfältigt waren, und in der geplanten Auflage fertig vorlagen, noch einmal neu hergestellt; hierzu wählten wir dasjenige Reproduktionsverfahren, welches gegenwärtig als das leistungsfähigste gelten muss — die Photographie [1]).

Möge denn das Werk hinausgehen als letzte Gabe, die der verstorbene Meister der Wissenschaft schenkt: deren Jüngern zur Nacheiferung, der leidenden Menschheit zum Segen, dem grossen Toten zum ehrenden Andenken!

Max Nitze wurde am 18. September 1848 zu Berlin als ältester Sohn des Regierungs-Assessors und Specialkommissars Gustav Nitze und dessen Ehegattin Berta geb. Kreyenberg geboren. Seine Jugenderziehung fand in Belzig und Brandenburg statt. Vom Jahre 1860 an besuchte er das Gymnasium in Breslau; von hier siedelte er 1867 an das Gymnasium in Wernigerode über, das er im Jahre 1869 nach bestandenem Abiturientenexamen verliess. Nach Absolvierung seiner medizinischen Studien in Heidelberg, Würzburg und Leipzig trat er im Jahre 1874 am Dresdener Stadtkrankenhause als Assistenzarzt ein. Hier begann er seine grundlegenden Arbeiten für die Erfindung des Kystoskopes, die er nach seiner Übersiedelung nach Wien im Jahre 1877 fortsetzte. Am 9. März 1879 fand die denkwürdige Demonstration des Kystoskopes in der k. k. Gesellschaft der Ärzte in Wien statt. Im Laufe desselben Jahres verliess er Wien, um sich in Berlin dauernd als Arzt niederzulassen. War er schon durch seine Einzelpublikationen in der Zeit von 1879—1889 überaus bekannt geworden, so verbreitete sich mit dem Erscheinen seines Lehrbuches im Jahre 1889 der

---

[1]) Es sei hier bemerkt, dass sowohl die farbigen wie die nichtfarbigen Abbildungen teils als aufrechte Bilder, teils in kystoskopischer Umkehrung (also als Spiegelbilder) wiedergegeben wurden, je nachdem es die bessere Veranschaulichung der Objekte zweckmässiger erscheinen liess. Bei der Herstellung der Originale haben dem Meister hilfreiche Hand geleistet: Herr Dr. Wollheim in photographischer Hinsicht und Herr Landsberg als Maler. — Was die Reproduktion anlangt, so wurden die nichtfarbigen photographischen Tafeln durchweg von der „Neuen Photographischen Gesellschaft" in Steglitz, die farbigen von der Kgl. Universitäts-Druckerei von H. Stürtz in Würzburg hergestellt.

Ruf seiner Leistungen weit über Deutschlands Grenzen hinaus. In der eigenen Heimat wurde man naturgemäss auf den aufstrebenden Forscher ebenfalls besonders aufmerksam. Als daher im Jahre 1889 Nitze bei der Berliner medizinischen Fakultät um seine Habilitation als Dozent nachsuchte, wurde er mit offenen Armen aufgenommen. Im Jahre 1900 wurde ihm zugleich mit der Verleihung des Titels als „ausserordentlicher Professor" von der Staatsregierung ein Lehrauftrag für Urologie erteilt. Im Jahre 1904 wurde er durch die Verleihung des Titels als „Geheimer Medizinalrat" ausgezeichnet.

Als Nitze dahinschied, stand er im Zenit seines Ruhmes. In seinem Wartezimmer konnte man die Sprachen aller Länder hören. Die Grossen der Erde suchten ihn und seinen Rat; alle Auszeichnungen, nach denen übrigens Nitzes bescheidener Sinn nie gestrebt hatte, waren ihm zuteil geworden. Wenn ihm in der Jugend die Anerkennung versagt war, als er schon Bedeutsames geleistet hatte, wurde sie ihm in späterem Alter in überreichem Maße zuteil. So hat es etwas Versöhnliches, dass er dahinging, als er im Vollgefühl seines Glückes und seines Erfolges stand — freilich für uns alle, die ihm nahe standen und für die gesamte Wissenschaft viel zu früh. In Wien, wo sein Aufstieg begann, steht auf dem altehrwürdigen Friedhofe ein ergreifendes Monument; seine Aufschrift ist schlicht und kurz, sie könnte auch für unseren verehrten Meister gelten: „Hier begrub der Tod einen reichen Besitz, aber noch schönere Hoffnungen!"

Am 1. April 1906 vereinten sich Angehörige und Freunde noch einmal zu einer Gedenkfeier im Kaiserin Friedrich-Hause. Ernst von Bergmann, der aus seiner rückhaltlosen Anerkennung der genialen Persönlichkeit Nitzes bei dessen Lebzeiten nie ein Hehl gemacht hatte, liess es sich nicht nehmen, auch dem Dahingeschiedenen ehrende Worte der Erinnerung zu widmen. C. Posner legte in klaren Linien dar, wie das Lebenswerk Nitzes alle Gebiete der modernen Medizin nachhaltig beeinflusst habe. Der Unterzeichnete verlieh der Trauer der Schüler des Verblichenen Ausdruck und gab ein Bild von der Entwickelung der Kystoskopie. Die Worte von P. Heymann endlich, der dem Toten decennienlang besonders nahe gestanden hatte, liessen in rührender Weise empfinden, was die Freunde an ihm verloren haben.

„Geselle, wer was kann, Meister, wer was ersann!" Und was wir können, die wir als Assistenten in Stunden unvergesslichen Zusammenarbeitens die Lehren unseres Faches von dem Berufensten empfangen durften, das verdanken wir unserem Meister. Schüler Nitzes im weiteren Sinne sind ja alle, die in den letzten 25 Jahren mit dem Fache der Harnleiden sich beschäftigt haben. Denn ohne die Kystoskopie ist eben die moderne Urologie nicht mehr zu denken. Und wenn es das Zeichen einer genialen Persönlichkeit ist, dass ein bestimmtes Gebiet ohne die Ergebnisse gerade ihrer Arbeit die Daseinsberechtigung verliert, so trifft dieses Kriterium in hervorragendem

Maße auf Max Nitze zu. Man tritt den grossen Klinikern, welche mit einem erstaunlichen Spürsinn und einer bewundernswerten Klarheit die Krankheitsbilder unseres Sonderfaches o h n e kystoskopische Beobachtung zu beschreiben wussten, nicht zu nahe, wenn man sagt, dass trotz alledem eine wirkliche Urologie überhaupt erst existiert, seitdem die Grundlagen des Erkennens und Behandelns durch die Kystoskopie geschaffen wurden. Welche Wandlungen in den Auffassungen der Entzündung der Blase, der Ursachen von den Schmerzen, den Quellen der Blutungen! Wie einmal eine Zeit kommen wird, wo man die Bezeichnung Kopfschmerz als ein Spiel mit Worten betrachten wird, weil man sofort an die Stelle eines solchen Sammelbegriffes die Diagnose setzt, so war es die grosse Errungenschaft der Kystoskopie, dass sie uns von den hypothetischen Anschauungen und den Schlagworten, mit welchen früher die Kliniker mangels besserer Erkenntnis sich begnügen mussten, endgültig befreite. Keine Möglichkeit gab es vordem — das Steinleiden ausgenommen, bei den Erscheinungen des noch so qualvollen Blasenschmerzes zu ermitteln, was die örtliche Ursache sei. Den Sitz der verhängnisvollen Tuberkulose des Harnapparates zu erkennen, welche häufiger als es allgemein angenommen wird, in der Blase ihre zerstörenden Wirkungen entfaltet, gehörte in das Reich des Unausführbaren. Ebenso die Lösung der Frage bei blutigem Harn, ob die jeweilige Blutung in der Harnröhre, in der Blase oder in der Niere und in welcher Niere zu suchen sei. So ohnmächtig war die ärztliche Kunst, dass das Laienpublikum, wie stets in solchen Lagen der medizinischen Wissenschaft, sich selbst glaubte helfen zu müssen und in Scharen den Kurpfuschern zuströmte.

Nicht plötzlich und unvermittelt wurde die Kystoskopie in ihrer jetzigen Gestalt geschaffen. Das sich immer stärker geltend machende Bedürfnis, in das Innere der Organe und hiermit in die Beurteilung der Erkrankungen Licht zu bringen, hatte einen mühsamen, langen Pfad zu durchlaufen, ehe es die wertvolle Frucht der Kystoskopie zeitigte.

Überblickt man die Entwicklungsstadien der Beleuchtung innerer Organe von ihren ersten Anfängen bis zur Gegenwart, so kann man unterscheiden:

1. die Verwendung von reflektiertem Licht;

2. die Methode der Durchleuchtung;

3. die Methode der Beleuchtung durch Einführung der Lichtquelle in das zu untersuchende Organ.

Erinnert man sich, welche durchgreifende Wandlung die Technik der Beleuchtung für den alltäglichen Gebrauch erfahren hat, durcheilt man im Geiste den Weg von der Benutzung des Talglichtes bis zu den blendenden Strahlen der Bogenlampe, so wird man es nicht verwunderlich finden, dass auch die Verwendung des Lichtes für ärztliche Zwecke mehr oder weniger im Anschluss an diese Wandlungen eine gänzlich andere geworden ist. Vergeblich bemühten sich der im Jahre 1807 auftretende Bozzini, der erste

Konstrukteur eines endoskopischen Apparates, sowie Désormeaux und seine Nachfolger durch von aussen her reflektiertes Licht das Innere der Organe zu erhellen. Deshalb versuchte ein Breslauer Arzt, Dr. Julius Bruck, im Jahre 1867 das Problem durch Einführung einer starken Lichtquelle in den Mastdarm zu lösen, um von hier aus die Blase zu durchleuchten. Doch zeigte sich bald, dass auch auf diesem Wege zu einem erspriesslichen Ziele nicht zu gelangen war. Es ist aber durchaus unzutreffend, wenn einmal gesagt wurde, dass die Brucksche Methode schon die Einführung einer Lichtquelle in die zu untersuchende Körperhöhle sei; denn: nicht die Mastdarmhöhle wollte Bruck bei seiner Methode untersuchen, sondern das Blaseninnere kennen lernen. Der Gedanke, in das Blaseninnere selbst eine Lichtquelle einzuführen, ist aber an keiner Stelle von Bruck jemals erwähnt worden, noch hat er ein hierauf bezügliches Instrument auch nur zu konstruieren versucht. Das entscheidende Verdienst dieser Neuerung vielmehr, mit welcher der dritte und wichtigste Zeitabschnitt der Entwickelung unserer Beleuchtungsmethode einsetzt, gebührt für alle Zeiten einzig und allein Max Nitze.

Aber welches fast übermenschliche Mühen von den ersten Anfängen seiner Erfindung bis zu dem stolzen Bau, den er in seiner Lebensarbeit errichtet hat! In drei Zeitabschnitten gliedert sich die Entstehung und Entwickelung des Kystoskopes: in die Zeit des Aufenthaltes von Nitze in Dresden, in Wien und in Berlin. In Dresden war es der Instrumentenmacher W. Deicke, welcher unter Leitung Nitzes die ersten Modelle des Kystoskopes herstellte. Nach den eigenen Angaben Nitzes reichen seine ersten Versuche bis zum Jahre 1876 zurück. Schon im Oktober 1877 vermochte er den Mitgliedern des Kgl. Sächsischen Landes-Medizinal-Kollegiums das erste Kystoskop vorzuführen, das bereits dieselben Eigenschaften in der Anlage hatte, die noch heute als die wesentlichen des Instrumentes gelten müssen: nämlich die Lichtquelle, die an der Spitze des Instrumentes sich befindend in das Innere des Organs miteingeführt wurde, und der optische Apparat, welcher die gleichzeitige Betrachtung eines Flächenraumes im Blaseninnern ermöglichte, wie es bisher in dieser Grösse nie erreicht worden war. Waren also auch diese beiden neuen Prinzipien schon vorhanden, so hafteten doch, nach des Erfinders eigener Meinung, den Instrumenten noch viele technische Mängel an. Als beste Lichtquelle, welche zu jener Zeit Nitze zur Verfügung stand, kam allein Platindraht in Betracht. Die sehr störende Eigenschaft des Platindrahtes indessen, beim Glühen eine intensive Hitze zu entfalten, konnte nicht anders ausgeglichen werden, als durch eine im Instrumente selbst angebrachte Wasserspülung. Grosse Schwierigkeiten bot ferner das Fenster an der Spitze des Instrumentes, durch welches die Lichtstrahlen in das Blaseninnere gelangen sollten. Der geniale Erfinder wusste sich aber zu helfen, indem er eine ganz dünn geschabte Federpose an die Stelle des Fensters setzte. Auch die Optik liess sehr viel zu wünschen übrig. Obwohl Nitze die Tüchtigkeit seines Instrumentenmachers W. Deicke in Dresden stets anerkannte, sah er doch, dass sich hier eine durchgreifende Verbesserung nicht erreichen liess; deshalb trat er mit dem Wiener Instrumentenmacher L e i t e r in Verbindung. Während er zunächst die Anfertigung von Dresden aus leitete, begab er sich im Jahre 1878 nach W i e n, um persönlich die Herstellung zu überwachen. Die Frucht war dasjenige Instrument, das noch heute, abgesehen von der Art der Lichtquelle, als fertiges Kystoskop vor uns liegt. Der Tag, an welchem N i t z e das Instrument der Gesellschaft der Wiener Ärzte demonstrierte, der 9. M ä r z 1879, muss als der Geburtstag des Kystoskopes bezeichnet werden. Allein, waren alle zufrieden — N i t z e war es nicht! Die Schwierigkeit, welche mit der Herstellung der für die Platindraht-Beleuchtung notwendigen Einzelheiten verbunden war und die umständliche Handhabung infolge der Wasserspülung veranlassten ihn, auf neue Verbesserungen zu sinnen. Schon im gleichen Jahre, in welchem er das Kystoskop demonstrierte (1879), fasste und veröffentlichte er den Gedanken, die damals aufgekommene Edison-Lampe für seine Zwecke nutzbar zu machen. Mit der Übersiedelung nach B e r l i n zwecks Ausführung dieses Gedankens im Jahre 1880 setzt die dritte Periode des N i t z e schen Schaffens ein. Sie hat sich ausschliesslich in der Reichshauptstadt abgespielt, die ihm zur zweiten Heimat wurde; seine technischen Berater waren hier zuerst der Instrumentenmacher P. H a r t w i g und bei den sämtlichen Konstruktionen im letzten Decennium H e i n r i c h L o e w e n - s t e i n. Es gelang N i t z e, die Herstellung eines winzigen Lämpchens, des sogenannten Mignon-Lämpchens, durchzusetzen, das an der Spitze des Instrumentes angeschraubt werden konnte. Hiermit fiel die lästige Wasserspülung fort, und das Kystoskop, wie es noch gegenwärtig im Gebrauch ist, war geschaffen.

Jetzt beginnt eine ganz neue Epoche in der N i t z e 'schen Arbeit, die man als die wichtigste ansehen muss. Nachdem er das Instrumentarium zur Kystoskopie der Welt gegeben hatte, war sein nächstes Ziel, den Beweis zu erbringen für den Nutzen und die Tragweite seiner Erfindung. Getrieben von diesem Wunsche, studierte er mit Hilfe seines Instrumentes alle normalen und alle ihm erreichbaren pathologischen Processe des Blaseninnern am Lebenden — eine Zeit des unaufhörlichen Findens und Neuentdeckens, die er mir gegenüber häufig als die glücklichste Periode seines Lebens bezeichnet hat. Wie er der erste war, der beim Lebenden das Innere der Blase, das Funktionieren der Harnleiter, die Beziehungen von Blase zur Harnröhre feststellte, so war er auch der erste, der die als fable convenue stets von Darsteller zu Darsteller übernommenen Irrtümer bei vielen Blasenleiden als unrichtig nachwies. Und so entstand Schritt für Schritt dasjenige, was wir heute mit bewundernder Verehrung das k l i n i s c h e   G e b ä u d e d e r   K y s t o s k o p i e nennen müssen. Aber weiter strebte sein nie rastender Geist! Jede neue Schwierigkeit in technischer Hinsicht war für ihn nur ein neuer Sporn, seine wahrhaft geniale Erfinderkraft in den Dienst seiner Ideen zu stellen. So kamen Fälle, wo die wiedereintretende Trübung des Blaseninnern durch Eiter und Blut nach der Auswaschung eine so schnelle war, dass sich die Notwendigkeit ergab, während das Instrument in der Blase war, eine Erneuerung der zum Zwecke der Untersuchung hineingelassenen wässerigen Lösung vorzunehmen. Sehr störend wäre es hierbei gewesen, das Kystoskop noch einmal aus der Blase zu entfernen — nicht nur wegen der doppelten Beschwerden für den Patienten, sondern auch, weil die Einführung eines solchen Instrumentes zuweilen im ersten Falle gelingt, kurz nachher aber infolge der eintretenden entzündlichen Schwellung des Harnröhreninnern nicht mehr zu ermöglichen ist. Nitze fand den Ausweg. Er legte neben dem optischen Apparat einen Spülkanal an, der aber nicht der Kühlung der Leuchtquelle wie früher dient, sondern gestattet, in wenigen Minuten die Blase neu zu füllen, ohne das Instrument aus seiner Lage zu verrücken; so entstand das in vielen Fällen unentbehrliche Irrigations-Kystoskop. Die Tätigkeit der Harnleiter zu sehen, war schon bei dem Kystoskop in seiner ersten Form möglich. Den von ihnen in die Blase entleerten Harn zu prüfen und vornehmlich getrennt zu prüfen, vermochte man nicht. Und doch lag hier ein Problem vor, von dessen Lösung für die Beurteilung des Zustandes jeder einzelnen Niere entscheidende Aufschlüsse zu erwarten waren. So sann Nitze unablässlich über Änderungen der insbesondere von Brenner und Grünfeld gemachten Vorschläge nach, die bis dahin zu einem befriedigenden Ergebnisse nicht geführt hatten. Endlich fand er jene Lösung, die noch heute als die Grundlage der einschlägigen Methode zu gelten hat: er erkannte die entscheidende Bedeutung der Tatsache, dass dem elastischen Harnleiterkatheter bereits in der Blase die Richtung verliehen werden müsse, welche dem Durchtritt des Ureters durch die Blasenwand entspricht; indem er diese Erkenntnis in die Tat umsetzte, schuf er zuerst eine mechanische Vorrichtung, die dem Harnleiterkatheter beim Verlassen des Kystoskopes eine für den Eintritt in den Ureter geeignete Biegung gab und hierdurch seine Einführung mit Leichtigkeit gestattete. Es muss hier darauf hingewiesen werden, dass gerade dieser Gedanke das Entscheidende bei der genannten Untersuchungsmethode ist, gleichgültig, auf welche technische Weise sie ermöglicht wurde. Nicht die Konstruktion macht den Erfinder, sondern die Konzeption der Idee. Und diese gebührt einzig und allein Max Nitze. Aber auch in konstruktiver Hinsicht hat er, wie die vorhandenen Urmodelle beweisen, viele Methoden der Ausführungen, welche andere später anwandten, selbst versucht und zum grössten Teile wieder verworfen. Denn Nitze eignete, abgesehen von seinem divinatorischen Erfassen neuer Probleme der Technik ein so ungewöhnliches konstruktives Können, dass neben ihm auch der befähigteste Instrumentenmacher jederzeit nur als Ausführender in Betracht kam. Der Erkennung der Harnleiden war mit dem Kystoskop und mit dem Harnleiterkystoskop ein Ziel gesetzt: alles, was zu ermitteln war, konnte mit diesen Instrumenten ermittelt werden. Aber auch hiermit war dem Unermüdlichen nicht genügt. Hatte er die Erkennung der Blasen- und Nierenleiden mit Hilfe des Kystoskopes, die endovesicale Diagnostik, geschaffen, so wollte er auch die Behandlung auf demselben Wege, die endovesicale Therapie, der Medizin erobern. Und wie hat er es vermocht! Noch Anfang des vorigen Jahrhunderts krönte die Kaiserlich Königliche medizinische chirurgische Akademie in Wien das Werk eines Samuel Thomas Sömmering mit dem ersten Preise, das sich betitelte: „Mitteilungen über die schnell und langsam tödtlichen Krankheiten der Harnblase etc."; das Werk enthält auch Darlegungen über das Blutharnen, die geradezu typisch dafür sind, ein wie geringes Verständnis für diesen Teil der Pathologie vorhanden war. Und das ganze vergangene Jahrhundert hindurch bis zum Einsetzen der kystoskopischen Methode, haben sich jene irrigen Anschauungen mit der gerade Irrlehren eigentümlichen Zähigkeit erhalten. Die Häufigkeit von Geschwülsten der Blase als Ursachen von Blutungen hat erst Nitze ermittelt. Und hiermit stand für ihn der Wunsch fest, kleinere Geschwülste auf demselben Wege zu entfernen, wie heute jeder Laryngologe einen Polypen aus dem Kehlkopf oder aus der Nase entfernt, d. h. ohne Eröffnung der Blase, mit Hilfe des Kystoskops. Die Frucht dieser Bemühungen wurde das Operations-Kystoskop in seinen verschiedenen Gestalten. Es entstand das mit einer Schlinge versehene Instrument, mit welcher man unter Leitung des Auges kleinere Geschwülste von der Blasenschleimhaut abtrennen und sogar grössere zerstückeln kann, ohne die Blase eröffnen zu müssen. Es entstand ferner das Instrument mit glühenden Flächen, mit denen es sowohl gelingt, kleine Geschwulstpartien unmittelbar abzubrennen, wie blutende Stellen, an denen vorher mit der Schlinge eine Geschwulst abgetragen wurde, zwecks Blutstillung zu verätzen oder unmittelbare Ätzwirkungen an andersartig erkrankten Teilen der Blase, Geschwüren und dergleichen vorzunehmen. Wiederum mit Bewundern erfüllt die individualisierende Mannigfaltigkeit, mit welcher Nitze in Anlehnung an jeden einzelnen Fall Modell auf Modell schuf, um so Typen von Formen zu gewinnen, die für die Mehrzahl aller endovesicalen Behandlungsmethoden ausreichen. Ein weiterer Schritt auf diesem Wege war die Herstellung der zangenartigen Instrumente, mit denen es unter Zuhilfenahme des Auges möglich war, die in die Blase eingedrungenen Fremdkörper zu entfernen und hierzu geeignete zu zertrümmern, unter Umständen auch Steine, deren Grösse nicht eine andere Operationstechnik erforderte. Wenn man erwägt, dass eine Eröffnung der Blase im günstigsten Falle ein ca. 3 wöchiges Krankenlager erfordert, während die endovesicale Behandlung eines Blasenpolypen bei glücklichem Verlauf in wenigen Tagen ohne Störung des Allgemeinbefindens vollendet sein kann, so wird man auch dann die Tragweite der Nitzeschen Leistung anerkennen, wenn man zugibt, dass die endovesicale Operationsmethodik nicht für alle Fälle geeignet ist. Um die Ergebnisse seiner Beobachtungskunst im weitesten Kreise jedem zugängig zu machen, der lernen wollte, rief Nitze alle Künste der bildlichen Darstellung zu Hilfe: Zeichnungen unmittelbar nach dem Lebenden, Aquarelle in wahrhaft künstlerischer Schönheit und

Photographien sind die Ergebnisse dieser Bemühungen. Ein Atlas von hohem wissenschaftlichen Werte vereint diese Abbildungen. Um letzere zu gewinnen, bedurfte es wieder eines gewaltigen Aufwandes von Arbeit — denn es war ein gar schwieriges Werk bei der grossen Raumbeschränkung, die durch die Art des Instrumentes naturgemäss geboten ist, eine Vorrichtung zu schaffen, um so gute photographische Bilder des Blaseninnern hervorzubringen, wie sie Nitze uns geschenkt hat. Das sogenannte Photographier-Kystoskop, mit dem er diesem Erfordernisse gerecht wurde, ist heute noch nicht übertroffen. Das letzte Problem, mit welchem sich Nitzes nie rastender Geist beschäftigte, war, einen Weg zu finden, auf dem es möglich sei, den Harnleiterkatheterismus von dem einzigen Bedenken zu befreien, dass seiner uneingeschränkten Anwendung bisher im Wege stand. Es kann nicht geleugnet werden, dass selbst bei der rigorosesten Sauberkeit die Möglichkeit vorliegt, gerade die gesunde und vielleicht die einzig gesunde Niere mit verderbenbringenden Keimen zu inficieren, wenn der Harnleiterkatheter in sie eingeführt wird. Mannigfach hat man versucht, dieser Schwierigkeit zu begegnen, insbesondere dadurch, dass man ohne Einführung des Katheters in den Harnleiter sich bemühte, den Harn beider Harnleiter getrennt aufzufangen. Nitze hat auch hier als die letzte Gabe seiner schöpferischen Kraft eine durchaus originelle Vorrichtung hergestellt. Er konstruierte einen Katheter mit einer eigenartigen Verschlussvorrichtung, welche unter Leitung des Kystoskops nicht in die gesunde, sondern in die kranke Niere eingeführt wird und — indem es die Zuleitung des Harns zur Blase auf dieser Seite verhindert — die Möglichkeit gewährt, den Harn der anderen Seite allein aufzufangen und zu prüfen. Schon in einer ansehnlichen Reihe von Fällen hatte er die Zweckmässigkeit dieser neuen, von ihm Harnleiter-Okklusiv-Katheterismus genannten Methode erwiesen, und gerade erwog er den Gedanken, in eine umfassende klinische Prüfung der Methode einzutreten, als ein allzuschneller Tod ihn hinwegraffte.

Als Nitze im Jahre 1879 die erste, nunmehr der Geschichte der Medizin angehörende Demonstration seines Kystoskopes veranstaltete, schrieb der derzeitige Vizepräsident Professor Bamberger an ihn die Worte: „Durch die präzise Ausführung Ihrer Idee haben Sie den physikalischen Teil der Endoskopie auf einen grossen Höhegrad der Vollkommenheit gebracht, und es wird die Geschichte der Endoskopie Ihren Namen neben deren Erfindern Garcia und Türk in Ehren nennen." Heute wissen wir, was Bamberger damals nicht wusste: dass Nitzes Kunst nicht allein die Technik der Kystoskopie, sondern auch das klinische Gebiet der kystoskopischen Urologie geschaffen hat. Dies erhebt ihn weit über einen Garcia, der nur das Instrument erfand, aber anderen die Ausnützung für die medizinische Lehre überlassen musste. Nitze hat für sein Fach allein die Arbeit verrichtet, zu welcher in der Augenheilkunde zwei unsterbliche Leuchten zusammen wirkten: Helmholtz, indem er den Augenspiegel erfand, und Gräfe, indem er die Anwendung für alle Gebiete des normalen und kranken Auges festlegte.

Aber weit über das Fach der Urologie hinaus hat das Schaffen Nitzes der gesamten klinischen Medizin reichste Früchte getragen. Welcher Chirurg möchte heute noch ein Nierenleiden seinem Messer unterwerfen, ohne sich vorher mit Hilfe der Kystoskopie über die betroffene Niere und über den Zustand des Schwesterorgans zu informieren? In der inneren Medizin haben eifrige Forscher geistvolle Methoden zur Bewertung der funktionellen Leistungsfähigkeit der Niere ersonnen, deren Ausführung wiederum an die Kystoskopie geknüpft ist. Der Gynäkologe kann eine Reihe der schwierigsten differentiellen Diagnosen nur stellen, wenn er sich mit Hilfe des Kystoskopes oder des Harnleiterkystoskopes vergewissert, ob und eventuell wie weit die Nieren und die Harnleiter beteiligt sind. Und selbst in der Röntgenographie, von der man einst irrtümlich annahm, sie könne das Anwendungsgebiet der Kystoskopie wesentlich einschränken, ist man auf die Verwendung des Harnleiter-Katheters verwiesen, um bei wichtigen Entscheidungen der Lokalisation nicht zu fehlen.

Nicht ein „Erfinder" allein darf Nitze genannt werden — wie genial er als solcher gewesen sein möge —, sondern auch ein Finder war er und zwar Pfadfinder auf dem schwierigen Gebiete unseres Faches, wie kein anderer je zuvor! Gerade dies zu betonen, wenn man ihn in die Reihe der nur technischen Neuerer einreihen möchte, ist eine Ehrenpflicht von uns Schülern, deren sich aber jeder Arzt stets bewusst sein sollte, wenn er den Namen Nitze ausspricht! In einem reizvollen Gemisch waren in ihm zwei Naturen gepaart: die des intuitiven, gleichsam künstlerischen Schöpfers, der vorweg die Ideen verwirklicht sah, welchen er nachstrebte; hierauf beruht sein konstruktives Geschick. Und der andere Teil seines Ichs war die nüchterne Objektivität, mit der er alle seine Beobachtungen am Lebenden ausführte und niederschrieb. Welch eine innerliche Bescheidenheit, welch strenge Selbstkritik und welche Art einer objektivierten Wahrnehmungs- und Darstellungskunst! Jenes unpersönliche Sehen, das jedem grossen Arzte und Forscher eigen sein muss, wenn anders er sich vor Irrtümmern und falschen Darstellungen schützen will: Max Nitze besass es in seltener Weise. So einten sich ungewöhnliche Gaben in harmonischem Zusammenwirken, um Nitze zu dem zu machen, als was er in allen Zeiten fortleben wird: ein schöpferischer Geist, verbunden mit einer vor keinem Hindernis zurückweichenden Willenskraft, einem nie erlahmenden Fleisse und einem begeisterungsvollen Drange, der Allgemeinheit zu nützen; ein edler Mensch — den Kranken ein stets hilfsbereiter Arzt; der Wissenschaft ein Mehrer und Förderer: so werden wir alle sein Bild unverlöschlich in unserem Herzen bewahren!

Berlin, am 22. Februar 1907.

R. Kutner.

I. ABSCHNITT.

THEORIE UND TECHNIK

DER

KYSTOSKOPISCHEN UNTERSUCHUNGSMETHODE.

I.

Geschichtliche Einleitung.

Bozzinis Lichtleiter. — Das Speculum urethro-cysticum von Ségalas. — Désor meaux und seine Nachfolger. — Brucks Diaphanoskop. — Eigene Versuche. Die beiden neuen Prinzipien der modernen Kystoskopie. — Wahl der Lichtquelle. Weissglühender Platindraht. Mignonlampe als Lichtquelle. Endlicher Sieg der neuen Methode.

———

Schon in den ältesten Zeiten haben sich die Ärzte nicht mit der Besichtigung der Körperoberfläche begnügt, sondern die Inspektion auch auf die zugängigen Körperhöhlen ausgedehnt und sich dabei besonderer Instrumente bedient. Den alten Hebräern[1]) schon war der Gebrauch der Vaginalspekula bekannt; unter den in Pompeji aufgefundenen chirurgischen Instrumenten finden sich Scheidenspiegel und Vorrichtungen zur Erweiterung und Inspektion des Rektums. Immerhin aber blieb diese Besichtigung auf die der Körperoberfläche nahen Teile weiter Kanäle, auf Mund, Vagina, Rektum beschränkt; nirgends findet sich eine Mitteilung, dass man versucht hätte, auch tiefer gelegene Hohlorgane, wie die Harnblase zu besichtigen; alle derartige Bestrebungen gehören der Neuzeit an.

Die Geschichte der Kystoskopie beginnt erst mit dem Anfang des 19. Jahrhunderts. Einem deutschen Arzte, dem Dr. Bozzini in Frankfurt a. M. gebührt die Ehre, die erste Anregung zur Besichtigung tief gelegener Körperhöhlen gegeben zu haben.

„Der Lichtleiter oder Beschreibung einer einfachen Vorrichtung und ihrer Anwendung zur Erleuchtung innerer Höhlen und Zwischenräume des menschlichen Köpers“, betitelt sich die 1807 in Weimar erschienene Schrift,

---

1) cf. Kazenelsohn, Die normale und pathologische Anatomie des Talmud; in Koberts, Historische Studien aus dem pharmakologischen Institut zu Dorpat. Bd. V. 1896. pag. 276.

in der das zur Untersuchung dienende Instrumentarium beschrieben und abgebildet ist.

Dasselbe bestand aus dem „Lichtbehälter" und den für die einzelnen Organe verschieden geformten „Lichtleitungen". Der „Lichtbehälter" (Fig. 1) hat die Form einer vierkantigen Vase. An seiner vorderen Wand ist eine runde Öffnung angebracht, die durch eine vertikale bis zur hinteren Wand reichende Scheidewand in zwei Abteilungen zerfällt. Aus der einen treten die Strahlen der als Lichtquelle dienenden Kerze aus, durch die andere, der eine Öffnung an der hinteren Wand entspricht, gelangen sie zu dem Auge des Beobachters. Auf den die vordere Öffnung umgebenden vorspringenden Ring wurden die „Lichtleitungen" aufgesetzt.

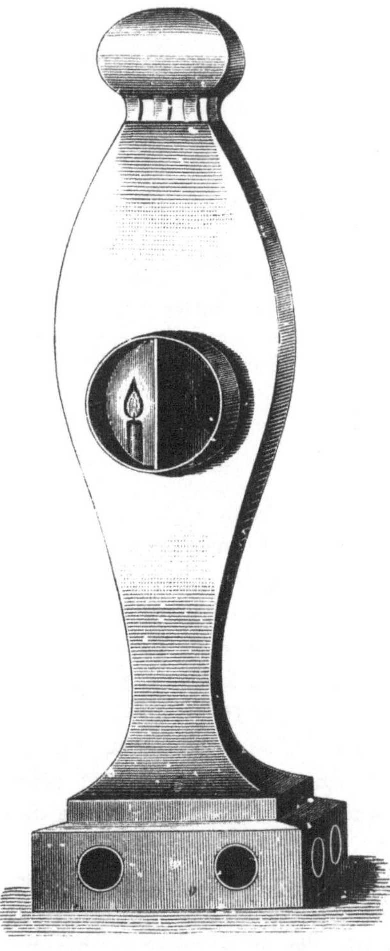

Fig. 1.

Es waren das verschieden geformte, verschieden lange und starke Röhren, die in das zu untersuchende Hohlorgan eingeführt werden sollten. Die für die Urethra bestimmte Lichtleitung bestand aus zwei schmalen langen Blättern, die geschlossen nur eine Linie im Durchmesser betrugen. Waren sie in die Urethra eingeführt, so liessen sie sich nach Art des späteren Auspitzschen Spekulums durch eine Schraubenvorrichtung voneinander entfernen, so dass das Licht der Kerze in die klaffende Harnröhre eindringen und von deren Wandungen reflektiert, durch die zweite Abteilung der vorderen Öffnung des Lichtbehälters, durch die „Reflektionsleitung", zu dem an der Öffnung der hinteren Wand befindlichen Auge des Beobachters dringen konnte.

Gewiss war dieses Instrument mangelhaft, immerhin haben wir in ihm den ersten hoffnungsvollen Versuch der jetzt so hoch entwickelten endoskopischen Methoden zu begrüssen.

Die „berufenen" Fachgenossen des Erfinders dachten aber anders darüber.

Die Wiener medizinische Fakultät[1]) und die Josephsakademie fällten in einem amtlichen Gutachten ein vernichtendes Urteil über die neue Erfin-

---

[1]) cf. Schnitzler, Über Laryngoskopie und Rhinoskopie. Wien 1879.

dung und begründeten dasselbe mit den charakteristischen Worten: „dass leicht vorzeitige Schlüsse über das Instrument gemacht werden könnten, und dann dies vielleicht eine Geldausgabe verursachen würde, die dann leicht bereut werden könne"; und weiter heisst es: „dass nur sehr kleine und unwichtige Körperteile untersucht werden könnten" und endlich: „dass der beleuchtete Raum sehr klein wäre, indem der Durchmesser nicht mehr als einen Zoll betrage, so dass man nicht. imstande wäre zu beurteilen, welchen Körperteil man sähe, wenn man nicht schon vorher wüsste, was man sehen müsste"!

Längst war wohl das Instrument wie die Schrift Bozzinis vergessen, als im Jahre 1826 Ségalas der französischen Akademie der Wissenschaften sein Speculum urethro-cysticum vorlegte. Nach ihm konstruierten noch Fischer u. a. Instrumente zur Besichtigung der Harnröhre, aber erst Désormeaux, dem mit Recht als „Vater der Endoskopie" bezeichneten Forscher, gelang es weitere Kreise für die endoskopische Untersuchung der Blase und Harnröhre zu interessieren. Im Jahre 1853 demonstrierte er vor der Akademie in Paris das von ihm konstruierte Endoskop; im Jahre 1865 erschien sein bekanntes Werk[1]), in welchem er die Resultate jahrelanger Studien niederlegte. Von Désormeaux rühren auch die bis vor kurzem allgemein gebrauchten Bezeichnungen „Endoskopie" und „Endoskop" her. Mit ersterer benannte man das Hineinsehen in die Harnröhre und Blase, mit letzterem das zu diesem Zweck benutzte Instrument. Beide Benennungen sind unrichtig, da sie nur ein Hineinsehen, resp. das dazu dienende Instrument, aber ohne Beziehung auf ein einzelnes Organ bezeichnen. Ein Instrument, das zur Untersuchung der Blase dient, muss als Kystoskop, die Untersuchung der Blase als Kystoskopie bezeichnet werden. Das Wort „Endoskopie" aber umfasst die Gesamtheit der Methoden, durch die wir uns einen Einblick in die Körperhöhlen verschaffen.

Das Désormeauxsche Instrument (Fig. 2 und 3) bestand aus einer das Licht liefernden Gasogenlampe und einer Reihe verschieden starker Tuben, die bei der Untersuchung in die Harnröhre eingeführt wurden. An der Lampe war in der Höhe der Flamme ein Kniestück angebracht, auf welches rechtwinklig ein Rohr aufgesetzt war, das den Reflektor trägt und zum Durchsehen dient. Während die Lampe, wie begreiflich, immer senkrecht gehalten werden muss, lässt sich der Tubus um das Kniestück so drehen, dass er während der Untersuchung horizontal liegt (Fig. 3).

Sein vorderes (in Fig. 2 oberes) Ende bildet das Okular; der Lampe gegenüber befindet sich der durchbohrte Reflektor, auf den das durch optische Hilfsmittel konzentrierte Licht der Lampe fällt, um von ihm nach dem hinteren Ende des Rohres und weiter durch den mittelst einer Flügelschraube befestigten endoskopischen Tubus in die Harnröhre geworfen zu werden.

---

[1]) Désormeaux, A. J., De l'Endoscope et de ses applications au diagnostic et au traitement des affections de l'urèthre et de la vessie; Paris 1865.

Wie man sieht, wird bei dem Désormeauxschen Instrument die Beleuchtung der Blasenwand wie bei dem alten Bozzinischen dadurch erreicht, dass das Licht einer ausserhalb des Körpers befindlichen Lichtquelle durch eingeführte Tuben (Lichtleiter) in das zu untersuchende Hohlorgan hineingeworfen wird.

Im Gegensatz zu diesem Bozzinischen Beleuchtungsprinzip, das von den Franzosen als „éclairage à lumière externe" bezeichnet wird, machte der Breslauer Zahnarzt Bruck in einer im Jahre 1867 erschienenen Broschüre den Vorschlag, die Beleuchtung der Blasenhöhle auf diaphanoskopischem Wege dadurch zu bewirken, dass man eine starke Lichtquelle in

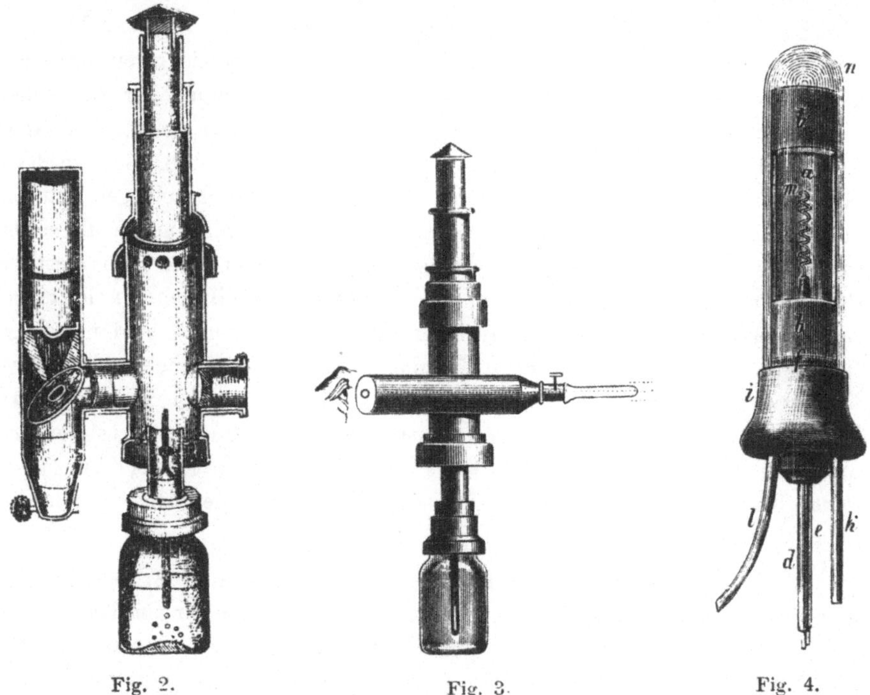

Fig. 2.   Fig. 3.   Fig. 4.

das Rektum einführt. Das Licht derselben sollte die Mastdarm- und Blasenwand durchdringen, die Wandung der letzteren so hell beleuchten, dass man sie durch einen per urethram eingeführten Tubus besichtigen konnte.

Als Lichtquelle benutzte Bruck einen Platindraht, der galvanisch glühend gemacht wurde. Die dadurch erzeugte Hitze wurde durch Zirkulation von kaltem Wasser unschädlich gemacht. Fig. 4 zeigt das von Bruck angegebene Instrument, das in das Rektum eingeführt werden sollte. Man sieht in dem inneren Glasrohre a den Platindraht m, der durch das Kabel d e mit einer starken Batterie verbunden wird. Zwischen dem inneren Glasrohre a und dem äusseren Glasrohre n wird vermittelst der Gummirohre k und 1 eine kontinuierliche Zirkulation kalten Wassers unterhalten. Bruck selbst scheint seine Methode nicht praktisch erprobt zu haben, auch von anderen Seiten fehlen Mitteilungen über Versuche mit dem eben beschriebenen Instrument. Erst in jüngster Zeit hat Posner, wie er mir mündlich mitzuteilen die Güte hatte, die Brucksche Methode nachprüfen lassen und gefunden, dass auch bei Anwendung der stärksten Lichtquellen das aus dem Mastdarm in die Blase gelangende Licht zu gering ist, um deutliche Bilder zu erhalten. Bei aller Anerkennung der Originalität des Bruckschen Vorschlages muss zugegeben werden, dass er für die weitere Fortentwickelung der Kystoskopie ohne Einfluss geblieben ist.

Nach wie vor bildete das Désormeauxsche Werk die Grundlage für die weitere Vervollkommnung der Endoskopie. Zunächst suchte man das Instrument selbst zu verbessern, namentlich die Lichtquelle zu verstärken; so wurde von Cruise in Dublin und von Fürstenheim in Berlin die Gasogenlampe durch eine Petroleumlampe, von Stein durch Magnesiumlicht ersetzt. Andere wieder, wie Grünfeld, zerlegten den schwerfälligen Apparat in seine einzelnen Komponenten, in Lampe, Reflektor und endoskopischen Tubus und suchten dadurch seine Handhabung freier zu gestalten.

Sie alle aber kamen aus dem engen Rahmen ihres Meisters nicht heraus. Bis auf mehr äusserliche Unterschiede sind ihre Mittel wie deren Verwendung, ist die Methode die gleiche. Bei aller äusseren Verschiedenheit stets dieselben Faktoren. Eine ausserhalb des Körpers befindliche Lichtquelle, ein Rohr, das bei der Untersuchung in die Harnröhre eingeführt wird, und ein Spiegel, mit dem das Licht der Flamme durch das Rohr hindurchgeworfen wird. Wie die Methode, so mussten auch die Resultate gleich sein.

Für die vorderen Teile der Harnröhre waren sie leidlich befriedigende, je weiter nach hinten, um so schwieriger wurden die Verhältnisse; Jahrzehnte vergingen, ehe es gelang, den Colliculus seminalis zur Ansicht zu bringen. Ganz unbefriedigende Resultate lieferte die Endoskopie der Blase, wenigstens der männlichen. An dieser Tatsache können weder die Abbildungen Désormeaux', noch einzelne Beobachtungen Grünfelds etwas ändern. Nur von wenigen Spezialisten geübt führten die unter der Bezeichnung Endoskopie zusammengefasste Urethroskopie und Kystoskopie zu einer Zeit, in der sich andere endoskopische Methoden, wie die Laryngoskopie und Ophthalmoskopie glänzend entwickelten und schnell Gemeingut der Ärzte wurden, noch lange Jahre hindurch ein kümmerliches, wenig beachtetes Dasein. Die von spärlichen Anhängern der Endoskopie immer von neuem gehegten Erwartungen auf bessere Resultate erwiesen sich stets als trügerisch und führten schliesslich zu allgemeinem Misstrauen gegen die ganze Untersuchungsmethode.

So lagen die Dinge, als ich im Jahre 1876 meine Studien über die Beleuchtung tiefgelegener mit der Aussenfläche durch lange und enge Kanäle verbundener Hohlorgane begann, und dieses Problem zuerst praktisch für die Blase und Harnröhre zu lösen suchte.

Von vornherein war mir klar, dass auf Grund des Bozzinischen Beleuchtungsprinzipes ein Fortschritt unmöglich sei, dass eine genügende Beleuchtung der Blasenhöhle nur dadurch zu erzielen sei, dass man die Lichtquelle in das zu untersuchende Hohlorgan, in die Blase selbst einführt, d. h. sie in derselben Weise erleuchtet, wie ein Zimmer, in das man eine Lampe bringt.

Die Überlegenheit dieses neuen Prinzipes, das die Franzosen im Gegensatz zu der „éclairage à lumière externe" als „éclairage à lumière interne" bezeichnen, liegt auf der Hand. Mag bei der älteren bis dahin ausschliesslich geübten Methode, die ausserhalb des Körpers befindliche Lichtquelle noch so stark sein, stets werden wir durch den engen per urethram eingeführten Tubus nur wenig Licht in die Blase hineinwerfen können. Stets wird die auf einmal beleuchtete Stelle nur klein sein und das Lumen des eingeführten Tubus kaum an Grösse übertreffen. Anders bei unserer Methode: Wird das Licht in die Blase selbst eingeführt, so genügt bei der Kleinheit ihrer Höhle schon eine schwache Lichtquelle, die Blasenwandung taghell zu beleuchten. Diese Beleuchtung ist weiterhin nicht auf eine kleine Stelle beschränkt; ganz nach Wunsch kann man mit dem eingeführten Licht auf einmal eine beliebig· grosse Partie, ja die ganze Blaseninnenfläche gleichmässig hell beleuchten.

Diese letztere Möglichkeit schien allerdings zunächst keinen weiteren Vorteil zu gewähren. Was nützte die gleichmässige Beleuchtung einer grossen Schleimhautfläche, solange man, durch den dünnen Tubus hindurchsehend, doch nur einen kleinen kaum erbsengrossen Fleck erblickte. Immer wieder drängte sich mir der Gedanke auf, ob es nicht doch möglich sei, die durch das neue Beleuchtungsprinzip bewirkte ausgedehnte Beleuchtung der Blasenwand endoskopisch zu verwerten, ob es nicht möglich sei, durch den eingeführten Tubus mit einem Blick ein grösseres Stück der hell erleuchteten Blasenwand zu übersehen. Die Überzeugung von der grossen Bedeutung einer solchen Erweiterung des Gesichtsfeldes für die ganze Zukunft der Endoskopie liess mir keine Ruhe, überallhin verfolgte mich das Problem. Ein glücklicher Zufall sollte mich auf den richtigen Weg führen: Als ich eines Tages im Sektionshause des Dresdener Stadtkrankenhauses mit mikroskopischen Arbeiten beschäftigt war, wollte ich das zuletzt benutzte Objektiv mit einem anderen vertauschen. Um zu sehen, ob das letztere auch rein sei, hielt ich es gegen das Fenster und erblickte nun das im Objektiv erscheinende umgekehrte Bildchen der gegenüberliegenden Kirche. Im selben Moment war das Problem gelöst: Mittelst einer geeigneten Linsenkombination musste es gelingen, eine Erweiterung des Gesichtsfeldes zu erzielen, musste es möglich sein, durch einen dünnen, in die Urethra eingeführten Tubus ein grosses Stück der hell erleuchteten Blasenwand zu erblicken.

Erst jetzt war etwas Brauchbares geschaffen, erst durch die Verbindung der beiden neuen endoskopischen Prinzipien:

Der Einführung der Lichtquelle in die zu untersuchende Körperhöhle und

der Erweiterung des Gesichtsfeldes durch Anwendung eines optischen Apparates waren der Endoskopie neue Bahnen erschlossen.

Die praktische Verwertung dieser beiden Prinzipien hat es ermöglicht, der modernen Kystoskopie eine Vollkommenheit zu verleihen, die sie ihren früher gereiften endoskopischen Schwestern, der Laryngoskopie und Ophthalmoskopie, ebenbürtig an die Seite stellt.

Um diese neuen endoskopischen Prinzipien für die Untersuchung der Harnblase praktisch verwerten zu können, musste zunächst eine Lichtquelle gesucht werden, die einerseits ein genügend starkes Licht lieferte und andererseits leicht und ohne Gefahr für den Kranken in die Blase eingeführt werden konnte. Nach vielen vergeblichen Versuchen mit anderen Mitteln entschied ich mich für einen Platindraht, der durch einen elektrischen Strom weissglühend gemacht wurde. Ein solcher gibt, wenn er wirklich auf der Höhe der Weissglut steht, ein sehr helles, rein weisses Licht; er nimmt einen kaum nennenswerten Raum in Anspruch und lässt sich leicht in jeder Lage anbringen.

Diesen Vorzügen steht die starke Wärmeentwickelung gegenüber, die bei Anwendung eines genügend starken Platindrahtes so intensiv ist, dass sie eine künstliche Abkühlung notwendig macht. Nachdem sich ein fortdauernder Luftstrom als ungenügend erwiesen hatte, stellte ich Versuche mit kaltem Wasser an, das durch die ganze Länge des Instrumentes zirkulierend, die durch den glühenden Draht erzeugte Hitze in der vollkommensten Weise paralysierte.

Erst viel später erfuhr ich, dass schon Bruck dieselbe Lichtquelle zu ärztlichen Beleuchtungszwecken benutzt habe. Es war kein Wunder, dass mir seine diesen Gegenstand behandelnde oben erwähnte Broschüre entgangen war; war sie doch damals auch dem Belesensten unbekannt, ist sie doch erst durch das Aufsehen, das meine Arbeiten verursachten, der unverdienten Vergessenheit entrissen. Trotz dieser Gleichheit der Lichtquelle sind die von Bruck und mir begründeten Methoden der endoskopischen Beleuchtung völlig verschieden. Bruck steht, wie ein Blick auf das hier reproduzierte Titelblatt seiner Broschüre:

Das

Urethroskop und das Stomatoskop

zur		zur
Durchleuchtung		Durchleuchtung
der Blase		der Zähne
und ihrer Nachbarteile		und ihrer Nachbarteile

durch galvanisches Glühlicht

von

Dr. Jul. Bruck jun.

zeigt, auf dem Standpunkte der Diaphanoskopie. Er schiebt die Lichtquelle in das Rektum und sieht durch ein per urethram eingeführtes Rohr
in die diaphanoskopisch erhellte Blasenhöhle hinein; ich führe die
Lichtquelle in die Blasenhöhle selbst ein. Es lässt sich keine
grössere Verschiedenheit denken. Bruck gebührt das Verdienst, als erster
den galvanisch glühenden Platindraht zu medizinischen Beleuchtungszwecken
benutzt und Vorrichtungen erfunden zu haben, die es ermöglichten, diese
Lichtquelle ohne Gefahr für den Kranken in Mund und Rektum einzuführen;
an dem von mir aufgestellten neuen endoskopischen Prinzip
aber, die Lichtquelle in das zu untersuchende Hohlorgan
selbst einzuführen, hat er keinen Anteil. Die Wahl der Lichtquelle für die Ausübung unserer Untersuchungsmethode ist eine Frage von
rein praktischer Bedeutung. Man wird unter den Lichtquellen, die uns die
fortschreitende Technik darbietet, immer diejenige wählen, die für unseren
Zweck die bequemste ist. Zunächst benutzten wir den weissglühenden Platindraht, jetzt die Mignonlampe. Vielleicht lehrt uns die Zukunft einmal Mittel
kennen, uns ohne Beihilfe der Elektrizität das Licht in noch bequemerer
Weise zu beschaffen. Dieser Wechsel der Lichtquelle ändert an dem Wesen
unserer Untersuchungsmethode nichts.

Bei der Konstruktion der ersten nach den neuen endoskopischen Prinzipien hergestellten kystoskopischen Instrumente hatte ich mich der Unter-
stützung durch den Dresdener Instrumentenmacher Deicke zu erfreuen, dessen
ich hier nicht rühmend genug gedenken kann. Seiner Geschicklichkeit und
Ausdauer ist es zu danken, dass die technischen Schwierigkeiten, die sich
der Ausführung meiner Ideen entgegenstellten, endlich doch überwunden
wurden. Diese Schwierigkeiten wurden wesentlich durch die Natur der Lichtquelle und namentlich dadurch bedingt, dass zur Paralysierung der durch
den weissglühenden Platindraht erzeugten Hitze das Instrument bis zur Spitze
mit einer Wasserleitung versehen werden musste.

Ich brauche wohl nur den Umstand zu erwähnen, dass das nur 7 mm
starke Kystoskop neben dem umfangreichen optischen Apparat noch zwei
Kanäle für die Wasserleitung und einen für den isolierten Draht beherbergen
musste, um zu zeigen, wie kunstvoll schon die damals konstruierten Instrumente waren. Die Schwierigkeiten wurden noch dadurch vergrössert, dass
wir in Dresden nur über bescheidene technische Hilfsmittel verfügten. Trotzdem nahm die Sache ihren guten Fortgang. Nach vielen missglückten Versuchen und verworfenen Modellen entstanden endlich die ersten nach den
neuen endoskopischen Prinzipien hergestellten Kystoskope, die zur Untersuchung am Lebenden geeignet waren; eines derselben ist in Fig. 5 abgebildet.

Für die Beschränktheit unserer damaligen Mittel spricht wohl genügend
der Umstand, dass bei diesem Instrumente die äussere Hülle des Schnabels

durch eine Federpose c gebildet wurde, die sich übrigens als ein vorzügliches
und dauerhaftes Material erwiesen hat. Noch jetzt nach so viel Jahren ist
das Instrument, nachdem es durch Tausende von Händen gegangen ist, so
gut erhalten, dass es sofort ohne Bedenken zur Untersuchung Kranker benutzt
werden könnte. Innerhalb der Federpose befand sich wieder in einem kleinen
Glasröhrchen eingeschmolzen der Platindraht. Zwischen Glasröhrchen und
Federpose zirkulierte während des Glühens des Platindrahtes kaltes Wasser,
das durch zwei auf der Rückseite des Schaftes a verlaufende Röhrchen zu-
resp. abgeleitet wurde. Die äusseren Enden dieses Röhrchens waren, wie
Fig. 5 zeigt, mit Ansätzen versehen, auf die die Wasserleitungsschläuche
aufgesetzt wurden. Bei einem anderen in Dresden angefertigten Modell war
der Platindraht ohne umhüllende Glashülse frei in einer Nische des Schnabels
angebracht. Der letztere war mit einer doppelten Wandung versehen, durch
die eine Zirkulation kalten Wassers unterhalten wurde, die völlig genügte,

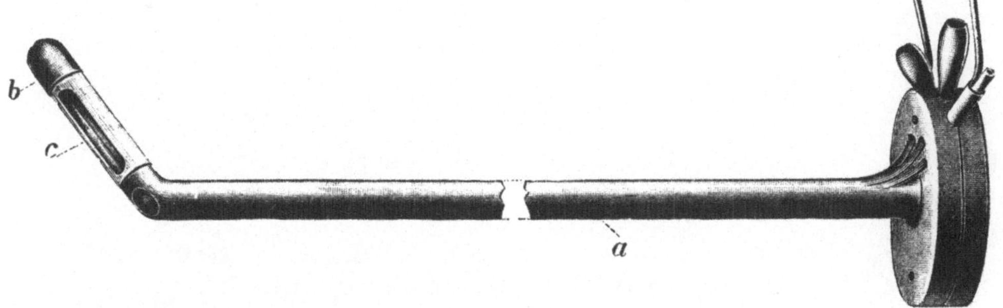

Fig. 5.

die Hitze des glühenden Drahtes zu paralysieren. Auch bei diesem Instrumente bildete eine Federpose die äussere Hülse des Schnabels.

Im Oktober 1877 waren die Instrumente endlich soweit
gediehen, dass ich meine Methode den Mitgliedern des Kgl.
sächsischen Landes-Medizinal-Kollegiums am Kadaver demonstrieren und zugleich das Kystoskop vorlegen konnte,
mit dem ich bald darauf wiederholt Kranke im Dresdener
Krankenhause untersucht habe. Der Vorgang gestaltete sich dabei
so, dass das Instrument mit einem Mandrin versehen in die Blase eingeführt,
und nach Herausnahme des letzteren der Blaseninhalt entleert wurde. War
derselbe trübe, so wurden zunächst durch den Kystoskopschaft Ausspülungen
vorgenommen, anderenfalls sogleich eine genügende Menge Luft oder Flüssigkeit injiziert und der optische Apparat eingeschoben. Man konnte dann ein
grosses Stück der tageshell erleuchteten Blasenwand mit einem Blick übersehen. Nachdem so alle wesentlichen Schwierigkeiten in Dresden gelöst waren,
wandte ich mich 1878 nach Wien, wo die Instrumente unter meiner Leitung
in der mit grossen Hilfsmitteln versehenen Fabrik des bekannten Instru-

mentenmachers J. Leiter mannigfache Verbesserungen und eine technisch
vollkommene Herstellung erfuhren.

Fig. 6 und 7 stellen die beiden damals entstandenen Modelle dar, von
denen das eine (Fig. 6) zum Gradeaussehen, das andere (Fig. 7) aber so
eingerichtet war, dass man vermittelst eines am Schnabelende des Schaftes
eingelassenen Prismas die Objekte sah, die der freien Fläche des Prismas
gegenüber rechtwinklig zum Schafte des Kystoskopes gelegen waren. Dementsprechend befand sich das zum Austritt des Lichtes dienende Fenster
(Fig. 6 und 7 c) beim ersteren Instrument an der vorderen, beim letzteren

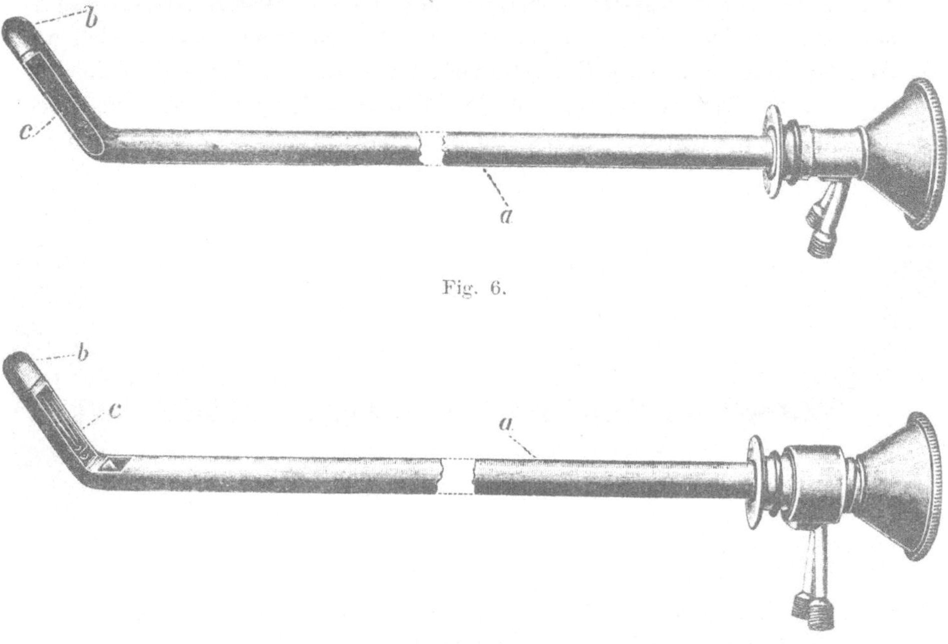

Fig. 6.

Fig. 7.

an der hinteren Seite des Schnabels. Der Platindraht wurde zunächst in eine
Vorrichtung (Fig. 8) gespannt, die nach Abschrauben des Schnabelkopfes
(Fig. 6 und 7 b) in den Schnabel eingeschoben wurde. Zwei
Wasserleitungsröhren durchzogen das Instrument in seiner
ganzen Länge und kommunizierten dicht vor der Schnabel-
spitze; das durch dieselben zirkulierende Wasser erhielt während des Glühens
des Platindrahtes das Instrument völlig kühl.

Fig. 8.

Nun war endlich der Zeitpunkt gekommen, die neue
Untersuchungsmethode der Öffentlichkeit zu übergeben.

Es geschah das am 9. März 1879[1] in der Sitzung der K. K.
Gesellschaft der Ärzte in Wien, in der es mir nach theoretischer

---

1) Nitze, Eine neue Beleuchtungs- und Untersuchungsmethode für Harnröhre, Harnblase und Rektum. Wien. med. Wochenschr. 1879. Nr. 24 ff.

Begründung der neuen endoskopischen Prinzipien vergönnt war, die zu ihrer Anwendung dienenden Instrumente zum ersten Male öffentlich zu demonstrieren. Der Erfolg dieser Demonstration übertraf die kühnsten Hoffnungen; dem Beifall der gelehrten Gesellschaft entsprachen die hohen Erwartungen, die man allseitig an die neue Erfindung für die Fortentwickelung der Diagnostik und Therapie der Harnorgane knüpfte.

Bald aber wurde das Misstrauen, das man mit Recht der alten Methode der Endoskopie entgegenbrachte, auch auf die neue Methode übertragen. Dittel allein ausgenommen, verhielten sich alle hervorragenden Urologen, wie Thompson, Guyon, Ultzmann u. a. gegen die neue Erfindung ablehnend.

Einer allgemeinen Anwendung der neuen Methode stand weiterhin die Umständlichkeit des damaligen Instrumentariums im Wege. Waren schon die kystoskopischen Instrumente an sich kompliziert und kostspielig, so wurde ihre Handhabung noch durch den notwendigen Nebenapparat in einer bis dahin unerhörten Weise für den Arzt erschwert. Der zum Glühen des Platindrahtes dienende Strom konnte nur durch Batterien erzeugt werden, deren Instandhaltung und jedesmalige Füllung viel Zeit und Arbeit erforderte. Am brauchbarsten waren noch die durch ihre Salpetersäuredämpfe lästigen Bunsen-Elemente. Dazu kam noch der Rheostat und endlich eine komplizierte Wasserleitung. Nur zu oft brannte der Platindraht im entscheidenden Momente durch. Was nützten da vereinzelte glänzende Untersuchungsergebnisse einwandfreier Autoren? Von wenigen Getreuen abgesehen blieb die Methode unbeachtet.

Mag man die Schwierigkeiten des damaligen kystoskopischen Instrumentariums noch so hoch anschlagen, so bleibt es doch bedauernswert, dass eine Untersuchungsmethode von der Bedeutung der modernen Kystoskopie viele Jahre hindurch nur deshalb keine Anwendung fand, weil sie den Ärzten zu umständlich erschien; denn das muss der historischen Wahrheit gemäss hier ausdrücklich konstatiert werden, dass an diesem Misserfolge nicht etwa die geringe Leistungsfähigkeit der früheren Instrumente schuld war. Dieselben lieferten im Gegenteil die klarsten Bilder, die den heut erzielten nur wenig nachstanden; sie waren an Umfang nicht stärker als die jetzt benutzten, liessen sich leicht in die Blase einführen und ohne Gefahr anwenden.

Von Anfang an war mir klar, dass die Umständlichkeit unseres ursprünglichen Instrumentariums in der Natur der benutzten Lichtquelle, des glühenden Platindrahtes, begründet sei, dass eine Besserung nur durch einen Wechsel derselben erzielt werden könne. Stets habe ich den Platindraht nur als ein Provisorium betrachtet und gehofft, früher oder später durch Benutzung einer anderen Lichtquelle die Instrumente einfacher und ihre Anwendung bequemer gestalten zu können. Bereits in einer meiner ersten Publikationen[1]) habe

---

1) Deutsche Patentschrift 6853.

ich mir die spätere Anwendung der nach Edison genannten Glühlampen vorbehalten.

Jahre vergingen allerdings, ehe die Edisonsche Erfindung für unsere Zwecke brauchbar wurde. Das wird jeder begreifen, der sich noch der ersten Edisonschen Lampen erinnert, die im Jahre 1880 im damaligen Berliner Aquarium als Neuheit gezeigt wurden. Aus dem dicken Kohlenstreifen, der aus einem ausgestanzten Kartonstück hergestellt war, ist erst allmählich der zarte Kohlenfaden geworden, den die heutigen Lämpchen tragen; erst langsam konnten die früher so plumpen Lampen in so kleinen Dimensionen hergestellt werden, dass sie für unseren Zweck brauchbar wurden. Sobald im Jahre 1886 geeignete Lämpchen im Handel zu haben waren, habe ich dem Platindraht den lange geplanten Abschied gegeben und das Mignonlämpchen als Lichtquelle erwählt.

Mit diesem Wechsel der Lichtquelle hatten sich die Verhältnisse auf einmal völlig zugunsten unserer Untersuchungsmethode geändert. Der zarte Kohlenfaden der Mignonlampe entwickelt auch bei höchster Weissglut nur eine geringe Wärmemenge; eine Abkühlung des Instrumentes durch eine Zirkulation kalten Wassers wurde damit überflüssig. An Stelle der starken zum Glühen des Platindrahtes notwendigen Stromquelle genügte für unser Mignonlämpchen eine schwache für den Arzt bequeme Batterie resp. ein kleiner Akkumulator. So ist durch den genannten Wechsel der Lichtquelle, durch die Anwendung der Mignonlampen das Kystoskop aus einem komplizierten technisch schwierigen, kostbaren Instrument mit einem Schlage ein einfaches und billiges, leicht zu handhabendes geworden. Diese Vereinfachung des Instrumentariums hat eine schnelle Verbreitung unserer Untersuchungsmethode zur Folge gehabt. Von nun an datiert der Siegeslauf der modernen Kystoskopie: Allgemein wird ihre Überlegenheit über die anderen Untersuchungsmethoden anerkannt und zugleich die Schonung geschätzt, die ihre Anwendung dem Kranken gewährt. Voll und unbestritten ist der Sieg, den die moderne Kystoskopie am Anfang des neuen Jahrhunderts zu verzeichnen hat.

II.

Der das Gesichtsfeld erweiternde optische Apparat.

Allgemeine Anordnung des optischen Apparates. — Optische Eigenschaften der Sammellinsen. — Funktion und Eigenschaften der einzelnen Teile des Apparates: a) Des Objektivs, b) der mittleren Linse, c) des Okulars. — Inneres Gesichtsfeld, scheinbare Grösse der Objekte. — Verzerrungen der Bilder. — Lichtabsorption des optischen Apparates. — Sonstige Eigenschaften desselben.

Noch oftmals werden wir darauf hinzuweisen haben, wie wichtig die gründliche Kenntnis der Eigenschaften unseres optischen Apparates, der eine Erweiterung des Gesichtsfeldes ermöglicht, für die erfolgreiche Ausübung der Kystoskopie ist. Dieser Umstand mag es rechtfertigen, wenn wir der Besprechung derselben ein besonderes Kapitel widmen.

Der Gedankengang, der mich bei der Konstruktion des optischen Apparates leitete, war folgender: Bringt man an dem einen Ende eines dünnen Rohres (Fig. 9) eine Linse a von geringer Brennweite an, so erzeugt dieselbe von einem gegenüberliegenden Gegenstande A, der weiter als ihre doppelte Brennweite entfernt ist, im Lumen des Rohres ein verkleinertes umgekehrtes reelles Bildchen A′. Würde man einen solchen vorn mit einem starken Objektiv versehenen Tubus in die ausgedehnte und hell erleuchtete Blasenhöhle einführen, so würde das in seinem Lumen entstehende Bildchen eine grössere Fläche der gegenüberliegenden Blasenwand, wenn auch in starker Verkleinerung darstellen. Diese Verkleinerung ist eine so hochgradige, dass es dem unbewaffneten Auge nicht gelingt, die Details in genügender Deutlichkeit zu erkennen. Könnten wir das verkleinerte Bildchen mit einer Lupe vergrössern, so wäre unser Ziel erreicht; wir würden in ihm eine grosse Partie der Blaseninnenfläche mit all ihren Details erblicken. Bei der grossen Entfernung des Bildchens vom äusseren Ende des Tubus ist das nur auf einem Umwege möglich. Um das tief im Rohre liegende Bildchen für die aussen befindliche Lupe erreichbar zu machen, muss dasselbe in die Nähe des äusseren Endes des Rohres versetzt werden. Zu diesem Zwecke bringen wir in der

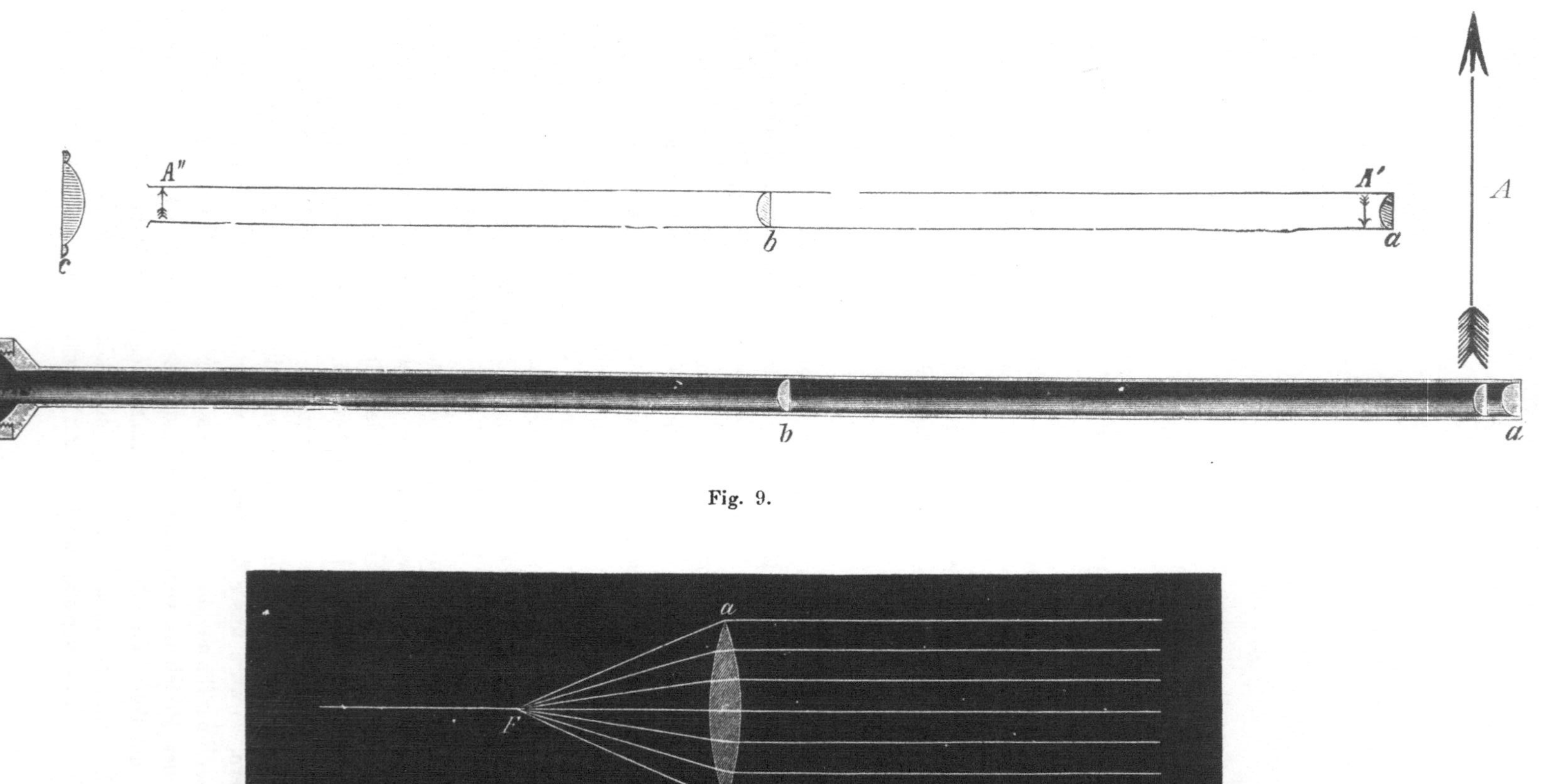

Fig. 9.

Fig. 10.

Mitte des Rohres eine zweite Linse b von entsprechender Brennweite an, durch die das Bild nach A″ geworfen und zugleich zum zweiten Male umgekehrt wird, so dass es nun im Verhältnis zum Objekt wieder aufrecht ist.

Indem wir dieses Bildchen mit einer starken Lupe c betrachten, **erblicken wir durch das enge Rohr hindurchsehend eine relativ grosse Fläche der Blasenwandung in grösster Deutlichkeit und Lichtstärke.**

Zum vollen Verständnis unseres optischen Apparates ist es nötig, näher auf die Funktion und Bedeutung der einzelnen ihn zusammensetzenden Teile einzugehen.

Dieselben werden ausschliesslich durch Sammellinsen gebildet; der Leser wolle sich zunächst folgende optische Eigenschaften derselben in das Gedächtnis zurückrufen:

Fallen von einem in der Achse der Linse liegenden unendlich weit entfernten Punkte Lichtstrahlen auf dieselbe, oder fällt, was dasselbe heisst, ein Bündel mit der Achse paralleler Strahlen auf ihre eine Fläche, so werden sie auf der anderen Seite der Linse in einem Punkte F (Fig. 10) vereinigt, der als Hauptbrennpunkt bezeichnet wird. Seine Entfernung von der Linse heisst Brennweite; dieselbe ist um so geringer, je stärker der Brechungsindex des Glases ist und je kleiner die Krümmungsradien ihrer Flächen sind.

Rückt der leuchtende Punkt aus unendlicher Ferne näher an die Linse heran, so entfernt sich der Vereinigungspunkt seiner Strahlen auf der anderen Seite weiter von der Linse: ist ersterer z. B. in V angelangt, so liegt letzterer in T (Fig. 11); befindet sich der leuchtende Punkt endlich in der doppelten Entfernung des Hauptbrennpunktes, so findet die Vereinigung seiner Strahlen auf der anderen Seite ebenfalls in der doppelten Entfernung des Hauptbrennpunktes F statt. Bei noch grösserer Nähe des leuchtenden Punktes rückt der Vereinigungspunkt seiner Strahlen immer weiter von der Linse ab; hat der leuchtende Punkt endlich die Entfernung ihres Hauptbrennpunktes erreicht, so liegen die Strahlen nach dem Durchtritt durch die Linse der Achse parallel; bei noch grösserer Nähe verlassen die Strahlen die Linse divergierend.

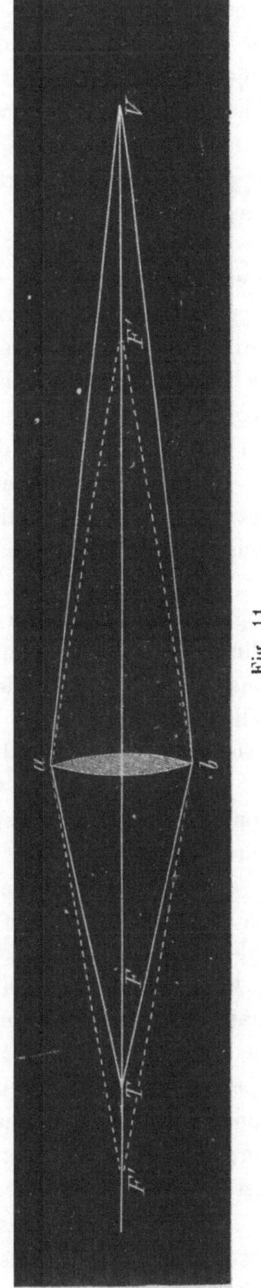

Von Gegenständen, die von der Linse weiter als ihr Hauptbrennpunkt entfernt sind, wird auf der anderen Seite ein. umgekehrtes reelles Bild erzeugt. Befindet sich das Objekt doppelt so weit von der Linse entfernt als deren Brennweite beträgt, so liegt das Bild auf der anderen Seite der Linse ebenfalls in der Entfernung der doppelten Brennweite. Rückt das Objekt weiter fort, so nähert sich das Bild dem Hauptbrennpunkte; tritt es näher an die Linse heran, so entfernt sich das Bild weiter von der Linse. Das Bild von Gegenständen, die weiter von der Linse entfernt sind, als deren doppelte Brennweite beträgt, liegt auf der anderen Seite in dem Raume zwischen dem Hauptbrennpunkte und der doppelten Brennweite.

Die Grösse des Gegenstandes verhält sich zur Grösse des Bildes wie ihre Entfernungen von der Linse. Liegt das Objekt von derselben um ihre doppelte Brennweite entfernt, so haben Bild und Objekt dieselbe Grösse. Bei gleichem Abstand der Objekte liegen die Bilder um so näher an der Linse, je kleiner deren Brennweite ist; von gleich weit entfernten Gegenständen geben also die Linsen um so kleinere Bilder, je kürzer ihre Brennweite ist.

Wir wollen nun auf Grund dieser Ausführungen untersuchen, wie die einzelnen Teile des optischen Apparates zur Erzielung höchster Leistungsfähigkeit beschaffen sein müssen.

Zunächst machen es optische Rücksichten nötig, der Objektivlinse a (Fig. 9) noch eine zweite Linse hinzuzufügen, so dass das in Fig. 9 im Längsschnitt dargestellte kombinierte Objektiv entsteht. Aufgabe dieser zweiten Linse ist es, die Strahlen des zwischen beiden Objektivlinsen entstehenden reellen Bildchens so zu brechen, dass sie mit möglichst geringem Verlust an Lichtstärke auf die mittlere Linse fallen.

Von der vorderen Objektivlinse (Fig. 9) hängt die durch den optischen Apparat erzielte Erweiterung des Gesichtsfeldes ab. Je kürzer ihre Brennweite ist, um so grösser ist der Teil eines gegenüberliegenden Objektes, der im ersten reellen Bildchen in verkleinertem Massstabe wiedergegeben ist. Bei den heutigen Apparaten wird die Objektivlinse durch eine Halbkugel gebildet, deren plane Fläche das freie Ende des optischen Apparates darstellt. Je kleiner die Halbkugel ist, um so stärker wird die Gesichtsfeld erweiternde Kraft des Apparates, um so kleiner aber auch seine Eintrittspupille und damit seine Lichtstärke. Hängt doch die Lichtstärke eines optischen Apparates in erster Linie von der Lichtmenge ab, die durch das Objektiv in den Apparat eintritt, und muss diese Lichtmenge ceteris paribus um so grösser sein, je grösser die Eintrittspupille, d. h. die freie Oberfläche der Objektivlinse ist.

So sehen wir, dass die letztere neben ihrer spezifischen Funktion, der Erweiterung des Gesichtsfeldes, auch in erster Linie für die Lichtstärke des Apparates verantwortlich ist. Zugleich begreifen wir, wie eine extreme Erweiterung des Gesichtsfeldes und befriedigende Lichtstärke schwer miteinander zu vereinigen sind.

Die anderen Postulate, die man sonst an ein gutes Objektiv stellt, Aplanatismus, Korrektheit der Bilder, Achromatismus, sind für kystoskopische Zwecke von geringer Bedeutung. Am wichtigsten ist noch ein gewisser Grad von aplanatischer Beschaffenheit der Bilder; geringe Fehler nach dieser Richtung werden übrigens in der Praxis dadurch korrigiert, dass wir in die konkave Blasenhöhle hineinsehen, wobei das bei Betrachtung eines ebenen Objektes gewölbte Bild annähernd plan wird. Eine mässige Verzeichnung der Randpartien des Bildes kommt bei der unregelmässigen Gestalt der von uns beobachteten Objekte kaum in Betracht, ebensowenig stört eine unvollkommene achromatische Beschaffenheit der Linse schon deshalb, weil unsere Objekte nur wenige Farben (neben weiss, von den Mischfarben abgesehen, nur gelb und rot) enthalten.

Die mittlere Linse hat die Aufgabe, das durch die Objektiv-Linse erzeugte reelle Bildchen so an das äussere Ende des Rohres zu werfen, dass es von der Lupe erreicht und wieder vergrössert werden kann. Das Bildchen erleidet dabei eine nochmalige Umkehrung, ist also im Verhältnis zum Objekte wieder aufrecht geworden.

Die Brennweite der mittleren Linse muss eine solche sein, dass das nach aussen projizierte Bildchen wohl möglichst gross ist, aber doch noch frei im Lumen des Rohres schwebt. Je stärker das Rohr, um so grösser wird also auch das äussere reelle Bildchen sein können. Es ist die Aufgabe der als Okular dienenden Lupe, das 2—3 mm grosse, äussere reelle Bildchen so zu vergrössern, dass man alle Einzelheiten des Objektes in genügender Deutlichkeit erkennen kann. Je stärker wir die Lupe nehmen, um so grösser, aber auch um so lichtschwächer, erscheint uns das Bild. Es ist hier weises Masshalten notwendig. Man muss die Lupe so wählen, dass man die Details der in Betracht kommenden Objekte in genügender Grösse, aber auch in genügender Lichtstärke erblickt.

Fassen wir das Gesagte kurz zusammen, so ergibt sich, dass durch die Objektiv-Linse die Erweiterung des Gesichtsfeldes und die Korrektheit des Bildes bedingt wird. In Verbindung mit der Lupe entscheidet die Güte des Objektives über die Lichtstärke und Grösse des Bildes. Je lichtstärker das Objektiv, um so stärker kann man die Lupe wählen, ohne dass das Bild zu lichtschwach wird. Die Lupe in Verbindung mit der Grösse des zweiten reellen Bildchens bedingt die scheinbare Grösse des durch unseren Apparat erblickten virtuellen Bildes. Behufs leichterer Einführung in das Kystoskop wird die eben beschriebene Linsenkombination in ein dünnwandiges Metallrohr gefasst. Fig. 9 und 12 zeigen den so montierten optischen Apparat, erstere im Längsschnitt, letztere in der Aussenansicht. Während sich aber bei den anderen optischen Kombinationen die Fassung nach der Linse richtet, ist bei unserem Apparat die Sache umgekehrt; hier müssen die Linsen so geschliffen werden, dass sie sich in das dünnwandige Rohr einschieben lassen, dessen Stärke wieder durch das betr. Kystoskop bedingt ist und bei den verschiedenen Instrumenten zwischen 3—5 mm Durchmesser schwankt. Man

2*

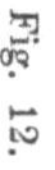

begreift, dass ceteris paribus ein dünnerer optischer Apparat lichtschwächer sein muss als ein stärkerer, oder dass man sich, um gleich lichtstarke Bilder zu erzielen, bei einem dünnen optischen Apparat mit kleineren Bildern begnügen muss. Das äussere Ende des Metallrohres, das den optischen Apparat beherbergt, bildet, wie Fig. 12 zeigt, eine Schraube, auf der die Lupe drehbar angebracht ist; diese Einrichtung ermöglicht es, durch entsprechende Drehung des Okulars für verschiedene Augen richtig einzustellen. Für die Praxis kann es vorteilhaft sein, den optischen Apparat mit zwei Okularen, einem stärkeren und einem schwächeren zu versehen. Schraubt man das erstere auf, so erhält man besonders grosse Bilder. Diese Kombination empfiehlt sich für alle Fälle, in denen das Objekt sehr hell beleuchtet ist; ist aber die Beleuchtung eine weniger helle, wie das bei leichter Trübung des Blaseninhaltes oft nicht zu ändern ist, so wird man sich unter Benutzung der schwächeren Lupe lieber mit einer geringeren Grösse der Bilder begnügen, die dafür aber auch trotz der geringeren Helligkeit des Objektes nunmehr genügend lichtstark erscheinen.

Auf den ersten Blick macht unser optischer Apparat den Eindruck, als ob es sich um eine Miniatur-Ausgabe eines terrestrischen Fernrohres handele. Es ist auch fälschlich einfach als Fernrohr bezeichnet worden. Diese Ähnlichkeit ist aber eine rein äusserliche. Mit gleichem Recht könnte man das astronomische Fernrohr und das Mikroskop für ein und dasselbe Instrument erklären. Unser Apparat stellt vielmehr eine eigenartige Linsenkombination dar, die für die Lösung eines neuen optischen Problems von mir konstruiert ist und sich durch ihre Eigenschaften von allen bisher angewandten optischen Kombinationen unterscheidet.

Sieht man durch einen optischen Apparat hindurch, so erblickt man eine runde, von einem schmalen schwarzen Rande begrenzte Scheibe, auf der die Bilder der gegenüberliegenden Gegenstände erscheinen. Rings um den dunklen Rand dieser Scheibe zeigt sich ein breiter diffuser, je nach der Helligkeit des Objektes, gegen das die Objektiv-Linse gerichtet ist, mehr oder weniger heller Ring, welcher durch die von der Innenwand des Rohres reflektierten Lichtstrahlen gebildet wird (Fig. 13). Ist das beobachtete Objekt an einer Seite heller beleuchtet, so pflegt der die Scheibe des inneren Gesichtsfeldes umgebende Ring an der entgegengesetzten Seite heller zu sein.

Erleidet das Rohr des optischen Apparates eine Biegung, so rückt die Scheibe des inneren Gesichtsfeldes aus der Mitte mehr an die Peripherie, so dass in höheren Graden der diffuse Lichtring auf einer Seite ganz fehlen kann.

Um strengeren optischen Anforderungen zu genügen, müsste dieser das Gesichtsfeld umgebende Ring durch ein Diaphragma abgeblendet werden, dessen kreisförmiger Ausschnitt der Grösse des äusseren reellen Bildes genau zu entsprechen hätte und in dessen Ebene anzubringen wäre. In der Tat wird durch ein solches Diaphragma die Schönheit der Bilder gesteigert; für unsere Zwecke aber ist es deshalb nicht geeignet, weil ein Kystoskop nicht völlig starrwandig ist, sondern sich bei der Anwendung, wenn auch nur in

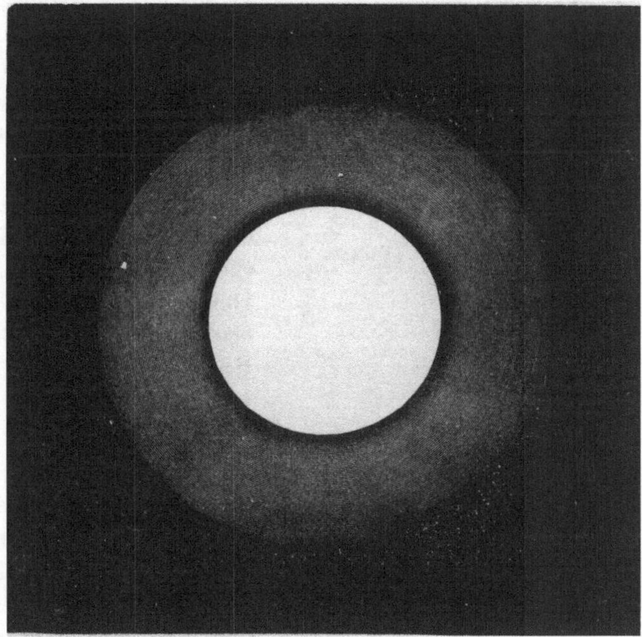

Fig. 13.

geringem Grade, biegt. Eine solche geringe Biegung aber genügt, um das Bildchen zu verschieben. Das Diaphragma würde dann von dem an sich schon so kleinen reellen Bild ein kleineres oder grösseres halbmondförmiges Stück abschneiden und dadurch das innere Gesichtsfeld verkleinern. Deshalb habe ich auf die Anwendung eines Diaphragmas verzichtet. Man gewöhnt sich bald so an den zuerst etwas störenden mehr oder weniger hellen Ring, dass man ihn gar nicht mehr bemerkt und in keiner Weise in der Betrachtung der auf der runden Scheibe erscheinenden kystoskopischen Bilder gehindert wird (Fig. 13). Diese runde Scheibe, auf der wir beim Hindurchsehen durch das Okular die Bilder der gegenüberliegenden Gegenstände erblicken, wollen wir von nun an der Kürze halber als „inneres Gesichtsfeld" bezeichnen. Seine scheinbare Grösse hängt von der Grösse des äusseren reellen Bildchens

und von der Stärke des Okulars ab. Je stärker letzteres ist, um so grösser
wird uns die Scheibe, um so lichtschwächer aber auch das auf ihr entworfene
Bild erscheinen. Bei demselben Instrument bleibt die Grösse
des inneren Gesichtsfeldes stets die gleiche, bei verschiedenen
Instrumenten kann sie verschieden sein, bei dünneren optischen Apparaten
wird sie bei gleicher Lichtstärke kleiner sein als bei stärkeren. Direkt lässt
sich die Grösse des inneren Gesichtsfeldes, das ein optischer Apparat darbietet,
nicht messen; denn es handelt sich um ein virtuelles Bild. Ein solches Mass
kann nur durch Vergleich mit entsprechend grossen anderen Gegenständen,
wie Münzen, die man in der Entfernung des deutlichsten Sehens
betrachtet, gewonnen werden. Es muss das erst gelernt werden; Ungeübte

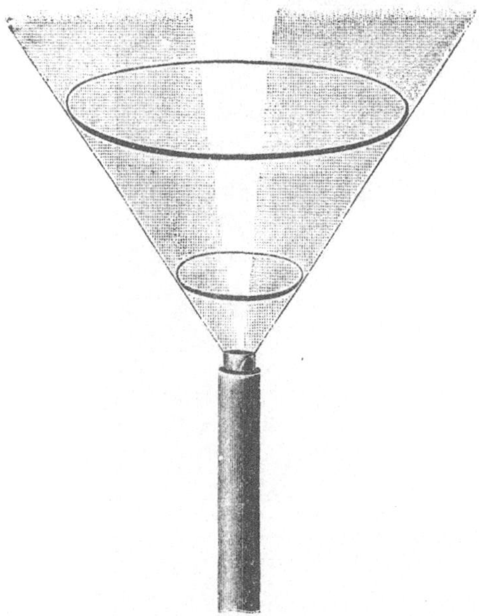

geben für dasselbe Instrument
oft auffallend verschiedene Masse
an. Bei unseren jetzigen Kystoskopen schwankt die Grösse des
inneren Gesichtsfeldes, je nach
der Stärke und Länge des optischen Apparates, zwischen der
eines Zweimarkstückes (2,8 cm
Durchmesser) und der eines Fünfmarkstückes (3,8 cm Durchmesser).
Bei den gewöhnlich benutzten
Irrigationskystoskopen hat das
innere Gesichtsfeld Talergrösse
(3,3 cm Durchmesser). Ebenso
gross sind die auf unseren kolo-
rierten Tafeln dargestellten Figuren; die auf den photographischen Tafeln reproduzierten Bilder
sind aus später zu besprechenden
Gründen kleiner ausgefallen.

Fig. 14.

Um einen vorläufigen Begriff von den Eigenschaften des optischen
Apparates zu erlangen, verfährt man am besten so, dass man durch ihn
verschiedenartige Gegenstände, etwa Schriftproben, die Hand, kleine Bilder etc.
in heller Beleuchtung und in verschiedener Entfernung betrachtet. Man erkennt
alsbald, dass das im inneren Gesichtsfelde erblickte „äussere
Gesichtsfeld“, d. h. die auf einmal im kystoskopischen Bilde
erscheinende Partie eines Objektes um so grösser ist, je
weiter sich dasselbe von der Objektivlinse entfernt. Nähert
es sich derselben, so wird die auf einmal erblickte Partie kleiner, die Details
aber erscheinen grösser. Bei sehr grosser Nähe des Objektes endlich ist die
auf einmal erblickte Partie klein, die Details des Objektes aber erscheinen
in Lupenvergrösserung.

Geht man näher auf diese wichtigen Verhältnisse ein, so ergibt sich,

dass man durch einen optischen Apparat hindurchsehend, von einem gegenüberliegenden Gegenstande im inneren Gesichtsfelde immer den Teil erblickt,
der innerhalb eines ideellen Kegelmantels (Fig. 14) liegt, dessen Spitze auf
der freien Fläche des Objektivs ruht, dessen Achse mit der des Rohres
zusammenfällt. Als „Winkel des Kegelmantels" bezeichnet man den Winkel,
welchen die beiden Linien miteinander bilden, in denen eine durch seine
Achse gelegte Ebene den Kegelmantel schneidet.

Man kann sich in grob sinnlicher Weise diese Verhältnisse dadurch
veranschaulichen, dass man das Ende des optischen Apparates so in dem
Rohre eines Glastrichters befestigt, dass sich die freie Fläche des Objektivs

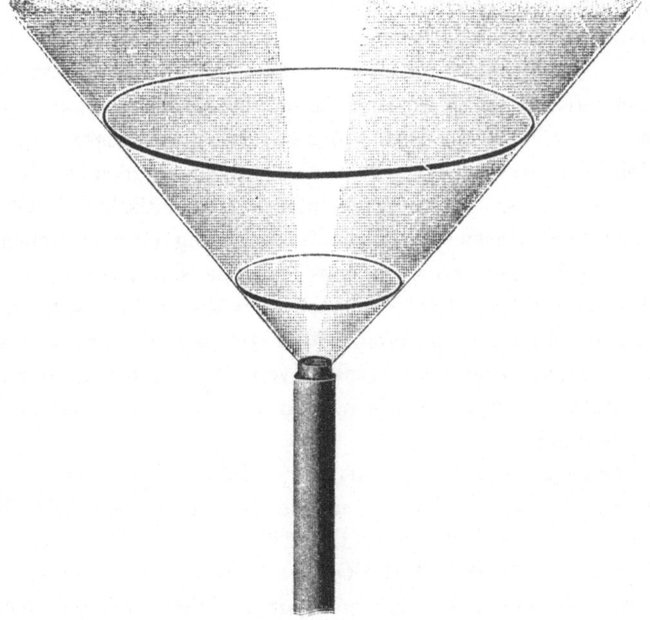

Fig. 15.

gerade an der Spitze des Trichters befindet. Der Glastrichter entspricht dann
dem oben erwähnten in Fig. 14 dargestellten ideellen Kegelmantel. Legt
man verschiedene Münzen (die kleinste zu unterst) in den Trichter (etwa ein
5-Pfennigstück, 1-Markstück und ein silbernes Fünfmarkstück), so sieht man,
wie und in welchem Grade die vom Trichtermantel umgrenzte Fläche mit
grösserer Entfernung des Objektes von der Trichterspitze zunimmt. Man darf
dabei nicht ausser acht lassen, dass ein gewöhnlicher Glastrichter einen Winkel
von nur 45°, der ideelle Kegelmantel unserer jetzigen optischen Apparate
aber einen Winkel von 70°—80° besitzt. Die beiden in dem ideellen Kegelmantel (Fig. 14) eingezeichneten Ringe zeigen, eine wie grosse Fläche des
Objektes man bei der betreffenden Entfernung von einem optischen Apparat,
dessen ideeller Kegelmantel einen Winkel von 80° besitzt, im inneren Ge-

sichtsfelde erblickt. Dem Winkel dieses ideellen Kegelmantels entspricht die Gesichtsfeld-erweiternde Eigenschaft des optischen Apparates; je grösser der Winkel, um so grösser bei gleicher Entfernung des Objektes die auf einmal im inneren Gesichtsfelde erscheinende Partie desselben. Fig. 14 und 15 mögen diese Verhältnisse illustrieren. Bei Fig. 14 beträgt der Winkel des ideellen Kegelmantels 60°, bei Fig. 15 aber 80°; die eingezeichneten Kreise zeigen den Grössenunterschied des äusseren Gesichtsfeldes bei gleichen Entfernungen des Objektes.

Wie oben erörtert, ist die gesichtsfelderweiternde Kraft und damit auch der Winkel des ideellen Kegelmantels eine Funktion der Objektivlinse, und beide sind um so grösser, je kürzer die Brennweite des letzteren ist. Durch Benutzung von Linsen immer geringerer Brennweite ist man imstande, schliesslich eine Erweiterung des Gesichtsfeldes bis zu einem Winkel von über 130° zu erzielen. Derartig starke Linsen zu nehmen, ist aber nicht ratsam, weil sie, wie oben erörtert, zu klein sind und eine so kleine Eintrittspupille darbieten, dass die Lichtstärke des Apparates leidet. Übrigens würde bei der grossen Mehrzahl unserer kystoskopischen Apparate, nämlich bei allen, bei denen man das Objekt in der spiegelnden hypotenutischen Fläche eines im Schaft eingekitteten Prismas erblickt, die Benutzung eines optischen Apparates von so grossem Winkel ganz zwecklos sein, da das Prisma nur eine Ausnutzung bis zu 90° gestattet. Ja auch von diesen 90° geht immer noch etwas durch die Fassung verloren. Man tut deshalb am besten, sich mit einem gesichtsfelderweiternden Winkel von 75°—80° zu begnügen, und erhält dann optische Apparate, die mit einem grossen Gesichtsfelde genügende Lichtstärke verbinden.

Je näher das Objektiv an der Objektivlinse liegt, um so näher liegt es auch an der Spitze des Kegels, um so kleiner ist der durch den ideellen Kegelmantel begrenzte Teil seiner Oberfläche, den wir im kystoskopischen Bilde erblicken; je weiter sich das Objekt entfernt, um so grösser wird auch die durch den Kegelmantel begrenzte Partie. Dieser bei verschiedener Entfernung des beobachteten Gegenstandes wechselnden Grösse des äusseren Gesichtsfeldes gegenüber bleibt die Grösse des inneren Gesichtsfeldes, der im optischen Apparate erblickten runden Scheibe bei demselben Instrument stets die gleiche.

Da wir auf dieser gleich grossen Scheibe von entfernten Gegenständen grössere Flächen erblicken als von nahe gelegenen, folgt mit Notwendigkeit, dass uns die Details naher Gegenstände grösser erscheinen als die der entfernteren.

Liegt das Objekt sehr nahe an der Objektivlinse, nur wenig weiter als deren doppelte Brennweite beträgt, so erblicken wir im kystoskopischen Bilde eine kleine, das Lumen des Rohres nur wenig an Grösse übertreffende Partie, aber in starker Vergrösserung. Je mehr sich das Objekt entfernt, um so grösser wird die auf einmal erblickte Fläche desselben. Ist dieselbe dem inneren Gesichtsfelde an Grösse gleich, so erscheinen uns die Details des

Objektes in natürlicher Grösse. Diese Entfernung, 'in der wir die Gegenstände in ihrer wirklichen Grösse erblicken, ist bei den einzelnen Instrumenten verschieden und ceteris paribus um so grösser, je stärker die als Okular dienende Lupe ist. Nimmt die Entfernung des Objektes von der Objektivlinse noch weiter zu, so wird die auf einmal erblickte Partie, das „äussere Gesichtsfeld", immer grösser, die Details aber erscheinen mehr und mehr verkleinert.

Diese Eigenschaften des optischen Apparates müssen weiterhin das Bild des eingestellten Objektes in allen den Fällen verzerrt erscheinen lassen, in denen letzteres mit seiner Ebene nicht senkrecht, sondern schräg

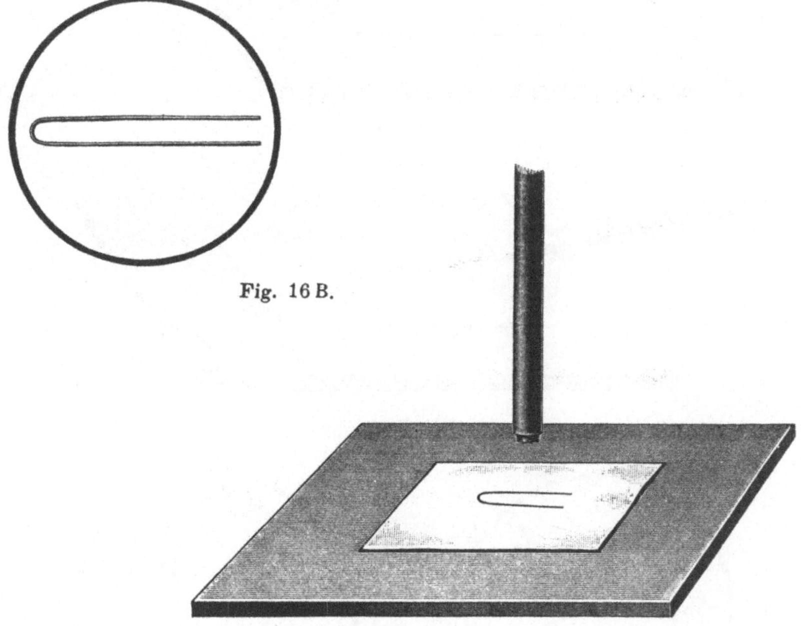

Fig. 16 B.

Fig. 16 A.

zur Achse des optischen Apparates gelegen ist, und zwar in um so höherem Grade, je mehr sich ihre gegenseitige Lage der parallelen nähert, müssen sich ferner bei einer solchen Lage die näheren Teile des Objektes im inneren Gesichtsfelde unverhältnismässig grösser präsentieren, als die entfernteren. Die Figuren 16, 17, 18, die nach photographischen Aufnahmen angefertigt sind, zeigen, wie verschieden eine Haarnadel im kystoskopischen Bilde bei verschiedener Lage zum optischen Apparat aussehen kann. Die mit A bezeichneten Figuren stellen dabei die gegenseitige Stellung von Nadel und optischem Apparat dar, während die mit B bezeichneten Figuren die dazu gehörigen kystoskopischen Bilder wiedergeben. Hier sei auch auf das auf (Taf. VI, Fig. 4) reproduzierte Photogramm einer in einer weiblichen Blase befindlichen Haarnadel hingewiesen, bei der die in der Abbildung weit auseinandergespreizten Schenkel der Nadel, wie andere Photogramme zeigen, in Wirklichkeit fast parallel zueinander lagen. Die Verzerrung kam dadurch zustande, dass die freien Enden der Nadel nahe am Prisma lagen; durch die grössere Nähe des einen Schenkels am Prisma erklärt sich endlich sein bedeutend dickeres Aussehen im Bilde.

Fasst man das Gesagte zusammen, so muss man zugeben, dass ein naives kritikloses Hindurchsehen durch den optischen Ap-

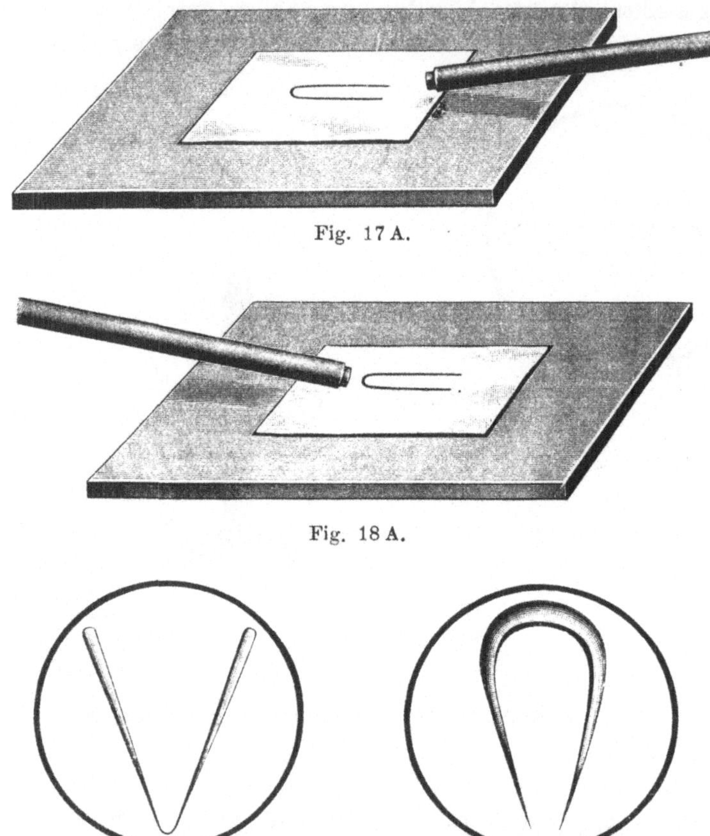

Fig. 17 A.

Fig. 18 A.

Fig. 17 B.   Fig. 18 B.

parat den Beobachter zu den grössten Irrtümern über die wahren Verhältnisse der erblickten Objekte verleiten kann.

Kleine, nahe gelegene Gegenstände können gross, grosse Gegenstände, die vom Objektiv weit entfernt sind, klein erscheinen. Andere Objekte wieder geben verzerrte Bilder, weil die näher liegenden Partien grösser, die entfernter liegenden progressiv kleiner erscheinen, als sie in Wirklichkeit sind.

Durch diese Eigenschaften wird aber der Wert unseres Apparates in keiner Weise verringert. Bei genügender

Übung ist man leicht imstande, unter Berücksichtigung der
Entfernung des Objektes von der Objektivlinse die Grössen-
verhältnisse des Gesehenen richtig zu beurteilen.

Ja wir können sogar diese Eigenschaft zu unserem Nutzen verwerten,
indem wir zunächst bei weiter Entfernung vom Objekte eine grosse Fläche
desselben übersehen, und dann näher herangehend, seine Details in Lupenvergrösserung betrachten.

Besichtigen wir durch den optischen Apparat verschieden hell beleuchtete
Gegenstände, so finden wir, dass bei sehr heller Beleuchtung des Objektes
auch sein Bild im inneren Gesichtsfelde strahlend hell erscheint, dass aber
bei abnehmender Beleuchtung die Helligkeit des kystoskopischen
Bildes sich in stärkerem Masse verringert als bei direkter Beobachtung des betreffenden Gegenstandes. Diese lichtabsorbierende Eigenschaft des Apparates bedingt es weiter, dass bei Gegenständen, deren einzelne
Partien eine verschieden helle Beleuchtung darbieten, den am hellsten leuchtenden Stellen gegenüber die weniger hellen unverhältnismässig dunkel
erscheinen, und damit der Kontrast in der Helligkeit der einzelnen Partien
durch das Kystoskop grösser erscheint als bei unmittelbarer Besichtigung.

Der Vollständigkeit halber sei zum Schlusse noch auf eine besondere,
soweit mir bekannt, keiner anderen Linsenkombination zukommenden Eigentümlichkeit unseres optischen Apparates hingewiesen. Ist das Okular einmal
für das betr. Auge richtig eingestellt, so sieht man durch dasselbe ohne weitere
Korrektur die nächstgelegenen Gegenstände mit derselben Deutlichkeit, wie
die in unendlicher Entfernung befindlichen. Es erklärt sich das aus der
geringen Brennweite der Objektivlinse; trotz der grössten Verschiedenheit der
Entfernung der Objekte wechselt das reelle Bildchen seine Lage nur innerhalb eines minimalen Raumes; dementsprechend ist auch die Lageveränderung des äusseren reellen Bildes eine geringe. Einen so geringen Wechsel
in der Lage des Bildes aber vermag das durch die Lupe hindurchsehende
Auge des Beobachters durch seine eigene Akkommodation auszugleichen.

III.

Beschreibung der kystoskopischen Instrumente. Nebenapparate und Behandlung der kystoskopischen Instrumente.

Von den alten oben beschriebenen, mit einem Platindraht versehenen Instrumenten (Fig. 6 und 7) unterscheiden sich die jetzigen Kystoskope durch die andersartige Lichtquelle und dadurch, dass infolge der geringeren Wärmeentwickelung der Mignonlampen eine Abkühlung des Instrumentes durch eine besondere Wasserleitung überflüssig ist. Die als Mignonlampen bezeichneten Glühlämpchen gleichen, von ihrer geringeren Grösse abgesehen, den gewöhnlichen zur Zimmerbeleuchtung dienenden Edisonlampen. Ihren Glühkörper bildet ein hufeisenförmiger dünner Kohlenbügel, der aus der Faser eines Bambusrohres oder aus einem Zellulosefaden dadurch hergestellt wird, dass letzterer karbonisiert wird, d. h. unter Luftabschluss einer so hohen Temperatur ausgesetzt wird, dass nur seine Kohlenmasse übrig bleibt.

Aus den breitgeschlagenen Enden zweier dünnen Platindrähte werden kleine Hülsen gebildet und die parallel in geringer Entfernung nebeneinander verlaufenden Drähte dicht unterhalb der Hülsen in einem kleinen Glasklumpen eingeschmolzen, hierauf werden die Enden des Kohlenbügels in die Platinhülsen gesteckt und in ihnen durch einen galvanoplastischen Kupferniederschlag befestigt, wodurch zugleich eine vollkommene Leitung zwischen Platindraht und Kohlenfaden hergestellt wird. Weiterhin wird aus dem Ende eines Glasrohres eine kleine Hohlkugel geblasen, die nach Form und Grösse

der herzustellenden Mignonlampe entspricht, und endlich das dem Lumen des
Glasrohres gegenüberliegende Stück der Glasbirne geöffnet. Die Ränder
dieser kleinen Öffnung werden, nachdem der an den Platindrähten befestigte
Kohlenbügel in die Glaskugel eingeführt ist, vor der Stichflamme mit dem
Glasklümpchen, in dem die Platindrähte stecken, fest verschmolzen. Nachdem hierauf mittelst einer Luftpumpe die Luft aus der Glaskugel entfernt
ist, wird dieselbe mit verdünntem Leuchtgas angefüllt und der dünne Kohlenfaden durch einen elektrischen Strom schwach glühend gemacht. Es scheidet
sich dabei aus dem Leuchtgase die Kohle in sehr dichtem Zustande auf dem
Kohlenfaden nieder, dem man durch Regulierung des Kohlenniederschlages
leicht die gewünschte Stärke erteilen kann. Ist hierauf auch das zurückbleibende Leuchtgas wieder ausgepumpt, so wird das Glasrohr dicht vor der
Glasbirne mittelst der Stichflamme zu- und abgeschmolzen und die Glühlampe
ist fertig. Neuerdings werden
auch sogenannte „kalte Lampen" nach einem besonderen
patentierten Verfahren hergestellt.

Diese kurze Schilderung
der Fabrikation wird dem Leser
eine Vorstellung geben, wie
umständlich die Herstellung
einer sogenannten Mignon-

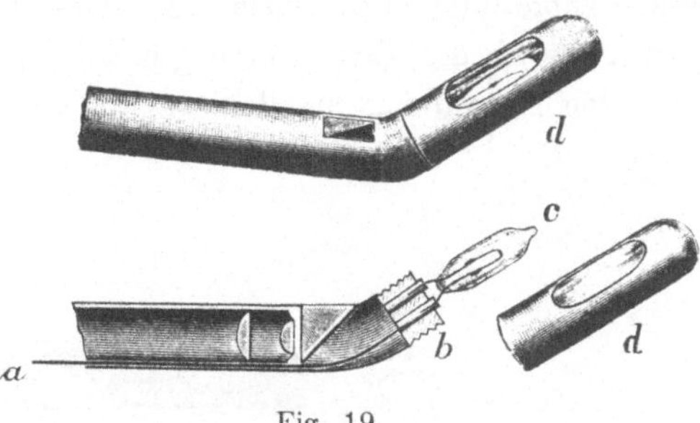

Fig. 19.

lampe ist und es begreiflich machen, dass nur bei sorgfältigster Fabrikation
Lampen hergestellt werden, die den hohen Ansprüchen, welche wir an sie
stellen, müssen, genügen.

Eine solche fabrikmässig hergestellte Mignonlampe muss nun für unsere
Zwecke im Schnabel des Kystoskopes so angebracht werden, dass sie den
Kranken in keinerlei Weise schädigen kann, dass ihr Licht die beobachteten
Objekte hell und in genügender Ausdehnung beleuchtet, dass man endlich
eine durchgebrannte Lampe leicht durch eine neue ersetzen kann. Diesen
Anforderungen lässt sich in zweierlei Weise genügen. Bei der einen Anordnung befindet sich das dünne Lämpchen frei in der Achse des dünnwandigen
Schnabels, dessen Fenster durch eine Bergkristallscheibe geschlossen ist, bei
der zweiten wird die Lampe so in die mit einem Fenster versehene Schnabelhülse eingekittet, dass innerhalb des Kapselausschnittes die Glaswand der
Lampe selbst die Aussenfläche des Schnabels bildet. Die erste Anordnung,
die noch jetzt von der Firma Leiter angewendet wird, ist in Fig. 19 dargestellt. Man sieht die auf dem Schnabelstumpf b aufgesetzte Lampe c, über
welche die mit einem Bergkristallfenster versehene Schnabelhülse d aufgeschoben und mit dem Schnabelstumpf verschraubt wird. Das fertige
Instrument hat dann die in Fig. 19 abgebildete Gestalt. Das Bergkristallfenster bildet mit der Schnabelhülse einen gleichmässigen Zylinder.

Bei näherer Prüfung erweist sich diese Konstruktion als unvorteilhaft.

Sie geht von der falschen Vorstellung aus, dass so ein Mignonlämpchen ein zerbrechliches Ding sei, das leicht zerspringen und den Kranken durch zurückbleibende Glassplitter schädigen könne, wenn es nicht durch einen festeren durchsichtigen Körper geschützt wird. Prüft man aber gute Mignonlämpchen auf ihre Festigkeit, so findet man, dass sie sich gegen die verschiedensten Formen der Gewalteinwirkung sehr widerstandsfähig erweisen; man kann sie einem hohen Druck aussetzen, sie mit einer Gewalt, die bei ihrem Gebrauch gar nicht in Frage kommt, auf spitze harte Gegenstände aufstossen, ohne dass sie zerbrechen. Auch gegen plötzliche Temperaturdifferenzen, wie sie ja bei Bewegungen der leuchtenden Lampe in der mit Flüssigkeit erfüllten Blase eintreten können, sind die Mignonlämpchen so widerstandsfähig, dass ein Zerspringen nicht zu befürchten ist. Aus diesem Grunde habe ich auf den Schutz der Lampe durch eine Kristallplatte verzichtet und mich für die zweite Anordnung entschieden. Dieselbe bietet den Vorteil, dass man bei gleicher Stärke der Instrumente grössere Lampen benutzen kann, als das bei der ersten Anordnung möglich ist. Solche grössere Lampen aber sind nicht

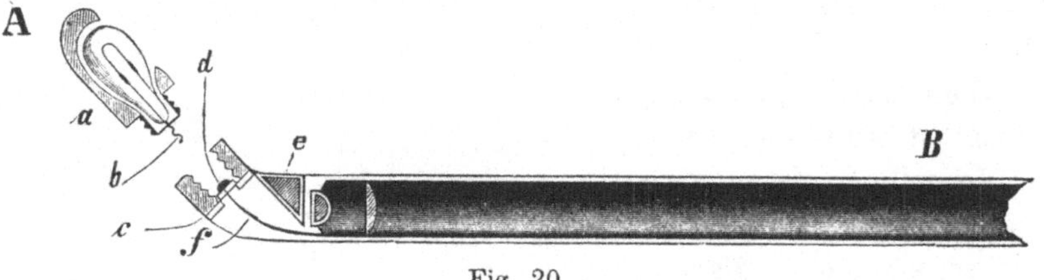

Fig. 20.

nur haltbarer, sie liefern auch ein helleres Licht, werden nicht so leicht durch Berussen getrübt und bewirken bei der gleichen Lichtstärke eine geringere Erhitzung des Schnabels. Niemals wäre es endlich bei der ersten Konstruktion, bei der sich die Lampe frei in der durch ein Bergkristallfenster geschlossenen Schnabelkapsel befindet, möglich gewesen, so dünne Instrumente herzustellen, wie unser „Kinderkystoskop"; auch für die so wichtigen zum Operationskystoskop gehörigen Instrumente wäre diese Anordnung unbrauchbar gewesen.

Die Anordnung der Lichtquelle und die Einschaltung der Lampe in den Stromkreis ist bei allen unseren kystoskopischen Instrumenten die gleiche. Die mit einem grossen Fenster versehene Metallkapsel a (Fig. 20), in die die Mignonlampe eingekittet ist, endet unten mit einer Schraube, mittelst deren sie auf den Schnabelstumpf c eines jeden gleich starken Kystoskopes aufgeschraubt werden kann; sie bildet dann das freie, das Licht tragende Ende des Schnabels. Die Verbindung der Lampe mit der Stromleitung wird dadurch hergestellt, dass der eine Platindraht der Lampe mit der Metallhülse leitend verbunden ist, während der andere frei als kurze Spirale b unten hervorragt. Wird die Kapsel auf ein Kystoskop aufgeschraubt, so drückt diese Spirale auf das am Boden des Schnabelstumpfes befindliche isolierte Platinplättchen d, welches das eine Ende der Stromleitung darstellt, während die Metallkapsel und mit ihr der andere Platindraht der Lampe

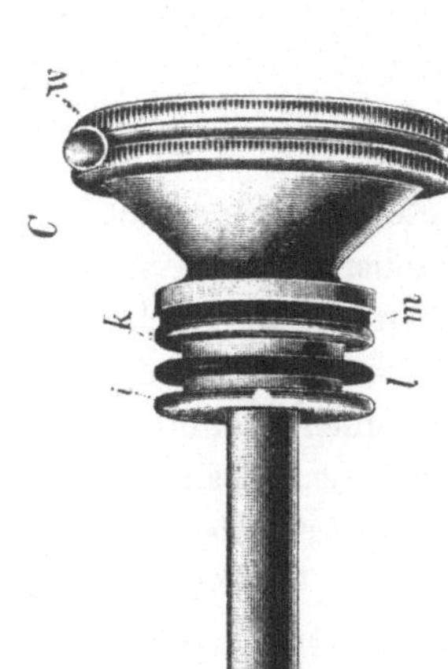

sich mit der Wandung des Schnabelstumpfes, die den zweiten Pol bildet, in metallischer Verbindung befindet; die Lampe ist dann in den Stromkreis des Instrumentes eingeschaltet.

Ist eine Lampe nach längerem oder kürzerem Gebrauch durchgebrannt, so wird die Kapsel abgenommen und eine andere mit einer neuen Lampe versehene aufgeschraubt. Es lässt sich keine einfachere und für den Arzt bequemere Art denken, eine ausgeglühte Lampe durch eine andere neue zu ersetzen. Aus dem früheren, oben beschriebenen und abgebildeten Kystoskop (Fig. 7), bei dem man die Objekte durch ein in den Schaft eingelassenes Prisma erblickte, ist durch den Wechsel der Lichtquelle das in Fig. 21 dargestellte Instrument geworden. Es wird als Kystoskop I bezeichnet und ist das Vorbild für fast alle späteren Modifikationen und Spezialinstrumente geworden. Dieses Kystoskop I ist gemeint, wenn in den weiteren Ausführungen einfach vom Kystoskop gesprochen wird. Es hat die Form eines Metallkatheters mit Mercier-Krümmung. Der kurze, die Lampe bergende Schnabel A stösst mit dem 21 cm langen Schafte B in einem stumpfen Winkel von 120—145° zusammen. An der Konkavität desselben ist am Ende des Schaftes ein viereckiger Ausschnitt angebracht, in den ein rechtwinkliges Prisma e so eingekittet ist, dass die eine Kathetenfläche in der Fortsetzung der oberen Wand des Schaftes liegt, während die andere senkrecht zu dessen Axe das Lumen des Rohres nach hinten abschliesst und endlich die dritte mit einem Spiegelbelage versehene hypotenutische Fläche eine diagonale nach rückwärts und oben gerichtete Lage einnimmt (Fig. 22 e). Das äussere Ende des Kystoskopes bildet ein Trichter C, der das Hineinsehen in den optischen Apparat erleichtert und zum besseren Halten des Instrumentes dient; an seiner dem Schnabel entsprechenden Seite ist er mit dem Knopf w versehen, Fig. 23. Vor dem Trichter befinden sich zwei durch einen Hartkautschukring l getrennte Metallringe i und k, welche zum Aufschieben der stromleitenden Zange dienen. Der eine dieser Ringe i ist mit dem Schaft des Instrumentes verlötet, während der andere, isolierte Ring k mit dem im Schnabelstumpf befindlichen isolierten Platinplättchen d, auf welches der unten frei hervorragende Draht der Lampe drückt, leitend verbunden ist. Diese Verbindung kann auf verschiedene Weise erzielt werden: 1. durch einen dünnen mit einer schwachen isolierenden Schicht umgebenen Draht, der in einer Rinne innen im Schaftrohre verläuft und so wenig Raum beansprucht, dass er das Einschieben des optischen Apparates nicht hindert. Dieser Draht kann zweitens in einem dünnen Rohre verlaufen, das in die Wand des Schaftes eingelassen ist; er ist dann völlig gegen dessen Lumen abgeschlossen. 3. Endlich kann der optische Apparat selbst zur Leitung dienen. Er ist dann in seiner ganzen Länge mit einer dünnen isolierenden Schicht überzogen und an seinem vorderen Ende mit einem dünnen Draht versehen, der ebenfalls isoliert unter dem Prisma zu dem im Schnabelstumpf befindlichen Platindraht verläuft. Eine jede dieser verschiedenen Stromzuleitungen besitzt ihren besonderen Vorteil. Je nach dem Zwecke und

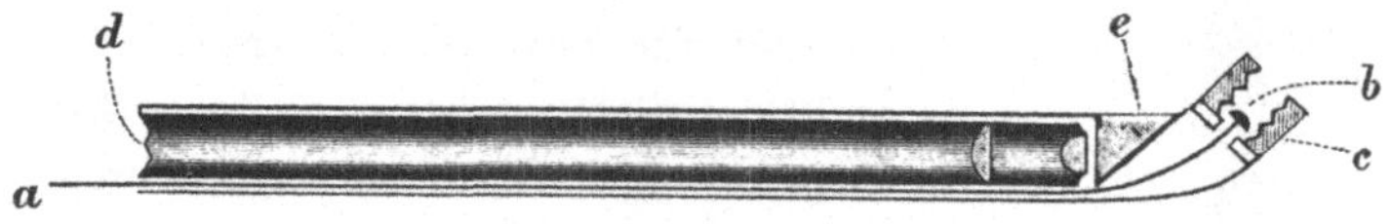

Fig. 22.

der sonstigen Einrichtung der einzelnen kystoskopischen Instrumente wird bald die eine, bald die andere benutzt. Zum besseren Verständnis der Konstruktion unserer Instrumente mögen beistehende Figuren dienen, die ein Kystoskop darstellen, bei dem die innere Stromzuführung durch den optischen Apparat erfolgt, und zwar zeigt Fig. 21 das Instrument in der Aussenansicht Fig. 23 im Längsdurchschnitt, während Fig. 24 und 25 die einzelnen Teile des auseinander genommenen Instrumentes darstellen. Von den beiden Rohren Fig. 24 und Fig. 25 bildet das erstere den Schaft des Kystoskopes, während das andere den optischen Apparat beherbergt. Das Erstere endet vorn mit dem kurzen Schnabelstumpfe c, auf dem die Kapsel mit der Lampe aufgeschraubt wird. Am Schnabelende ist das Prisma so in den Schaft eingekittet, dass, wie Fig. 23 zeigt, zwischen seiner unteren Kante und der Rohrwandung ein schmaler Spalt bleibt. Aussen endet das Metallrohr mit einer Schraube s, auf die der Trichter aufgeschraubt wird (Fig. 23). Vor dieser Schraube befindet sich ein aus mehreren Abteilungen bestehender drehrunder Metallzylinder, der gegen den Schnabel zu mit der Scheibe h endet. Der Ring i nach aussen von dieser Scheibe dient zum Aufsetzen der einen Branche der stromleitenden Zange. Ein zweiter gleich starker Metallring k, der, wie Fig. 23 zeigt, durch den Kautschukring (Fig 23l) und die Kautschukscheibe (Fig. 23m) gegen die Metallmasse des Instrumentes isoliert ist, dient zum Aufsetzen der zweiten Branche der stromleitenden Zange (Fig. 26), die sich auf den beiden Ringen gleitend, leicht um das Instrument drehen lässt.

Kystsoskop I.

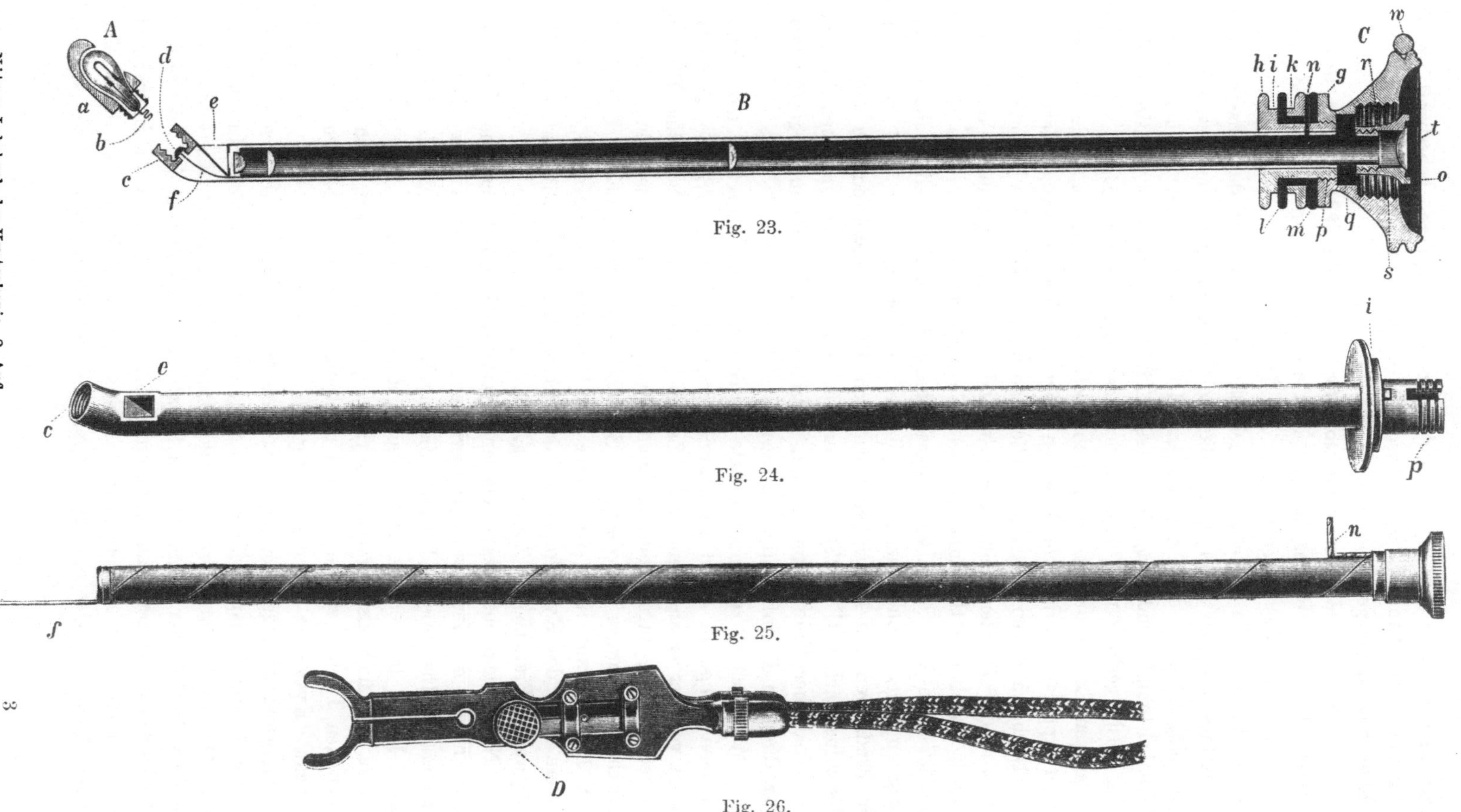

Das dünnere Rohr (Fig. 25), das den optischen Apparat beherbergt, endet vorn mit einem Draht f, der ebenso wie das ganze Rohr mit dünner Goldschlägerhaut überzogen und dadurch isoliert ist.

Ein zweiter stärkerer, nicht isolierter Draht (Fig. 25 n) findet sich am äusseren Ende des Rohres und ist dort rechtwinklig zur Längsachse angelötet. Bei der Zusammenstellung des Instrumentes werden zunächst die beiden Ringe in der an Fig. 23 ersichtlichen Weise auf das äussere Ende des Rohres aufgesetzt und darauf das isolierte Rohr so in das äussere Schaftrohr eingeschoben, dass der isolierte Draht f unter dem Prisma in den Schnabelstumpf eindringt, in dessen Tiefe er mit dem Platinplättchen (Fig. 23 d) verlötet wird, auf das der hervorragende freie Draht der aufgeschraubten Lampe drückt. Der nicht isolierte, am äusseren Ende des optischen Apparates befindliche Draht n liegt an dem isolierten Metallringe k an. Nachdem hierauf noch die isolierende Kautschukscheibe m aufgeschoben ist, wird der Trichter C aufgeschraubt und in seiner Lage durch eine kleine seitlich eingebohrte Schraube fixiert. Die nach Abschrauben des Okulars o in die Tiefe des Schnabels eingeschobene Kautschukscheibe dichtet den zwischen innerem und äusserem Rohr befindlichen Spalt ab und verhindert ein Eindringen von Flüssigkeit. Auf den Trichter kann endlich noch das Verschlussstück D (Fig. 27) aufgeschraubt werden, das den optischen Apparat vor schädlicher Einwirkung schützt, wenn wir das Kystoskop in gasförmigen oder flüssigen Desinfizientien aufbewahren.

Wird das so zusammengesetzte Instrument nach Aufsetzen der stromleitenden Zange in einen Stromkreis eingeschaltet (Fig. 28), so geht der Strom von der einen Branche der Zange E durch den metallischen Ring k der rechtwinklig angelöteten isolierten Drahtplatte n, durch das Metallrohr des optischen Apparates zu dem im Schnabelstumpf befindlichen Platinblech (Fig. 23 d), hierauf durch die Lampe zur Metallmasse der Kapsel, durch das äussere Rohr des Kystoskopes zu dem Metallring (Fig. 23 i) und von hier zur zweiten Branche der Zange (Fig. 28).

Neben dem eben beschriebenen Kystoskop I, durch das man die der freien Fläche des Prismas gegenüberliegenden Objekte erblickt, werden noch zwei andere Instrumente benutzt, die als Kystoskop II und III bezeichnet sind. Durch das erstere sieht man geradeaus, während man durch das letztere, das auch als retrogrades Kystoskop bezeichnet wird, nach rückwärts gegen den Trichter zu die in der Umgebung des Schaftes belegenen Objekte erblickt. Kystoskop II, das in Fig. 29 in Aussenansicht und in Fig. 30 im Längsschnitt abgebildet ist, stellt eine Modifikation unseres alten, oben in Fig. 5 und 6 dargestellten zum Geradeaussehen dienenden Instrumentes dar. Die bei diesem älteren Modell störende Kante an der Konvexität des Winkels, in dem der Schnabel und Schaft zusammenstossen, ist bei unserem verbesserten Instrumente ausgeglichen; wie Fig. 29 zeigt, gehen Schnabel und Schaft desselben in sanftem Bogen in einander über. Es ist das durch eine andere Anordnung des optischen Apparates und Einschaltung eines zweiten

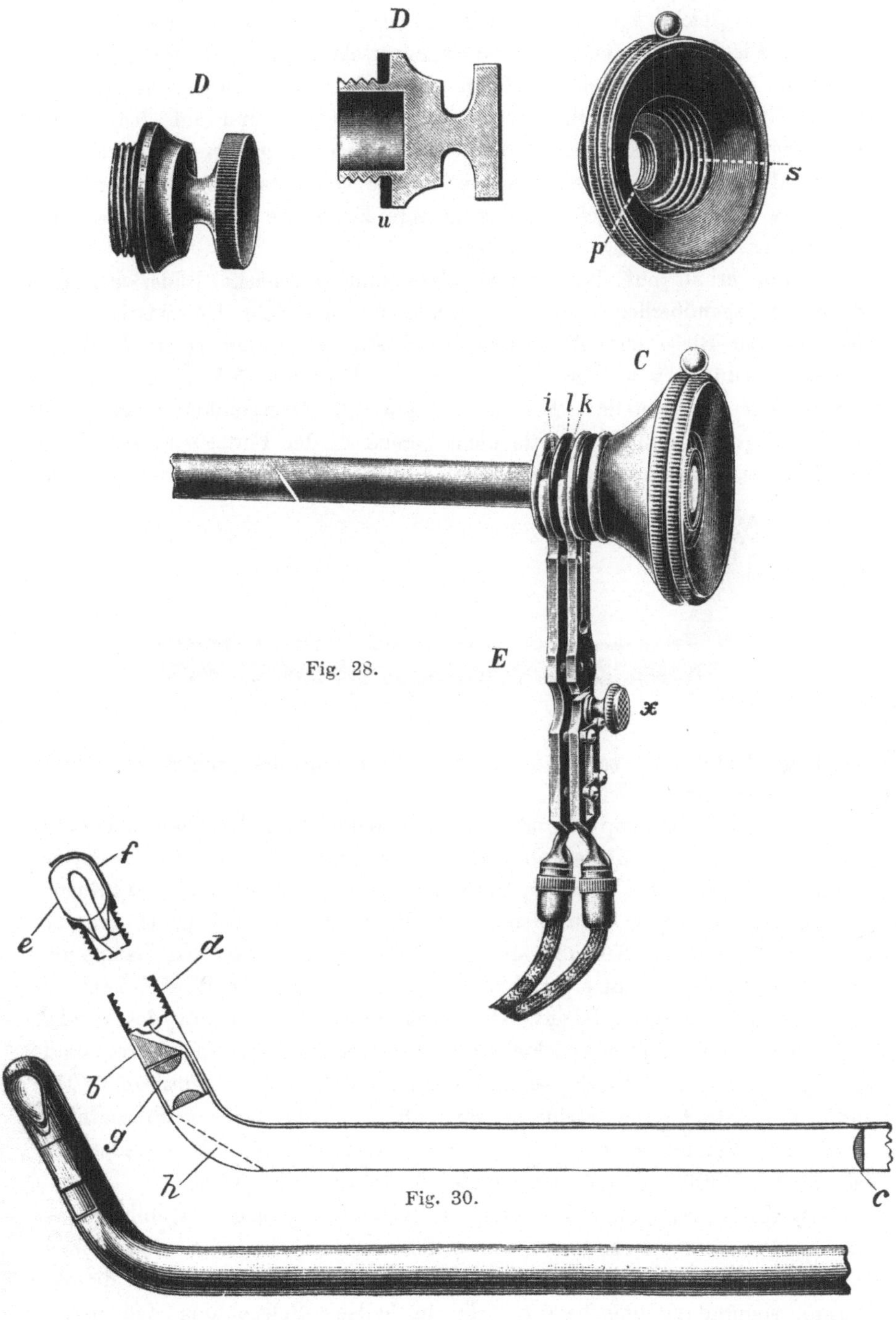

Fig. 29. Aussenansicht von Kystoskop II.   Fig. 30. Querschnitt von Kystoskop II.

Spiegels (Fig. 30h) ermöglicht worden. Ein Blick auf Fig. 30 wird die Verhältnisse leicht verständlich machen; b ist ein Prisma, dessen hypotenutische Fläche, mit einem Spiegelbelage versehen, das Bild des gegenüberliegenden Objektes zunächst auffängt, dieses Bild wird durch das aus zwei Konvexlinsen gebildete Objektiv g zusammengefasst und auf den an der Biegungsstelle im Instrument befindlichen Spiegel h geworfen. Durch eine in der Mitte des Schaftes angebrachte Linse c von entsprechender Brennweite wird das Bildchen endlich an das äussere Ende des Rohres projiziert und hier wieder mit einer Lupe vergrössert.

Man erhält auf diese Weise klare und lichtstarke Bilder der dem Prisma b gegenüberliegenden Gegenstände und übersieht bei mässiger Ausdehnung der Blase ohne Bewegung des Instrumentes mit einem Blick ein Schleimhautstück von der Grösse eines Fünfmarkstückes mit grösster Deutlichkeit der Details. Bei der in Fig. 29 dargestellten Biegung des Rohres liegt die erblickte Partie nicht gerade in der Fortsetzung der Achse des Schaftes, sondern etwas unterhalb derselben. Um wirklich die geradeaus

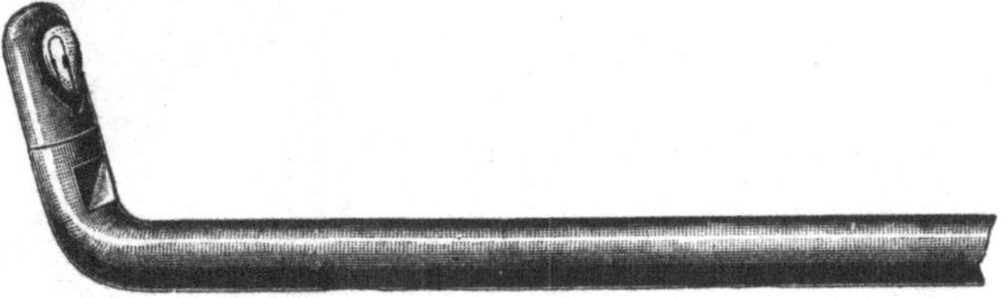

Fig. 31.

stehenden Partien zu zeigen, müsste die Biegung des Rohres eine mehr rechtwinklige sein.

Das als Kystoskop III oder als retrogrades Kystoskop bezeichnete Instrument ist in Fig. 31 abgebildet; es soll dazu dienen, die das orific. urethr. int. umgebenden Teile der Blasenwandung zur Anschauung zu bringen. Die Einrichtung dieses Instrumentes gleicht der des Kystoskops II mit dem Unterschiede, dass der Schnabel um 180° gegen seine Achse, also Lampe und Prisma gegen den Trichter gerichtet sind; zugleich ist der Winkel zwischen Schnabel und Schaft verkleinert. Die Lichtstrahlen der innerhalb des ideellen Kegelmantels befindlichen Objekte werden zunächst durch das Spiegelprisma aufgefangen, dessen freie Fläche fast senkrecht zur Achse des Schaftes steht. Der durch diese verschiedene Richtung von Schnabel und vorderer Prismafläche entstehende Vorsprung an der oberen Kante des Prismas ist so unbedeutend, dass er das Einführen des Instrumentes in keiner Weise stört.

Wird das retrograde Kystoskop so tief in die Blase eingeführt, dass sich das Prisma 1—2 cm hinter dem orific. urethr. int. befindet, so erscheinen beim Drehen des Instrumentes um seinen Schaft nach und nach die die Harnröhrenmündung umgebenden Teile in hellster Beleuchtung und in der Ansicht, in der sie sich bei direkter Besichtigung von der Blasenhöhle aus darstellen würden.

Das Kystoskop II eignet sich nur zur Untersuchung des Blasenbodens und der unteren Teile der hinteren und seitlichen Wände; eine vollständige Besichtigung der Blaseninnenfläche ist mit ihm kaum oder nur durch gewaltsames Abwärtsdrängen der Harnröhre möglich.

Das Kystoskop III ist nur für die Besichtigung der das orific. urethr. int. umgebenden Teile brauchbar.

Im Gegensatz zu dieser beschränkten Leistungsfähigkeit der Kystoskope II und III, die in deren Konstruktion begründet ist, kann man mit dem Kystoskop I die ganze Blasenwand besichtigen, und sich jede Stelle der Blaseninnenfläche zur Anschauung bringen, wobei allerdings zu bemerken ist, dass die dicht am orific. urethr. int. gelegenen Partien infolge ihrer Nähe am Prisma stets vergrössert erscheinen. Das stört und verwirrt aber nur den Anfänger; bei genügender Übung lernt man bald diese Vergrösserung nahe am Prisma gelegener Objekte richtig zu beurteilen und auf ihr wahres Mass zurückzuführen. Unter diesen Verhältnissen ist es begreiflich, dass Kystoskop II und III nur wenig angewendet werden, wobei es allerdings nicht ausgeschlossen ist, dass das eine oder das andere in Zukunft einmal eine höhere Bedeutung erhält. Zurzeit wird fast ausschliesslich das Kystoskop I benutzt. Es wird in verschiedener Stärke und Länge angefertigt. Das gewöhnlich benutzte Modell ist 7 mm stark, entspricht also Nr. 21 der Charrièreschen Skala; die Länge des Schaftes beträgt 21 cm. Für Fälle von besonders langer Harnröhre, wie wir sie bei Prostatikern finden, wird ein Kystoskop benutzt, dessen Schaft 25 cm lang ist; es ist unter der Bezeichnung „Prostata-Kystoskop" bekannt. Für enge Harnröhren kann ein dünneres Kystoskop von nur 6 mm Durchmesser benutzt werden. Zur Untersuchung von Kindern und im Ausnahmefall auch bei wenig erweiterten Strikturen Erwachsener bedient man sich des „Kinderkystoskopes", das nur 5 mm im Durchmesser misst. Die Länge seines Schaftes beträgt 19 cm. Trotz des geringen Kalibers liefert es gute Bilder.

Überflüssigerweise hat man für die Untersuchung von Frauen besondere Instrumente anfertigen lassen. Dieselben sind dicker und kürzer als das gewöhnliche Kystoskop. Beides ist unrichtig; die Harnröhrenmündung ist bei Frauen nicht selten so eng, dass schon die Einführung des gewöhnlichen 7 mm starken Kystoskopes Beschwerden verursacht; die Anwendung eines kürzeren Instrumentes aber ist geschmacklos. Schon bei der Benutzung des gewöhnlichen Kystoskopes befindet man sich mit Mund und Nase in unangenehmer Nähe der weiblichen Genitalien. Man wird Viertel nicht unrecht geben, wenn er sich bei der Untersuchung von Frauen nicht eines kürzeren, sondern des längeren Prostata-Kystoskopes bediente.

Je nach dem verschiedenen Kaliber der Kystoskope müssen auch die zugehörigen mit Lampen versehenen Metallkapseln von verschiedener Stärke sein; sie bilden Reserveteile und sind in den den verschiedenen Kystoskopen entsprechenden Stärken beim Instrumentenmacher vorrätig.

Wir wenden uns jetzt zu der wichtigsten Modifikation des Kystoskopes, zum „Irrigations-Kystoskop", dessen Leistungsfähigkeit dadurch wesentlich erhöht ist, dass es mit einer Irrigationsvorrichtung versehen ist, die es ermöglicht, durch das in die Blase eingeführte Instrument während der Besichtigung nach Bedarf Flüssigkeit hinein- resp. herausfliessen zu lassen.

Von den vielfachen Vorteilen, welche uns das Irrigationskystoskop in schwierigen Fällen darbietet, werden wir noch oft zu sprechen haben. Hier mögen einige Andeutungen genügen: Mittelst der Irrigation gelingt es uns, Verunreinigungen von Lampe und Prisma, die sie beim Durchtritt durch die Harnröhre erlitten haben, fortzuspülen; in anderen Fällen können wir den trüben Blaseninhalt durch kräftige Irrigation klarspülen.

Dadurch, dass wir Flüssigkeit zu- resp. abfliessen lassen, sind wir imstande, die Blase in einer Sitzung bei verschiedenen Füllungszuständen zu untersuchen. Wir können durch den Wirbel, den wir bei starker Injektion von Flüssigkeit erzeugen, die Zotten von Geschwülsten flottieren, Steine von einer Seite zur anderen rollen lassen etc.

Eine solche Irrigation der Blase durch das eingeführte Kystoskop lässt sich durch zwei prinzipiell verschiedene Anordnungen ermöglichen. Je nach der angewendeten Konstruktion unterscheiden wir zwei Arten von Irrigationskystoskopen. Bei dem einen Typus benutzen wir das äussere Rohr des Kystoskopes selbst als Irrigationskanal. Zu diesem Zwecke ist das Rohr, das den optischen Apparat beherbergt, im Schaft des Instrumentes locker und beweglich angebracht; die Flüssigkeit fliesst dann entweder durch den zwischen beiden bestehenden Spalt oder nach vorübergehender Herausnahme des optischen Mandrins frei durch das weite Lumen des äusseren Kystoskoprohres. Eine solche Anordnung zeigten, wie oben erwähnt, schon unsere ersten in Dresden hergestellten Instrumente. Bei dem anderen Irrigationstypus erfolgt die Irrigation durch einen oder zwei Kanäle, die in der Längsachse des Schaftes auf der oberen Fläche des sonst unveränderten Kystoskopes verlaufen, in der Nähe des Prismas mit Öffnungen, aussen aber mit Ansätzen zum Aufschieben von Gummischläuchen versehen sind.

Die erste Anregung zu dieser zweiten Form der Irrigation rührt von Berkeley-Hill her, der sich damit ein grosses Verdienst um die Fortentwickelung der kystoskopischen Technik erworben hat. Fig. 32 zeigt den von ihm benutzten Apparat, Fig. 32 B stellt die aus zwei Kanälen bestehende Spülvorrichtung dar, die vor dem Gebrauch an die untere Fläche des Kystoskopes angelehnt (Fig. 32 A) und mit diesem zugleich in die Blase eingeführt wurde. Jeder der beiden Irrigationskanäle ist an seinem Blasenende mit einer Öffnung versehen. Der eine Kanal a diente zum Hinein-, der andere b zum Herauslassen der Flüssigkeit; auf ihre äusseren Enden wurden zum leichteren Aufschieben der Spritze Gummischläuche aufgesetzt. Eine jede dieser beiden verschiedenen Irrigationsvorrichtungen lässt sich an jedem der drei oben beschriebenen Kystoskope anbringen.

Wir besprechen zuerst die durch die eine Verbindung der Irrigation mit dem Kystoskop I entstehenden Instrumente, und zwar zunächst diejenigen, bei denen die Irrigation nach dem zweiten Typus durch besondere Kanäle erfolgt, die auf der oberen Fläche des Kystoskopes verlaufen. Bei ihnen ist der Schaft des Instrumentes nicht wie sonst drehrund, sondern im Querschnitt von ovaler Form. Es wird dadurch ermöglicht, den Irrigationskanälen bei gleichem Umfang des Instrumentes ein weiteres Lumen zu geben. Dem Kranken verursacht ein solches im Querschnitt ovales Instrument weder beim Einführen noch bei den notwendigen drehenden Bewegungen um die Achse

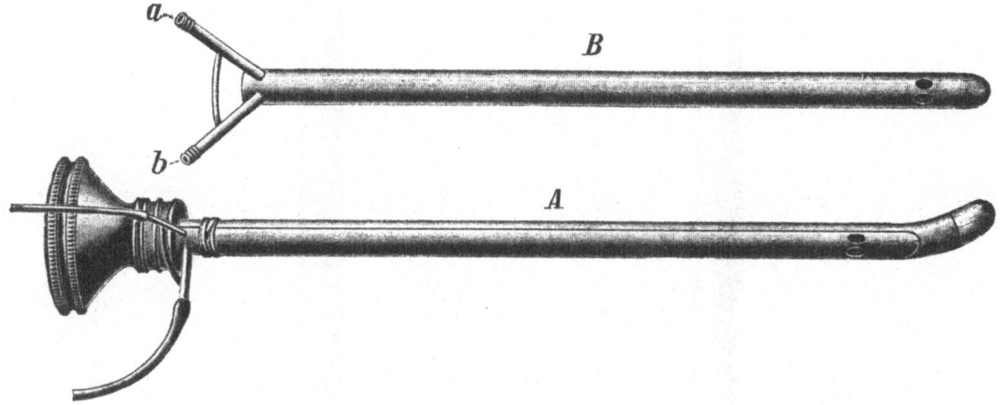

Fig. 32.

grössere Beschwerden als die Untersuchung mit einem ebenso starken drehrunden Instrumente. Das zurzeit wohl am meisten für die kystoskopische Untersuchung benutzte Instrument ist das in Fig. 33 abgebildete einkanalige Irrigationskystoskop. Der unpaare Kanal (Fig. 33) öffnet sich in geringer Entfernung vor dem Prisma in dem Ausschnitt a. Aussen ist er durch einen Hahn b verschliessbar, auf den ein Gummischlauch aufgeschoben wird. Der Schaft des Instrumentes misst vom Prisma bis zum Ansatz des Hahnes 21 cm, sein Umfang entspricht Nr. 21 der Charrièreschen Filière.

Etwas komplizierter gebaut ist das in Fig. 34 abgebildete zweikanalige Irrigationskystoskop. Die Länge des Schaftes bis zum Prisma beträgt 21 cm; sein Umfang entspricht Nr. 22 der Charrièreschen Filière. Ausserdem wird noch ein stärkeres Instrument hergestellt, dessen Umfang der Nr. 24 entspricht. Dieses grössere Kaliber ermöglicht eine grössere Stärke des optischen Apparates und damit eine grössere Lichtstärke des letzteren. Übrigens geben auch die am meisten benutzten dünneren Instrumente von 21 mm Umfang gute lichtstarke Bilder.

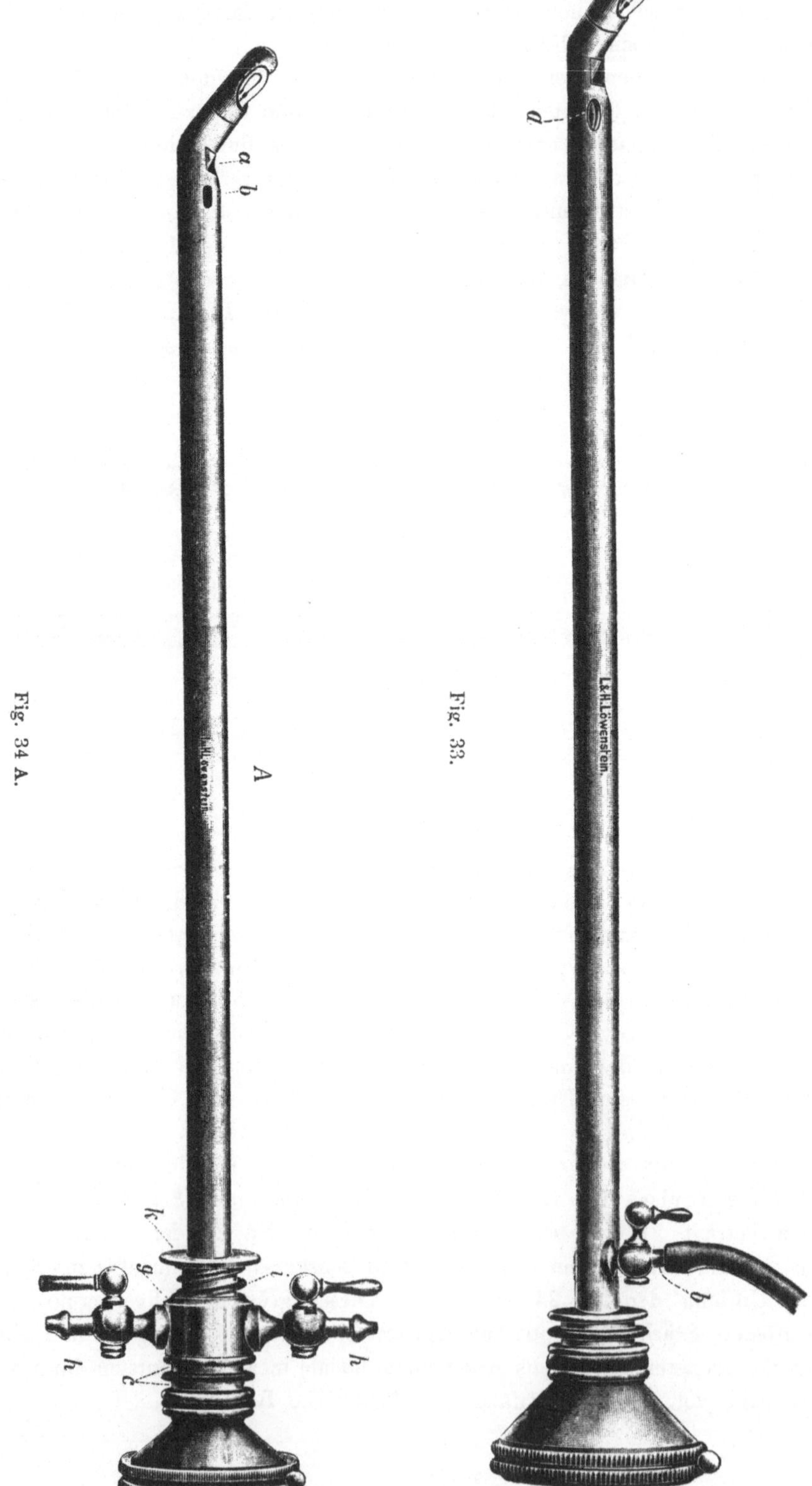
a
b
A
L&H.Löwenstein
k
g
c
h
h
c
Fig. 34 A.
d
L&H.Löwenstein
d
Fig. 33.

Von den beiden auf der oberen Fläche des Schaftes verlaufenden Irrigationskanälen öffnet sich der schwächere dicht vor dem Prisma in einem engen Spalt (Fig. 34a). Wird durch diesen Kanal Flüssigkeit unter kräftigem Druck hindurchgespritzt, so fliesst dieselbe über Prisma und Lampe und reinigt beide von anhaftenden Verunreinigungen. Der zweite weitere Kanal öffnet sich seitlich mit einer grösseren ovalen Öffnung b und dient zum schnellen Hineinspritzen einer grösseren Flüssigkeitsmenge sowie zum Herauslassen des Blaseninhaltes. Aussen am Instrument, dicht vor dem zum Aufschieben der stromleitenden Zange dienenden Ringe cc, befindet sich eine Vorrichtung g (Fig. 34 A), die es ermöglicht, nach Wunsch bald durch den einen, bald durch den anderen Kanal Flüssigkeit zu injizieren. Ein Vergleich der Fig. 34 A, die das fertig montierte und der Fig. 34 B C D, die das auseinandergenommene Instrument darstellen, wird den genannten

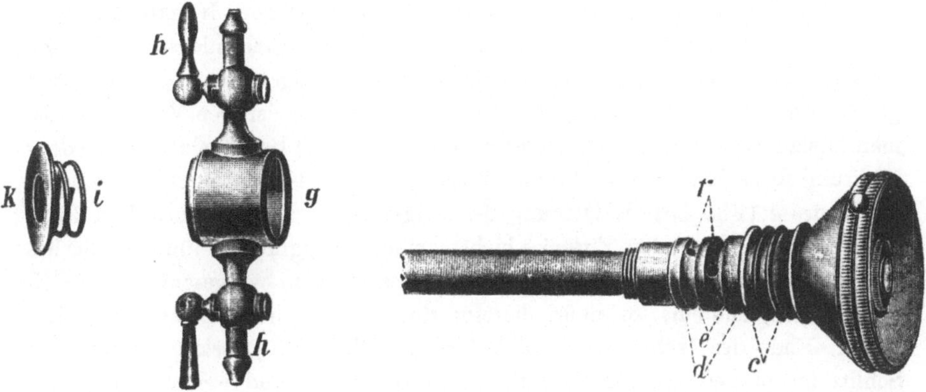

Fig. 34 B.   Fig. 34 C.   Fig. 34 D.

Mechanismus verständlich machen. Wir sehen in Fig. 34 B den Konus d, um den in seiner ganzen Zirkumferenz zwei Rinnen e verlaufen, von denen durch Vermittelung der Öffnungen f die eine mit dem engen, die andere mit dem weiten Irrigationskanal kommunizieren. Auf diesen Konus wird ein breiter dünnwandiger Ring g geschoben, der so geformt und auf den Konus d so eingeschliffen ist, dass er die beiden Rinnen e hermetisch verschliesst und doch leicht um die Achse des Instrumentes gedreht werden kann. An zwei gegenüberliegenden Stellen ist dieser Ring mit den Hähnen hh versehen, von denen der eine mit der einen, der andere mit der zweiten Rinne e und weiterhin je mit einem der Irrigationskanäle kommuniziert. Die Spirale i, die sich nach Aufschrauben der Scheibe k in dauernder Spannung befindet, erhält den Ring g gleichmässig auf dem Konus angedrängt und ermöglicht es, die ganze Vorrichtung samt den Hähnen und den aufgeschobenen Gummischläuchen um das Instrument herum zu drehen, wodurch die Irrigation während der Untersuchung erleichtert wird.

Ein drittes dem zweiten Typus zugehöriges Irrigationskystoskop lässt sich aus dem zunächst für die Ausübung des Harnleiterkatheterismus konstruierten in Fig. 35 abgebildeten Instrumente, von dem später noch ausführlich die Rede sein wird, dadurch herstellen, dass man die für das Einführen des Harnleiterkatheters bestimmte Vorrichtung gegen eine andere der Irrigation dienende auswechselt. Zu diesem Zwecke wird nach Herausnahme des Harnleiterkatheters der Schnabel des Instrumentes nach unten gedreht, die Schraube d gelüftet und endlich das Rad e nach vorn gedreht. Dabei rückt das Ende c der streifenartigen Vorrichtung Fig. 36 A, die dem Harnleiterkatheterismus dient, nach vorn und lässt sich alsbald leicht herausziehen. Es wird dann die Irrigationsvorrichtung (Fig. 36 B) eingeschoben und durch Zudrehen der Schraube d befestigt. Ist hierauf der Schnabel des Kystoskopes wieder nach oben gedreht und die Muffe b durch einen Hahn ersetzt, so ist das Irrigationskystoskop fertig.

Wählt man von den zwei dem Instrument beigegebenen Irrigationsvorrichtungen die einfachere aus einem schlichten glatten Rohr bestehende, so erhalten wir ein Instrument, das dem soeben geschilderten einkanaligen Irrigationskystoskop gleichwertig ist. Bei Benutzung der zweiten etwas komplicierteren Vorrichtung ist man imstande, dem injicierten Flüssigkeitsstrom je nach Bedarf eine verschiedene Richtung zu geben. Dies wird dadurch ermöglicht, dass man durch Umdrehung des Rades e (Fig. 35) die Öffnung des eingeschobenen Hohlstabes (Fig. 36 B) durch Vorschieben oder Zurückschieben eines beweglichen dünnen Bleches beliebig verschliessen oder öffnen kann. Spritzt man bei geschlossener Öffnung Flüssigkeit ein, so muss dieselbe durch den schmalen, zwischen dem breiten Ende des Hohlstabes c und dem eigentlichen Kystoskop befindlichen Schlitz im platten scharfen Strahle über das Prisma und weiterhin über die Lampe herüberfliessen. Wird aber durch eine entgegengesetzte Drehung des Rades e das Blech zurückgezogen und die weite Öffnung freigelassen, so dringt die Flüssigkeit durch letztere in breitem Strahle im stumpfen Winkel zum Schafte heraus.

Wenden wir uns nun zum zweiten Irrigationstypus, bei dem die Spülung nicht durch besondere, dem einfachen Kystoskop angefügte Kanäle, sondern durch das äussere Rohr des Schaftes selbst erfolgt, so erblicken wir in Fig. 37 das Instrument, das ursprünglich für die Ausübung der Litholapaxie erdacht, das Vorbild für alle späteren, zum zweiten Typus gehörenden Irrigationskystoskope geworden ist. Dasselbe besteht aus einem 8 mm starken zylindrischen Metallkatheter A von der Form eines kurzschnabeligen geraden Evakuationskatheters und aus einem Mandrin B, der den optischen Apparat enthält. Im Schnabel des Katheters befindet sich die als Lichtquelle dienende Lampe, am äusseren Ende des Schaftes aber ein verdickter Ansatz, der zum Aufschieben des Aspirators und zur Injektion von Flüssigkeit dient; der weiter vorn angebrachte Hahn b ermöglicht es, auch bei eingeschobenem Mandrin Flüssigkeit in die Blase einzuspritzen. Der den optischen Apparat samt Prisma

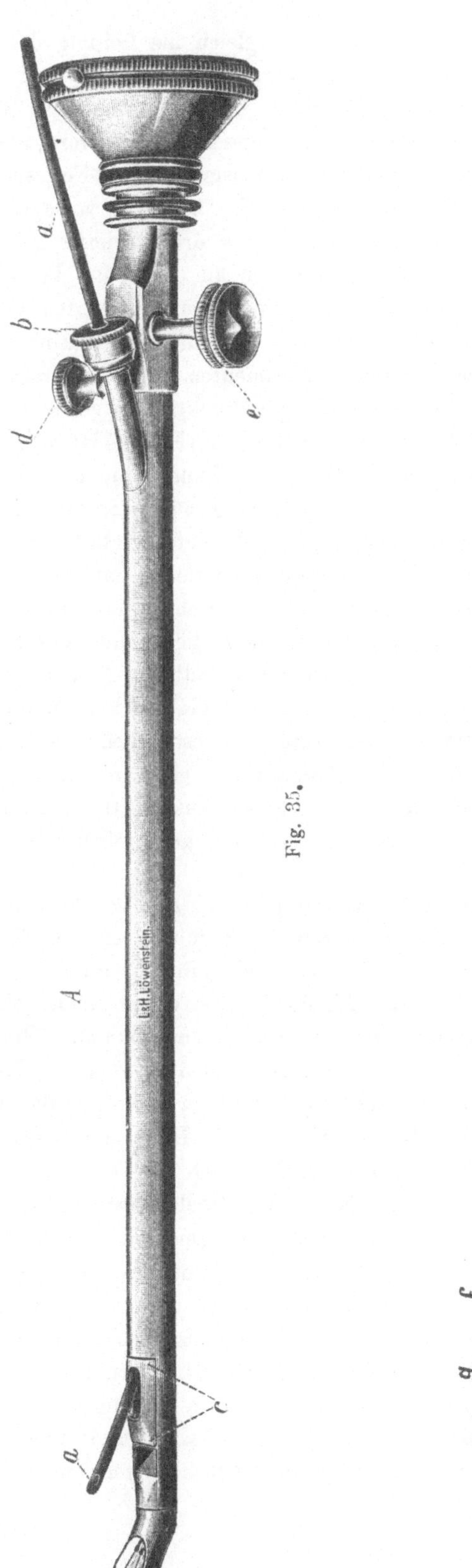

Fig. 35.

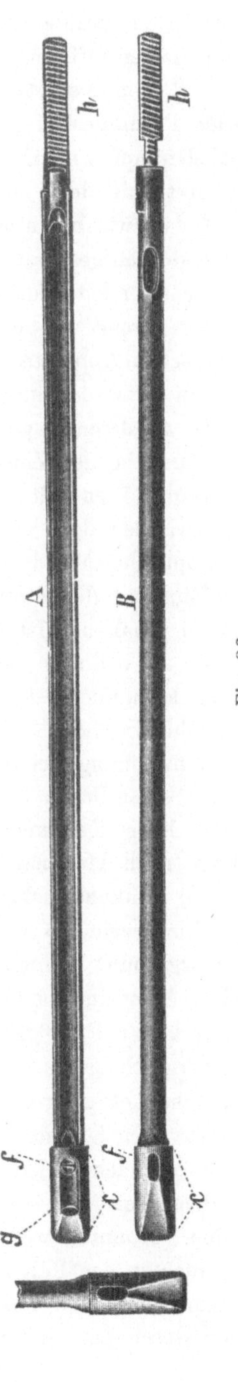

Fig. 36.

beherbergende Mandrin (Fig. 37 B) besorgt zugleich die Leitung des elektrischen Stromes, durch den man die Lampe erglühen lässt. Es wird das dadurch erreicht, dass das mit einem isolierenden Überzuge versehene Rohr des optischen Apparates, das in den Mandrin B eingeschoben ist, vorn mit einem ebenfalls isolierten Drahtende, das unter dem Prisma in den Fortsatz d eintritt und aus dessen Öffnung als Metallknopf e (Fig. 37 D) hervorragt. Ist der Mandrin B in den Katheter A eingeschoben, so drückt dieser Knopf auf ein isoliertes Platinblech f (Fig. 37 C), das sich an der Wand befindet, die den Schnabelstumpf vom Schafte scheidet. Durch einen isolierten Draht ist dieser Kontakt mit dem im Schnabelstumpf befindlichen Platinblech verbunden, auf das, wie bei allen unseren Instrumenten, die frei herausragende Platinspirale der aufgeschraubten Mignonlampe drückt. Es geht dann nach Aufsetzen der stromleitenden Zange auf die Ringe h (Fig. 37 B) des optischen Mandrins der Strom von dem einen Blatt der Zange durch das isolierte Rohr des optischen Apparates und den Knopf e (Fig. 37 D) zu dem Kontakt f (Fig. 37 C), von dort zu dem im Schnabelstumpf angebrachten Platinblech durch die Lampe selbst zu deren Kapsel und von dort durch den Schaft des Katheters zur zweiten Branche der Zange. Die auf dem optischen Mandrin verschiebbare Vorrichtung i enthält eine Stopfbüchse und dient zum wasserdichten Verschluss zwischen dem eigentlichen Evakuationskatheter A und dem eingeschobenen optischen Mandrin B und zugleich mit dem Haken k dazu, durch Umdrehen des Ringes l den stromleitenden Fortsatz e fest gegen den Kontakt f angedrängt zu erhalten. Ist der optische Mandrin B ganz in den Katheter A eingeschoben, so befindet sich das Prisma c im Ausschnitt a; man kann durch das so kombinierte Instrument wie durch ein gewöhnliches Kystoskop in die Blase hineinsehen.

Seine Anwendung bei der Litholapaxie gestaltet sich so, dass nach Beendigung der eigentlichen Steinzertrümmerung der mit einem gewöhnlichen Mandrin versehene Katheter A in die Blase eingeführt wird. Durch ihn werden dann nach Herausnahme des Mandrins, wie durch einen der sonst gebräuchlichen Evakuationskatheter, die Trümmer herausgepumpt. Hört man keinen Anschlag mehr, so wird die Blase durch das äussere weite Ende des Katheters klargespült, schnell die Dichtung i, aus der vorn nur das Prisma des optischen Mandrins heraussieht, aufgesetzt, die Blase durch den Hahn mit 150 ccm klarer Flüssigkeit angefüllt und endlich der optische Mandrin vollständig vorgeschoben. Man kann dann die hellbeleuchtete Blase auf das gründlichste nach etwa noch zurückgebliebenen Fragmenten absuchen.

Die wertvollen Dienste, die uns der kystoskopische Evakuationskatheter so oft nach vollendeter Lithotripsie lieferte, mussten den Gedanken nahelegen, denselben auch sonst in schwierigen Fällen zur Blasenuntersuchung zu verwenden. Konnten wir nach erfolgter Steinzertrümmerung durch dieses Instrument auch in den Fällen, in denen eine stärkere Blutung aus der Blase oder aus dem Blasenhals bestand, klare Bilder erhalten und einen Erfolg erzielen, der durch das gewöhnliche Irrigationskystoskop wohl nicht zu er-

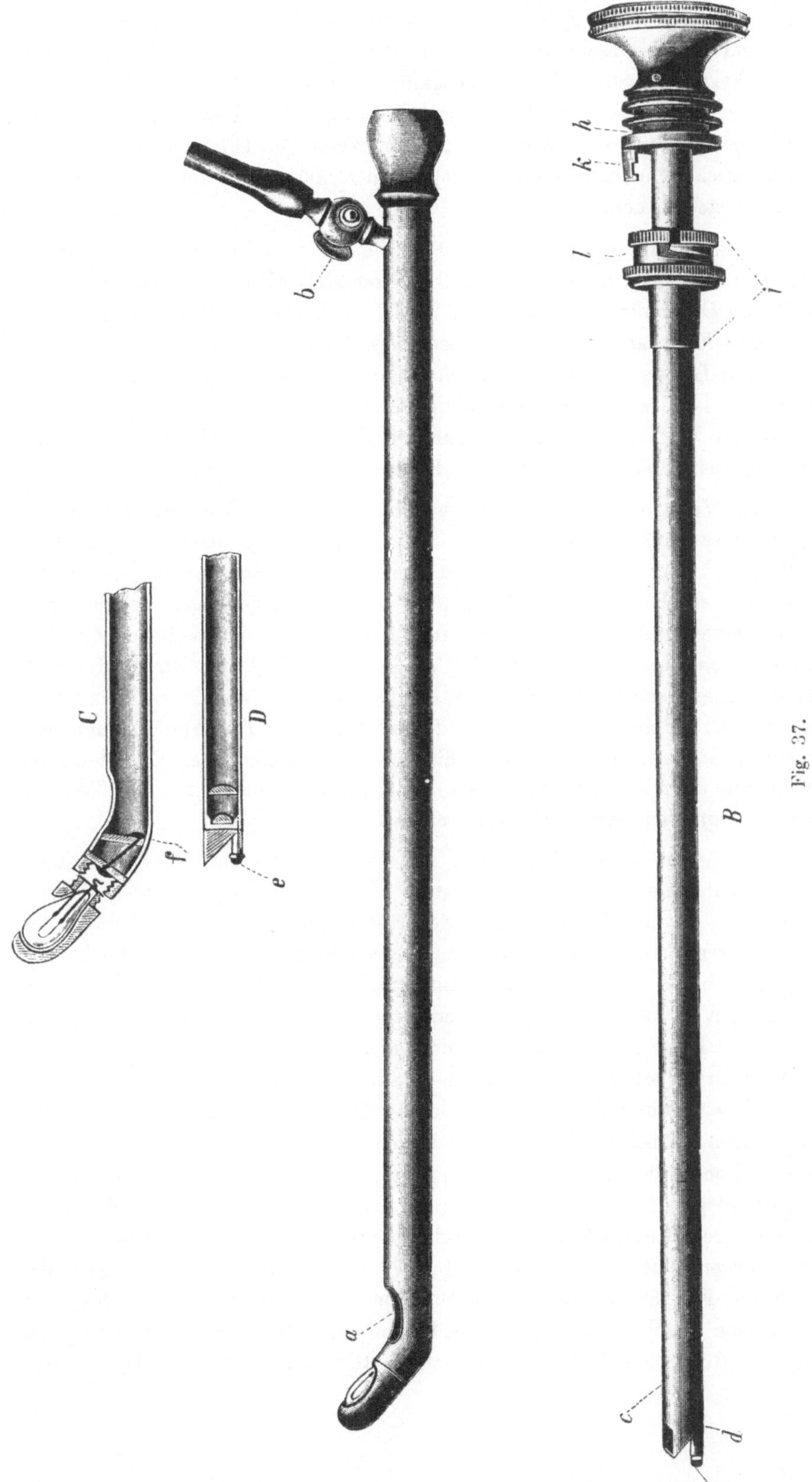

C
D
B
b
a
f
e
h
k
l
i
c
d
e
Fig. 37.

reichen gewesen wäre, so durfte man hoffen, auch in anderen Fällen von Blut- und Eiterbeimischung, in denen letzteres versagte, durch Anwendung unseres kystoskopischen Evakuationskatheters zum Ziele zu kommen. Diese Erwartung hat sich in vollem Masse bestätigt. Wiederholt haben wir in schwierigen Fällen, in denen auf andere Weise ein Erfolg aussichtslos erschien, durch Benutzung des kystoskopischen Evakuationskatheters eine sichere Diagnose stellen können.

Zu diagnostischen Zwecken wird man natürlich lieber ein etwas dünneres Instrument nehmen, als das in Fig. 37 abgebildete Modell. Etwa ein solches von 7 mm Durchmesser. Lang und Schlagintweit haben unseren kystoskopischen Evakuationskatheter in neuerer Zeit in der Weise modifiziert, dass sie die zur Lampe führende Stromleitung in das äussere Katheterrohr verlegt haben; es ist das dieselbe Anordnung, wie sie schon die ersten Dresdener Instrumente zeigen; von ihnen rühren auch die jetzt viel gebrauchten Bezeichnungen: „Spülkystoskop" und „Katheterkystoskop" her.

Die Verlegung der Stromleitung in die äussere Wandung des Instrumentes muss natürlich bei gleichem Umfang des Rohres dessen Lumen etwas verkleinern. Aus diesem Grunde ist die genannte Modifikation für Instrumente, die als Evakuationskatheter für die Litholapaxie dienen sollen, nicht empfehlenswert. Anders steht es bei Instrumenten, die diagnostischen Zwecken dienen sollen: hier überwiegen die Vorteile der veränderten Stromzuführung. Der optische Mandrin seiner stromleitenden Aufgabe überhoben, dient jetzt nur zur Aufnahme der Linsen und des Prismas. Die Handhabung des Instrumentes wird eine bequemere; die am äusseren Ende des Katheterrohres angebrachte stromleitende Zange zerrt weniger, als wenn sie auf das Trichterende des optischen Apparates aufgeschoben wird.

Fig. 38 stellt das letzte von der Firma Louis und H. Loewenstein-Berlin nach meinen Angaben angefertigte Modell eines derartigen Spülkystoskopes dar, das an Bequemlichkeit der Handhabung und an Sicherheit des Funktionierens wohl nicht übertroffen werden dürfte. Dasselbe besteht aus dem zugleich als Katheter und als Lichtträger dienenden äusseren Rohr, das in Fig. 38 A in der Ansicht von oben dargestellt ist und aus dem Mandrin, Fig. 38 B. Die Stromleitung wird durch einen in der Wandung des Schaftes verlaufenden isolierten Draht und durch die am anderen Ende befindlichen Ringe a besorgt. Die Öffnung b dient zum Hindurchspülen von Flüssigkeit und nach eingeschobenem optischen Mandrin zum Hineinsehen in die Blase. Am anderen Ende des Rohres dicht vor den Ringen a, auf die die stromleitende Schnur aufgesetzt wird, ist ein grösserer Hahn c angebracht, der wie Fig. 38 D und E die Querschnitte durch den Hahn resp. Längsdurchschnitte durch das Instrument darstellen, zeigen, T-förmig durchbohrt ist und nur eine Drehung um 90° gestattet. Bei der in Fig. 38 A abgebildeten Stellung des Hahnes c ist der Katheter nach aussen geschlossen. Wird der Hahn um 90° gedreht, so dass sein Griff zur Achse des Instrumentes parallel steht, so ist (Fig. 38 D) der Ka-

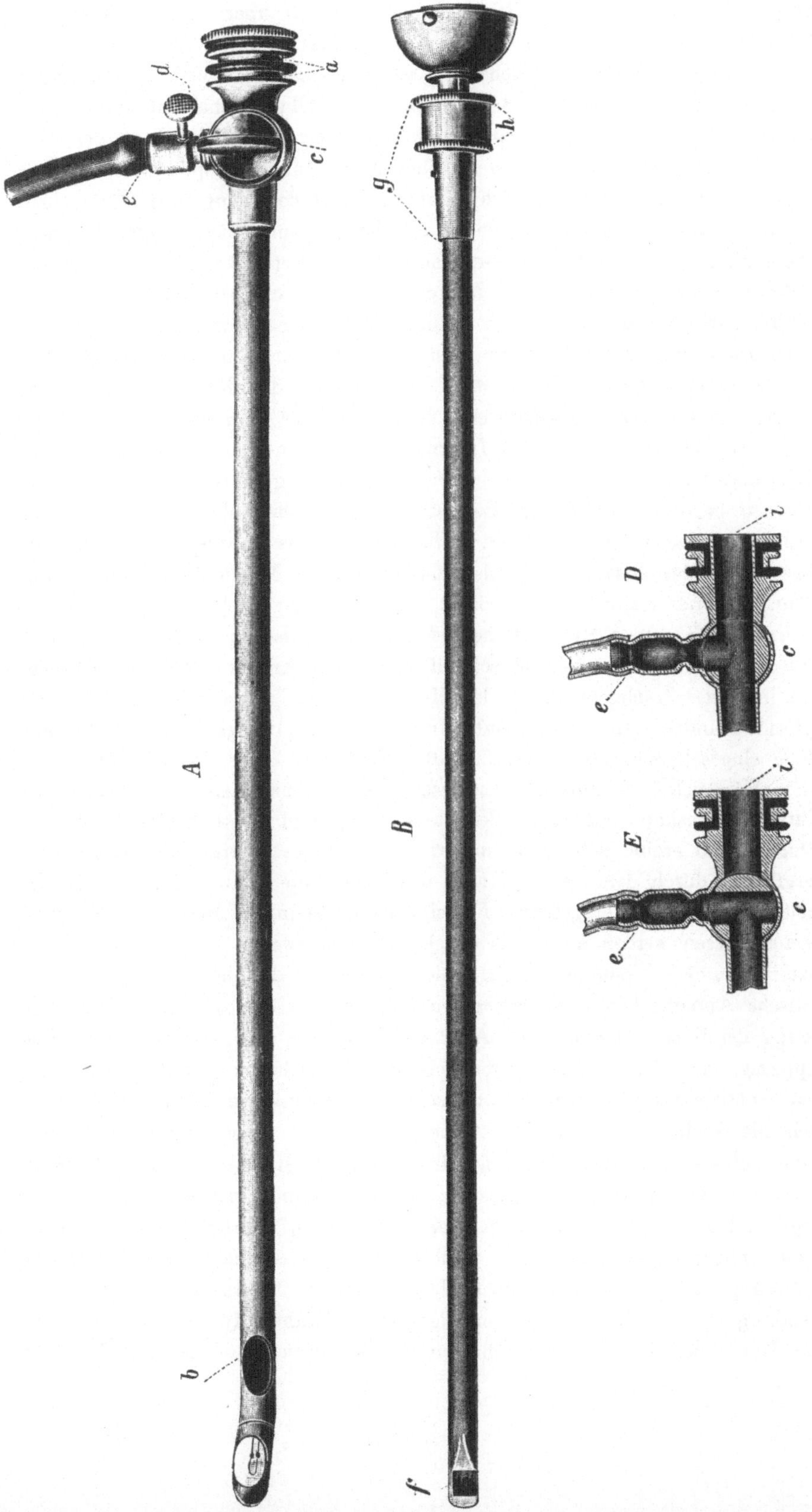

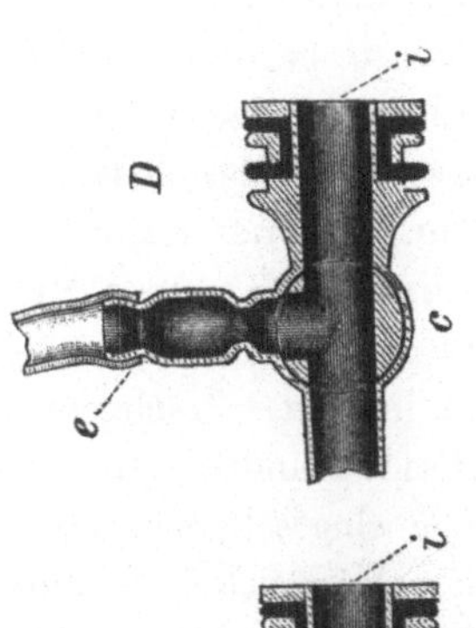
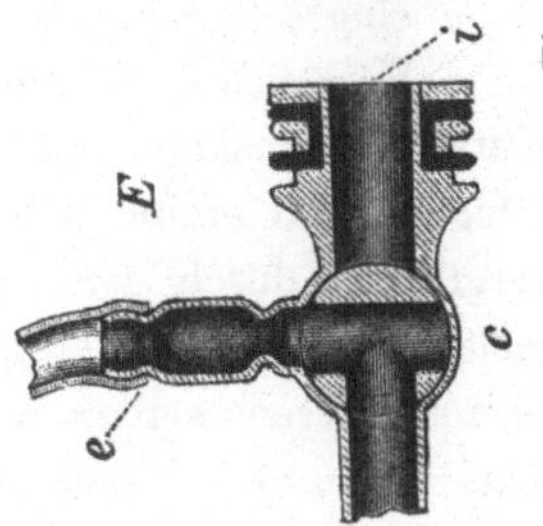

Fig. 38.

theter nach aussen offen. Bei beiden Stellungen aber besteht Dank der T-förmigen Durchbohrung eine freie Kommunikation des Katheterrohres mit dem seitlich durch den Umlegehahn d verschliessbaren Ansatze e. Ist dieser kleine Hahn d, der in Fig. 38 D und E der Übersichtlichkeit halber fortgelassen ist, offen, so kann man durch ihn jederzeit Flüssigkeit in den Katheter injizieren, resp. aus ihm herausfliessen lassen. Der optische Mandrin B trägt vorn das Prisma f, das sich während der Besichtigung in der Öffnung b befindet. Am äusseren Ende gleitet auf ihm der mit einer Stopfbüchse versehene Konus g, der auf das äussere Ende des Katheterrohres A aufgeschoben, letzteres hermetisch verschliesst, während man den optischen Mandrin in der dichtenden Stopfbüchse h leicht vor- und zurückschieben kann. Eine an seinem freien Ende angebrachte Arretur verhindert, dass er beim Zurückziehen aus der Stopfbüchse herausgerissen wird. Die Länge des Katheters A beträgt 22 cm, sein Durchmesser entspricht Nr. 21—23 der Charrièreschen Filière.

Beim Gebrauch wird das Instrument mit dem optischen Mandrin und der stromleitenden Schnur versehen in die Blase eingeführt. Ist deren Inhalt klar, so beginnt sogleich die Besichtigung. Ist ihr Inhalt aber trübe, so wird der optische Mandrin samt dichtendem Konus herausgezogen und die Blase durch das äussere Ende des Katheters nach Möglichkeit klar gespült. Dann wird der Hahn c so umgedreht, dass das Rohr nach aussen geschlossen ist und der Konus g mit eben heraussehendem optischen Mandrin aufgesetzt und zu gleicher Zeit möglichst schnell durch den Ansatz e 150 ccm Flüssigkeit injiziert. Nachdem dann der Hahn c wieder umgedreht ist, wird der optische Mandrin unter fortgesetzter Injektion von Flüssigkeit schnell bis ans Ende eingeschoben, worauf man in die erleuchtete Blase hineinblickt.

Vergleicht man nun die eben beschriebenen zum ersten Typus gehörenden Katheterkystoskope mit denen des zweiten Typus hinsichtlich ihrer Leistungsfähigkeit, so ergibt sich, dass immer gleich starke Instrumente miteinander verglichen, durch den starken Kanal des Kystoskop-Schaftes natürlich in der gleichen Zeit eine viel grössere Flüssigkeitsmenge in die Blase injiziert, resp. herausgelassen werden kann, als durch die beim zweiten Irrigationstypus mit dem Instrument verbundenen Irrigationskanäle. Allerdings muss dann der optische Apparat herausgenommen werden, so dass eine gleichzeitige Besichtigung der Blase unmöglich ist. Aber auch bei völlig eingeschobenem optischen Apparat und während der kystoskopischen Beobachtung erlaubt es der bei den Spülkystoskopen zwischen optischem Mandrin und Kystoskoprohr bestehende Spalt, durch denselben Flüssigkeit in die Blase zu injizieren, resp. herauszulassen. Die Schnelligkeit, mit der die Flüssigkeit herausfliesst, hängt dabei von der Weite des Spaltes ab, während beim Hineinspritzen noch der angewendete Druck in Betracht kommt. Diesem Vorteil einer ergiebigen Spülung gegenüber bieten die zum zweiten Typus gehörenden Irrigationskystoskope andere Vorteile: sie sind bequemer zu handhaben und ihre Anwendung für den Kranken schonender als die Katheterkystoskope, bei denen das Herausziehen und Hineinschieben des optischen Mandrins dem Kranken auch bei schonender Ausführung meist unangenehme Empfindungen verursacht. Dieser Umstand macht es begreiflich, dass zurzeit meist die zum ersten Typus gehörenden Irrigationskystoskope angewendet werden. Noch für lange Zeit wird das in Fig. 34 abgebildete einkanalige Instrument das bevorzugte bleiben. Die Anwendung der zum zweiten Irrigationstypus gehörenden Katheterkystoskope ist für schwerere Fälle mit starker Eiterbildung und Neigung zu Blutungen etc. zu reservieren.

Am Kystoskop II lässt sich bei dessen jetziger Konstruktion eine Spülvorrichtung nur unter Benutzung des zweiten Irrigationstypus anbringen mittelst eines Röhrchens, das, wie beim gewöhnlichen einkanaligen Irrigationskystoskop (Fig. 34) die ganze Länge des Schaftes durchläuft. In derselben Weise wie Kystoskop II gestattet endlich auch das retrograde Kystoskop III eine Verbindung mit einer Irrigationsvorrichtung. Eine weitere Beschreibung und Abbildung der so modifizierten Instrumente erscheint überflüssig.

Wir haben zum Schlusse noch dreier kystoskopischer Instrumente zu gedenken, die erst in letzter Zeit konstruiert sind. Das erste derselben, das Leitungs- oder Führungskystoskop, dessen Schnabelteil in Fig. 39 abgebildet ist, dient zur Untersuchung schwerer Fälle von Prostata-Hypertrophie und namentlich solcher, in denen die pars prostatica zu Blutungen neigt. Während es in solchen Fällen meist gelingt, einen elastischen Katheter ohne Blutung in die Blase einzuführen, lässt sich eines der bisher geschilderten Kystoskope oft nur unter Erzeugung einer starken Blutung durch die deformierte pars prostatica urethrae hindurchführen. Könnten wir das Kystoskop nach Art der Schraubensonden, die wir bei der Ausübung der Lefortschen Strikturbehandlung auf eine Bougie filiforme aufschrauben, mit einer solchen elastischen Leitsonde, anstatt deren auch ein dünner Katheter benutzt werden kann, verbinden, so würde mancher Misserfolg vermieden werden. Durch die elastische Führung sicher geleitet, würde das Kystoskop ohne Verletzung den prostatischen Teil der Harnröhre passieren. Eines der gewöhnlichen Kystoskope lässt sich allerdings hierzu nicht benutzen, weil bei ihm ein Herausziehen der Leitbougie, die doch der Besichtigung der Blase vorangehen müsste, unmöglich ist. Wir müssen uns vielmehr eines entsprechend modifizierten Instrumentes bedienen. Ein solches, dessen vorderer Teil in Fig. 39 abgebildet ist, besteht aus dem äusseren Katheterrohr, aus einem röhrenförmigen Mandrin und aus einem optischen Mandrin, der zugleich eine bewegliche Lampe trägt. Eine solche bewegliche Lampe hat früher schon Kollmann zu anderen Zwecken benutzt. Das äussere Katheterrohr dient bei unserem Instrument weder zur Stromleitung noch zur dauernden Aufnahme der Lampe. Es stellt vielmehr ein einfaches im 22 cm langen Schaft zylindrisches Rohr von 8 mm Stärke dar, das an seinem visceralen Ende mit einem kurzen sich gegen die Spitze etwas verjüngenden Schnabel versehen ist. An der Spitze selbst befindet sich eine runde Öffnung zum Durchtritt des leitenden elastischen Katheters, resp. der Leitbougie. Zwei grössere Öffnungen, von denen die eine an der vorderen Wand des Schnabels, die andere an der oberen Wand des Schnabelendes aus dem Schafte ausgeschnitten ist, dienen die erstere dazu, die Strahlen der in den Schnabel eingeschobenen Lampe austreten zu lassen, die andere zum Hindurchsehen durch das eingefügte Prisma. Das äussere Ende dieses Kystoskopschaftes gleicht dem des oben beschriebenen in Fig. 37 abgebildeten Katheterkystoskopes mit dem Unterschiede, dass die stromleitenden Ringe fehlen.

Der die Lampe und den optischen Apparat beherbergende Mandrin, der zur Besichtigung der Blase in das äussere Rohr eingeschoben ist, stellt ein vollständiges Kystoskop dar, dessen Lampe beweglich ist und mit Leichtigkeit aus der Richtung des Schaftes in eine winklige Stellung zu ihm resp. auch umgekehrt gebracht werden kann. Die äusseren Teile dieses einschiebbaren Kystoskopes entsprechen denen des zum oben geschilderten kysto-

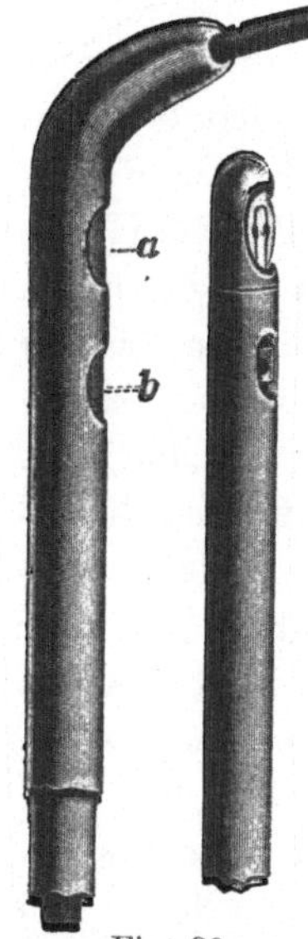

Fig. 39.

skopischen Evacuationskatheter gehörenden optischen Mandrins (Fig. 37 B). Wie dieser besitzt es den hermetisch schliessenden, mit dichtender Muffe versehenen Konus (Fig. 37, i), ausserdem aber noch zwei gegen einander isolierte Ringe, auf die die stromleitende Schnur aufgesetzt wird.

Um eine Verletzung durch die scharfen Ränder des im Schnabel und am visceralen Ende des äusseren Rohrer befindlichen Öffnungen zu verhindern, wird vor Benutzung des Instrumentes ein röhrenförmiger an seinem vordersten Ende mittelst einer Feder beweglicher Mandrin eingeführt der beide Öffnungen schliesst.

Die Anwendung des Instrumentes gestaltet sich dann folgendermassen: Zunächst wird ein dünner Katheter oder eine dünne Bougie, beide von der doppelten Länge der gewöhnlich gebräuchlichen, etwa eine starke Harnleitersonde, in die Blase eingeführt. Hierauf wird das äussere Ende dieses Katheters oder dieser Bougie durch die an der Schnabelspitze des äusseren Kystoskoprohres befindliche Öffnung eingeführt und bis aussen vorgeschoben, wo es durch eine Dichtung hindurchtritt. Unter Leitung dieses Katheters, resp. dieser Bougie wird das Instrument dann vorsichtig bis in die Blase eingeführt, wobei man seinem Fortschreiten entsprechend das elastische Leitinstrument mehr und mehr herauszieht. Ist der Metallkatheter in die Blase eingedrungen, so wird zunächst das elastische Instrument und dann der Obturator ganz herausgezogen. Ist der Blaseninhalt trübe, so muss er zunächst durch vorsichtige Spülungen geklärt werden. Anderenfalls wird das eigentliche Kystoskop sogleich so tief eingeschoben, dass sich die Lampe in dem Schnabelfenster, das Prisma aber in dem zweiten im Schafte befindlichen Ausschnitt befindet. Man kann dann in die hell belichtete Blase hineinsehen.

Der geübte Untersucher wird einer solchen Beihilfe, wie sie das eben erwähnte Führungskystoskop gewährt, nur in schwierigen Fällen bedürfen; dem weniger geübten wird sie in allen Fällen von stärkerer Prostata-Hypertrophie erwünscht sein und häufig den Erfolg da sichern, wo er bisher nur Misserfolge zu verzeichnen hatte.

Will man bei dem Führungskystoskop die bewegliche Lampe vermeiden, die sich übrigens bei richtiger Behandlung als durchaus zuverlässig und dauerhaft erweist, so kann man sich als optischen Mandrins eines einfachen gerade gestreckten Kystoskopes bedienen, wie es in Fig. 39 abgebildet ist. Die beiden Ausschnitte sind dann am Ende des Schaftes angebracht; die Öffnung a dient zum Austritt der Lichtstrahlen der Lampe, die Öffnung b zum Hindurchsehen durch das Prisma.

Ein weiteres nach meinen Angaben von der Firma Louis und H. Löwenstein - Berlin hergestelltes Instrument stellt eine Vereinigung von Kystoskop I und III dar. Die Anregung zu dieser Kombination rührt von Schlagintweit her; wir werden uns bald noch ausführlich mit dem von ihm angegebenen Instrument zu beschäftigen haben. Ein Vergleich der Fig. 40 und 45 wird dann zeigen, inwieweit sich mein gleich zu schilderndes Intrument von dem seinigen unterscheidet.

Der Schnabel unseres Instrumentes (Fig. 40) zeigt dieselben Verhältnisse wie der des oben geschilderten in Fig. 31 abgebildeten einfachen retrograden Kystoskopes. Wie bei diesem ist in seinem unteren Teil ein Prisma so eingefügt, dass die eine Kathetenfläche nach unten in das Lumen des Rohres hineinsieht und mit seiner Fläche in derselben Ebene liegt, wie die obere Wand des Schaftes, während die andere Kathetenfläche nach hinten gegen den Trichter sieht. Wieder entsteht infolge der verschiedenen Richtung des Schnabels und der freien Fläche des Prismas an der oberen Kante ein Vorsprung, der vielleicht als Schönheitsfehler gelten kann, das Einführen des Instrumentes aber, wie oben erwähnt, in keiner Weise erschwert. Der Schaft des Instrumentes gleicht völlig dem in Fig. 38 abgebildeten, zum ersten Irrigationstypus gehörenden Katheterkystoskopes. Der im optischen Mandrin befindliche optische Apparat zeigt die von Schlagintweit benutzte Anordnung, bei der analog der von uns für das Kystoskop III benutzten Konstruktion die beiden Linsen des Objektivs unseres gewöhnlichen optischen Apparates auseinander genommen und die vorderste, oberhalb des Prismas, das zu diesem Zweck kleiner ist als sonst, so angebracht ist, dass seine plane Fläche in der Ebene der oberen Wand des Mandrins sich befindet, während die zweite Linse sich in ihrer gewöhnlichen Lage nur etwas näher an dem gegen das Lumen des Mandrins gerichteten Kathetenfläche des Spiegelprismas befindet. Wird der so beschaffene optische Mandarin nur soweit vorgeschoben, dass sich die an seinem vorderen Ende befindliche Linse der am Schnabelende des Schaftes angebrachten Öffnung gegenüber befindet, so sieht man

4*

durch das Instrument wie durch ein gewöhnliches Kystoskop I; schiebt man aber den optischen Mandrin ganz hinein, so dass sich die Linse unter der unteren Kathetenfläche des in den Schnabelstumpf eingekitteten Prismas

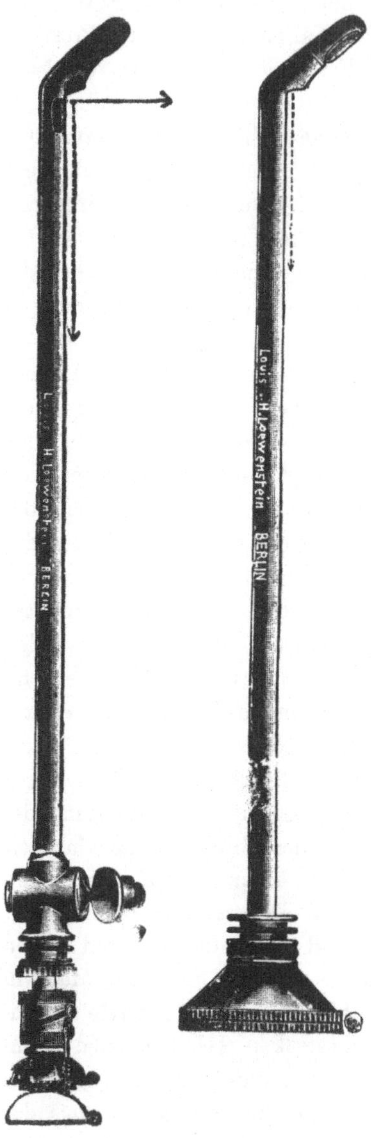

Fig. 40.

befindet (Fig. 40), so erblickt man die Objekte, die sich innerhalb eines ideellen Kegelmantels befinden, dessen Achse senkrecht auf der anderen gegen den Trichter sehenden Kathetenfläche steht, d. h. man sieht, wie durch unser retrogrades Kystoskop III, die den eingedrungenen Schaft des Instrumentes umgebenden Teile der Blasenwand.

Das letzte unserer kystoskopischen Instrumente dürfte nur selten Anwendung finden und zwar in den Fällen, in denen bei vollkommener Harnverhaltung die Notwendigkeit besteht, die stark angefüllte Blase von der vorderen Bauchwand aus zu punktieren und man sich zu diesem Zweck eines starken Troikarts bedienen will. Man kann dann den letzteren, wenn anders der Blaseninhalt klar ist oder sich durch Spülungen klar machen lässt, dazu benutzen, um nach Herausnahme des Stachels durch das Rohr des Troikarts ein gerades Kystoskop einzuführen und mittelst desselben die Blasenhöhle und besonders die Umgebung des orific. urethr. int. zu besichtigen. Um das zu ermöglichen, muss der Troikart, dessen man sich bedient, nicht, wie der Fleurantsche gekrümmt sondern gerade sein. Sonst ist er wie der letztere ebenfalls ein unten geschlossenes, mit seitlichem Fenster versehenes Rohr, das nach erfolgtem Einstich und Herausnahme des Stachels in das äussere Rohr eingeführt wird, um dessen scharfen Rand zu decken und eine Verletzung der Blasenwand zu hindern. Ebenso wie dem Fleurantschen Troikart ist auch unserem Instrument ein Leitstab beigegeben, um das Troikartrohr herausnehmen, reinigen und mit Leichtigkeit wieder einführen zu können. Während aber dieser Leitstab sonst einen entsprechend gekrümmten starren Stab darstellt, ist er bei unserem Instrument biegsam. Es wird dadurch ermöglicht, statt des zuerst

eingestochenen geraden Mandrinrohres, wenn es erwünscht ist, ein leicht gekrümmtes einzuführen.

Die bis jetzt geschilderten Instrumente genügen, um die Kystoskopie
in allen Fällen, die für ihre Vornahme geeignet sind, mit Erfolg auszuführen. Welches derselben man im einzelnen Falle zu wählen hat, werden
wir in einem späteren Kapitel besprechen.

Ich beziehe meine Instrumente zurzeit von der Firma Louis und H. Löwenstein, Berlin, die sich um die technische Vervollkommenung der Kystoskope
grosse Verdienste erworben hat; besonders zu Dank verpflichtet bin ich Herrn
Heinrich Löwenstein, der der Ausführung meiner Ideen mit grossem Verständnis entgegengekommen ist. Die Instrumente der genannten Firma
zeichnen sich neben ihrer sonstigen vollkommenen technischen Ausführung
durch einen vorzüglichen optischen Apparat aus, der bei grossem Gesichtsfelde
klare und lichtstarke Bilder liefert.

Der Anspruch dieses Buches auf möglichste Vollständigkeit zwingt
mich, zum Schlusse dieses der Beschreibung des kystoskopischen Instrumentariums gewidmeten Kapitels noch einer Anzahl von Veränderungen
zu gedenken, die von Fachgenossen und Instrumenten-
machern an meinen soeben geschilderten Instrumenten vorgenommen sind. Alle diese Modifikationen ausführlich zu besprechen,
ist schon wegen ihrer Anzahl unmöglich, aber auch überflüssig, da es sich
meist um willkürliche Veränderungen handelt. Von der gleich zu schildernden Schlagintweitschen Kombination der Kystoskope I und III
abgesehen, hat keine dieser Modifikationen dazu beigetragen,
die Leistungsfähigkeit der Kystoskopie zu erhöhen.

So muss es genügen, nur die bekanntesten dieser modifizierten kystoskopischen Instrumente hinsichtlich ihrer Konstruktion und sonstigen Eigenart
kurz zu beschreiben.

Schon oben ist der von anderer Seite angewendeten Anordnung, bei
der das Lämpchen frei innerhalb der mit einem Bergkristallfenster versehenen
Schnabelhülse angebracht ist, Erwähnung getan. Um die bei dieser Anordnung eintretende stärkere Erhitzung des Schnabels zu verhindern, hat
Fenwick die Metallhülse des Schnabels mit Ausschnitten versehen, durch
die die in der Blase befindliche Flüssigkeit eindringend frei zwischen
Lampe und Kapselwand zirkulieren und damit eine genügende Abkühlung
bewirken soll.

Fig. 41 zeigt das von Boisseau du Rocher modifizierte, mit dem
Namen Megaloskop bezeichnete Instrument. Dasselbe besteht aus dem
katheterförmigen Rohre A und aus dem optischen Apparat B. Der Schnabel
des äusseren Kystoskoprohres A enthält die nach vorn leuchtende Lampe a;
der am Knie befindliche Ausschnitt b dient zum Vorschieben des optischen
Apparates. Dicht davor öffnen sich in den Mündungen c c zwei auf der
unteren Seite des Kystoskopes verlaufende dünne Kanäle, die aussen mit

Ansätzen enden, die ihrerseits wieder durch die Hähne d d geschlossen werden können. Diese Kanäle werden zur Irrigation von Flüssigkeit benutzt und sollen das Einführen eines Harnleiterkatheters gestatten; in beistehender Zeichnung sind sie durch dünne Mandrins verschlossen, die aussen in den Griffen e e enden. Die Schrauben f f dienen zum Befestigen der stromleitenden Schnur. Vor dem Einführen wird das Instrument mit dem Mandrin g versehen. Ist letzteres herausgenommen und der Blaseninhalt klar gespült, so wird der optische Apparat B eingeschoben und die Blase besichtigt.

Schon die beträchtliche Stärke dieses komplizierten Instrumentes, dessen Umfang der Nr. 29 der Charrièreschen Filière entspricht, macht es begreiflich, dass dasselbe keinen Eingang in die Praxis fand. Erst im Jahre 1898 berichtet Boisseau du Rocher[1]) dass es ihm gelungen sei, ein einfacheres Instrument zu konstruieren, dessen Schaft nur 7 mm stark ist. Der die Lampe desselben tragende Schnabel besitzt zwei Fenster, von denen eines nach vorn, das andere nach hinten gerichtet ist; zwei verschiedene optische

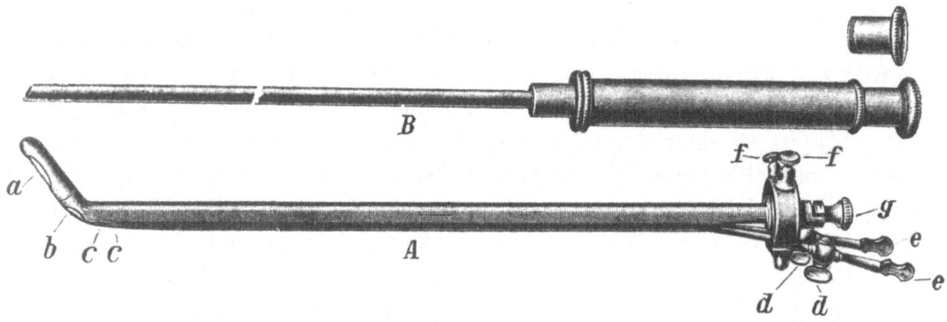

Fig. 41.

Apparate werden nach einander eingeführt; durch den einen soll man die hintere, durch den anderen die vordere Partie der Blase erblicken. Über die praktische Brauchbarkeit dieses Kystoskopes ist zurzeit nichts Näheres bekannt. Die vom Autor behauptete grössere Leistungsfähigkeit seines optischen Apparates konnte von berufener Seite, wie Albarran, nicht bestätigt werden. Selbst in Frankreich scheint das Megaloskop nur vom Erfinder benutzt zu werden.

Wesentlich anders steht es mit dem Albarranschen Instrument (Fig. 42), auf dessen grosse Bedeutung für die Entwicklung des Harnleiterkatheterismus wir später noch ausführlich zurückkommen werden. Dieses Instrument besteht aus dem eigentlichen Kystoskop A, das sich von unserem Kystoskop I durch seine grössere Lampe und sein dünneres Kaliber unterscheidet, und aus zwei Vorrichtungen, die nach Bedarf auf dasselbe aufgesetzt werden können. Die eine dieser Vorrichtungen dient zur Ausführung des

---

1) Boisseau du Rocher, Annal. d. malad. des org. génit. urin. 1898. pag. 474.

Harnleiterkatheterismus; Fig. 42 B stellt das damit armierte Instrument dar.
Die zweite für die Irrigation bestimmte Vorrichtung stellt eine Hohlrinne
von der Länge des Kystoskopschaftes dar, die so geformt ist, dass nach dem
Aufsetzen auf das Kystoskop zwischen ihr und dem letzteren ein im Querschnitt halbmondförmiger Kanal entsteht, der seitlich hermetisch geschlossen
sich vorn vor dem Prisma und nach aussen durch den Hahn a öffnet.
In Fig. 42 C ist das so zusammengesetzte Albarransche Irrigationskystoskop
abgebildet.

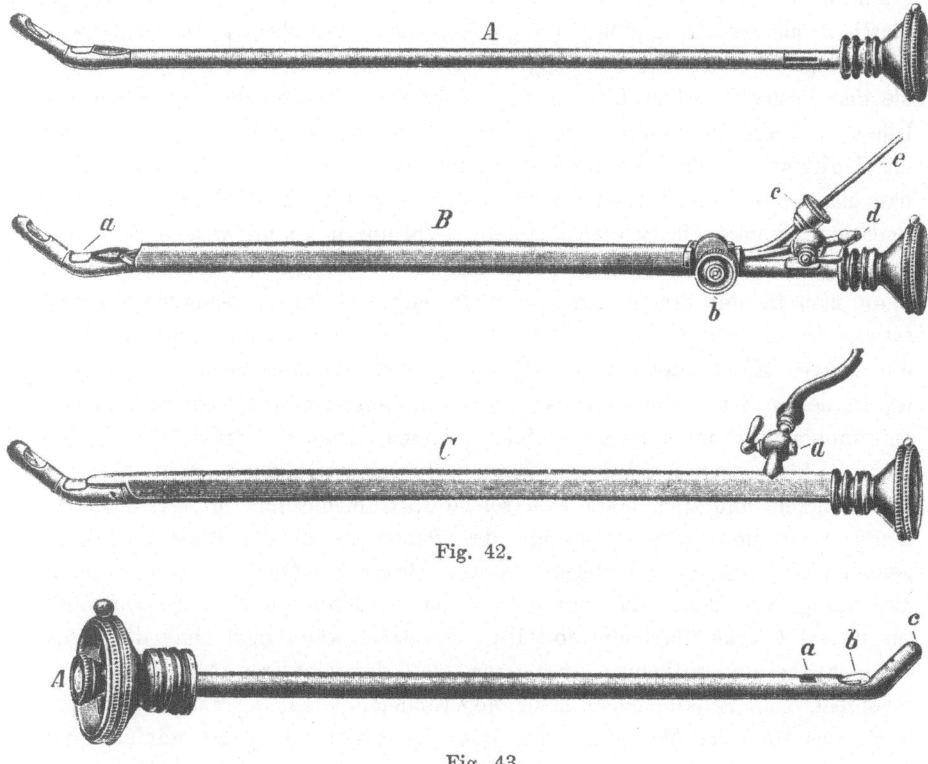

Eine einfache Erwägung zeigt, dass diese Irrigationsvorrichtung mittelst
einer aufzuschiebenden Hohlrinne ungünstigere Verhältnisse schafft, als die
von uns konstruierten in Fig. 34 abgebildeten einkanaligen Irrigationskystoskope, und zwar deshalb, weil eine aufschiebbare Hohlrinne zur Erzielung
der nötigen Spannung eine grössere Wandstärke haben muss als ein aufge-
löteter Kanal, der ja ganz dünnwandig sein kann. Eine solche grössere
Wandstärke aber muss bei gleichem Umfang des Instrumentes eine Verkleinerung des Irrigationskanales oder des optischen Apparates oder beider
zur Folge haben.

Für den Käufer hat das Albarransche Instrument deshalb etwas
Bestechendes, weil er vermeint, in diesem einen Instrument drei verschiedene

Kystoskope, ein gewöhnliches, ein Irrigationskystoskop und ein Ureterenkystoskop zu erwerben. Dieser scheinbare Vorteil wird aber durch den hohen Preis des Instrumentes mehr als ausgeglichen.

Bei der Lohnsteinschen, in Fig. 43 abgebildeten Modifikation befindet sich die Lampe b nicht im Schnabel des Instrumentes, sondern am Ende des Schaftes zwischen Prisma a und Schnabelansatz c.

Es ist schwer einzusehen, welche Vorteile eine solche Anordnung darbieten soll. Bei der Lohnsteinschen Modifikation erscheinen infolge der gradlinigen Anordnung von Lampe und Prisma die Bilder viel weniger plastisch als bei Anwendung der gewöhnlichen Instrumente, bei denen sich die Lampe im Schnabel befindet; es fehlen die charakteristischen Schatten, die den kystoskopischen Bildern ein so kräftiges körperliches Aussehen verleihen und die geringsten Erhabenheiten deutlich markieren. Als Vorzug der Lohnsteinschen Anordnung ist von einzelnen Autoren hervorgehoben, dass man bei ihm verschieden geformte Schnabelteile an den Schaft anschrauben und damit immer die Schnabelkrümmung benutzen könne, welche dem individuellen Fall am meisten angemessen ist. Von dieser Möglichkeit aber kann man in der Praxis nur innerhalb enger Grenzen Gebrauch machen. Gewiss ist es richtig, dass es Fälle von Prostata-Hypertrophie gibt, in denen die unseren Kystoskopen eigenartige Mercierkrümmung nicht die geeignete ist, in denen sich vielmehr Instrumente mit längerem und mehr bogenförmig gekrümmtem Schnabel besser einführen lassen. Diesem Vorteil, das Instrument leichter durch die Prostata hindurchführen zu können, steht aber die Schwierigkeit entgegen, dass sich solche Instrumente mit grösserem Krümmungsradius und grösserer Länge des Schnabels in der Blase nicht mit genügender Leichtigkeit bewegen lassen. Dieser Umstand ist von so hoher Bedeutung, dass damit die Anwendung der gewöhnlichen Katheterkrümmung für unsere Zwecke überhaupt fortfällt. Höchstens kann man ohne die Länge des Schnabels wesentlich zu vermehren, statt der winkligen Abknickung des Schnabels zum Schafte einen mehr abgerundeten Übergang zwischen beiden, d. h. etwa statt der Mercierkrümmung die Thompsonsche wählen. Am besten wird es dabei sein, auf ein Auswechseln verschiedener Schnabelformen zu verzichten, da infolge des langen, durch den Schnabel bedingten Hebelarmes die kurze Schraube, auf die der Schnabel aufgeschraubt wird, bald nachgibt und letzterer beim Anstossen gegen die Blasenwand leicht abweicht. Man wird vielmehr besser tun, von vornherein Instrumente von verschiedener Schnabelform herzustellen, wie dies die Firma Löwenstein, Berlin, auf meine Veranlassung hin getan hat. Wie schon oben gesagt, können sich diese Verschiedenheiten des Schnabels mit Rücksicht auf die freie Beweglichkeit des Instrumentes nur innerhalb enger Grenzen halten; zwei Formen genügen, erstens die sogenannte Mercierkrümmung, zweitens die Thompsonsche Sondenkrümmung. Selbstverständlich befindet sich auch bei der letzteren die Lampe in der Schnabelspitze.

Das Güterbocksche Instrument[1]) (Fig. 44) stellt eine Modifikation meines kystoskopischen Evakuationskatheters (Fig. 38) dar, von dem es sich dadurch unterscheidet, dass die Lampe nicht im Schnabel des Instrumentes angebracht ist, sondern sich vorn im optischen Mandrin (Fig. 44 C) befindet, der so ein vollständig gerade gestrecktes Kystoskop darstellt. Dementsprechend sind im Schaft des kurzschnabligen Katheters (Fig. 44 A) zwei Öffnungen angebracht, von denen bei eingeschobenem Kystoskop die eine a zum Austritt der Lichtstrahlen dient, die andere b für das Prisma bestimmt ist. Bei der Untersuchung wird der Katheter A mit eingeschobenem Spülmandrin (Fig. 44 B) eingeführt. Durch letzteren werden einerseits die grossen Öffnungen a und b des Katheters, welche die Harnröhre verletzen könnten, geschlossen, während er andererseits durch die kleinen Öffnungen (Fig. 44 B a) eine Ausspülung der

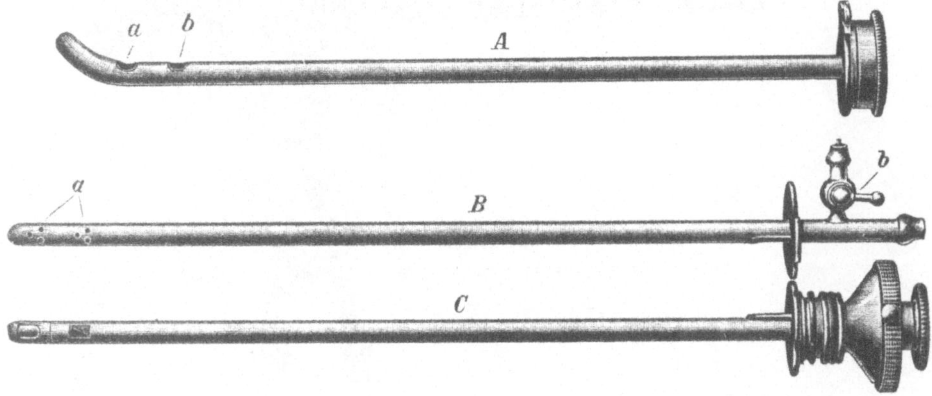

Fig. 44.

Blase ermöglicht. Ist letztere mit einem klaren Medium angefüllt, so wird der Spülmandrin herausgezogen, das gerade Kystoskop eingeschoben und die Blase besichtigt.

Wie man sieht, benutzte Güterbock bei seinem Instrument das Irrigationsprinzip meines kystoskopischen Evakuationskatheters, welcher ihm nach seiner eigenen Angabe wohlbekannt war. Es ist daher unrichtig, wenn von einem Güterbockschen Irrigationsprinzip gesprochen wird; Güterbock gehört nur die eben geschilderte Modifikation. Dass dieselbe keinen Fortschritt darstellt, ist klar. Infolge der gleichen Lage der Lampe in der Achse des optischen Apparates müssen dieselben Mängel wie bei der Lohnsteinschen Modifikation bestehen. Die Bilder lassen die Körperlichkeit vermissen, welche sie zeigen, wenn die Lampe in der Schnabelspitze des Kystoskopes angebracht ist. Infolge der grossen Entfernung von Prisma und Schnabelspitze lässt sich das Instrument auch nicht mit der gewohnten Freiheit in der Blase bewegen.

---

[1]) Güterbock, Berl. klin. Wochenschr. 1895. Nr. 29.

Diesen und anderen Mängeln steht als einziger Vorteil der gegenüber, dass man bei der Güterbockschen Modifikation eine in der Blase durchgebrannte Lampe auswechseln kann, ohne das ganze Instrument herausnehmen zu müssen. Aber auch dieser scheinbare Vorteil wird dadurch in Frage gestellt, dass man bei dieser Anordnung dünnere Lampen nehmen muss, als bei anderen gleichartigen Instrumenten. Während die Lampe eines gewöhnlichen Kystoskops von Nr. 21 Charrière 5,4 mm stark sind, beträgt ihr Durchmesser bei einem gleichstarken Güterbockschen Instrument nur 4,10 mm.

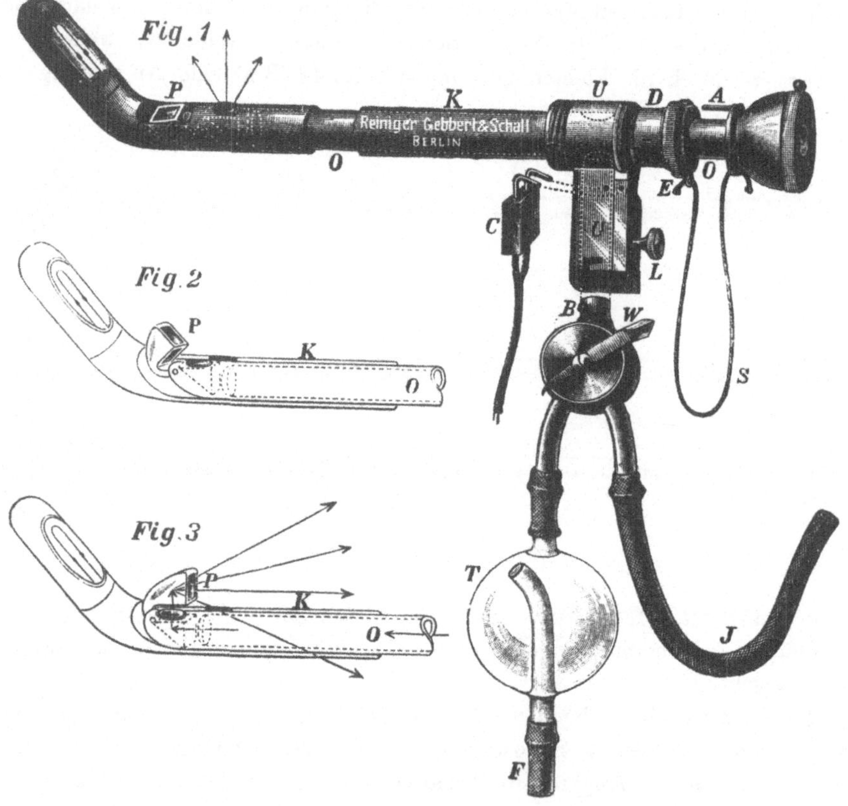

Fig. 45.

Stärkere Lampen geben aber nicht nur ein helleres Licht, sie haben auch eine längere Glühdauer wie dünnere.

Am originellsten und wirklich geistreich erdacht ist die Modifikation von Schlagintweit[1]), die zum ersten Male eine Kombination des Kystoskops I mit dem Kystoskop III erstrebt und in praktisch brauchbarer Weise ermöglicht. Dieses Instrument, das Fig. 45 nach der Originalzeichnung darstellt, besteht aus einem in Mercierscher Krümmung

---

1) Centralbl. f. d. Krankh. d. Harn- u. Sexual-Org. XIV. 1903. pag. 202.

abgebogenen Katheter, dessen kurzer Schnabel die Lampe beherbergt, während der Schaft nahe seinem Schnabelende in geringer Entfernung von einander zwei Öffnungen besitzt, und aus einem modifizierten optischen Mandrin, dessen Objektiv in der oben schon geschilderten Weise so auseinander genommen ist, dass die freie Fläche der vordersten Linse nunmehr in der Flucht der oberen Wand des Rohres gelegen ist. Weiterhin befindet sich an der hinteren Kante des optischen Mandrins mit derselben durch ein Scharnier verbunden, ein zweites Prisma, das bei nach unten geklapptem Scharnier mit der einen Kathetenfläche nach aufwärts sieht und in derselben Ebene, wie die freie Fläche der Linse gelegen ist. Wird dieses Prisma nach vorn herübergeklappt, so legt sich diese bisher horizontale Kathetenfläche auf die ebene Fläche der Objektivlinse, während die andere Kathetenfläche senkrecht steht (Fig. 45, Nr. 3). Ist der so beschaffene optische Mandrin mit herabgeschlagenem Prisma so tief in den Katheter eingeführt (Fig. 45, Nr. 1), dass sich die Objektivlinse an der vorderen Öffnung befindet, so sieht man die Blasenwand wie durch das Kystoskop I. Schiebt man aber den optischen Mandrin weiter vor, bis sich die Linse im hinteren grösseren Ausschnitt befindet, so klappt das Prisma (P) nach oben, so dass die die Lichtstrahlen auffangende Kathetenfläche nach vorn sieht. Die optischen Verhältnisse sind dann völlig die gleichen wie beim Kystoskop III. Wie durch dieses sieht man auf dem Schnabel entlang nach vorn die in der Umgebung des orific. urethr. int. gelegenen Teile der Blasenwand.

Vergleicht man dieses Instrument von Schlagintweit mit dem meinigen, das ebenfalls eine Kombination von Kystoskop I und III darstellt (Fig. 40), so ergibt sich von selbst, dass letzteres einfacher gebaut ist und ein mangelhaftes Funktionieren ausschliesst.

Zu erwähnen wären hier endlich noch die Casperschen und Kollmannschen Modifikationen, die Kystoskope von Gross, Otis, Wossidlo, ferner die Kystoskope ohne optischen Apparat von Luys und Cathelin und das Universalkystoskop von Baer.

Zum kystoskopischen Instrumentarium gehören neben den geschilderten kystoskopischen Instrumenten als Nebenapparate noch die Quelle für den elektrischen Strom und die stromleitende Schnur, die das Instrument mit ihr verbindet.

Diese Schnur ist 1,5 m lang und wird durch zwei isolierte dünne Drähte gebildet, die in ihrer grössten Länge durch eine gemeinsame Seidenüberspinnung miteinander vereinigt sind und nur an dem einen Ende in einer Ausdehnung von 30 cm gesondert verlaufen. Ein jeder ist hier mit einem Metallstift versehen, der bei der Untersuchung in einer der an der Stromquelle befindlichen Klemmschrauben befestigt wird. Das andere Ende der Schnur bildet eine zangenartige Vorrichtung (Fig. 26), die auf jedes Kystoskop passt und beim Gebrauche auf die beiden vor dem Trichter befindlichen Ringe aufgeschoben wird (Fig. 28).

In dieser Zange lässt sich das Instrument um seine Achse drehen, ohne dass dadurch der Strom unterbrochen wird; an ihrem Griff befindet sich eine schieberartige Vorrichtung (Fig. 26 D), durch deren Verschiebung je nach Wunsch die Lampe erglüht oder der Strom unterbrochen wird.

Als Stromquelle kann in Häusern, in denen sich eine zu Beleuchtungszwecken dienende elektrische Anlage befindet, nach Einschaltung eines entsprechend starken Widerstandes die Centralleitung selbst dienen. Man kann

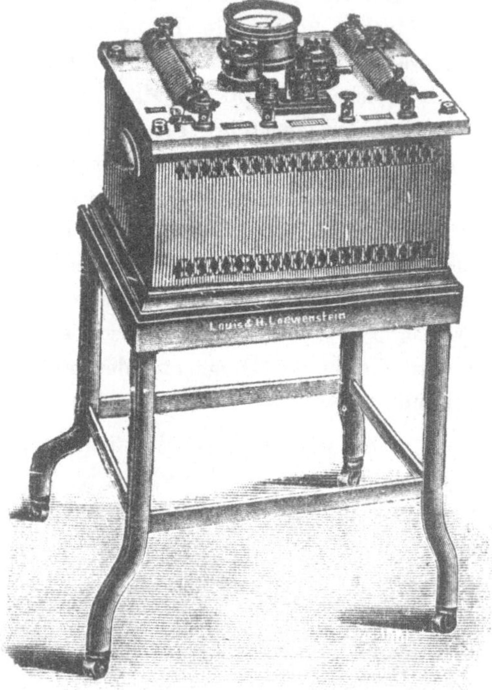
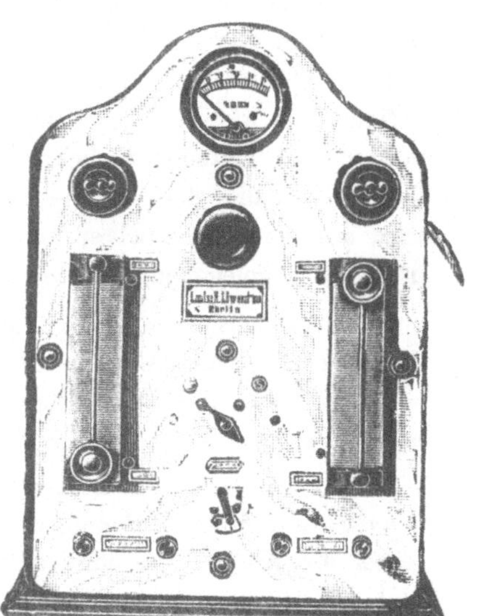

Fig. 46.

Akkumulatoren nehmen oder sich einer der im Handel befindlichen primären Batterien bedienen. Die Installation für den Anschluss an die Centralleitung lässt sich leicht herstellen. Man hat dann jederzeit und in einfachster und billigster Weise den gewünschten Strom zur Verfügung. Vorbedingung ist allerdings, dass der von der Centrale gelieferte Strom gleichmässig ist, was häufig nicht der Fall. . Lassen selbst die gewöhnlichen elektrischen Zimmerlampen zeitweilig ein plötzliches Schwanken in der Helligkeit bemerken, so ist der Anschluss für die Kystoskopie nicht zu empfehlen. Es brennen dann bei dieser Anordnung unsere empfindlichen Lämpchen leichter durch als bei Benutzung des gleichmässigen Stromes eines Akkumulators oder einer primären Batterie. Fig. 46 zeigt zwei solche an die Centralleitung anzuschliessende Vorrichtungen, die zugleich für Licht und für Kaustik eingerichtet ist. Sehr bequem sind auch die Akkumulatoren, sie lassen sich sehr klein und zierlich herstellen, ja direkt samt Kystoskop zur Untersuchung in der Rocktasche mit sich führen. Sie sind stets zum Gebrauch fertig, entwickeln keine lästigen Dämpfe und bieten keinerlei sonstige Unannehmlichkeiten, wie die meisten der für unsere Zwecke brauchbaren primären Batterien, deren ätzende Füllungsflüssigkeit leicht Schaden anrichten kann.

Einen Missstand zeigen allerdings auch die besseren der jetzt käuflichen Akkumulatoren, nämlich den, dass sie bisweilen plötzlich und unerwartet an Kraft abnehmen. Während sie an einem Tage noch die stärksten Lampen durchbrennen konnten, genügen sie am nächsten Tage nicht mehr zur Erzeugung des notwendigen Lichtes. Man muss daher für solche Fälle mindestens einen Reserveakkumulator zur Verfügung haben. Notwendig ist ferner, dass die Akkumulatoren regelmässig, auch wenn sie nicht benutzt werden, in Pausen von einigen Wochen von sachverständiger Seite geladen werden da ihre Leistungsfähigkeit leidet, wenn sie sich zu sehr entladen. Eine solche Gelegenheit die Akkumulatoren laden zu lassen, findet sich jetzt wohl überall; in grösseren Städten übernehmen besondere Firmen diese Fürsorge. Zur Not kann man seinen Akkumulator auch ohne besondere Vorkenntnisse von jeder elektrischen Anlage aus oder durch primäre Batterien selbst laden, einem beschäftigten Arzte aber wird man das nicht gut zumuten können.

Fehlt die Gelegenheit die Akkumulatoren laden zu lassen, so muss man sich zurzeit einer sogenannten primären Batterie bedienen. Am besten geeignet für unsere Zwecke sind die Grennetschen Elemente; Fig. 47 zeigt eine von mir angegebene Anordnung, die sich als praktisch erwiesen hat, nur ist es vorteilhaft, statt der in beistehender Figur 47 vorhandenen sechs Elemente deren acht zu nehmen. Ein jedes Element besteht aus einer schmalen Kohlenplatte und aus einem runden Zinkstabe. Beide tauchen während des Gebrauches in ein zylindrisches Glas und sind soweit von einander entfernt, wie die Lichtung des letzteren es gestattet. Die Kohlenplatten und Zinkstäbe aller Elemente sind an der unteren Fläche einer horizontalen Holzplatte befestigt, die mit Hilfe einer in der Mitte der ganzen Konstruktion befindlichen Schraubenstange durch Drehen des Griffes ganz allmählich herauf und hinunter gelassen werden kann. Die auf der oberen Fläche der horizontalen Holzplatte befindlichen Klemmschrauben dienen zur Befestigung der beiden freien Enden der stromleitenden Schnur und sind mit den an der unteren Seite befindlichen Elementen so verbunden, dass man nach Wunsch 1, 2, 3 oder mehr Elemente einschalten kann. Zu diesem Zweck wird das eine freie Ende der Schnur in der am weitesten links stehenden in Fig. 47 mit K bezeichneten Klemmschraube befestigt und das zweite je nach Wunsch in die mit Z 1, 2, 3 etc. bezeichnete Klemme gesteckt, welche Bezeichnung dann die Zahl der in Anwendung gezogenen Elemente angibt.

Auf diese Weise erhält man durch Einschaltung von mehr

oder weniger Elementen und durch mehr oder weniger tiefes Eintauchen derselben leicht den gewünschten Strom; ein besonderer Rheostat ist überflüssig.

Die Vorzüge dieser Batterie bestehen neben ihrer Billigkeit und Einfachheit darin, dass die Teile derselben, die dem Verbrauch unterworfen sind, vom Arzte leicht ohne Zutun eines Mechanikers ersetzt werden können.

Zur Füllung der Batterie dient eine Mischung von kristallisierter Chromsäure mit 10 % Schwefelsäurelösung: man bereitet diese Flüssigkeit am besten so, dass man in einem Liter Wasser 500 g Chromsäure und in einem zweiten Liter Wasser 140 ccm konzentrierter englischer Schwefelsäure auflöst. Beide Lösungen werden unter stetem Umrühren zusammen-

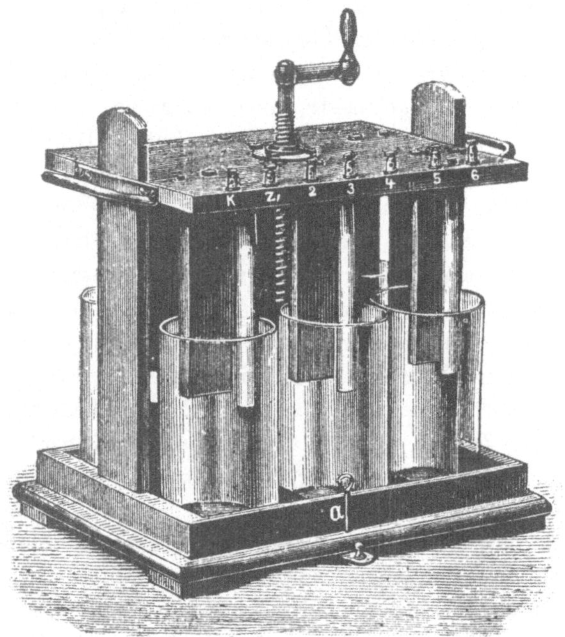

Fig. 47.

Tauch-Batterie mit 6 Elementen.

gegossen. Diese so erhaltene Flüssigkeitsmenge genügt für die Füllung der Batterie. Vorteilhaft gibt man dann in jedes Glas noch eine Messerspitze Hydrarg. bisulfuric. und löst dasselbe durch Umrühren mit einem Glasstabe auf; man erspart sich dadurch das Amalgamieren der Zinkstäbe. Nur im Sommer, bei stärkerer Verdunstung der Flüssigkeit, ist es notwendig, von Zeit zu Zeit Wasser nachzugiessen und darauf wieder umzurühren, sonst braucht die Batterie gar keine weitere Wartung und ist stets zum Gebrauche fertig.

Zu bemerken ist noch, dass die Elemente unmittelbar nach Erneuerung der Füllung bedeutend kräftiger sind als nach kurzem Gebrauch derselben man muss sich dieses Umstandes bei Anwendung einer frisch gefüllten

Batterie stets erinnern, will man nicht vorzeitig durchgebrannte Lampen beklagen. Ist die Batterie durch langen Gebrauch geschwächt, so beobachtet man, dass die Lampe bei genügender Einsenkung der Elemente wohl für einen Augenblick hell aufleuchtet, aber schnell an Lichtstärke abnimmt und bald nur schwach glüht. Taucht man dann die Elemente tiefer ein, so wird das Licht für einen Moment wieder heller, um alsbald wieder dunkler zu werden. In solchen Fällen muss die Chromsäurelösung erneuert werden.

Welcher Art nun auch die Stromquelle sein mag, deren wir uns bedienen, stets wird sie so beschaffen sein müssen, dass sie bei voller Stärke wenigstens eine Stromstärke von 12 Volt besitzt, und dass der Strom durch geeignete Vorrichtungen nach Bedarf ganz allmählich bis auf 6 Volt abgeschwächt werden kann. Bei Akkumulatoren erreicht man das durch Einschaltung eines gut regulierbaren Rheostaten; bei Tauchbatterien wird die nötige Stromstärke dadurch erzielt, dass man mehr oder weniger Elemente einschaltet und allmählich tiefer in die Flüssigkeit eintauchen lässt. Das Anbringen eines Ampèremeters an der benutzten Stromquelle ist überflüssig.

Wie die grossen zur Zimmerbeleuchtung dienenden Edisonlampen, deren Miniaturform sie ja darstellen, sind die Mignonlämpchen der Abnutzung unterworfen. Zwar kann der Kohlenbügel nicht, wie das bei dem früher von uns benutzten Platindraht der Fall war, bei Durchleitung eines zu starken Stromes durchschmelzen, aber er leidet doch beim Leuchten, und zwar um so mehr, je heller das Licht, je stärker der angewendete Strom ist. Es springen dann kontinuierlich kleine Kohlenpartikel ab, die sich an der inneren Oberfläche der Glashülse, letztere berussend, ansetzen, und das geschieht so lange, bis der Kohlenbügel an einer Stelle völlig absorbiert ist. Dabei ist zu bedenken, dass wir unsere Lämpchen ganz unverhältnismässig anstrengen müssen, um dem winzigen Kohlenfädchen ein genügend starkes Licht abzugewinnen, das bei besseren Lampen einer Lichtstärke von 1—3 Normalkerzen gleichkommt. Würde man eine gewöhnliche, zur Zimmerbeleuchtung benutzte, sogenannte 16kerzige Glühlampe entsprechend hell brennen lassen, so würde dieselbe ein grosses Zimmer tageshell erleuchten; kein Wunder also, dass unsere Lämpchen keine so lange Glühdauer haben, wie die gewöhnlichen zur Zimmerbeleuchtung verwendeten Glühlampen. Immerhin kann man gute Mignonlampen bei voller Lichtstärke 20 Stunden und länger andauernd glühen lassen, ehe sie erlöschen. Da nun die einzelne kystoskopische Untersuchung, wenigstens die eigentliche Besichtigung der Blase, immer nur kurze Zeit dauert, halten sich gute Lampen auch bei vielfachem Gebrauche bisweilen monatelang in gutem Zustande; schlechte Lampen aber brennen auch bei vorsichtiger Behandlung bald durch. Meist liegt in letzterem Fall die Schuld an der mangelhaften Fabrikation, doch zeigen auch Lampen derselben Sendung oft beträchtliche Verschiedenheiten. An sich gute Lampen können durch ungeschickte Behandlung beim Einkitten in die Metallhülsen so geschädigt werden, dass sie bald durchbrennen. Auch heftige Erschütterungen sind von Nachteil: lässt man eine Lampe zu Boden fallen, so kann der Kohlenbügel durchbrechen; aber auch wenn das nicht geschieht, leidet er durch den Stoss und brennt leichter durch. Dass vielgebrauchte Lampen, deren Birne schon stark berusst ist, endlich auch bei vorsichtiger Behandlung durchbrennen, ist begreiflich. Oft kann man es den Lämpchen ansehen, dass sie nicht gut sind: lässt man sie nämlich bei so schwachem Strom glühen, dass der Kohlenfaden nur rotglühend ist, so muss bei gutem Fabrikate die Mitte des Bügels am stärksten glühen, und die Intensität von da nach beiden Seiten gegen den Ansatz des Platindrahtes zu ganz gleichmässig abnehmen. Glüht eine andere Stelle stärker und besonders lebhaft, so kann man darauf rechnen, dass der Bügel bei starkem Strom an dieser Stelle durchbrennt. Selbstverständlich hängt auch bei guten Lampen die Glühdauer wesentlich von der Behandlung ab; unsere Aufgabe ist es, dafür zu sorgen, dass die Lampe einerseits bei der Untersuchung genügend hell leuchtet, andererseits nicht durch einen zu starken Strom vorzeitig durchgebrannt wird.

Je stärker der angewendete Strom ist, um so heller wird das Licht. Verschiedene Lampen können bei derselben Stromstärke verschieden stark glühen. Versuche mit unseren besseren Lampen haben ergeben, dass sie im Durchschnitt bei einer Stromstärke von 4 Volt nur schwach glühen; bei etwa 8 Volt entspricht ihr Licht dem einer Normalkerze, bei 10—12 Volt Spannung endlich dem von 3 Normalkerzen. Diese letztere, für unsere so zarten Kohlenbügel fast wunderbare Leistung, pflegen allerdings nur die besten Lampen längere Zeit auszuhalten. Da die einzelnen Lämpchen nie völlig gleich sind, muss für jede einzelne die richtige Stromstärke durch Ausprobieren bestimmt werden. Man verfährt dabei so, dass man eine an sich zu starke Stromquelle, also eine solche von etwa 12 Volt Spannung, benutzt und den Strom zunächst durch einen Rheostaten bis auf etwa 4 Volt abschwächt. Durch allmähliche Verringerung des durch den Rheostaten gegebenen Widerstandes wird dann die richtige Stromstärke erzielt. Lässt man durch das mit einer Lampe versehene Kystoskop einen schwachen Strom hindurchgehen und denselben ganz allmählich anschwellen, so wird der Kohlenfaden zunächst rotglühend und die Glut ist am Gipfel des Bügels am stärksten. Bei langsamer Verstärkung des Stromes wird das Licht heller und mehr gelb, zugleich macht es den Eindruck, als ob sich der Faden verbreitert: unter zunehmender Lichtstärke erscheint er bald so dicht, dass der lichtfreie Raum zwischen beiden leuchtenden Schenkeln verschwindet und letztere zusammenfliessend einen breiten leuchtenden Streifen darstellen. Immer ist derselbe aber noch durch einen lichtleeren Raum von dem Rande des Kapselausschnittes getrennt. Bei weiterer Verstärkung des Stromes wird das Licht noch stärker und der leuchtende Streifen immer breiter, so dass schliesslich der ganze Ausschnitt der Metallkapsel eine einzige, helles Licht ausstrahlende Scheibe darstellt. Wird nun nicht inne gehalten, sondern der Strom noch weiter verstärkt, so nimmt das Licht einen immer stärkeren, fast unheimlichen Glanz an; wie blitzartig scheint es aus der, gleich weissglühendem Metall leuchtenden Öffnung der Kapsel zu strahlen. Noch eine geringe Verstärkung des Stromes und alles ist dunkel: der Kohlenbügel ist durchgeglüht, die Lampe unbrauchbar geworden. Ich habe diesen Vorgang, wie er sich bei allmählicher Verstärkung des Stromes abspielt, möglichst anschaulich zu schildern gesucht, um dem Anfänger unliebsame Erfahrungen zu ersparen. Jedes plötzliche blitzartige Aufzucken des Lichtes ist bedenklich; dann ist meist die Lampe verloren! Sehr wichtig für ein gleichmässiges Licht und für möglichste Erhaltung der Lampe ist es, dass während des Glühens des Kohlenbügels an den verschiedenen Kontaktstellen der Stromleitung der Leitungswiderstand nicht wechselt. Gleiten z. B. die Branchen der Zange nicht gleichmässig in den entsprechenden Ringen des Kystoskopes, so wird bei eintretender innigerer metallischer Berührung der Strom plötzlich verstärkt, die eben weissglühende Lampe durchgebrannt. Sind aber alle Kontakte blank und schleifen die betr. Teile gleichmässig federnd gegen einander, so ist etwas Derartiges nicht zu befürchten.

Vor dem Aufschrauben einer ganz neuen Lampe auf das Instrument soll das Gewinde der Kapsel mit einer dünnen Schicht einer festeren Fettmasse (sogen. Hirschtalg) versehen werden. Es dringt sonst bei der Untersuchung Borsäurelösung in den Schnabelansatz und wird dort elektrolytisch zersetzt. Das gebildete Wasserstoffgas dringt dann in kleinen Gasperlen zwischen Kapselschraube und Schnabelstumpf heraus und stört die Besichtigung der Blase. Dass in der Tat der von uns benutzte Strom genügt, Wasser, das die beiden Polenden umspült, zu zersetzen, lässt sich leicht dadurch nachweisen, dass man die mit unserer gewöhnlichen Stromquelle verbundene Zange der Leitungsschnur in Wasser hält. Es bedeckt sich alsbald das eine Metallblatt derselben mit kleinsten Wasserstoffbläschen.

An der Luft darf man die Lampen nur ganz kurze Zeit hintereinander glühen lassen, da sonst das vordere Ende des Instrumentes und namentlich das Prisma in kurzer Zeit so heiss wird, dass dessen Spiegelbelag leidet. Das innere Gesichtsfeld zeigt dann kleinere oder grössere dunkelbläuliche Flecke, die ein deutliches Sehen unmöglich machen. Es muss dann ein neues Prisma eingesetzt werden. Befindet sich aber die leuchtende Lampe in tropfbarer Flüssigkeit, z. B. in Borsäurelösung, so tritt auch bei stundenlangem hellstem Glühen keine Erhitzung des Instrumentes und ebensowenig eine nennenswerte Erwärmung der Flüssigkeit ein.

Wie bei anderen komplizierten elektrischen Apparaten, so kommt es auch bei den kystoskopischen Instrumenten vor, dass sie gelegentlich nicht funktionieren wollen, obwohl alles in Ordnung zu sein scheint. Wir schieben den Riegel der Zange vor, aber die Lampe leuchtet nicht. Meist wird man leicht erkennen, wo die Ursache liegt und dieselbe bald beseitigen können. In anderen Fällen ist das schwieriger. Leuchtet ein Kystoskop, das scheinbar in Ordnung ist, nach Vorschieben des Zangenriegels nicht, so muss man zunächst untersuchen, ob die Stromquelle stark genug ist. Ist das der Fall, so verbindet man die Schnur wieder mit der Batterie und prüft, ob die

Zange richtig funktioniert. Man schiebt zu diesem Zwecke den Schieber vor und sieht, ob man mit einer kleinen Feile, mit der man die freien Enden der beiden Zangenblätter berührt, Funken erzielt. Erhält man solche, so ist die Leitung bis zum Instrument in Ordnung und letzteres selbst der Sitz der Störungen. Man schraubt zunächst die Lampe ab und untersucht, ob sie nicht etwa durchgebrannt ist. Bringt man die Kapsel so mit den Blättern der Zange in Berührung, dass das eine Zangenblatt die Wand der Kapsel, das andere aber den frei herausragenden spiraligen Draht der Lampe berührt, so muss die Lampe erglühen; ist das der Fall, so kann die Ursache für das Versagen des Kystoskopes entweder darin liegen, dass die Stromleitung im Schafte des Kystoskopes gestört ist, oder dass die Lampe sich nicht in richtigem Kontakt mit dem im Schnabel befindlichen Platinplättchen befindet. Diese Frage entscheiden wir leicht, indem wir nach Aufschieben der Zange auf das Instrument, dasselbe in einen genügend starken Strom einschalten, und dann eine Nadel so in den Schnabelstumpf einführen, dass sie gleichzeitig dessen Metallwand und das isolierte Platinblech berührt. Erhält man bei dieser Berührung einen Funken, so ist das Instrument selbst in Ordnung; es fehlt nur an der richtigen Einschaltung der Lampe in den Stromkreis. Meist genügt es, die kleine Platinspirale etwas auszuziehen. Schraubt man dann die Lampe wieder auf, so berührt die verlängerte Spirale das Platinplättchen und der Kohlenfaden erglüht. In seltenen Fällen, und das ereignet sich namentlich dann, wenn die Spirale vorher zu weit ausgezogen war, biegt sich der Platindraht beim Einschrauben der Kapsel so zur Seite, dass er mit deren Metallwand in metallische Berührung kommt: es tritt dann Kurzschluss ein, und die Lampe kann nicht erglühen. Man erkennt diesen Fehler nach dem Herausschrauben der Lampe leicht an der Lage des Platindrahtes. Hat sich bei dem oben angegebenen Versuch, bei Berührung des Platinbleches und der Wand des Schnabelstumpfes mittelst einer Nadel kein Funken gezeigt, so ist das Kystoskop selbst funktionsunfähig, entweder ist an einer Stelle die Leitung unterbrochen, oder es besteht im Instrumente selbst Nebenleitung, sogenannter Kurzschluss. Mag nun das eine oder das andere der Fall sein, in beiden Fällen ist das Instrument unbrauchbar und kann nur vom Instrumentenmacher wieder in Ordnung gebracht werden. Man wird diese Reparatur stets am besten von derjenigen Firma ausführen lassen, von welcher das Instrument fabriziert ist.

IV.

Anatomische Bemerkungen.

Grösse und Form der mit 150 ccm Flüssigkeit erfüllten Harnblase. — Anatomie der Blasenhöhle. — Länge und Weite der Harnröhre. - Veränderungen der Blase und Harnröhre beim Einführen einer geraden Sonde. — Gleichgewichtslage derselben. — Pathologische Veränderungen. — Strikturen der Harnröhre. — Prostatahypertrophie. — Die anatomischen Verhältnisse bei Knaben und Frauen. — Anatomie der Harnleiter.

———

Bei der folgenden Besprechung der Anatomie der Harnorgane müssen wir natürlich auf eine zusammenhängende und erschöpfende Schilderung verzichten und unsere Darstellung auf die Punkte beschränken, deren Kenntnis für die sachgemässe Ausführung der kystoskopischen Untersuchung notwendig ist.

Wir beginnen mit den Harnorganen des Mannes. Uns interessieren da zunächst die räumlichen Verhältnisse, welche die angefüllte Harnblase darbietet, weiterhin die Veränderungen, die Blase und Harnröhre beim Einführen eines starren geraden Rohres erleiden, und endlich die Lage, die letzteres im Blasencavum einnimmt.

Im leeren kontrahierten Zustand stellt die Harnblase einen von vorn nach hinten abgeplatteten citronenförmigen Körper dar, der versteckt hinter der Symphyse gelegen deren hinterer Fläche mit seiner vorderen mehr ebenen Wand anliegt, während sein Gipfel ihren oberen Rand nicht erreicht. Die hintere Wand der leeren Blase zeichnet sich durch grössere Dicke vor den übrigen aus und springt mit stark konvexer Oberfläche nach hinten und oben gerichtet frei in die Beckenhöhle vor. Sie ist in ihrer ganzen Ausdehnung von Bauchfell bekleidet, das vom unteren Ansatz der Musculi recti aus über den Blasengipfel auf sie herüberzieht und sie erst in der Tiefe des Douglasschen Raumes verlässt, um sich von da auf das Rektum hinüberzuschlagen.

Spritzt man am Kadaver in eine solche leere Blase, nachdem sie durch Herausnahme des Dünndarmes sichtbar gemacht ist, durch einen Harnleiter langsam Flüssigkeit ein, so sieht man, dass ihre allmähliche Ausdehnung an-

5*

fangs fast ausschliesslich auf Kosten der vom Peritoneum bekleideten hinteren Wand geschieht. Die Erweiterung erfolgt weiterhin zunächst wesentlich in einer auf der Beckenachse senkrechten Ebene; erst bei einer gewissen, in einzelnen Fällen verschiedenen Anfüllung findet die Ausdehnung auch nach oben statt, wobei sich dann immer mehr auch die vordere und die seitlichen Blasenwände an der Entfaltung beteiligen. Ist endlich die Blase so stark ausgedehnt, dass ihre seitlichen Recessus die Innenfläche des kleinen Beckens erreichen und letzteres ganz ausgefüllt ist, so erfolgt die weitere Vergrösserung ausschliesslich nach oben; die prall gefüllte Blase stellt dann wieder ein citronenförmiges, mit dem längsten Durchmesser der Längsachse des Körpers parallel gerichtetes Organ dar.

Unter diesen verschiedenen Füllungszuständen der Blase interessiert uns vom kystoskopischen Standpunkt aus namentlich der, bei welchem die Blase ungefähr 150 ccm Flüssigkeit enthält. Das ist nämlich, wie wir im Kapitel V sehen werden, die für die kystoskopische Untersuchung am meisten geeignete Ausdehnung.

Welche Form hat nun eine so stark angefüllte Blase bei einem gesunden Manne im mittleren Lebensalter?

Diese Frage beantwortet uns die anatomische Untersuchung am Kadaver namentlich an Gefrierdurchschnitten; am Lebenden aber die Betastung mit der Sonde und die kystoskopische Beobachtung. Die Vervollständigung und Kontrolle des am Kadaver gewonnenen Befundes durch die Untersuchung am Lebenden ist darum unerlässlich, weil bei ersterem die ursprüngliche Form der Blase durch den kadaverösen Prozess oft hochgradig verändert ist. Wie beträchtlich diese Deformierung sein kann, zeigen die bekannten Pirogoffschen Tafeln[1]). Brauchbar für unsere Zwecke sind eigentlich nur Gefrierdurchschnitte von Leichen, die noch bei bestehender Totenstarre zum Gefrieren gebracht wurden.

Würde sich die lebende Blase bei einer Anfüllung von 150 ccm nach allen Seiten gleichmässig ausdehnen, so würde sie eine Hohlkugel von 6,6 cm Durchmesser darstellen. Das ist aber nicht der Fall, weil infolge des ungleichen Baues und der ungleichen Befestigung der einzelnen Blasenabschnitte, wie schon erwähnt, auch deren Ausdehnung eine ungleiche ist; dabei verhalten sich verschiedene Blasen bei derselben Anfüllung nicht gleich, können vielmehr recht verschiedene Formen darbieten. Eine jede Blase aber zeigt, solange sie die normale Contractilität besitzt, bei derselben Anfüllung stets die gleiche ihr individuell eigentümliche Form.

Im ganzen kann man bei einer Anfüllung von 150 ccm Flüssigkeit drei Typen von Blasenformen unterscheiden. Den ersten Typus zeigt der in Fig. 48 abgebildete, dem Henleschen Werke[2]) entnommene Medianschnitt durch das Becken eines jungen Mannes, dessen Leiche noch während der

---

[1]) Pirogoff, Anatomia topographica sectionibus illustrata. Petropoli 1895.
[2]) Henle, Anatomie 1866. Bd. II. pag. 133.

Totenstarre zum Gefrieren gebracht wurde. Die mässig angefüllte Blase hatte die Gestalt eines regulären Ellipsoides; der längste Durchmesser betrug 7 cm und stand diagonal fast genau in der Mitte zwischen der Vertikalen und Horizontalen, mit dem vorderen Ende abwärts gerichtet; der kürzere, der Beckenachse parallele Durchmesser betrug 5 cm. Der Inhalt dieser Blase

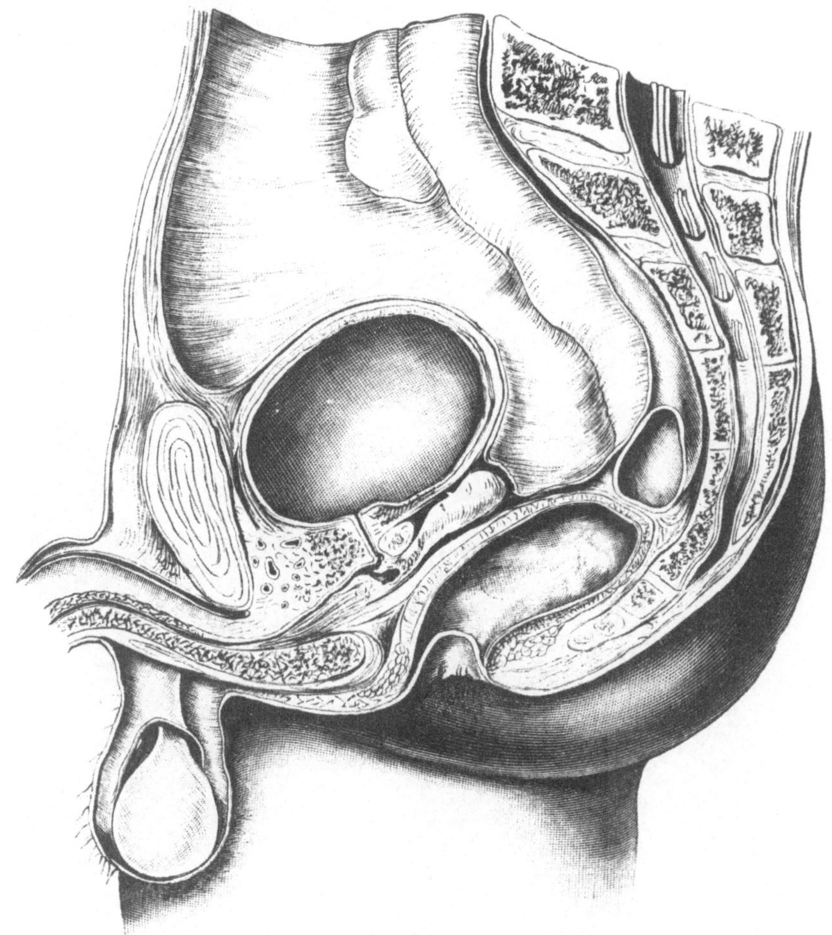

Fig. 48.

Medianschnitt einer gefrorenen männlichen Leiche nach Henle.

dürfte ca. 130 ccm betragen haben, also von dem uns interessierenden Füllungsgrade nur wenig entfernt sein. Ähnliche Verhältnisse zeigt die von Disse[1]) beschriebene und abgebildete Blase eines erwachsenen Mannes, die ebenfalls die Form eines verkürzten Ellipsoids darbot und genau 150 ccm enthielt. Der längste Durchmesser stand der Conjugata parallel und betrug

---

1) Disse, J., Untersuchungen über die Lage der menschlichen Harnblase und ihre Veränderungen im Laufe des Wachstums. Anatomische Hefte. I. Bd. 1892. pag. I. Taf. II.

7,2 cm, der kürzere senkrecht dazu stellt 6 cm. Die während der Leichenstarre zum Gefrieren gebrachte Blasenwand zeigte eine gleichmässige Form

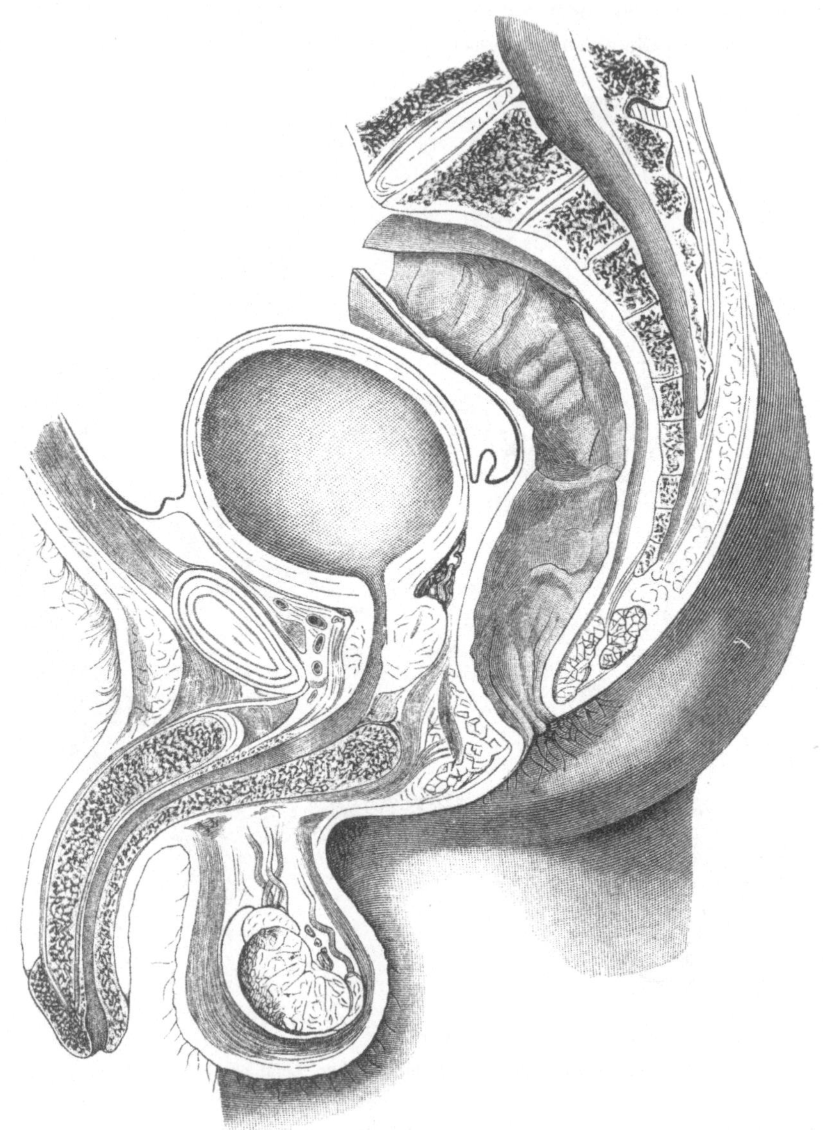

Fig. 49.

Längsschnitt nach Kohlrausch, verkleinert.

únd keinerlei durch die aufgelagerten Darmschlingen bedingte Eindrücke, ein
Umstand, der eine durch kadaveröse Prozesse bedingte Formveränderung des
Organs ausschliesst.

Häufiger als die beschriebene Form findet sich der zweite Typus, der in Fig. 49 nach einer Kohlrauschschen Zeichnung[1]) dargestellt ist. Hier zeigt die Blase eine eiförmige Gestalt, die dadurch zustande kommt, dass der vertex nicht wie beim ersten Typus eine flache Kuppel darstellt, sondern nach oben vorgebuchtet ist. Das spitzere Ende der eiförmigen Höhle

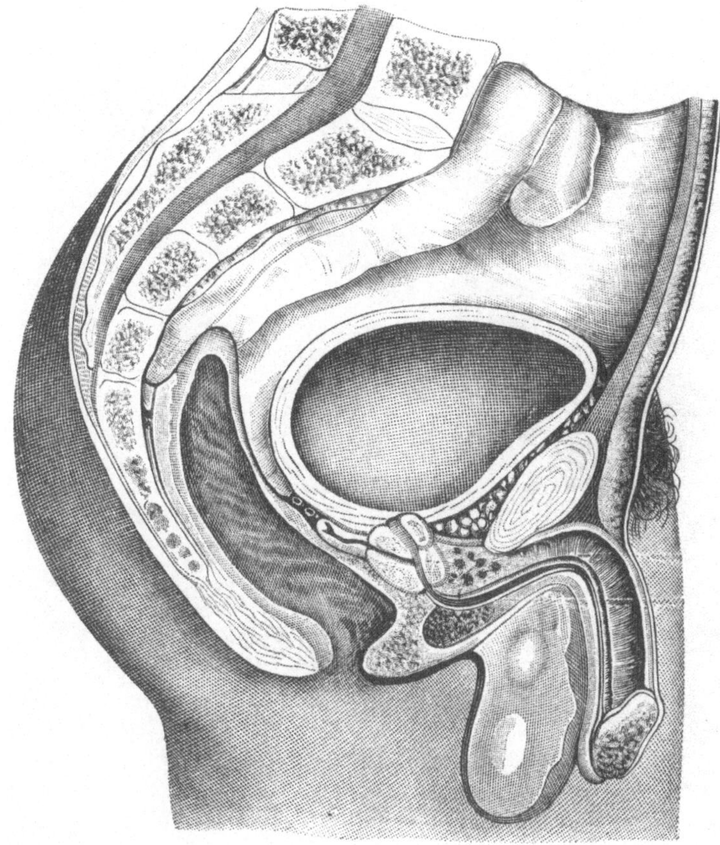

Fig. 50.

[Längsschnitt nach B r a u n, verkleinert und für unsere Zwecke modifiziert.

sieht nach oben und etwas nach vorn, während die breitere Basis auf der Prostata und dem Mastdarm ruht. Wird die Vorbuchtung noch ausgeprägter, so entsteht der d r i t t e Typus, wie wir ihn in der nach einem bekannten B r a u n eschen [2]) Gefrierdurchschnitt angefertigten Figur 50 erblicken. In derartigen extremen Fällen findet sich der Vertex zipfelförmig ausgezogen. Selbstverständlich kommen zwischen diesen drei Typen, zwischen dem verkürzten, mit dem längsten Durchmesser zur Beckenachse senkrechten Elli-

<hr>

1) K o h l r a u s c h, Zur Anatomie und Physiologie der Beckenorgane. 1854.
2) B r a u n e, Topographisch-anatomischer Atlas. Tafel I B. 1875.

psoide, zwischen der Form eines aufrechtstehenden Eies und der nach oben tütenförmig ausgezogenen, mit ihrem Gipfel die Symphysenwand überragenden Blase alle Übergänge vor.

An der ausgedehnten Blase unterscheidet man den Scheitel, Vertex vesicae, und den Blasengrund, Fundus vesicae, die beide ohne bestimmte

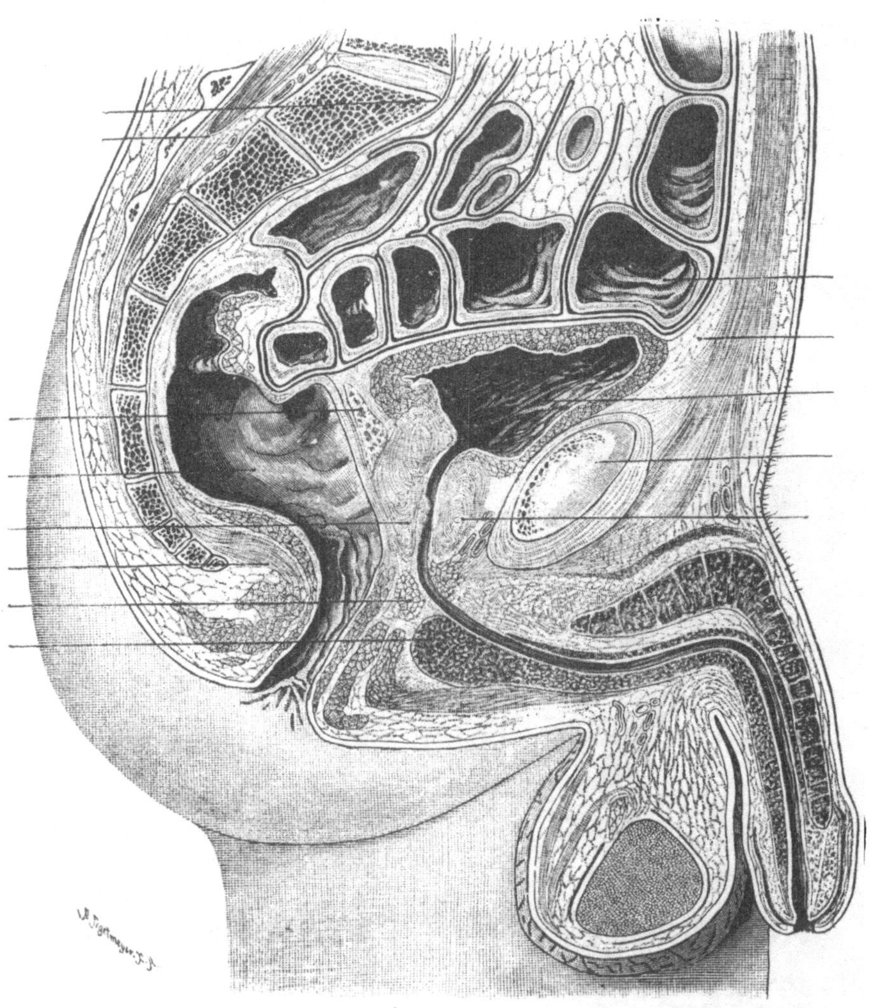

Fig. 54.

Grenze in den Blasenkörper, Corpus vesicae, übergehen. In dem zum zweiten und dritten Typus gehörenden Fällen zeigt die Blasenhöhle eine geringere oder stärkere Abplattung in sagittaler Richtung; der Durchmesser von vorn nach hinten ist kürzer als der transversale. Je mehr das der Fall ist, um so mehr kann man von seitlichen Rändern der Blase reden, die beim ersten Typus nicht vorhanden sind. Die vordere Blasenwand ist kürzer und meist flacher als die stärker gewölbte hintere; beide gehen ohne bestimmte Grenzen in die seitliche über.

Die innere Harnröhrenmündung bildet die Grenze zwischen vorderer Blasenwand und Blasenboden; sie liegt etwa 2 cm von der hinteren Fläche

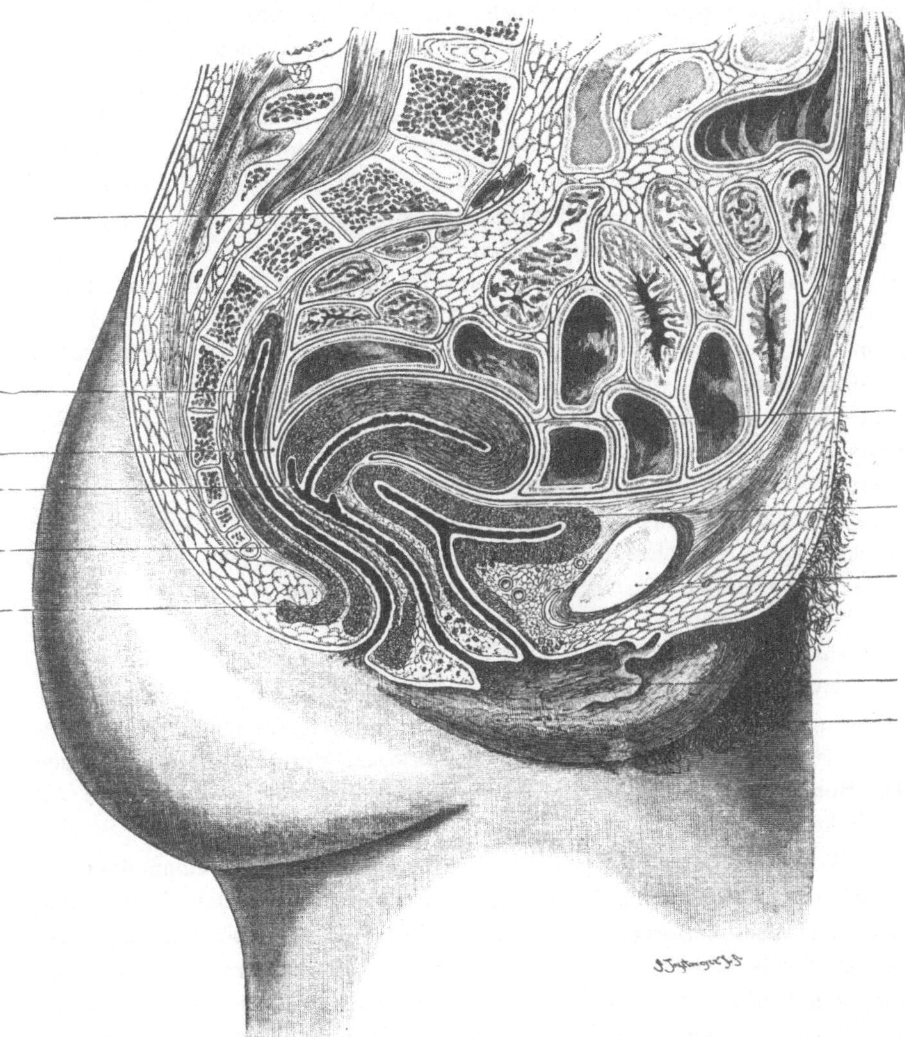

Fig. 52.

der Symphyse entfernt etwas unterhalb von deren halber Höhe; sie ist die Stelle der Blase, deren Lage durch die verschiedenen Füllungsgrade des Organes am wenigsten beeinflusst wird. Nur bei sehr starker Füllung rückt sie ein wenig nach abwärts. Mehr beeinflusst wird ihre Lage, wie wir gleich sehen werden, durch die wechselnden Füllungszustände des Mastdarms. Von der inneren Harnröhrenmündung steigt der Blasengrund schräg nach hinten

und oben auf, um hinter den Harnleitermündungen ebenfalls ohne scharfe
Grenze in die hintere Blasenwand überzugehen. Eine solche typische Form
zeigen alle Blasen, die ihren Inhalt in normaler Weise fest umschliessen,
wie das während des Lebens meist und auch nach dem Tode bis zum Aufhören der Leichenstarre der Fall ist. Gleichmässig ausgerundet und ohne
scharfe Grenzen gehen die angewachsenen Teile der Blasenwand, ihr Boden
und die Vorderwand in die hintere frei aus der Beckenhöhle herausragende
mit Peritoneum bedeckte Wand über. Anders bei schlaffen Blasen und am
Kadaver nach dem Schwinden der. Totenstarre. Namentlich die Grenze
zwischen dem angewachsenen Blasenboden und der hinteren Blasenwand
macht sich scharf bemerkbar, indem letztere durch vordrängende Darmschlingen
tief in die Blasenhöhle vorgebuchtet wird, so dass sie mit dem Blasenboden
eine spitzwinklige Abknickung bildet, während sie mit der vorderen Wand
nicht im ausgerundeten Vertex, sondern in einer quer verlaufenden, tiefen,
engen Nische zusammenstösst (siehe Fig. 51). In besonders hochgradigen Fällen
kommt es vor, dass die ganze freie hintere Blasenwand nach unten konvex
in die Blasenhöhle vorgedrängt wird. Es entstehen dann Bildungen, die
man als Schüsselform der Blase bezeichnet; sie finden sich besonders bei
Frauen. Ein Vergleich der beistehenden Figuren 51 und 52, die dem
Disseschen Werke[1]) entnommen und nach von Bardelebenschen Gefrierdurchschnitten hergestellt sind, wird diese Verhältnisse erläutern. Diese
Leichenbefunde sind für uns deshalb von Interesse, weil auch am Lebenden
bei schlaffen Blasen, die ihren Inhalt nur locker wie ein zu weiter Beutel
umschliessen, analoge, wenn auch weniger hochgradige Difformierungen
beobachtet werden.

Nicht unerwähnt mag endlich die schon von Ultzmann hervorgehobene
Tatsache bleiben, dass bei stärkerer Anfüllung des Rektum und des S-roma-
num die Blase in toto etwas nach rechts dislociert wird und die rechte, gegen
den Blinddarm gerichtete Ausbuchtung der Blasenhöhle geräumiger ist als
die linke.

Von der Blasenhöhle aus gesehen stellt die Harnröhrenmündung im
geschlossenen Zustand ein flaches, von zarten radiären Falten der Schleimhaut umgebenes Grübchen dar; seltener, bei stärkerer Ausbildung der sogenannten Uvula bildet sie einen queren, kurzen, halbmondförmigen, nach oben
konvexen Schlitz. Sie wird von einem im Querschnitt prismatischen Ringe
umschlossen, der aus elastischen Fasern und organischen Muskelfasern besteht;
sein oberer Halbkreis zeichnet sich durch grössere Zartheit vor dem derberen
unteren aus. Der Blasenboden ruht mit seinem vorderen Teil auf der Basis
der Prostata, mit dem hinteren auf dem untersten Teile des Rektums, von
dem er aber durch die Ampulle der Vasa deferentia und die Samenblasen
getrennt ist. Meistens bildet das orificium urethr. int. bei aufrechter Stel-

---

[1]) v. Bardeleben, Handbuch der Anatomie des Menschen. Bd. VII, Teil I.
1902. Disse, Harnorgane. pag. 125—127.

lung die tiefste Stelle der Blase. Bisweilen aber, wie in der in Fig. 48 abgebildeten Henleschen Figur, steht die unmittelbar vor der Urethralmündung gelegene, zur vorderen Wand gehörende Region noch tiefer und müsste dann eigentlich auch noch zum Blasengrund gerechnet werden. Dem Sprachgebrauch nach aber versteht man unter Blasengrund oder Blasenboden den Teil der Blasenwand, der von dem hinteren unteren Umfang des orif. urethr. int. schräg nach hinten oben aufsteigt und hinter den Harnleitermündungen allmählich in die hintere Blasenwand übergeht.

Beistehende dem Zuckerkandlschen Werke[1]) entlehnte Zeichnung (Fig. 53) möge das Verhältnis des Blasenbodens zu dem hinter ihm liegenden Organen erläutern.

Es ist unter Berücksichtigung dieser Verhältnisse begreiflich, dass der Füllungsgrad des Mastdarms auf die Lage des Blasenbodens von Einfluss sein und letzteren bei starker Anfüllung nach oben drängen muss. Dabei kann, wie schon erwähnt, auch die sonst so unveränderliche Lage der inneren Harnröhrenmündung beeinflusst und letztere mehr oder weniger nach oben und vorn verschoben werden.

Die vordere Blasenwand liegt der Symphyse und, wenigstens bei zipfelförmig ausgezogenem Vertex, dem untersten Teil der Bauchwand an. Im Gegensatz zu diesen geschützten und befestigten Teilen der Blase, dem Grunde und der vorderen Wand, ragt die hintere Wand vom Vertex an abwärts bis zur Tiefe des Douglasschen Raumes, die von Peritoneum bedeckt und von der Bauchhöhle aus sichtbar ist, frei in die Beckenhöhle.

Über die topographischen Verhältnisse, die der Boden einer mässig ausgebildeten Blase darbietet, kann man sich in der uneröffneten Blase mit einer kurzschnabligen geraden Sonde unterrichten. Diese Methode ist besonders von Tuchmann ausgebildet und in seinem Buche „Die Diagnose der Blasen- und Nierenkrankheiten mittelst der Harnleiterpinzette, Berlin 1887" ausführlich geschildert. Man kann sie in gleicher Weise am Lebenden wie am Kadaver ausführen. Hebt man das äussere Ende einer solchen in die Blase eingeführten Sonde entsprechend an, so bringt man ihren Schnabel mit dem Blasenboden in Berührung und fühlt beim Hinübergleiten die mehr prominierenden Gebilde, namentlich die Harnleiterwülste, mit grosser Deutlichkeit. Fig. 54 zeigt uns den Blasengrund nach Fortnahme der oberen Blasenhälfte zugleich mit dem Schnabel des Kystoskops, das bis zum Prisma in die Blasenhöhle eingeschoben ist und veranschaulicht uns das Grössenverhältnis des Schnabels zu den einzelnen Teilen des Blasenbodens. Wir sehen, wie der letztere in zwei hintereinander liegende Abteilungen zerfällt, in das Trigonum und in einen kürzeren hinter demselben gelegenen Abschnitt, den bas fond der Franzosen, den Tuchmann richtiger als Regio posttrigonalis bezeichnet.

Das Trigonum stellt eine ebene Platte von der Gestalt eines gleichschenkligen Dreiecks dar; die vordere Spitze fällt mit der Harnröhrenmün-

---

1) Zuckerkandl, Handbuch der Urologie. 1903. Anatomische Einleitung pag. 50.

dung zusammen. Die hintere von rechts nach links verlaufende Seite ist
nicht geradlinig, sondern bildet eine mehr oder weniger stark gekrümmte,
nach vorn konvexe Bogenlinie; in seltenen Fällen zeigt diese hintere Begrenzung des Trigonum in der Mitte eine seichte nach vorn gerichtete Ein-
kerbung. Die seitliche Begrenzung des Trigonum bilden zwei nach aussen
leicht konkave Linien, die gegen das orificium urethr. int. konvergierend
hier in der Spitze des Trigonum zusammentreffen. Letzteres selbst besitzt
eine schwachkonkave, spiegelglatte Oberfläche, die im Gegensatz zu den

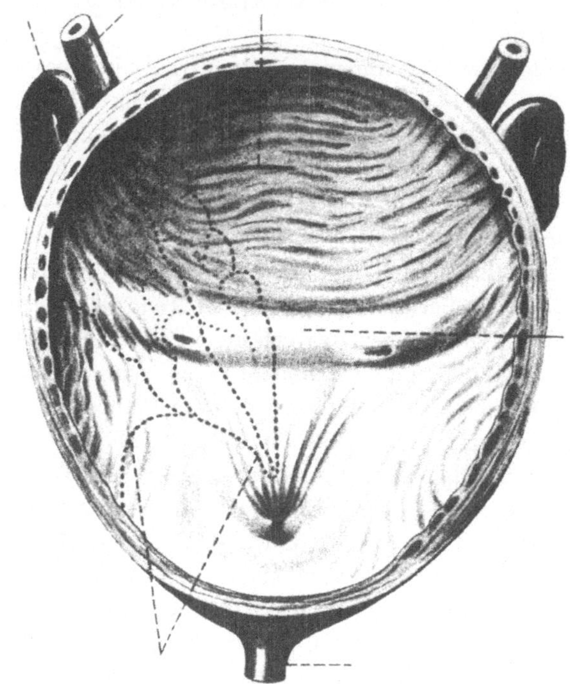

Fig. 53.

anderen Partien der Blaseninnenfläche keine Spur von Falten zeigt. Die
Schleimhaut ist hier so fest mit der Unterlage verbunden, dass sie von derselben mit einer Pinzette nicht abgehoben werden kann. Infolge seines fest-
gefügten Gewebes ist das Trigonum die Partie der Blase, die bei den verschiedenen Füllungszuständen derselben den geringsten Veränderungen ausgesetzt ist. Langer, der die relative Ausdehnung der einzelnen Blasenabschnitte beim Aufblasen des Organs prüfte, fand, dass bei einem Unterschied in der Anfüllung, der einer Verdoppelung der Entfernung zwischen
Trigonum und Vertex entsprach, die Umgebung des orificium urethr. int.
fast unverändert war, während sich der Abstand der Harnleitermündungen
um die Hälfte vergrössert zeigte.

Sicher sind solche Versuche am Kadaver nur mit Vorsicht zu verwerten, irrig aber wäre es, anzunehmen, dass sich das Trigonum beim Lebenden überhaupt nicht verändert; dagegen spricht schon der Umstand, dass es wesentlich aus organischer Muskulatur zusammengesetzt ist.

Die Mündungen der Harnleiter nehmen die hinteren seitlichen Ecken des Dreiecks ein und liegen jede auf einem mehr oder weniger prominierenden 3—4 mm breiten, länglichen Wulst, der dadurch entsteht, dass der Harnleiter bei seinem Durchtritt durch die Blasenwand, die Muskel- und Schleimhaut schräg durchsetzend, letztere hügelig vor sich her treibt. Die Harn-

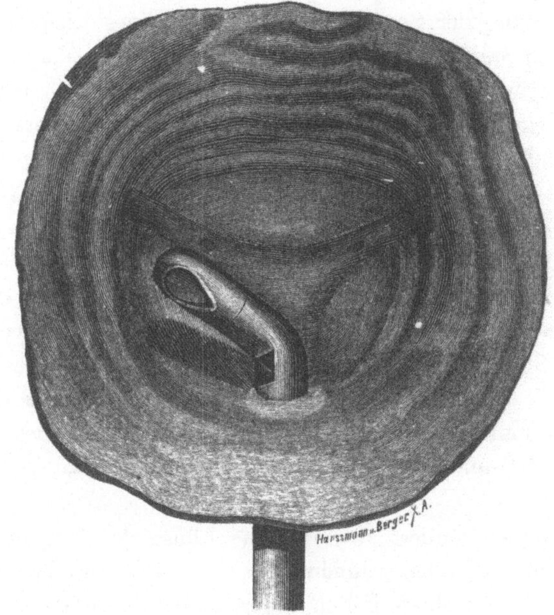

Fig. 54.

Blasenboden mit eingeführtem Kystoskop (halbschematisch).

leitermündung selbst wird dadurch gebildet, dass sich die obere Wand des Ureters spaltet. Ein Teil der Längsmuskulatur desselben, und zwar der mächtigste, setzt sich unter der Schleimhaut medianwärts über die Mündung hinaus fort und bildet zusammen mit den analogen Fasern der andern Seite die hintere, nach vorn konvexe Begrenzung des Trigonum; diese zwischen den beiden Harnleitermündungen verlaufenden Muskelbündel werden auch als Ligamentum interuretericum bezeichnet. Die beiden seitlichen Begrenzungen des Trigonum werden ebenfalls von Fasern der Harnleiterwand gebildet, die nach erfolgter Ausmündung des Kanales selbständig unter der Schleimhaut nach vorn gegen die Harnröhrenmündung verlaufen und sich hier in der Mitte ihrer unteren Cirkumferenz vereinigen. An der Stelle dieses Vereinigungspunktes findet sich bisweilen ein vorspringendes Höckerchen, das als Uvula bezeichnet wird und in seltenen Fällen einen stärker prominierenden Knoten von der Grösse einer kleinen Erbse bilden kann. Dieses Gebilde liegt dann innerhalb der Harnröhrenmündung und verleiht derselben die schon oben erwähnte Form einer kurzen nach vorn stark konvexen Spalte.

Die Ureterenwülste sind unmittelbar nach auswärts von den Harnleitermündungen am stärksten ausgeprägt, und hier meist so stark entwickelt, dass sie die Spitze einer kurzschnabligen Sonde beim Vorschieben aufhalten, sofern deren äusseres Ende so stark erhoben wird, dass der Schnabel wirklich mit dem Blasenboden in Berührung ist. Nach der Mitte zu verflachen sich die Wülste mehr und mehr und erzeugen an dieser Stelle bei gleicher Bewegung und Haltung der Sonde nur das Gefühl eines leichten Holperns.

Nicht selten verlieren sich die Harnleiterwülste medianwärts von den Ureterenmündungen alsbald so völlig, dass in der Mitte eine deutliche Grenze des Trigonum gegen den Fundus fehlt und nur durch die verschiedene Oberflächenbeschaffenheit der Schleimhaut gebildet wird.

Über den Längsdurchmesser des Trigonum, d. h. die Entfernung seiner hinteren Grenze von der Harnröhrenmündung gehen die Ansichten der Autoren auseinander. Während Henle nach Messungen an der herausgenommenen Blase die Länge des Trigonum von der Mündung der Harnröhre bis zum hinteren Rande als 8—15 mm angibt, nimmt Tuchmann auf Grund seiner Untersuchungen an, dass diese Länge in der Mehrzahl der Fälle 26 mm beträgt. Allerdings unterlässt dieser Forscher nicht darauf hinzuweisen, dass es Fälle gibt, in denen „die pars ureterica des Blasenbodens ungemein kurz ist und der Harnleiterwulst dem orific. urethr. int. sehr nahe liegt".

Beim Lebenden variiert zweifellos die Länge des Trigonum und damit die Entfernung der Harnleitermündungen vom orific. urethr. int. innerhalb weiter Grenzen. In einzelnen Fällen liegen dieselben direkt hinter der Harnröhrenmündung; darüber kann auf Grund der kystoskopischen Untersuchung kein Zweifel bestehen. Wie verschieden an der Leiche die Länge des Trigonum gefunden wird, mögen beistehende, einer Abhandlung von Viertel[1]) entnommenen Abbildungen weiblicher Blasen zeigen, von denen Fig. 55 ein kurzes, Fig. 56 ein normales und Fig. 57 ein langes Trigonum darstellt. Übrigens lassen sich an den nach der gewöhnlichen Sektionsmethode aus dem Kadaver herausgenommenen und aufgeschnittenen Blasen diese Verhältnisse nicht gut studieren und erlauben nur unsichere Schlüsse hinsichtlich des Verhaltens der lebenden uneröffneten Blase. Innerhalb weiter Grenzen wird an solchen kadaverösen Blasen die Entfernung der Harnleitermündungen vom orific. urethr. int. durch die geringere oder stärkere Anfüllung der Blase durch Vorhandensein oder Fehlen der Leichenstarre etc., ja sogar dadurch

---

[1]) F. Viertel, Physikalische Untersuchungsmethoden der Blase in Veits Handbuch der Gynäkologie. Bd. II. 1897.

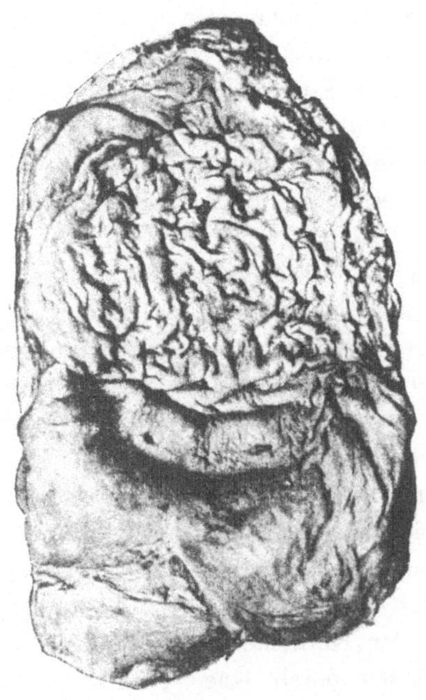

Fig. 55.

„Kurzes" Trigonum. Abbildung einer weiblichen Blase. Die vordere Blasenwand ist
nach unten geklappt. Man sieht ein stark
entwickeltes Lig. inter-uretericum mit den
beiden Ureteröffnungen unmittelbar an das
Orificium urethrae internum heranrückend.
Nach Viertel.

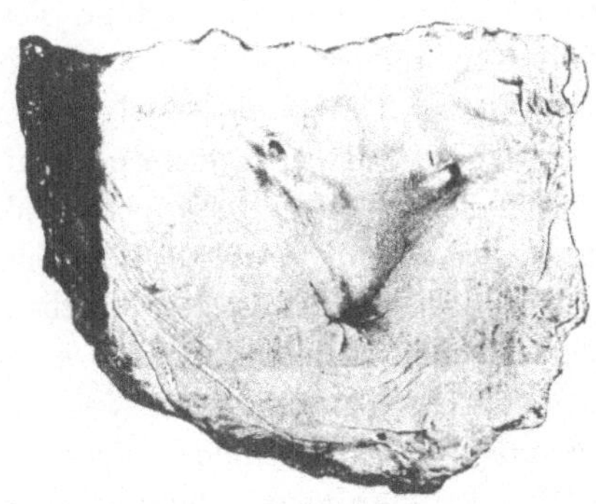

Fig. 56.

Normales Trigonum einer weiblichen Blase
mit Orificium urethrae interum und den beiden
Ureteröffnungen. Nach Viertel.

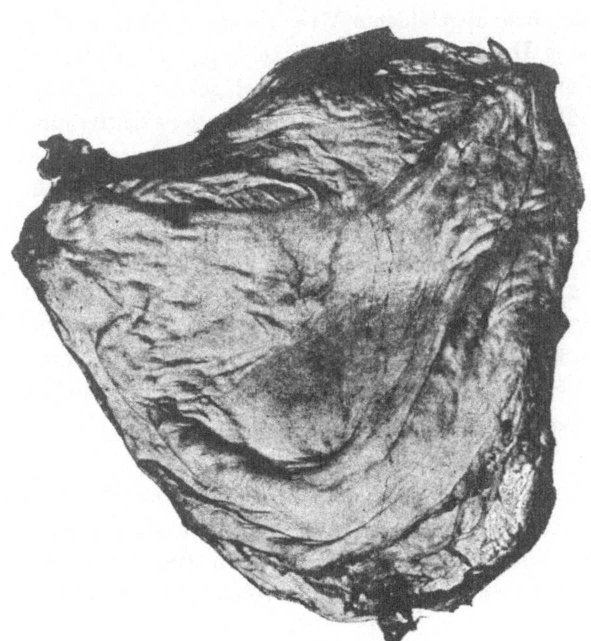

Fig. 57.

„Langes" Trigonum. Blasenboden und ein Teil der vorderen Blasenwand mit Ori-
ficium internum urethrae.
Lig. interuretericum deutlich
entwickelt. Die Ureterenöff-
nungen mit kurz abgeschnittenen dünnen schwarzen Sonden markiert. Nach Viertel.

beeinflusst, ob das Trigonum bei der Präparation mehr oder weniger angespannt wird. Brauchbarere Resultate erhält man durch ein anderes Verfahren, das darin besteht, dass man an frischen Kadavern, deren Blase leer ist, diese mit 150 ccm absoluten Alkohols anfüllt und dann in absolutem Alkohol härtet. Solche Blasen behalten auch nach dem Aufschneiden ihre Form bei und ermöglichen ein genaues Abmessen der Entfernung der Harnleitermündung von der inneren Harnröhrenmündung.

Ich habe in dieser Weise eine Anzahl von Blasen untersucht und nach dem Aufschneiden die Länge des Trigonum, das heisst die Entfernung zwischen innerer Harnröhrenmündung und Ligamentum interuretericum gemessen; sie betrug im Mittel 2,1 cm; als grösste Entfernung wurden 2,5 cm, als kleinste 1,8 cm gemessen. Bei einer etwas stärker angefüllten, sonst gleich behandelten Blase betrug die Länge des Trigonum 4,2 cm. Eine Lage der Harnleiterwülste dicht hinter dem orific. urethr. int., wie wir sie gelegentlich bei der kystoskopischen Untersuchung finden, habe ich bei den mit Alkohol gefüllten Blasen nicht beobachtet. Sollte ein solcher Befund bei weiterer Fortsetzung der Versuche an der toten Blase nie erhoben werden, so müsste man annehmen, dass die Lage der Harnleiterwülste unmittelbar hinter der Harnröhrenmündung beim Lebenden durch eine vorübergehende krampfhafte Kontraktur der die Basis des Trigonum bildenden Muskelmasse erzeugt würde. Auch die Entfernung der beiden Harnleitermündungen von einander ist bei verschiedenen Individuen eine verschiedene, ja wechselt wohl innerhalb gewisser Grenzen bei demselben Individuum je nach den verschiedenen Füllungszuständen der Blase. Henle gibt als Entfernung ihrer äusseren Ränder 20 mm an; Tuchmann berechnet die Länge des Ligamentum interuretericum auf Grund seiner Messungen an der lebenden Blase auf ebenfalls 20 mm; bei der oben abgebildeten Viertelschen Blase beträgt die Entfernung zwischen beiden Harnleitermündungen in Fig. 57 44 mm, in Fig. 55 und Fig. 56 je 23 mm. Bei meinen in Alkohol gehärteten Blasen habe ich Entfernungen von 25 bis 38 mm gefunden, die mittlere Entfernung betrug 30 mm. Bei der schon erwähnten etwas stärker ausgedehnten Blase betrug die Entfernung der Harnleitermündungen 57 mm. Es kann wohl keinem Zweifel unterliegen, dass bei dieser Blase auch bei der geringeren Anfüllung mit 150 ccm sowohl die Entfernung der Harnleitermündungen, als die Länge des Trigonum grösser gewesen wäre, als bei den anderen ebenso präparierten Blasen. Die Beschreibung der verschiedenen Formen der Harnleiterwülste und Harnleitermündungen behalte ich mir für einen späteren Abschnitt vor, in dem die kystoskopischen Bilder der Harnblase geschildert werden; präsentieren sich doch beide am Lebenden viel kräftiger als am Kadaver.

Die hinter dem Trigonum gelegene noch dem Blasenboden angehörende Regio posttrigonalis, bas-fond der Franzosen, wird nach vorn durch die Ureterenwülste, nach hinten gegen die hintere Blasenwand durch ein transveral verlaufendes Muskelbündel begrenzt, das bald kaum angedeutet ist, bald kräftig entwickelt, die Schleimhaut als halbmondförmige Falte vortreibt. Es entsteht so eine ovale Grube von etwa Mandelgrösse, die mit dem längsten Durchmesser quer gestellt ist, der kürzere sagittale beträgt nicht über 13 mm. Im jugendlichen Alter meist flach pflegt sich diese Grube mit zunehmendem Alter mehr zu vertiefen und gegen das Trigonum zurück zu sinken. Sie kann bei alten Leuten auch ohne das Bestehen einer Prostatahypertrophie eine solche Tiefe erreichen, dass die Spitze einer kurzschnabligen Sonde ihren Boden erst dann berührt, wenn man deren äusseres Ende stärker anhebt als das zum Abtasten des Trigonum nötig war.

Mit Recht macht Tuchmann auf die geringe Entwicklung der Muskelschicht dieser Partie aufmerksam, die ihre beträchtliche Festigkeit mehr der Fortsetzung der vor dem Mastdarm aufsteigenden, hier noch ziemlich derben Beckenfascie verdankt. Aus dieser Tatsache erklärt sich auch die geringe Dehnbarkeit ihrer Wandung. Schiebt man eine kurzschnablige Sonde hart auf dem Blasenboden bis an die hintere Wand vor, so begegnet man beim Versuch dieselbe noch weiter nach hinten vorzubuchten, einem kräftigen Widerstande; auch bei Anwendung von Gewalt gibt sie nicht nach; es würde eher eine Perforation erfolgen. Anders, wenn man die Spitze der Sonde soweit vom Blasenboden abhebt, dass sie weiter vorgeschoben oberhalb des transversalen Muskelbündels an die hintere Blasenwand anstösst; sie lässt sich dann, letztere vor sich her drängend, leicht weiter nach hinten verschieben. So sehen wir den eigentlichen Blasenboden im Gegensatz zu dem nur wenig höher gelegenen geräumigeren Blasenkörper nach allen Dimensionen von auffallend geringem Durchmesser.

Von dem glatten Trigonum unterscheidet sich die Regio posttrigonalis durch eine mehr wellige Oberfläche, deren schmale hüglige Erhabenheiten meist einen ausgesprochen queren Verlauf zeigen. Kleine, wenig ausgesprochene, meist nur seichte ovale Vertiefungen bildet der Blasenboden zu beiden Seiten des Trigonums; von dessen seitlichen Rändern medianwärts begrenzt gehen sie lateralwärts ohne scharfe eigentliche Grenze in die Seitenwandungen der Blase über. Je grösser und tiefer die drei beschriebenen Gruben sind, je stärker die Faltung ihrer Schleimhaut ist, je kräftiger endlich die Harnleiterwülste entwickelt sind, um so charakteristischer hebt sich die glatte dreieckige Platte vom Blasenboden ab. In seltenen Fällen kann sich das Trigonum mit seinen Rändern durch tiefe Rinnen vom Blasenboden ablösen; es kann schliesslich das ganze Dreieck von der übrigen Blase so abgehoben sein, dass es eine flottierende Klappe bildet, deren hinterer Rand von der Basis des Trigonum gebildet wird (v. Dittel[1]).

Im Gegensatz zu diesen überkräftig entwickelten Fällen zeigt das Trigonum in anderen Fällen ein so wenig charakteristisches Aussehen, dass es sich wenig von dem übrigen Blasenboden unterscheidet; ja es kann in Fällen, in denen bei mangelnder Entwicklung der Harnleiterwülste die

---

[1] v. Dittel, Die Strikturen der Harnröhre.

Harnleiter frei auf einer glatten, der Umgebung gleichen Ebene münden, jede Differenzierung zwischen Trigonum und sonstigem Blasenboden schwinden.

Im Gegensatz zu den komplizierten Verhältnissen des Blasenbodens zeigt der übrige Teil der Blaseninnenfläche eine auffallende Gleichmässigkeit: überall dieselbe glatte, nur durch schwach hügelige Erhabenheiten unterbrochene Schleimhautfläche. Die Vorderwand zeichnet sich durch grössere Glätte aus; nicht selten beobachtet man an ihr, worauf schon Langer aufmerksam gemacht hat, eine umschriebene, durch den Druck der oberen Symphysenwand verursachte Schleimhautvorwölbung. An den seitlichen Wänden und besonders an deren unteren Partien beobachtet man oft ein stärkeres Vorspringen der zur inneren Schicht des Detrusor gehörenden Muskelbündel.

Die übliche Bezeichnung „Harnröhre" ist nur für die Zeit zutreffend, in der entweder eine Harnentleerung statthat oder Instrumente resp. Flüssigkeiten durch das Organ eingeführt werden. Für gewöhnlich stellt die Urethra kein Rohr, sondern einen von zarten Schleimhautfalten begrenzten lumenlosen Spalt dar. Dieser Umstand ist von grosser praktischer Bedeutung; ist es doch ein grosser Unterschied, ob man ein Instrument durch ein offenes klaffendes Rohr einführt oder durch einen Spalt, der erst durch das Auseinanderdrängen seiner Wandungen zu einem Rohr gestaltet wird. Unter Berücksichtigung dieser Verhältnisse mag man dann weiterhin den gewohnten Ausdruck „Harnröhre" benutzen, man versteht dann unter „Weite" derselben die Erweiterungsfähigkeit, die der Harnröhrenspalt ohne Verletzung oder Zerrung seiner Wandung erlaubt.

Über die Länge der Harnröhre finden sich in den anatomischen Lehrbüchern sehr abweichende Angaben; es ist das begreiflich, da meist das herausgenommene Organ gemessen wird, und sich dann wesentliche Unterschiede ergeben, je nachdem man dasselbe mehr oder weniger anspannt. Brauchbare Resultate geben nur Messungen der Harnröhre in situ und am Lebenden. Man nimmt dieselben so vor, dass man bei gefüllter Blase einen elastischen Katheter, dessen Länge vom Fenster bis zum äusseren Ende vorher gemessen ist, in die Harnröhre, ohne den Penis zu komprimieren oder auszuziehen, so tief einführt, bis eben Urin ausfliesst. Misst man nun die Länge des frei an der äusseren Harnröhrenmündung herausragenden Katheterendes und zieht diese von der vorher bestimmten Länge des Katheterschaftes ab, so erhält man die Länge der Harnröhre. Dieselbe beträgt unter normalen Verhältnissen 16—21 cm. Sie ist ziemlich unabhängig von der Grösse der betr. Person. Kleine Individuen haben oft ebenso lange Harnröhren wie grosse. Bei alten Leuten sind die Harnröhren auch in Fällen, wo keine Prostatahypertrophie besteht, meist länger als bei· jugendlichen.

Man unterscheidet an der Harnröhre je nach den Organen, die sie in ihren einzelnen Abschnitten in ihrem Verlaufe von vorn nach hinten umgeben: 1. die Pars cavernosa, die von der äusseren Harnröhrenmündung bis zum Bulbus von dem Corpus cavernosum umgeben ist; sie misst 13—17 cm; 2. die als Isthmus oder Pars membranacea bezeichnete 1—2 cm lange Partie, die von der vorderen Fascie des Diaphragma urogenitale bis zu dessen hinterem Fascienblatt resp. bis zum Eintritt in die Prostata reicht und allseitig von dem kräftigen Muskelapparat des Musculus perinei prof. umgeben ist und endlich 3. in die etwa 2—2,5 cm lange Pars prostatica.

In ihrer Ruhelage bildet die Urethra um den unteren Rand der Symphyse einen Bogen, dessen nach unten gerichteter Gipfel den Durchtritt der Harnröhre durch das Diaphragma urogenitale entspricht; es ist das die Stelle, an der die Urethra durch die umgebenden Organe bis zur völligen Unbeweglichkeit fixiert ist; ihre Entfernung vom unteren Rand der Symphyse beträgt hier 18 mm. Der vordere Schenkel des Bogens reicht bis zum Ansatz des Ligam. suspensor. penis. Dadurch, dass der vor diesem Ansatz befindliche Teil des Gliedes seiner Schwere nach abwärts hängt, erleidet die Harnröhre hier eine zweite Abknickung, die als vordere Kurvatur bezeichnet wird. Die Pars cavernosa urethr. zerfällt dadurch in zwei weitere Unterabteilungen, in die hinter der Abknickung gelegene Pars fixa und in die vor derselben gelegene Pars pendula.

Von grosser Bedeutung für unsere Zwecke ist die Frage nach der Weite der Harnröhre. Die engste Stelle derselben bildet für gewöhnlich das orific. urethr. ext., das auch bei ganz gesunden Menschen so eng sein kann, dass sich mittelstarke Instrumente von 6—7 mm Durchmesser nur schwer einführen lassen. Eine solche enge äussere Harnröhrenmündung darf nie zu dem Schluss verleiten, dass auch die hinteren Teile der Urethra eng seien. Die Weite der Harnröhrenmündung und der übrigen Harnröhre sind von einander unabhängig. Vom orific. urethr. ext. abgesehen, lassen sich unter normalen Verhältnissen Instrumente von 8 mm Durchmesser leicht und ohne Verletzung bis in die Blase einführen. In der Mehrzahl der Fälle ist die Harnröhre noch weiter. Otis glaubt zwischen dem Umfang des erschlafften Penis und dem Kaliber der Harnröhre ein konstantes Verhältnis von 2,5 zu 1 gefunden zu haben. Einem Umfang des Penis von 7,5 cm würde demnach eine Harnröhrenweite von 3 cm entsprechen. Folgende Tabelle gibt das Resultat seiner in Tausenden von Fällen vorgenommenen Messungen wieder:

Umfang des Penis in der Mitte:	Erweiterungsfähigkeit der Urethra zu einem Umfange von:
7,5 cm	3 cm und mehr
8,1 „	3,2 „ „ „
8,7 „	3,4 „ „ „
9,3 „	3,6 „ „ „
10 „	3,8 „ „ „
10,5—11,2 cm	4 „ „ „

Spricht man im allgemeinen von Weite der Harnröhre, so meint man, dass jede Stelle ihres Kanales so weit ist, dass sie ein Instrument von dem betr. Kaliber ohne Verletzung durchtreten lässt. Man darf dabei nicht vergessen, dass die Erweiterungsfähigkeit des Harnröhrenspaltes eine ungleichmässige ist, und dass neben den engen Partien, die das Instrument eben passieren lassen, noch andere, weitere vorhanden sind. Solcher einer stärkeren Erweiterung fähiger Stellen finden sich in jeder Harnröhre drei: Die Fossa navicularis, die Pars bulbosa und die Pars prostatica. Dabei ist zu bemerken, dass an allen drei Partien diese stärkere Erweiterung ausschliesslich auf Kosten der unteren resp. bei der Pars prostatica der hinteren Wand erfolgt, während die obere Wand nur wenig ausdehnbar und von der gleichen Resistenz wie die übrige Harnröhrenwand ist.

Verfolgen wir die Erweiterungsfähigkeit des Harnröhrenspaltes in seinem Verlauf von vorn nach hinten, so finden wir, dass auch das orif. urethr. int., das für gewöhnlich die engste Stelle darstellt, die namentlich in ihrem mittleren Teil stark erweiterungsfähige Fossa navicularis folgt, die in der Gegend des Ansatzes des Frenulum wieder mit einer verhältnismässig engen Stelle endet. In den seltenen Fällen, in denen die Harnröhre nach aussen trichterförmig mündet und somit das orif. urethr. ext. eine besondere Weite darstellt, pflegt diese hintere Grenze der Fossa navicularis die engste Partie des Kanales zu bilden. Von hier aus nimmt die Harnröhre im Schaft des Penis erst langsam und dann allmählich schneller an Weite zu, bis sie plötzlich in der Pars bulbosa ihren höchsten Grad erreicht. Dadurch, dass diese Erweiterung ausschliesslich durch stärkere Entfaltung der unteren Wand zustande kommt, bildet dieselbe bei mangelndem Tonus eine nach unten vorspringende sackartige Ausbuchtung, auf die wir bei Besprechung des Katheterismus zurückkommen werden.

Die auf die Pars bulbosa folgende Pars membranacea stellt eine der engsten Partien des Kanales dar und behält in ihrem kurzen Verlaufe das gleiche Kaliber bei. Das ändert sich sofort mit dem Eintritt in die Prostata, in welcher der Kanal wieder eine so grosse Weite gewinnt, dass man nach Eröffnung der Pars membranacea nach Anlegung der Boutonnière einen starken Finger ohne Verletzung durch die Pars prostatica in die Blase einführen kann. Nur der unmittelbar vor dem Eingang in dieselbe befindliche Teil der Harnröhre, der Sphincter int. zeigt dabei eine grössere Rigidität und lässt sich nur mit einiger Kraft ausdehnen. Zu bemerken ist noch, dass in jugendlichem Alter der Tonus der Harnröhrenwand ein stärkerer ist, als in vorgeschrittenen Jahren und dass im Alter namentlich die Wandung der Pars bulbosa oft überaus schlaff und nachgiebig ist.

Hinsichtlich der Innenfläche der Harnröhre sei noch der Morgagnischen Taschen gedacht, die sich mit dem freien Rand nach vorn gerichtet, einzeln oder zu mehreren an der oberen Wand der Fossa navicularis finden und des von der hinteren Wand in die Pars prostatica hineinragenden Colliculus seminalis. Die zu seinen Seiten befindlichen Rinnen können so tief sein, dass sich in ihnen spitze Katheter fangen.

Von den **zwei Krümmungen**, welche die Harnröhre in der Ruhelage in der Medianebene beschreibt, lässt sich die vordere durch das Herab-
hängen des Gliedes bedingte Abknickung durch einfaches Erheben des Penis
ausgleichen und bietet dann dem Einführen einer kurzschnabligen geraden
Sonde bis in die Pars bulbosa kein Hindernis dar. Die Elastizität des
Ligam. suspensor. penis und die, wenn auch geringe Verschiebbarkeit der
Prostata, ermöglichen es weiterhin, auch den zweiten Bogen, den die Urethra
um den vorderen Rand der Symphyse beschreibt, soweit auszugleichen, dass

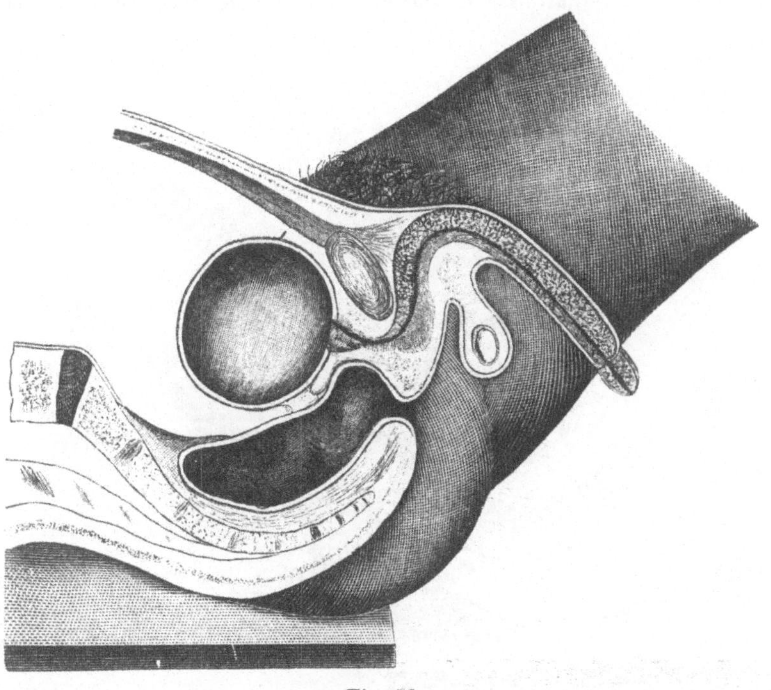

Fig. 58.

eine kurzschnablige Sonde leicht bis in die Blase vorgeschoben werden kann.
Die Harnröhre ist dann vollständig gerade gestreckt. **Hand in Hand
damit geht eine Verkürzung ihres Kanales, die in einzelnen
Fällen gering ist, in anderen bis 2,5 cm betragen kann** und
dadurch entsteht, dass die beiden Schenkel des Bogens, den die Urethra um
die Symphyse beschreibt, bei der Geradestreckung desselben in sich zusammen-
geschoben und somit verkürzt werden. Man kann sich von dieser Tatsache
in folgender Weise überzeugen: Man bestimmt zunächst die Länge der in
ihrer natürlichen Lage befindlichen Harnröhre in der bekannten Weise mittelst
eines elastischen Katheters; führt man nun das Kystoskop ein und misst in
dem Moment, in welchem man beim Hindurchsehen zuerst einen Streifen der
Blasenwand erblickt, in dem also das Prisma eben in die Blasenhöhle eintritt,
das noch nicht in den Penis eingedrungene Ende des Instrumentes, und zieht

dieses Mass von der Länge des Schaftes ab, so erhält man die Länge der gerade gestreckten Harnröhre. Man wird ausnahmslos finden, dass dieselbe kürzer ist, als wenn man sie in ihrer natürlichen Biegung misst.

Ein Vergleich der Figuren 58 und 59 wird diese und die sogleich zu erörternden Verhältnisse leicht verständlich machen. In beiden sehen wir die Blase mit 150 ccm Flüssigkeit erfüllt. Alle Maße der Organe, wie auch des eingeführten Instrumentes sind gleichmässig verkleinert, so dass diese Zeichnungen ein übersichtliches Bild der in Betracht kommenden relativen Grössen und Lageverhältnisse darbieten. Die Länge der Harnröhre beträgt

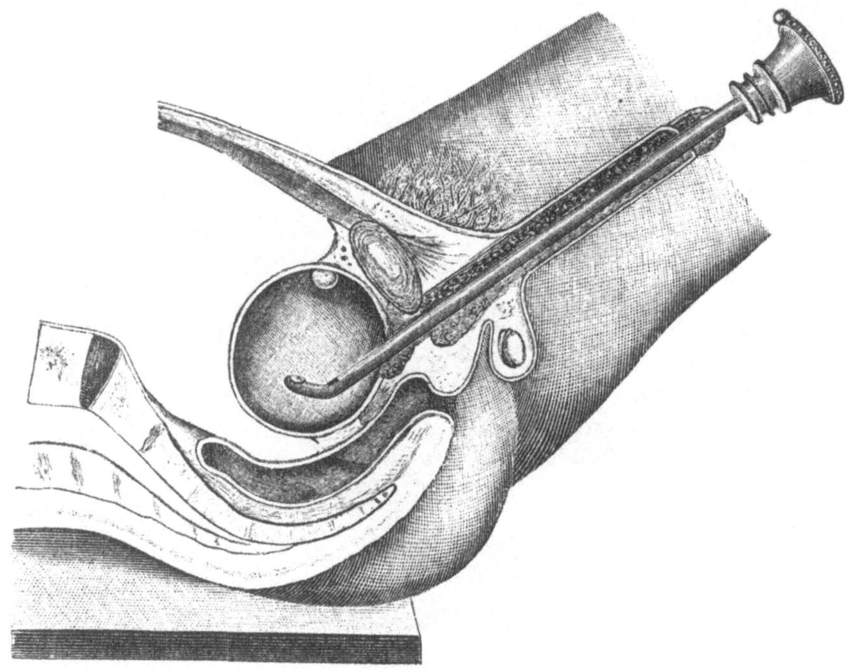

Fig. 59.

n Fig. 58 17 cm; dieselbe Harnröhre misst nach Einführung des Kysto-skopes in Fig. 59 nur noch 16 cm.

Um die Veränderungen, die durch das Einführen einer starren geraden Sonde an der inneren Harnröhrenmündung und den sie umgebenden Gebilden bewirkt werden, richtig beurteilen zu können, sind diese Teile in Fig. 60 unter Zugrundelegung einer Waldeyer-schen[1]) Abbildung nochmals in ihrer ursprünglichen Lage dargestellt. Man sieht, wie das Endstück der Harnröhre fast senkrecht auf die Blasenwand einmündet. Eine gerade Sonde, die man von einer am Damm angelegten Fistel aus durch die Pars prostatica urethrae in die Blasenhöhle einführte,

---

1) Waldeyer, Das Becken. 1899.

würde deren Mittelpunkt etwas näher nach der vorderen Wandung zu liegen kommen; die Falte der Harnröhrenmündung würde sie von allen Seiten als gleichmässiger Saum umgeben.

Wird dagegen die gerade Sonde vom orific. urethr. ext. aus in die Blase eingeführt, so werden die Verhältnisse dadurch völlig andere, da durch das Ligament. suspensor. penis der vordere Teil der Sonde nach oben ge-

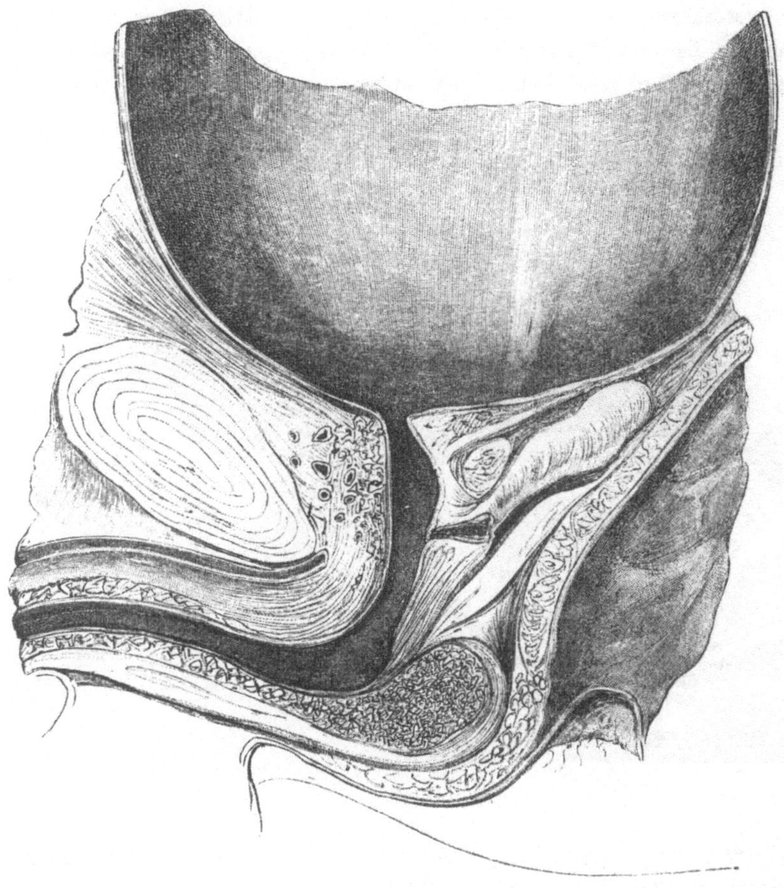

Fig. 60.

zogen wird und demgemäss das in die Blase eingedrungene Sondenende auf den unteren Umfang des orific. urethr. int. und die angrenzenden Teile einen starken Druck nach unten ausüben muss. Durch diesen Druck wird dieser Teil der Falte, der ursprünglich die hintere (untere) Wand der Urethra posterior von dem Blasenboden trennt, verstrichen. Die Grenze zwischen beiden wird nunmehr durch den stumpfen Winkel markiert, in dem die hintere untere Wand der gerade gestreckten Harnröhre mit der Ebene des Blasenbodens zusammenstösst.

Diese Veränderung, welche die das orific. urethr. int. umgebende Falte durch das gewaltsame Abwärtsdrängen der Harnröhrenmündung und ihrer Umgebung erleidet, ist aber nicht nur auf ihren unteren Umfang beschränkt. Auch die Gestalt ihres oberen Umfanges wird verändert, und zwar in umgekehrter Weise. Während die Falte der inneren Harnröhrenmündung durch den Druck des eingeführten Rohres in ihrem unteren Umfang mehr verstrichen wird, erscheint sie in ihrer oberen Partie durch die Zerrung nach unten verschärft und scharfkantiger als vorher. Hinter der Symphyse übt die durch die eingeführte Sonde nach abwärts gedrängte Prostata in dem Bestreben in ihre natürliche Lage zurückzukehren, auf den hinteren Teil

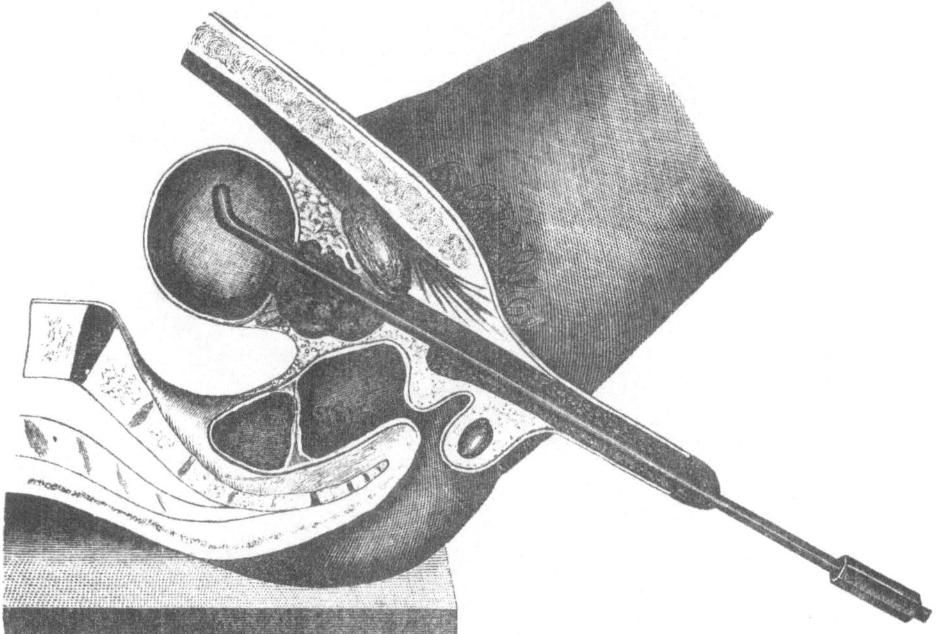

Fig. 61.

des Instrumentes einen Druck nach aufwärts aus; vor dem Schambein zieht das durch die Geraderichtung der Harnröhre gezerrte Ligament. suspensor. den vorderen Teil der Sonde nach oben. So wird der untere Rand der Symphyse resp. das Ligamentum arcuatum, das den Scheitel des durch die Schambeine gebildeten Winkels ausfüllt, zum Hypomochlion eines zweiarmigen Hebels, an dem vorn das Ligament. suspens., hinten die die Blasenöffnung umgebende Vorsteherdrüse nach aufwärts drängen. Von der relativen Stärke dieser beiden wirkenden Kräfte hängt die Ruhelage der eingeführten Sonde ab.

In dieser „Gleichgewichtslage" pflegt eine in die Blase eingeführte gerade Sonde den Blasenboden nicht zu berühren, bildet vielmehr, wie Fig. 61 zeigt, mit dessen Ebene, vom orific. urethr. int. ausgehend, einen nach hinten und oben offenen Winkel. Um den Sondenschaft mit dem Blasenboden in Berührung zu bringen, muss man das äussere Ende um ca. 20 Grad und mehr erheben. Dass dem wirklich so ist, ersieht man daraus, dass man beim Vorresp. Zurückschieben der kurzschnabligen Sonde nur dann das Holpern über die prominierenden Harnleiterwülste verspürt, wenn das äussere Ende der Sonde in entsprechender Weise angehoben wird. Nur in seltenen Fällen, bei sehr straffem Ligament. suspens. penis wird das in die Blase eingeführte Ende einer geraden Sonde fest gegen den Blasenboden gedrängt, so dass man das äussere Ende derselben nach abwärts drängen muss, um sie überhaupt in der Blase bewegen zu können. Im allgemeinen pflegt die Gleichgewichtslage unter sonst normalen Verhältnissen in verschiedenem Lebensalter eine etwas verschiedene zu sein, indem das äussere Ende des Metallinstrumentes bei jugendlichen Individuen höher steht als bei älteren. Es hängt das mit der grösseren Straffheit des Ligament. suspensor. in jugendlichem Alter zusammen. Aus ihrer Gleichgewichtslage lässt sich die eingeführte gerade Sonde durch geeigneten Druck auf das äussere Ende bei den einzelnen Menschen mehr oder weniger leicht entfernen. Es nähert sich dann das vesicale Ende der Sonde derjenigen Blasenwand, die der Richtung entgegengesetzt ist, nach der wir den Griff des Instrumentes aus der Ruhelage entfernen. Heben wir denselben in die Höhe, so werden wir das in der Blase befindliche Ende dem Blasenboden nähern und weiterhin beide miteinander in Kontakt bringen. Die Grenzen dieser Bewegung werden einmal durch die Elasticitätsverhältnisse der betr. Faktoren, des Ligament. suspens. penis und der durch die Beckenfascie und die Ligamenta pubo-prostatica fixierten Prostata, andererseits durch die Empfindlichkeit des zu Untersuchenden gebildet.

Die pathologischen Veränderungen der Blase, der Harnröhre und benachbarter Organe, die die Ausübung unserer Untersuchungsmethode erschweren, kommen hier nur soweit in Betracht, als sie nicht selbst Objekt der kystoskopischen Beobachtung sind. Letztere werden sowohl hinsichtlich der Schwierigkeiten, die sie der Untersuchung bereiten, wie auch der Bilder, die sie liefern, in Abschnitt II dieses Buches besprochen werden.

In der Harnröhre kommen zunächst die Strikturen in Betracht. Sie sind bald auf kurze Strecken beschränkt, bald ergreifen sie ausgedehnte Partien des Kanals. Man unterscheidet kallöse und narbige Strikturen, von denen die letzteren besonders hartnäckig sind. Für sich zu erwähnen sind noch die entzündlichen Verengerungen der äusseren Harnröhrenmündung, die man nicht selten bei Kranken findet, die sich häufig katheterisieren müssen.

Im Gegensatz zu Harnröhrenverengerungen kann auch die bei alten Leuten häufig vorkommende Atonie und Erschlaffung der Harnröhrenwand, wie sie namentlich im Bulbus beobachtet wird, das Einführen von Instrumenten erschweren.

Von grösster Bedeutung ist die im vorgeschrittenen Alter so häufig vorkommende Vergrösserung der Vorsteherdrüse, die das Einführen von starren Instrumenten erschwert

und so der Ausübung der Kystoskopie häufig Schwierigkeiten bereitet.

Um zum Ziele zu kommen, ist eine genaue Kenntnis der anatomischen
Veränderungen notwendig.

An der Hypertrophie der Prostata können sich sowohl die beiden Seitenlappen als auch die sogenannte Portio intermedia, d. h. der Teil der Drüse,
der zwischen den Ductus ejaculatorii und dem orific. urethr. int. gelegen ist,
beteiligen. Hypertrophiert diese letztere Partie, so entsteht ein sogenannter
mittlerer Lappen, der nach dem Autor, der ihn zuerst beschrieben, auch
Homescher Lappen genannt wird. Der vordere Teil der Prostata, die für
gewöhnlich kein Drüsengewebe enthält, erleidet nur ganz ausnahmsweise eine
Hypertrophie.

Je nachdem nun die einzelnen Bestandteile der Prostata sich mehr oder
weniger an der Hypertrophie beteiligen, entsteht eine grosse Mannigfaltigkeit
der Formen. Man unterscheidet 1. die allgemeine gleichmässige Hypertrophie
der Prostata, bei der alle Teile der Drüse in annähernd gleichem Grade vergrössert sind; 2. die allgemeine ungleichmässige Hypertrophie. Diese Kategorie
ist am häufigsten; hierzu zählen die Fälle, in denen die gewaltigsten Veränderungen beobachtet werden; 3. die ausschliessliche Hypertrophie eines der
drei drüsigen Bestandteile. Diese Form ist selten; am häufigsten findet sich
noch ein isolierter mittlerer Lappen der Prostata.

Die Lage der hinteren Harnröhre innerhalb der Prostata, von der sie
allseitig umgeben ist, bedingt es, dass jede Veränderung der Vorsteherdrüse auch die Harnröhre beeinflussen, und je nach
dem Sitz und dem Grade der Prostatahypertrophie die Weite
und Krümmung der Urethra posterior sich verändern muss.

Die Weite der Harnröhrenspalte wird durch jede Vergrösserung der
Seitenlappen in der Weise verändert, dass der Durchmesser von vorn nach
hinten verlängert wird und die Urethra posterior mehr und mehr einen einer
Säbelscheide ähnlichen Spalt darstellt. „Man macht sich“, schreibt Burckhard, „erst eine rechte Idee von der zuweilen ganz kolossalen Zunahme
des Harnröhrenlumens von vorn nach hinten, wenn man, was bei Sektionen
fast niemals geschieht, durch die Prostatageschwulst Durchschnitte senkrecht
auf die Urethra führt. Bei gleichmässiger Hypertrophie beider Seitenlappen
ist der unter normalen Verhältnissen als kleine bogenförmige Querspalte
(Fig. 62) erscheinende Querschnitt des Kanales in eine Längsspalte um-
gewandelt, welche bis 30 mm lang sein kann, was eine Cirkumferenz von
6 cm, somit eine kolossale Erweiterung ausmacht. Diese Spalte reicht bei
Durchschnitten unterhalb des Colliculus seminalis sowohl mit ihrem vorderen
als mit ihrem hinteren Ende bis an die mehr oder weniger verdickte fibro-
muskuläre Kapsel der Prostata (s. Fig. 63).

An Querschnitten oberhalb des Colliculus seminalis zeigt bei reiner
Hypertrophie der Seitenlappen und Fehlen eines Mittellappens der sagittale
Spalt an seinem hinteren Ende eine Gabelung in zwei kurze Hörner, die

den Seitenflächen der Samenhügel entsprechen. (Siehe Fig. 64 u. 65.) Dieses hintere Ende der Spalte rückt dann bei höher angelegten Schnitten immer weiter von der hinteren Fläche des Tumors ab, in dem sich eine immer dicker werdende Schicht hypertrophierten Gewebes hinter dieselben vordrängt."

Bei beträchtlicher Hypertrophie drängen die nach innen als konvexe Polster vorspringenden Seitenlappen, die durch die derbe Prostatakapsel an der Ausdehnung nach aussen gehindert sind, inmitten der zu einer sagittalen Spalte veränderten Harnröhre gegen einander. Wie gross dieser Druck ist, erkennt man, wenn man eine solche hypertrophische Prostata längs ihrer vorderen Kommissur eröffnet; die eiförmigen seitlichen Prostatalappen weichen dann plötzlich mit federnder Gewalt auseinander. Nur durch starken Druck lassen sie sich so einander nähern, dass sich die Ränder der Schnittlinie wieder berühren.

In solchen Fällen wird die mittlere Partie des prostatischen Teiles der Harnröhre durch die elastisch gegen einander drängenden Polster der hypertrophischen Seitenlappen völlig verlegt und für den Harnstrahl unpassierbar. Nur an dem vorderen und hinteren Ende des Spaltes, wo der Druck der gegen die Harnröhre mit konvexer Fläche vordringenden Wülste geringer ist, bleiben zwei mehr oder weniger weite, im Durchschnitt dreieckige Rinnen,

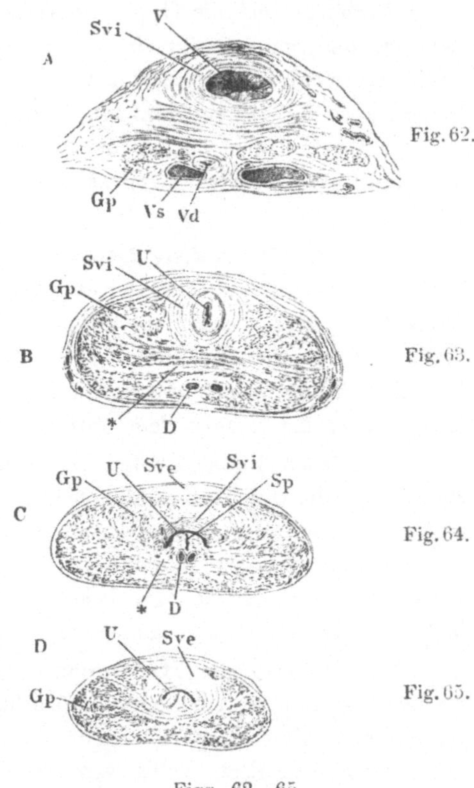

Figg. 62—65.

die seitlich von den hinteren, resp. vorderen Enden der Seitenlappen, hinten und vorn durch die hintere resp. vordere Kommissur begrenzt werden.

Nur durch diese Rinnen kann in schweren Fällen von Hypertrophie der beiden Seitenlappen der Urin nach aussen abfliessen, nur durch sie lassen sich die Instrumente einführen. Meist erweist sich von den beiden Rinnen die vordere als die wegsamere.

Hypertrophiert die Pars intermedia, so kommt es zur Bildung eines sogenannten mittleren Lappens, der von der hinteren Kommissur als mehr oder weniger mächtiger Wulst nach vorn zu in die Harnröhre vorspringt. Dieser Wulst kann auf die Gegend der Harnröhrenmündung beschränkt sein oder bis gegen den Samenhügel reichen. Seine Gestalt ist in den einzelnen

Fällen verschieden, bisweilen von unregelmässiger knolliger Oberfläche; am häufigsten springt er in Form eines nach vorn zu verjüngten Keiles in die Harnröhre vor. Im Bereich eines solchen mittleren Lappens stellt in Fällen von ausschliesslicher Hypertrophie der Pars intermedia auf Querschnitten der Harnröhrenspalt eine V-förmige Öffnung dar; der vordere Winkel desselben reicht bis zur vorderen Kommissur. Die beiden Schenkel des Spaltes zeigen je nach der Oberfläche eine mehr oder weniger starke Konvexität nach aussen.

Verbindet sich die Hypertrophie des mittleren Lappens mit einer solchen der Seitenlappen, so zeigt ein in der Höhe des Home schen Lappens angelegter Querschnitt des sagittalen Spaltes, der bei reiner Hypertrophie der Seitenlappen an seinem hinteren Ende nur eine kurze durch den Samenhügel bedingte Gabel darbot, diese Gabelung nunmehr der Grösse und Entwickelung des mittleren Lappens entsprechend in viel höherem Grade ausgeprägt.

Je weiter der mittlere Lappen nach vorn ragt, um so eher erfolgt die Teilung des Spaltes; je breiter der Lappen wird, um so grösser wird der Winkel, in dem die Schenkel nach hinten divergieren. Dementsprechend sehen wir bei Serienschnitten durch die so veränderte Prostata, dass die Schenkel der Gabelung um so länger sind und ihr Winkel um so grösser ist, je näher der Schnitt dem orific. urethr. int. liegt.

In solchen Fällen erfolgt der Austritt des Urins oberhalb des Colliculus seminalis durch einen der beiden seitlich vom mittleren Lappen verlaufenden, nach aussen von einem Seitenlappen begrenzten Spalträume; in ihm dringen auch die eingeführten Instrumente in die Blase ein. Meist erweist sich nur der eine der beiden seitlichen Spalten als wegsam; in der Mehrzahl der Fälle ist es der linke.

Erreicht aber die Hypertrophie der drei Drüsenteile und namentlich die der Seitenlappen eine sehr beträchtliche Höhe, so können letztere so fest gegen den mittleren Lappen angedrückt werden, dass die an seinen Seiten bis dahin vorhandene Rinne völlig verschwindet, und sowohl Urin als Instrumente wie bei blosser Hypertrophie der Seitenlappen ihren Weg durch die am vordersten Ende des Spaltes hinter der vorderen Kommissur befindliche Rinne nehmen müssen.

Bei Hypertrophie nur eines Seitenlappens (siehe Fig. 65) wird der Spalt der Harnröhre ebenfalls von vorn nach hinten verlängert, erleidet aber zugleich eine Krümmung mit der Konvexität nach der gesunden Seite. Wider Erwarten wird dabei der Spalt nicht in entsprechendem Grade nach der gesunden Seite hinübergedrängt; er pflegt vielmehr seine Lage in der Medianebene zu bewahren.

Als weitere Einwirkung der Prostatahypertrophie auf die Form der hinteren Harnröhre beobachten wir in vielen Fällen eine Krümmungszunahme ihrer hinteren Wand. Es hat das seinen Grund darin, dass es wesentlich die hinteren Partien der Drüse sind, die sich an der Hypertrophie beteiligen, während die vordere Kommissur, wie schon oben erwähnt, fast stets unverändert bleibt. Mit der Volumenzunahme der sie umgebenden Drüsenmassen aber muss die hintere Wand der Harnröhre eine Ausbuchtung nach hinten und damit eine Zunahme ihrer Krümmung erleiden. Letztere kann so beträchtlich sein, dass sie der Hälfte und mehr des Umfanges eines Kreises entspricht, dessen Radius aber nunmehr kleiner ist als unter normalen Verhältnissen. Im Gegensatz dazu zeigt die vordere Wand auch bei den höchsten Graden der Hypertrophie keine nennenswerte Veränderungen, bewahrt vielmehr stets ihre glatte, derbe, leicht gewölbte Oberfläche. Noch wiederholt werden wir darauf zurückzukommen haben, wie wichtig diese Tatsache für das richtige Einführen von Instrumenten ist.

Nicht nur eine stärkere Krümmung der hinteren Harnröhrenwand, eine direkte rechtwinklige Abknickung derselben kommt in den Fällen zustande, in denen ein mächtiger, bis zum Samenhügel reichender mittlerer Lappen in die Urethra vorspringt. In solchen Fällen kann das Einführen von Instrumenten unüberwindliche Schwierigkeiten darbieten. Auch wenn der hypertrophische mittlere Lappen nicht bis an den Samenhügel reicht, sondern mehr auf die Umgebung der Harnröhrenmündung beschränkt ist, kann er das Katheterisieren dadurch erschweren, dass er sich als mächtiger transversaler Wulst über die Mündung der Harnröhre legt, während unter ihm eine tiefe Nische entsteht, in der sich eingeführte Instrumente fangen. Ein hinsichtlich der Erschwerung des Katheterismus gleichwertiges Hindernis kann sich bilden, wenn bei Fehlen eines hypertrophischen mittleren Lappens aber Vorhandensein beträchtlicher Hypertrophie beider Seitenlappen, die Urethra posterior einen engen, langen, sagittalen Spalt bildet, und sich die hinter dem Sphinkter gelegene Partie des Blasenbodens dachförmig über die Harnröhrenmündung spannt.

Eine dritte Veränderung endlich erleidet die Urethra posterior in der Mehrzahl der Fälle von Prostatahypertrophie dadurch, dass sie infolge der Massenzunahme des drüsigen Organs in der Längsachse des Körpers verlängert wird. Diese Verlängerung kann so gross werden, dass die Gesamtlänge der Urethra, die normalerweise 21 cm nicht zu überschreiten pflegt, nunmehr bis 30 cm und mehr betragen kann. Sie kommt, abgesehen von der bei alten Leuten nicht seltenen Verlängerung des Penis, die etwa 1—2 cm ausmachen kann, ausschliesslich auf Rechnung des supramontanen, zwischen Colliculus seminalis und Blaseneingang befindlichen Teils der Urethra posterior. Bei einer solchen Verlängerung der Prostata wird natürlich auch die innere Harnröhrenmündung samt den benachbarten Partien der Blasenwand in die Höhe gehoben. Während das orif. urethr. int. unter normalen Verhältnissen sich etwas unterhalb der Mitte der Symphyse befindet, kann es nunmehr oberhalb des Randes der Symphyse zu liegen kommen. Wir haben es dann mit „hohem Blasenstande" zu tun.

In der Umgebung der inneren Harnröhrenmündung macht sich die Prostatahypertrophie in leichten Fällen als gleichmässige oder buckelförmige Verdickung der das orific. urethr. int. umgebenden Falte bemerkbar, Veränderungen, deren kystoskopische Bilder wir in Abschnitt II ausführlich besprechen werden. In vorgeschrittenen Fällen aber bilden sowohl die hypertrophischen Seitenlappen als auch der durch Hypertrophie der Portio intermedia entstehende mittlere Lappen mächtige nach der Blase zu vorspringende mehr oder weniger umschriebene Wülste, die deren Höhle wesentlich beeinträchtigen können. Das ist namentlich am Blasenboden der Fall, wo es hinter dem vom orific. urethr. int. ausgehenden mittleren Lappen nicht selten zur Bildung eines tiefen engen Recessus kommt. Zu erwähnen ist endlich noch die starke Hyperämie und Auflockerung, die die Harnröhrenschleimhaut oft in Fällen von Prostatahypertrophie darbietet. Infolge derselben kann schon bei vorsichtiger Berührung eine Blutung entstehen; wir werden darauf noch zurückzukommen haben.

Auch die Regeln, die in Fällen von Prostatahypertrophie beim Einführen eines starren, kurzschnabligen Instrumentes zu befolgen sind, werden im Kapitel V besprochen werden.

Ist eine solche starre Sonde in die Blase eingeführt, so wird sie in der von der Masse der hypertrophischen Prostata umgebenen Harnröhre fester gehalten als unter normalen Verhältnissen. Auch ihre Gleichgewichtslage wird eine andere und nimmt eine mehr der Achse des Körpers parallele Richtung ein, ja in schweren Fällen kann die Sonde mit dem äusseren Ende nach hinten abweichen. Diese Lage wird noch dadurch begünstigt, dass in dem Alter, in dem sich unsere Kranken zu befinden pflegen, das Ligamentum suspensorium penis erschlafft ist und nicht mehr mit derselben Kraft wie bei jungen Individuen das vor der Symphyse befindliche Ende des Instrumentes nach aufwärts zieht. Ein Blick auf die halbschematischen Figuren 59 u. 61 wird besser als eine lange Beschreibung diese Verhältnisse veranschaulichen. In Fig. 59 finden wir eine normale Prostata, in Fig. 61 eine stark vergrösserte; in beiden ist ein starres gerades Rohr in die Blase eingeschoben.

In Fig. 61 fällt zunächst die Verlängerung des prostatischen Harnröhrenabschnittes und der hohe Stand der inneren Harnröhrenmündung auf. Aber nicht nur letztere, auch die Blase im ganzen ist nach oben gehoben; wir haben es mit einem sogenannten hohen Blasenstande zu tun.

Wie in allen derartigen Fällen betrifft auch hier die Hypertrophie vorzugsweise, wenn nicht ausschliesslich, die hinter der Harnröh gelegene Partie des drüsigen Organes; auch dieser Umstand muss dazu beitragen, der eingeführten Sonde mehr und mehr eine zur Achse des Körpers parallele, ja mit dem inneren Ende nach vorn geneigte Stellung zu geben.

Dementsprechend sehen wir das Instrument in Fig. 61 zu der Wandung der Blasenhöhle eine ganz andere Lage einnehmen wie in Fig. 59, wo die Prostata ihre normale Form und Grösse besitzt; während in letzterer das eingeführte Rohr, weiter vorgeschoben, auf den unteren Teil der hinteren Wand trifft, würde es bei vergrösserter Vorsteherdrüse an die obere Wand in der Gegend des Vertex anstossen.

Ist die Sonde in die Blase eingedrungen, so muss sie wieder, wie das oben für normale Verhältnisse ausgeführt ist, auf den unteren Rand der Harnröhrenmündung und die umgebenden Partien der Blasenwand einen Druck nach abwärts ausüben. Infolge der komplizierten Verhältnisse, die diese Teile bei hochgradiger Prostatahypertrophie darbieten, muss auch die Wirkung der eingeführten Sonde eine mannigfachere sein. Am wirksamsten zeigt sich dieser Druck in Fällen von ausgeprägtem mittleren Lappen; derselbe kann bei der durch die Sonde bewirkten Geradestreckung der Urethra, wie Fig. 61 zeigt, ganz nach hinten umgeschlagen werden. Mit Recht macht Schlagintweit in einer ausführlichen Arbeit[1] darauf aufmerksam, wie kompliziert in Wirklichkeit diese Verhältnisse sind, und wie sehr die Wirkung der eingeführten Sonde auf die am unteren Umfang des orific. urethr. int. befindlichen Produkte der Prostatahypertrophie nicht nur von der Konfiguration dieser Gebilde, sondern auch von ihrer Konsistenz abhängig ist. Handelt es sich z. B. um einen stark prominierenden nach beiden Seiten durch tiefe Rinnen abgesetzten mittleren Lappen von derber Konsistenz, so wird die eingeführte Sonde, sofern sie nicht direkt auf dem Gipfel des Wulstes liegt, die Neigung zeigen, in eine der seitlichen Rinnen hinabzugleiten.

Andererseits kann, wie Schlagintweit hervorhebt, und wie die nach seinem Photogramm angefertigte Fig. 66 zeigt, bei weicher Beschaffenheit eines breiten, tief in die Blase hineinragenden Wulstes sich die eingeführte Sonde so in letzteren hineinlagern, dass er sich auf beiden Seiten um die Sonde bis zur Berührung ihrer seitlichen Ränder nach vorn herumlegt und eine in die Blasenhöhle hineinragende Masse bildet, aus der das Sondenende wie aus einer Portio vaginalis herausragt.

Diese kurzen Andeutungen mögen genügen, um zu zeigen, in wie mannigfacher Weise die in Fällen von hochgradiger Prostatahypertrophie an sich schon schwierigen Verhältnisse durch das Einführen einer starren Sonde noch mehr kompliziert werden können.

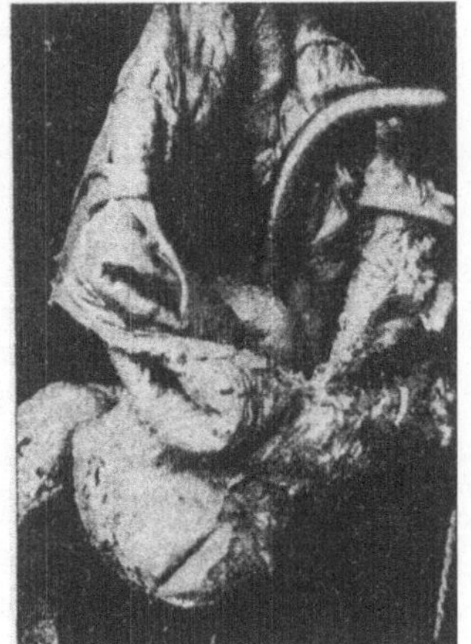

Fig. 66.

In seltenen Fällen erleidet die Blase selbst solche Veränderungen ihrer Wandung, dass eine für die kystoskopische Untersuchung genügende Anfüllung des Organes unmöglich wird. Wir haben es mit einer sogenannten Schrumpf-

[1] Schlagintweit, Prostatahypertrophie und Bottinische Operation. 1902.

blase zu tun. In vorgeschrittenen derartigen Fällen kann das Lumen ganz geschwunden sein. Eine solche Veränderung der Blasenwandung kann entweder durch kleinzellige Einlagerung und durch Narbenbildung als auch durch carzinomatöse Infiltration bedingt sein.

In anderen Fällen wird die Blase durch ausserhalb ihrer Wandung liegende erkrankte Organe oder pathologische Processe so in ihrer Form verändert, dass eine erfolgreiche kystoskopische Untersuchung erschwert oder unmöglich wird.

Ein seltenes Hindernis bildet eine Ankylose der Hüftgelenke, die mit hochgradiger Adduktionsstellung der Oberschenkel einhergeht.

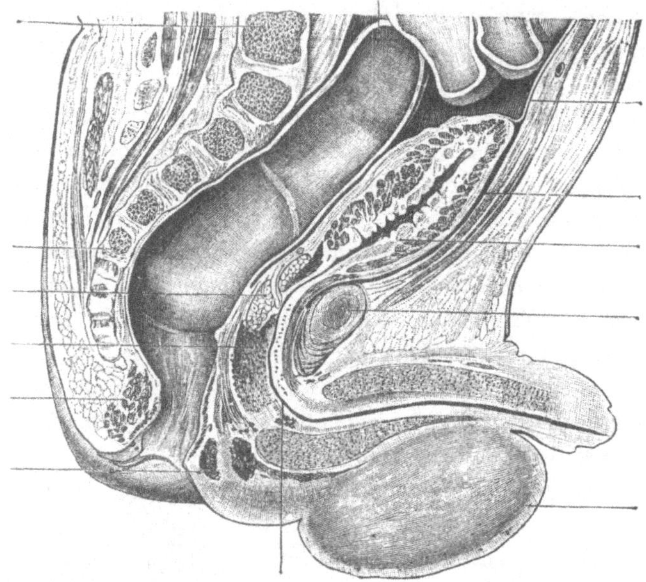

Fig. 67.

Längsschnitt durch das Becken eines 1 jährigen Knaben. (Nach Disse.)

Die kindliche Harnblase unterscheidet sich von der des Erwachsenen durch die mehr spindelförmige oder bei stärkerer Füllung citronenförmige Gestalt. Beide Pole, der obere wie der untere, sind spitz. Diese Form kommt dadurch zustande, dass der Blasengrund in den ersten Lebensjahren nur wenig entwickelt ist; beim Neugeborenen fehlt er noch ganz, wie das an dem Disse entlehnten, in Fig. 67 abgebildeten Längsdurchschnitt eines einjährigen Kindes zu sehen ist.

Die Blase hat im ersten Lebensjahre eine Kapazität von höchstens 100 ccm.

Die Länge der Harnröhre beträgt bei neugeborenen Knaben etwa 6—7 cm, bei solchen von 5 Jahren 8—10 cm, im Beginne der Pubertätszeit 10—12 cm. Auch bei Knaben pflegt die äussere Harnröhrenmündung die engste Stelle des Kanales zu sein, der in seinem weiteren Verlaufe meist dehnbarer ist, als man bei der Kleinheit des Gliedes erwarten sollte. Keegan[1]) hat schon bei einjährigen Knaben die Lithotripsie ausgeführt. Alapy[2]) fand bei einem an Blasenstein leidenden 7jährigen Kranken nach Erweiterung des orific. urethr. ext. die Harnröhre für 22 mm Charrière durchgängig. Derselbe Forscher glaubt weiterhin gefunden zu haben, dass auch für Knaben das von Otis angegebene Verhältnis zwischen Weite der Harnröhre und Umfang des Penis Geltung habe.

Bei Frauen zeigt die Harnröhre einen fast geraden oder doch nur leicht gekrümmten Verlauf. Ihre Länge beträgt 27—30 mm. Die weibliche Blase steht tiefer im Becken als die männliche. Die innere Harnröhrenmündung kann bis zur Conjugata des Beckenausganges herabrücken. Bei einer Anfüllung von 150 ccm Flüssigkeit zeigt die Blase bei Frauen insofern eine andere Form, als sie durch die Lage des Uterus zwischen Rektum und Blase im Vergleich zu der des Mannes mehr abgeplattet ist. Im Gegensatz zu dieser geringen Entwickelung des sagittalen Durchmessers ist der transversale beträchtlich vergrössert; oft finden sich zu beiden Seiten des durch den Uterus an der hinteren Blasenwand bedingten Vorsprunges tiefe Ausbuchtungen, die der Blase im Frontalschnitt eine etwa umgekehrt herzförmige Gestalt geben können. Vom Vertex abgesehen, der bei der Frau ähnliche Verhältnisse darbietet wie beim Manne, fehlt der weiblichen Blase die schön ausgerundete, der Kugel zustrebende Form, die der männlichen wenigstens in ihren mittleren und unteren Teilen eigentümlich ist. Die in den Fig. 68 und 69 dargestellten, den Kohlrausch schen Tafeln entnommenen Abbildungen von Durchschnitten durch ein männliches und ein weibliches Becken mögen diese Verhältnisse demonstrieren.

Strikturen der Harnröhre gehören bei Frauen zu den Seltenheiten; öfter findet sich eine winklige Abknickung, die das Einführen von Instrumenten erschweren kann. Bei stärkerem Prolaps der vorderen Vaginalwand bildet sich dicht hinter dem orific. urethr. int. eine recessusähnliche Aussackung des Blasenbodens.

Häufiger als die männliche erleidet die weibliche Blase, die so schon schlaffer ist und mehr zu Aussackungen und Taschenbildungen neigt, durch ausserhalb derselben liegende pathologische Processe Veränderungen der Form. Das ist begreiflich, wenn man bedenkt, wie häufig beim weiblichen Geschlecht Tumoren der weiblichen Genitalien, Abscedierungen und andere geschwulstbildende Processe in der Umgebung der Blase vorkommen. Es können dann umschriebene Partien der selbst gesunden Blasenwand so nach innen vorgedrängt werden, dass schwer zugängliche Nischen und Taschen entstehen.

---

1) S. Symington, The topographical anatomy of the child. Edinburgh 1887.

2) Alapy, Lithotripsie bei einem siebenjährigen Knaben. Pester med. chirurg. Presse. 1902. pag. 58.

Die Ausübung des Harnleiterkatheterismus, dessen Technik und klinische Bedeutung im dritten Abschnitt dieses Buches eine eingehende Besprechung finden werden, macht es notwendig, hier noch kurz der anatomi-

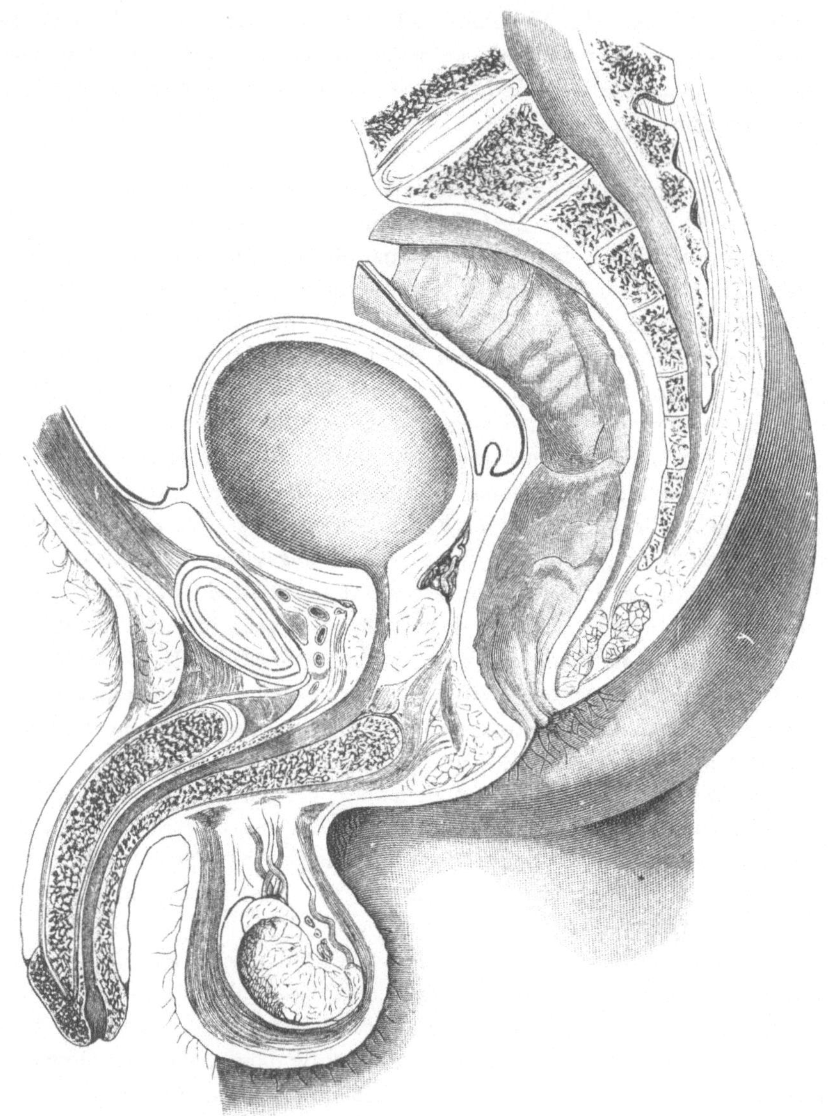

Fig. 68.

Längsschnitt durch männliches Becken. (Nach Kohlrausch.)

schen Verhältnisse der Harnleiter zu gedenken. Wir sehen dabei von ihrer Einmündung in die Blase ab, die zugleich mit den kystoskopischen Bildern, die sie liefert, in Abschnitt II besprochen werden.

Der linke Harnleiter pflegt etwas länger zu sein als der rechte: seine Länge beträgt beim Manne 30 cm, die des rechten 29 cm.

Der obere Anfangspunkt ist nicht genau zu bestimmen, da er meist ganz allmählich aus dem unteren Ende des Nierenbeckens hervorgeht; man pflegt ihn in die Gegend des Querfortsatzes des dritten Lendenwirbels zu verlegen. Die Entfernung beider Harnleiter von einander beträgt an dieser

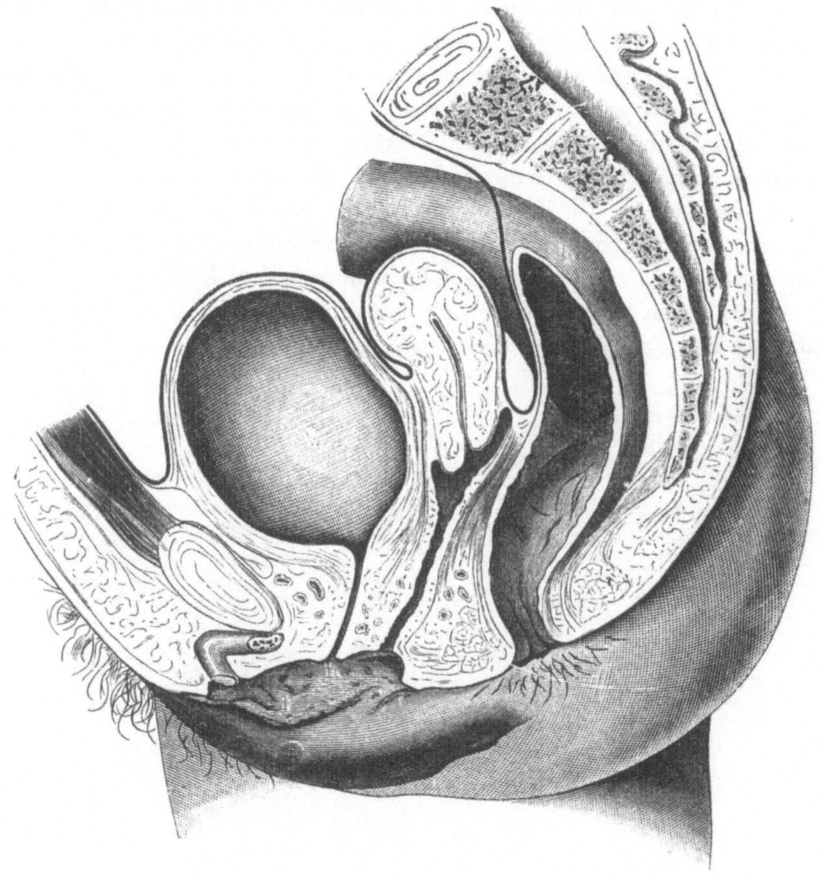

Fig. 69.

Längsschnitt durch weibliches Becken. (Nach Kohlrausen.)

Stelle etwa 9 cm. Sie verlaufen darauf die Muskelfasern des musc. psoas unter spitzem Winkel kreuzend, auf diesem Muskel nach unten zu leicht konvergierend bis zur Synchondrose zwischen Kreuzbein und Beckenschaufel, wo ·ihre Entfernung von einander nur noch 5,7 cm beträgt (Schwalbe). Diese Partie der Harnleiter ist die oberflächlichste ihres ganzen Verlaufes; von hier aus biegen sie über die grossen Beckengefässe, rechts meist vor der Art.

----

1) Schwalbe, Zur Anatomie der Ureteren. Verhandlungen der anatomischen Gesellschaft. 1896.

iliaca ext., links vor der Art. iliaca communis herüberziehend, mit einer
scharfen, fast rechtwinkligen, „Flexura marginalis“ bezeichneten Knickung
in das kleine Becken hinein. Alsbald die Wand des kleinen Beckens ver-
lassend nähern sich die Harnleiter allmählich der Medianebene, um schliesslich, nachdem sie sich noch mit dem über sie hinfortziehenden Vasa deferentia gekreuzt haben, in die Blasenwand einzutreten.

Das Lumen des Harnleiters ist in den verschiedenen Partien seines
Verlaufes kein gleichmässiges. Nach den Untersuchungen Schwalbes
befindet sich die engste Stelle, der obere Isthmus (Schwalbe), in einer Entfernung von 4—9 cm vom Hilus renis; sie hat einen Durchmesser von
3,2 mm. Dann folgt oberhalb der Flexura marginalis eine spindelförmige
Erweiterung, Hauptspindel (Schwalbe) von 8—15 mm Durchmesser. Unmittelbar darunter an der Kreuzungsstelle mit den Vasa iliaca findet sich
wieder eine Verengerung von etwa 4 mm, der untere Isthmus. Die Pars
pelvina zeichnet sich durch gleichmässiges mittelstarkes Kaliber aus, das erst
kurz vor der Blase wieder enger wird, um schliesslich im intravesicalen Abschnitt sich bis zur Mündung noch weiter zu verjüngen.

V.

Die Technik der kystoskopischen Untersuchung.

Schwierigkeit der Kystoskopie. — Die drei Grundbedingungen einer erfolgreichen Kystoskopie. — Vorbereitung des Kranken. — Antiseptische Kautelen, Unzulänglichkeit derselben; Eukainisierung; Glycerin als Mittel zum Schlüpfrigmachen der Instrumente. — Schulgemässe Besichtigung der Blase. — Hindernisse für die Ausübung der Kystoskopie, Hyperästhesie und Strikturen der Harnröhre, abnorme Kleinheit der Blase, Verunreinigungen des Blaseninhaltes durch Eiter und Blut, Prostatahypertrophie. — Kystoskopische Untersuchung durch die Boutonnière und durch Blasenfisteln. — Sorge für den Kranken nach beendeter Kystoskopie.

Die Ansichten über die Schwierigkeit der kystoskopischen Untersuchung haben im Laufe der Jahre eine auffallende Wandlung erfahren. Während man früher allgemein glaubte, dass die Ausübung unserer Methode nur schwer zu erlernen sei, dass dazu wohl gar eine besondere individuelle Begabung nötig sei, meinen jetzt viele, dass die Kystoskopie gar keiner besonderen Übung bedürfe, dass eigentlich der Besitz des Instrumentes zu ihrer Ausübung genüge. Beide Ansichten sind falsch. Das Einführen des Kystoskopes in die Blase bereitet einem Arzte, der mit dem Katheterismus vertraut ist, keine Schwierigkeit; auch das kystoskopische Sehen selbst braucht nicht besonders gelernt zu werden: ohne Vorübung ist ein jeder imstande, die im Gesichtsfelde erscheinenden Objekte zu sehen. Damit soll aber nicht gesagt sein, dass nicht auch in dieser Hinsicht durch Übung ein Fortschritt erzielt wird. Die Verhältnisse liegen hier ungefähr wie bei der Mikroskopie; auch durch das Mikroskop sieht der Neuling die eingestellten Bilder, und doch welcher Unterschied zwischen seiner Beobachtung und der des erfahrenen Forschers!

Dieser Umstand, dass es in einfachen Fällen oft leicht gelingt, das Instrument einzuführen und durch dasselbe in die Blase hineinzusehen, ist es, der vielfach zu der falschen Ansicht geführt hat, dass die Kystoskopie nicht besonders gelernt zu werden brauche: sie kann sehr grosse Schwierigkeiten darbieten; dieselben sind nur anderer Art als diejenigen, denen wir bei den übrigen endoskopischen Methoden zu begegnen gewohnt sind.

Zunächst ist es die Gleichförmigkeit eines grossen Teiles der Blasen-innenfläche, die dem Anfänger eine rationelle Untersuchung erschwert. Von den Ureterenwülsten, der injizierten Luftblase und der das orific. urethr. int. umgebenden Falte abgesehen entbehrt die Innenfläche der Blase charakteristischer Gebilde, wie sie bei anderen Organen, z. B. dem Kehlkopf, die Orientierung sehr erleichtern; verschiedene Stellen geben ähnliche Bilder, so dass der Untersucher auf Grund des kystoskopischen Bildes allein nicht wissen kann, ob er die betr. Partie schon erblickt hat oder nicht. Fährt der Unerfahrene bei der Untersuchung planlos mit dem Instrument in der Blase umher, so wird er wiederholt dieselbe Stelle besichtigen, während ihm andere entgehen. Bei räumlich beschränkten pathologischen Veränderungen wird es vom Zufall abhängen, ob er sie erblickt oder nicht; trotz langdauernder angreifender Untersuchung kann er gerade die Partie übersehen, die der Sitz des Leidens ist.

Da uns die Blasenwand keinen genügenden Anhalt für die Orientierung bietet, müssen wir denselben in den Eigenschaften des Instrumentes suchen. Bei richtiger Verwertung der das Gesichtsfeld erweiternden optischen Eigenschaften des Kystoskopes lässt sich, wie bald erörtert werden wird, die Untersuchung so ausführen, dass sie uns ohne alle Berücksichtigung der endoskopischen Bilder durch wenige schulgemässe Bewegungen die ganze Blasen-innenfläche mit mathematischer Sicherheit zur Anschauung bringt.

Bietet der optische Apparat so auf der einen Seite die grössten Vorteile dar, so kann er andererseits durch die oben beschriebenen Verschiebungen und Verzerrungen der Bilder für den Ungeübten, der mit diesen Eigenschaften nicht völlig vertraut ist, die Quelle verhängnisvoller Täuschungen werden. Eine kleine Hervorragung an der inneren Harnröhrenmündung erscheint ihm als grosser Tumor und kann ihn zu einer eingreifenden Operation verleiten. So leicht das Sehen selbst ist, so schwer kann es sein, die erblickten Bilder richtig zu deuten; bei mangelnder Erfahrung ist der Anfänger den grössten Täuschungen ausgesetzt; er wird eine umschriebene Anhäufung eitriger Sekrete für einen platten Phosphatstein, ein der Blasenwand anhaftendes Blutgerinnsel für einen Polypen halten etc. Nach dieser Richtung liegen die Verhältnisse allerdings ähnlich wie bei anderen endoskopischen Untersuchungsmethoden, bei denen sich der Ungeübte ebenfalls leicht in der Deutung der Bilder irren kann. Die grösste Schwierigkeit unserer Untersuchungsmethode aber besteht darin, dass in der Mehrzahl der Fälle, in denen ihre Ausübung erwünscht ist, die Blasenwand und ihr Inhalt solche Veränderungen erlitten haben, dass ein deutliches Sehen zunächst unmöglich erscheint.

So günstige Verhältnisse die gesunde Blase für die endoskopische Untersuchung darbietet, so schwierig ist es oft eine kranke Blase zu besichtigen. Die Verhältnisse liegen bei unserer

Untersuchungsmethode nicht so wie bei den übrigen endoskopischen Methoden. Auch in Fällen von vorgeschrittenen Kehlkopfleiden ist die Besichtigung mit dem Kehlkopfspiegel meist leicht auszuführen; ebenso bei den Krankheiten der Nase, des Ohres etc.

Wie anders bei der Harnblase! Ist diese der Sitz eines schweren Leidens, besteht intensiver Blasenkatarrh, so wird der Urin trübe, mit Blut und Eiter vermischt, die Schleimhaut neigt zu Blutungen, die Blase zeigt eine grosse Intoleranz gegen ihren Inhalt, kurz, die Verhältnisse gestalten sich dann so ungünstig, dass auf den ersten Blick eine erfolgreiche Kystoskopie ausgeschlossen erscheint. Hat man doch früher meiner Untersuchungsmethode vielfach a priori jede Bedeutung für die Erforschung pathologischer Processe mit der Motivierung abgesprochen, dass es unmöglich sei, in der mit Blut und Eiter erfüllten Blase genügend klare Bilder zu erhalten. Alle derartigen Kranken müssen vor der Besichtigung einer besonderen Vorbereitung unterworfen werden, durch die die Verhältnisse günstiger gestaltet werden, die Blase ruhig und ihr Inhalt klar wird; nur ganz allmählich habe ich selbst der Anwendung meiner Methode immer weitere Grenzen gesteckt und die einzelnen Hindernisse überwinden gelernt. Während ich in früheren Jahren viele Kranke als ungeeignet für unsere Untersuchung betrachtete, wende ich dieselbe jetzt auch in den schwierigsten Fällen und fast regelmässig mit Erfolg an.

Von grosser Bedeutung ist es weiterhin, die kystoskopische Untersuchung mit solcher Zartheit auszuführen, dass der Kranke kaum belästigt wird. Wer sich nicht damit begnügt, unter günstigen Verhältnissen einmal einen Stein, eine Geschwulst zu sehen, wer die kystoskopische Untersuchung auch in schwierigen Fällen mit Erfolg ausüben will, wird dieses Ziel nur durch fleissige Übung erreichen. Die Kystoskopie muss wie die anderen endoskopischen Methoden, wie die Laryngoskopie, Ophthalmoskopie etc. gelernt werden; sie kann aber von jedem Arzt erlernt werden, der mit dem Katheterismus vertraut ist, der genügende pathologisch-anatomische Kenntnisse besitzt und über ein geeignetes Krankenmaterial verfügt, an dem er sich die nötige Übung und Erfahrung erwerben kann. Eine besondere individuelle Befähigung ist nicht notwendig.

Um die kystoskopische Untersuchung mit Erfolg ausüben zu können, müssen folgende drei Bedingungen erfüllt sein:

1. Das Instrument muss so in die Blase eingeführt werden können, dass Prisma und Lampe dort in reinem Zustande anlangen.

2. Die Blase muss so ausgedehnt sein, dass ihre Wandung völlig entfaltet ist, dass man das Instrument in ihrer Höhle mit genügender Freiheit bewegen kann.

3. Die Blase muss mit einem klaren Medium angefüllt sein.

Die erste Anforderung begegnet bei normaler Harnröhre keiner Schwierigkeit; die Schleimhaut derselben ist frei von Unreinigkeiten, ihr Lumen an jeder Stelle des Kanales so weit, dass sich unsere Instrumente, ohne Verletzungen hervorzurufen, einführen lassen.

Dass man die leere Blase mit dem Kystoskop nicht untersuchen kann, ist klar; ihre Wandungen müssen zu diesem Zweck so entfaltet sein, dass sie eine gleichmässige ausgerundete Höhle von solcher Grösse darstellt, dass einerseits ihre Innenfläche hell beleuchtet wird und sich andererseits das Instrument in ihr mit genügender Freiheit bewegen lässt. Beide Anforderungen stehen in einem gewissen Widerspruch; die Beleuchtung der Blasenwand wird ceteris paribus eine um so hellere sein, je näher die letztere an der Lichtquelle liegt, d. h. je kleiner das Blasencavum ist, während andererseits die Beweglichkeit des Instrumentes eine um so grössere wird, je geräumiger die Blasenhöhle ist. In der Praxis haben wir nun gefunden, dass eine Anfüllung der Blase mit 150 ccm Flüssigkeit beiden Rücksichten gerecht wird und für unsere Untersuchung die günstigsten Bedingungen schafft; auch die entferntesten Teile der Blasenwandung werden dann von der eingeführten Lichtquelle noch genügend hell erleuchtet, während andererseits ihre Höhle doch so geräumig ist, dass man das Instrument frei bewegen und mit dem Prisma in einer genügend weiten Entfernung vom Objekt Aufstellung nehmen kann, um mit einem Blick eine Fläche von der Grösse eines Fünfmarkstückes und mehr zu übersehen. Wenn möglich, sollte wenigstens der Anfänger die Untersuchung stets bei ein und derselben Anfüllung der Blase vornehmen. Es wird dadurch das Verständnis der gewonnenen Bilder sowie die lokale Orientierung wesentlich erleichtert.

Ist auch die für unsere Zwecke geeignetste Ausdehnung der Blase von 150 ccm nicht unerlässlich, so gestaltet sich doch die Untersuchung immer misslicher, je kleiner die Blasenhöhle wird. Schon bei einer Kapazität von 100 ccm ist die freie Beweglichkeit des Instrumentes vermindert; doch lässt sich eine solche Blase bei sonst günstigen Verhältnissen noch mit Erfolg untersuchen. Ist die Anfüllung der Blase noch geringer, so wird auch bei grösster Vorsicht eine Berührung ihrer Wandung mit dem Instrument schwer zu vermeiden sein. Eine Kapazität der Blase von 50 ccm dürfte die geringste Anfüllung darstellen, bei der noch eine Untersuchung zulässig ist. Dabei ist natürlich vorausgesetzt, dass die Verhältnisse im übrigen günstige sind, dass namentlich keine Neigung zu Blutungen besteht und das Instrument in der nur 4,6 cm im Durchmesser betragenden Höhle mit grösster Vorsicht bewegt wird.

Auf der anderen Seite ist eine zu starke Ausdehnung der Blase ebenfalls nachteilig: die weit von der Lampe entfernten Partien der Blasenwand werden nur ungenügend beleuchtet, und es ist leichter möglich eine bestimmte Stelle zu übersehen.

Die dritte Bedingung für eine erfolgreiche Kystoskopie, die Klarheit des Blaseninhaltes, lässt sich dadurch erreichen, dass man die vorher entleerte Blase mit Luft anfüllt. Da dieses Medium absolut durchsichtig ist, sollte man meinen, dass die lufthaltige Blase die schönsten Bilder liefern müsste. Die Erfahrung hat uns aber eines anderen belehrt. Füllt man die Blase mit Luft an, so erscheint ihre Innenfläche wie lackiert, jede kleine Erhabenheit mit glänzenden, den Totaleindruck störenden Lichtreflexen besetzt. Nur mit Unterbrechungen und nur wenige Sekunden hintereinander darf man die Lampe leuchten lassen, da sie sich sonst in dem lufthaltigen Raume zu sehr erhitzt. Aus diesem Grunde füllen wir die Blase vor der Untersuchung stets mit tropfbarer Flüssigkeit und zwar mit 3 %iger Borsäurelösung, die die Schleimhaut nicht reizt. Die störenden Reflexe fallen dann fort, man kann die Lampe in der mit Borsäurelösung erfüllten Blase beliebig lange auf das Hellste leuchten lassen, ohne eine Erhitzung der Flüssigkeit befürchten zu müssen. Aber noch weitere Vorteile bietet dieses Medium. Während bei Anfüllung der Blase mit Luft zottige Geschwülste ebenso wie bei der Inspektion nach hohem Blasenschnitt zu unförmigen Klumpen zusammenfallen, bieten sie in der mit Borsäurelösung erfüllten Blase mit ihren in der Flüssigkeit flottierenden Zotten die zierlichsten Bilder dar.

Statt der Borsäurelösung bedienen sich einzelne Untersucher zum Reinigen und Anfüllen der Blase einer Lösung von Hydrarg. oxycyanatum 5 : 1000. Da die antiseptischen Eigenschaften dieser Lösung kaum stärker sind · als die der konzentrierten Borsäurelösung, empfindliche Kranke aber bei ihrer Anwendung über Schmerzen klagen, so kann ich in dieser Änderung keinen Vorteil erblicken.

Wir wenden uns nun zur eigentlichen Untersuchungstechnik und besprechen zunächst, wie sich das Verfahren in den günstigen Fällen gestaltet, in denen die Harnröhre von normaler Weite, die Blase genügend ausgedehnt und mit klarem Urin angefüllt ist, in denen also die drei Grundbedingungen für eine erfolgreiche Kystoskopie von vornherein erfüllt sind.

Die ganze Untersuchung zerfällt in die vorbereitenden Massnahmen, die mit dem Einführen des Instrumentes beendet sind und in die Besichtigung der Blase mittelst des eingeführten Kystoskopes. Einen wichtigen Teil der Vorbereitungen bilden die Massregeln, durch die wir die kystoskopische Untersuchung nach Möglichkeit aseptisch zu gestalten suchen. Die Bedeutung dieser Frage kann nicht überschätzt werden; ist doch die Verantwortung gerade in Fällen von aseptischen Blasen eine besonders grosse. Die Beschwerden solcher Kranken sind selbst bei ernsten Blasenleiden, wie Stein und Geschwülsten, oft recht erträglich, können sogar ganz fehlen. Werden aber bei einer instrumentellen Untersuchung zugleich mit dem Instrument Bakterien eingeführt, so kann ein Blasenkatarrh die Folge sein, durch den der Zustand des Kranken dauernd bis an sein Lebensende verschlechtert wird. Zugleich mit der katarrhalischen Trübung des Urins stellen sich quälender Harndrang und Schmerz ein. Nur zu richtig geben intelligente Kranke oft an, dass ihre unerträglichen Beschwerden erst nach einer vor längerer Zeit vorgenommenen Untersuchung aufgetreten seien. Die Gefahr einer bakteriellen Infektion einer bis dahin aseptischen Blase ist nun bekanntlich in den einzelnen Fällen eine verschiedene. Sie ist am meisten zu fürchten: erstens bei Blasen, die ihren Inhalt spontan nicht völlig entleeren können, in Fällen, in denen Residualharn besteht, zweitens bei Blasen, in denen sich Geschwüre oder wunde Stellen befinden, wie das oft bei Tuberkulose oder Steinen der Fall ist, endlich drittens bei Vorhandensein von Geschwülsten, in deren Zotten und Nischen die eingeführten Bakterien den günstigsten Nährboden finden. In allen solchen Fällen kann die Vorsicht nicht übertrieben und nicht pedantisch genug verfahren werden; das $\tau\grave{o}$ $\delta\grave{\varepsilon}$ $\pi\varrho\tilde{\omega}\tau o\nu$ $\tau\grave{o}$ $\mu\grave{\eta}$ $\beta\lambda\acute{a}\pi\tau\varepsilon\iota\nu$, diese alte hippokratische Mahnung, hat hier als erste Regel unseres Handelns zu gelten.

Leicht ist es allerdings nicht, bei einer kystoskopischen Untersuchung allen Anforderungen der modernen Antisepsis und Asepsis zu genügen; es muss nicht nur das gesamte Instrumentarium sterilisiert werden, auch Arzt und Patient müssen sich den gleichen desinficierenden Massnahmen, wie bei Vornahme einer chirurgischen Operation unterwerfen.

Es ist verständlich, dass das für die einzelnen bei der Ausübung der Kystoskopie nötigen Gegenstände geeignete Sterilisationsverfahren je nach dem Material, aus dem sie bestehen, ein verschiedenes sein wird. Wir beginnen unsere spezielle Schilderung der Desinfektion der einzelnen Gegenstände mit der des Kystoskopes selbst: Nach jedem Gebrauche wird das Kystoskop, so weit es aus verschiedenen Teilen besteht, auseinander genommen, und alsbald das Verschlussstück, das den optischen Apparat nach aussen abschliesst, fest aufgeschraubt. Es wird dann das Instrument nebst den abgenommenen Teilen, soweit sie keinen optischen Apparat enthalten, am besten durch einfaches Kochen in Wasser exakt sterilisiert. Für die Teile des Instrumentes aber, die den optischen Apparat oder Teile desselben beherbergen, kommt, je nach der Natur des zu untersuchenden Falles, die chemische und physikalische Desinfektion in Betracht, von denen die letztere neben dem Vorzug voller Exaktheit immerhin den Nachteil hat, dass sie die Instrumente mehr schädigt. Man kann behufs chemischer Desinfektion das Instrument mit fest aufgeschraubtem Verschlussstück in eine mit 5 %iger Karbolsäurelösung gefüllte, mit Deckel versehene Schale legen und darin dauernd und beliebig lange ohne Schädigung liegen lassen. Nach erfolgter Abtrocknung mit aseptischen Tupfern ist es jederzeit zum Gebrauche fertig.

Vorteilhafter noch ist das Aufbewahren des, wie oben angegeben, gereinigten und getrockneten Instrumentes in Formalindämpfen. Einfache Kystoskope, d. h. solche, die keine Irrigationskanäle besitzen, werden nach Janets Untersuchungen durch 24 stündigen Aufenthalt in kaltem Formalindampf sicher steril; noch schneller lässt sich dieser Erfolg bei Anwendung erwärmter Formalindämpfe erreichen.

Anders liegen die Verhältnisse bei den kystoskopischen Instrumenten, die mit Irrigationskanälen mit engen Nischen und Spalten versehen sind. Um diese engen Kanäle, respektive den in ihnen zurückgebliebenen Inhalt sicher zu sterilisieren, ist der Aufenthalt in Formalindämpfen nicht genügend; angeblich weil sich das Formalin in so engen Kanälen dissociiert und dann nicht mehr antiseptisch wirkt.

Genügt somit ein mit Formalindämpfen angefüllter Raum auch nicht, um die Mehrzahl der von uns benutzten kystoskopischen Instrumente mit Sicherheit zu sterilisieren, so ist er um so geeigneter Instrumente, die auf andere Weise, z. B. durch Hitze sterilisiert sind, beliebig lange Zeit in bequemster Weise keimfrei aufzubewahren. Notwendig aber ist, dass das Verschlussstück fest auf das Kystoskop aufgeschraubt ist, da sonst Formalindämpfe in den optischen Apparat eindringen, sich dort kondensieren und bald eine Trübung der Linsen verursachen. Ist dagegen das Verschlussstück fest auf den Trichter aufgeschraubt, so leiden unsere Instrumente durch den dauernden Aufenthalt in den Formalindämpfen nicht. Ich benutze zu diesem Zweck ein grosses 45 cm hohes cylindrisches Glasgefäss (Fig. 70), auf dessen Boden einige Formalintabletten gelegt werden. Das herausnehmbare Metallstativ kann 3—5 verschiedenartige Kystoskope aufnehmen.

Die soeben geschilderten chemischen Methoden waren bisher die für die Sterilisation kystoskopischer Instrumente ausschliesslich angewandten. Die einzig sichere physikalische Desinfektionsmethode durch Hitze erschien wenigstens für den den optischen Apparat beherbergenden Teil der Kystoskope nicht anwendbar, so dass die Desinfektion durch Kochen etc. auf die Teile des Instrumentes beschränkt blieb, welche keine optischen Teile beherbergen.

Immer und immer wieder wurde in den betr. Publikationen oft mit scheinbar überzeugender Gründlichkeit auseinander gesetzt, dass der optische Apparat und namentlich der Spiegelbelag des Prismas eine Erhitzung auf 100 Grad nicht vertrage. Diese Annahme ist durchaus unrichtig. Wie man sich leicht überzeugen kann, verträgt sowohl der optische Apparat als das mit Spiegelbelag versehene Prisma eine langdauernde Erhitzung auf 130 Grad ohne jeden Schaden.

Das ganze Instrument durch trockene Hitze zu sterilisieren ist allerdings zurzeit nicht möglich, da sowohl die Isolierung als auch die Dichtung zwischen Prisma und Metallrohr durch die notwendige grosse Hitze leidet. Auch ein einfaches Kochen in Wasser oder eine Sterilisierung in strömendem Wasserdampf vertrugen die Instrumente zurzeit nicht; auch bei fest auf-

geschraubtem Verschlussstück drang Wasser in den optischen Apparat ein.
War somit ein Sterilisieren des ganzen Instrumentes durch strömenden

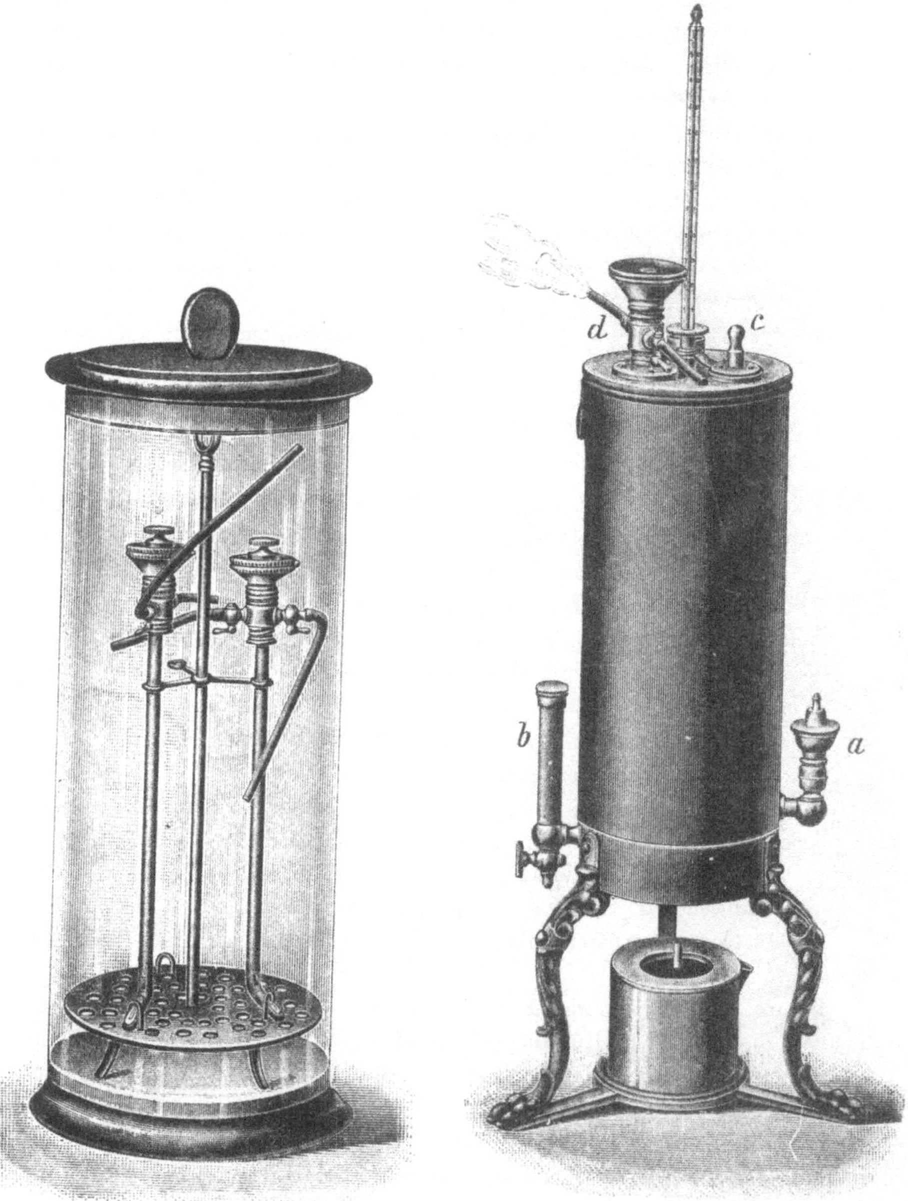

Fig. 70.   Fig. 71.

Wasserdampf bis jetzt ausgeschlossen, so war es doch seit vielen Jahren
möglich alle Teile des Kystoskopes, die während der Untersuchung direkt
oder indirekt eine Infektion verursachen könnten, also z. B. beim gewöhnlichen

Irrigationskystoskop der ganze Schaft und die Irrigationskanäle, in einwandsfreier, allen Ansprüchen der modernen Chirurgie genügenden Weise durch strömenden Dampf zu sterilisieren. Es wird das durch den in Fig. 71 abgebildeten Apparat ermöglicht.

Dass hierbei der Trichter und die äusseren Teile des Schlosses sich nicht im Dampf befinden, hat schon deshalb keine Bedeutung, weil sie ja auch mit dem Kranken in keine Berührung kommen und übrigens durch den vorangegangenen Aufenthalt in Formalindampf schon genügend desinficiert sind.

Der nach dem Vorbilde der gewöhnlichen Sterilisierungsapparate gebaute doppelwandige und mit doppeltem Boden versehene Cylinder ist etwas länger als die längsten kystoskopischen Instrumente. Durch den Ansatz b (Fig. 71) wird nach Entfernung der oberen Schraube eine abgemessene Menge heissen Wassers in den Hohlraum zwischen den doppelten Wandungen des Cylinders eingefüllt. Wird dieses Wasser durch die unten befindliche Spirituslampe zum Kochen gebracht, so strömt der Dampf durch die am oberen Rande der inneren Doppelwand des Cylinders angebrachten Löcher in dessen Hohlraum und aus diesem durch den Ansatz a, der mit einem Ventil versehen ist, nach aussen. Von den drei auf der oberen Fläche des Apparates befindlichen Öffnungen dient die eine zur Aufnahme des Thermometers, in die beiden anderen (d und c) werden die zu sterilisierenden Kystoskope eingesetzt. Will man nur ein Kystoskop sterilisieren, so muss, wie in Fig. 71 abgebildet, die andere Öffnung durch ein besonderes Verschlussstück c geschlossen werden. Durch zwei Federn werden dabei, wie an unseren Kystoskopen, die am Ende des Schaftes wie auch an dem Verschlussstück befindlichen runden Scheiben an eine Asbestscheibe so fest angedrückt, dass sie die Öffnung hermetisch verschliessen. Der Schaft des Instrumentes befindet sich dann frei im Innern des mit strömendem Wasserdampf erfüllten Cylinders, während der Trichter samt den Kontaktringen und bei den Irrigationskystoskopen die als Hähne dienenden Vorrichtungen frei herausragen. Aus letzteren dringt dann bei entsprechend starker Spannung im Cylinder der Dampf in kräftigem Strahle heraus; der Dampf pflegt dann eine Temperatur von etwa 102 ⁰ C zu haben. Hat dieses Herausströmen des Dampfes aus den Irrigationskanälen 15 Minuten angedauert, so wird die Lampe ausgelöscht, und nach genügendem Erkalten sind die Instrumente zum Gebrauche fertig. Eine solche Sterilisation vertragen gute Instrumente ohne Schaden; ich habe dasselbe Kystoskop wohl über 100 mal in dieser Weise behandelt, ohne dass es merklich gelitten hätte.

Trotzdem kann nicht geleugnet werden, dass auch die eben geschilderte Methode der teilweisen Dampfsterilisation nicht als letztes Ziel hingestellt werden kann. Als das zu erstrebende Ideal muss nach wie vor die Möglichkeit gelten, das Kystoskop einfach wie alle anderen chirurgischen Instrumente in Wasser kochen oder in toto im Dampftopf sterilisieren zu können. Diese Möglichkeit schien, wie oben bemerkt, bis in die jüngste Zeit ausgeschlossen.

Nach sorgfältigen Studien und zahllosen Versuchen ist es aber jetzt der Firma Louis und H. Löwenstein, Berlin, unter meiner Anleitung gelungen, Instrumente herzustellen, die, wie ich glaube, auch diesen letzten Ansprüchen genügen.

Gross waren allerdings die zu überwindenden Schwierigkeiten: Nachdem zunächst nachgewiesen war, dass der optische Apparat inkl. Spiegelbelag des Prismas eine Erhitzung auf mehr als 100° C beliebig lange ohne Schaden ertragen, wurde unsere Aufmerksamkeit auf den bei Erhitzung in dem mit Verschlussstück verschlossenen Instrument entstehenden Überdruck gerichtet. Um einem solchen zu begegnen, wurde das Verschlussstück in der Mitte mit einem Ventilrohr versehen, auf das ein Gummischlauch gesteckt wurde, dessen freies Ende über den Rand des Kochgefässes herausragte. Das Resultat war unbefriedigend; meist drang doch Wasser in den optischen Apparat hinein. Eine ähnliche Anordnung ist später von Kollmann angewendet. Bei näherer Prüfung zeigte sich, dass dieser Überdruck doch wohl in seiner Bedeutung überschätzt wurde; er beträgt noch nicht $^1/_3$ Atm. Es zeigte sich vielmehr, dass die bisher benutzte Dichtung zwischen Prisma und Metall sowie diejenige durch das äussere Verschlussstück hergestellte beim Kochen und Dämpfen nicht dicht hielt. Nur durch eine andere Art der Dichtung, die auch der Erhitzung standhielt, konnten wir unser Ziel erreichen. Der geringe Überdruck konnte hierbei vernachlässigt werden.

Eine solche Sterilisation, bei der alle Teile des Instrumentes, die mit dem Körper des Kranken direkt oder indirekt in Berührung kommen, bei der namentlich auch die Irrigationskanäle und ihr Inhalt genügend lange mit strömendem Wasserdampf in Berührung kommen, genügt sicher den strengsten aseptischen Ansprüchen. Der Umstand, dass die äusseren Teile des Instrumentes, das Schloss und bei den Irrigationskystoskopen die Hähne und die äusseren Enden der Irrigationsrohre selbst sich nicht im Dampfe befinden, hat ja eben deshalb keine Bedeutung, weil sie mit dem Kranken in keine Berührung kommen: erst nach vollständiger Vorbereitung des Kranken ergreift der Arzt den Trichter des Kystoskopes, um den sterilen Schaft des Instrumentes durch die Harnröhre in die Blase einzuführen.

Trotz der vollkommenen Sicherheit dieses Verfahrens, trotzdem ich dasselbe seit vielen Jahren in zahlreichen Kursen demonstriert und immer gezeigt habe, dass die Instrumente dadurch kaum leiden, hat diese Methode der Dampfsterilisation keinen Eingang in die Praxis gefunden und wird so gut wie gar nicht benutzt. Es lässt sich das leicht kontrollieren, insofern der Verkauf von zahllosen Kystoskopen durch die Firma Löwenstein in gar keinem Verhältnis zu dem Absatz von Sterilisationsapparaten steht. Es ist das eine der vielen Sonderheiten, welche die Entwicklung der Kystoskopie eben darbietet.

Die Sterilisation des Instrumentariums hat sich natürlich nicht auf das Kystoskop und auf die anzuwendenden Katheter zu beschränken; es muss dafür gesorgt werden, dass alle anderen, irgendwie bei der

Untersuchung benutzten Gegenstände, Spritzen, Gläser, Schalen, Tücher, namentlich auch alle Flüssigkeiten, Borsäurelösung, Eukainlösung, Glycerin etc. einwandfrei sterilisiert werden.

Einfacher als beim Kystoskop selbst gestalten sich die Verhältnisse für die Desinfektion der anderen bei der kystoskopischen Untersuchung gebrauchten Gegenstände. Beginnen wir mit den Kathetern, so wird man Metallkatheter stets durch Kochen sterilisieren. Von den elastischen Kathetern lassen sich sowohl Nélatonkatheter, wie die sogenannten Seidengespinnstkatheter kochen, bei gutem Material über 50 mal. Seidengespinnstkatheter kocht man am besten in einer Lösung von Ammon. sulf. 60°/o; sie leiden dann nur wenig. Auch in strömendem Wasserdampf lassen sich Nélatonkatheter sterilisieren; Seidengespinnstkatheter vertragen diese Sterilisation im strömenden Dampf ebenfalls gut, müssen aber, um ein Zusammenkleben zu verhindern, ein jeder für sich in Fliesspapier oder in aseptischem Mull eingewickelt werden.

Zur chemischen Desinfektion von elastischen Kathetern eignen sich in erster Linie die Formalindämpfe. Ein 24 Stunden währender Aufenthalt in einem mit solchen erfülltem Glase sichert, sofern der Kanal nicht zu eng ist, eine volle Asepsis und wird von den verschiedenen Sorten elastischer Katheter gut vertragen. Auch vorher durch Hitze exakt sterilisierte Katheter werden am besten durch Aufenthalt in Formalindämpfen dauernd keimfrei erhalten. Selbstverständlich muss vor dem Gebrauche der so behandelten Instrumente das die Schleimhaut reizende Formalin durch Abspülen mit sterilem Wasser entfernt werden. Karbolsäure und Sublimat eignen sich für die Sterilisation elastischer Katheter nicht, ersteres, weil es die Instrumente zu sehr angreift, letzteres, weil die geringste Menge von Sublimatlösung die Harnröhre reizt. Die bei der kystoskopischen Untersuchung benutzten Spritzen müssen wenigstens bei aseptischen Fällen durch Hitze sterilisiert werden. Man kann die ganz aus Metall bestehenden oder die Janet-Frankschen Spritzen aus Glas mit Metallfassung benutzen. Beide vertragen sowohl das einfache Auskochen als auch die Sterilisation durch trockene Hitze. Erstere haben den Vorteil des leichteren gleichmässigen Ganges, letztere den, dass man die Menge und die sonstigen Eigenschaften der in der Spritze befindlichen Flüssigkeit sehen kann. Bei den Janet-Frankschen Spritzen muss während der Sterilisation der Stempel herausgenommen werden, um ein Springen des Glascylinders zu vermeiden. Die gewöhnlichen aus Glas und Kautschuk bestehenden Spritzen vertragen die Sterilisation durch Hitze nicht; will man sie dennoch benutzen, so lässt man sie am besten vor dem Gebrauch mit Sublimatlösung gefüllt, längere Zeit in einer mit Sublimatlösung gefüllten Schale liegen. Bei jeder Untersuchung braucht man mehrere Spritzen; eine kleinere 5—6 cm haltende zur Eukaininjektion und mehrere grössere von 100 ccm Inhalt zum Ausspülen der Blase.

Die sonst für die Untersuchung nötigen Gegenstände, Gläser, Schalen, Tücher etc. sterilisiert man am besten in strömendem Wasserdampf. Die

Flüssigkeiten, deren wir bei der Vorbereitung des Kranken bedürfen, Borsäurelösung, Eukainlösung, Glycerin werden vor dem Gebrauch durch Kochen
sterilisiert. Um eine sichere aseptische Beschaffenheit des Instrumentariums
zu erzielen, ist die Desinfektion unmittelbar vor der Untersuchung vorzunehmen.
Ist es doch bekannt, wie schwierig es trotz aller Vorsicht ist, sterile Gegenstände längere Zeit keimfrei zu erhalten.

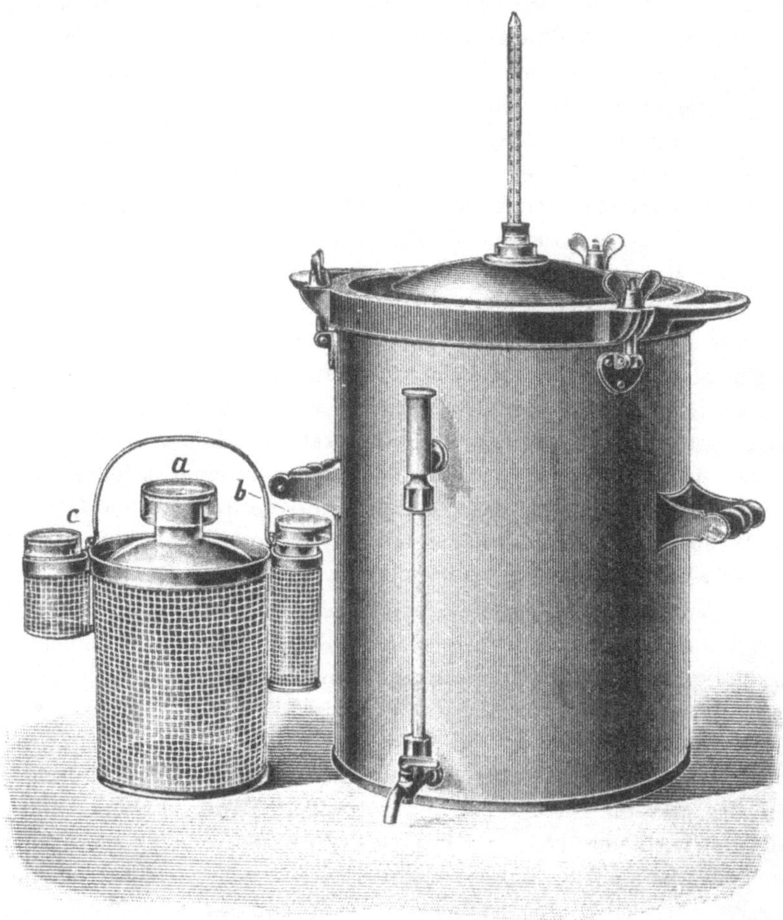

Fig. 72.

Alle diese zahlreichen bei der kystoskopischen Untersuchung notwendigen
Gegenstände einzeln zu sterilisieren, ist sehr umständlich und auch unzuverlässig;
nur zu leicht ereignet sich dabei ein Versehen, das die ganze Asepsis in
Frage stellt: Diesem Übelstande abzuhelfen, habe ich beistehend abgebildeten
Sterilisationsapparat (Fig. 72) anfertigen lassen, der in bequemer Weise ge-
stattet, vom Kystoskop selbst abgesehen, alle bei der Kystoskopie notwendigen
Gegenstände gemeinsam zu sterilisieren. Die mit dem umgekehrten Glas-
schälchen a (Fig. 72) bedeckte Flasche enthält die zum Ausspülen der Blase

dienende Borsäurelösung und befindet sich in einem mit einem Henkel versehenen Drahtkorb, der an zwei gegenüberliegenden Seiten zwei kleinere Drahtbehälter enthält, welche zwei Flaschen aufnehmen, von denen die eine b mit Glycerin, die andere c mit Eukainlösung angefüllt ist. Auch diese Flaschen sind mit kleinen Glasschälchen bedeckt.

Wird dieser Drahtkorb in den nebenstehenden doppelwandigen Dampfsterilisator gesetzt, so bleibt zwischen ihm und der inneren Wand des Sterilisators noch ein beträchtlicher freier Raum, in den alle anderen für die Untersuchung notwendigen Gegenstände, eine genügende Anzahl von Seidengespinnst- und Nélatonkathetern, Spritzen, Gläser, Schalen, Tücher etc. gepackt werden. Dieselben werden so gelegt, dass die bei der Vorbereitung des Kranken nötigen Objekte, welche zuerst gebraucht werden, ganz oben liegen. Ist dann der Deckel wieder aufgeschraubt, so wird der Sterilisationstopf zum Kochen aufs Feuer gesetzt, man kann dazu jeden Küchenherd benutzen. Hat das Kochen eine halbe Stunde gedauert, so lässt man den Apparat wieder erkalten. Nach etwa drei Stunden pflegt die Borsäurelösung eine zum Ausspülen der Blase geeignete Temperatur zu haben. Nach Abschrauben des Deckels hat man dann alle für die Untersuchung nötigen Gegenstände in sicher steriler Beschaffenheit bei einander.

So erfreulich es nun aber auch ist, dass wir imstande sind, alle bei der Ausübung der Kystoskopie benutzten Gegenstände in einwandfreier Weise zu sterilisieren, so vollkommen auch die Desinfektion des Arztes und des Kranken sein kann, so wäre es doch ein verhängnisvoller Irrtum, wenn man glaubte, durch peinliche Ausübung aller anti- und aseptischen Kautelen, die aseptische Ausübung der Kystoskopie garantieren zu können. Das ist leider zurzeit unmöglich.

Aseptisches Kystoskop und aseptische Kystoskopie sind ebenso verschiedene Dinge wie aseptischer Katheter und aseptischer Katheterismus. Es hat das darin seinen Grund, dass die Urethra anterior der meisten Menschen selbst pathogene Mikroorganismen enthält. Ist das nach den übereinstimmenden Befunden zahlreicher Forscher schon in der völlig gesunden Harnröhre der Fall, so liegen die Verhältnisse bei den Kranken, welche wir zu untersuchen haben, meist noch ungünstiger; viele von ihnen haben an langdauernden Blennorrhöen gelitten, und sind bei ihnen oft mit Unterlassung aller aseptischen Kautelen Flüssigkeiten und Instrumente in die Harnröhre und Blase eingeführt worden. Daher ist es denn nicht auffällig, dass die Harnröhre eine reiche Flora schädlicher Bakterien enthält.

Soweit diese bakteriellen Massen frei auf der Schleimhautoberfläche liegen, können wir sie leicht nach aussen herausbefördern und unschädlich machen. Zu diesem Zwecke lässt man den Kranken unmittelbar vor der Untersuchung den Urin in scharfem Strahle entleeren. Energische, ausgiebige Ausspülungen der vorderen Harnröhre mit Borsäurelösung vervollständigen die Reinigung und beseitigen die letzten der Schleimhaut noch anhaftenden

Schleimgerinnsel nach aussen. So nützlich aber diese Massnahmen auch sein mögen, so sind sie doch nicht imstande, auch Bakterien, die in der Epithelschicht der Schleimhaut selbst sitzen, zu entfernen. Haben doch Petit und Wassermann[1]) gezeigt, dass selbst eine energische Ausspülung mit Höllensteinlösung 1 : 1000 nicht genügt, die Schleimhaut der Urethra ant. keimfrei zu machen. Gelingt es doch, um analoge Verhältnisse heranzuziehen, selbst bei der so leicht zugängigen Vagina nicht, sie durch energische Sublimatausspülungen keimfrei zu machen. Nichts kann hindern, dass solche die Epithelschicht imprägnierenden bakteriellen Massen mit dem aseptischen Katheter, dem aseptischen Kystoskop in die Blase transportiert werden. Dass in der Tat auch bei völlig rein gespülter Harnröhre zugleich mit dem Kystoskop von der Schleimhaut abgekratzte Schleim- und Epithelmassen in die Blase verschleppt werden können, davon kann man sich namentlich bei Benutzung des zweikanaligen Irrigationskystoskopes oft direkt kystoskopisch überzeugen. Man sieht dann unmittelbar nach dem Einführen des Instrumentes an der hinteren Kante des Prismas ein kleines Schleimgerinnsel oder einen Epithelfetzen haften. Diese aus der Harnröhre stammenden Massen lösen sich meist bald los und bleiben in der Blase liegen, wo die in ihnen befindlichen Bakterien dann eine Cystitis erzeugen können.

Um solche trotz aller aseptischen Kautelen dennoch in die Blase gelangten Bakterien nach Möglichkeit unschädlich zu machen, suchen manche Autoren dem Urin durch vorherige interne Darreichung von Urotropin oder Salol antiseptische Eigenschaften zu geben. Ein solches Verfahren ist entschieden ratsam. Wenn irgend möglich, sollte man dem Kranken 3—4 Tage vor der geplanten Untersuchung 3 mal täglich 0,5 Urotropin nehmen lassen, wodurch der Urin, wie experimentell festgestellt ist, antiseptische Eigenschaften erlangt. Andererseits darf man die Wirkung dieser Medikation nicht überschätzen. Sehen wir doch nicht selten, wie bei Kranken, die sich selbst katheterisieren, zu einer Zeit, in der sie regelmässig Urotropin und zwar in beträchtlichen Dosen einnehmen, sich trotzdem ein Blasenkatarrh entwickelt.

So stehen wir denn am Ende unserer Erörterungen vor der Erkenntnis, dass die kystoskopische Antisepsis zurzeit noch eine unzulängliche ist und wahrscheinlich immer bleiben wird. Das darf uns aber nicht fatalistisch stimmen und uns nicht die Freudigkeit an der sorgsamsten Ausübung aller nur möglichen anti- und aseptischen Kautelen rauben. Kann durch letztere die Gefahr auch nicht völlig beseitigt werden, so wird sie doch wesentlich vermindert. Je strenger die Asepsis geübt wird, um so seltener wird sich nach der Kystoskopie ein Katarrh einstellen; bei peinlichster Sorgfalt gehört er zu den grössten Seltenheiten. So werden Arzt und Patient reichlich belohnt für den Zeitaufwand und die

---

[1]) Petit et Wassermann, »Sur l'antisepsis de l'urèthre«. Annales des maladies des org. gén.-urin. 1891. pag. 500.

Umstände, die mit einer möglichst vollkommenen aseptischen Ausübung der Kystoskopie unleugbar verbunden sind.

Wenn irgend möglich, soll die kystoskopische Untersuchung stets in der Wohnung des Arztes oder in einer Klinik vorgenommen werden. Im Hause des Kranken, unter ungewohnten Verhältnissen ereignet sich leicht ein Versehen, das das Resultat der Untersuchung in Frage stellt. Namentlich die Asepsis pflegt dann leicht eine ungenügende zu sein. Wünschenswert, aber nicht notwendig ist die Anwesenheit eines Assistenten während der Untersuchung. Das Zimmer, in welchem man die Kystoskopie vornimmt, soll nicht zu hell sein; eine völlige Verdunklung ist überflüssig, ja nicht einmal angenehm. Wünschenswert ist es aber, dass man während der Besichtigung der Blase nicht so sitzt, dass man ins Helle, etwa gegen ein Fenster sieht; auch seitliches grelles Licht kann stören. Aseptische Fälle sollten in einem besonderen Untersuchungszimmer vorgenommen werden, während schon inficierte Fälle in einem anderen Raum zu untersuchen sind. Ein solches aseptisches Untersuchungszimmer soll nur die für die Untersuchung nötigen Gegenstände enthalten, es soll frei von „Staubfängern", Gardinen etc. und so eingerichtet sein, dass es samt seinem Inhalt leicht zu reinigen und zu desinficieren ist. Dabei ist aber sorgsam zu vermeiden, dass es nicht das Aussehen eines Operationszimmers gewinnt. Es muss alles vermieden werden, was den Kranken unnötig ängstigen könnte. Die kystoskopische Untersuchung ist durch die lange Dauer an sich aufregender für den Kranken, als eine einfache Sondenuntersuchung. Dazu kommen die umständlichen zur Erzielung der Asepsis nötigen Vorbereitungen. Da ist es dann nicht zu verwundern, wenn ängstliche Kranke die Empfindung haben, dass bei ihnen ein schwerer Eingriff vorgenommen werden soll. Das muss vermieden werden. Alle nötigen Vorbereitungen sind so vorzunehmen, dass sie möglichst von dem Kranken nicht bemerkt werden; durch geeignete Unterhaltung sucht man seine Aufmerksamkeit abzulenken und ihn zu beruhigen. So umständlich und zeitraubend die mit allen aseptischen Kautelen vorgenommene Ausübung der Kystoskopie für den Arzt auch sein mag, der Kranke muss stets den Eindruck haben, dass es sich nur um eine harmlose schnell beendete Untersuchung handelt.

Von Wichtigkeit ist ferner die richtige Lagerung des Patienten während der Untersuchung. Sein Becken muss so hoch liegen, dass sich das äussere Ende des eingeführten Kystoskopes annähernd in der Augenhöhe des vor ihm sitzenden Untersuchers befindet. Die gewöhnlichen chirurgischen und gynäkologischen Untersuchungs-Stühle und Tische sind für unsere Zwecke wenig geeignet. Ich benutze einen schmalen gepolsterten Tisch von 1,20 m Länge und 0,65 m Breite, dessen vorderes Ende, auf dem bei der Untersuchung das Becken des Kranken liegt, 1,10 m hoch ist; von diesem vorderen Ende senkt sich das Polster nach hinten zunächst etwas nach abwärts, um von der Mitte an wieder zu steigen, so dass die für den Kopf bestimmte Partie dieselbe Höhe hat wie das vordere Ende. Durch geeignete Kissen lässt sich die Oberfläche leicht so ausgleichen, dass der Kranke während der Untersuchung eine bequeme und sichere Lage einnimmt. Sein Oberkörper liegt dann annähernd horizontal, das Becken befindet sich hart am vorderen Rande des Tisches oder überragt denselben noch etwas nach vorn. Die weit gespreizten, im Knie stark gebeugten Beine des Kranken ruhen auf Fussstützen, die in einer Höhe von 0,85 m auf beiden Seiten an den Tischbeinen so angebracht sind, dass sie nach dem Gebrauch zurückgeschoben werden können. Vorteilhaft ist es, wenn diese Fussstützen innerhalb gewisser Grenzen auch seitlich von aussen nach innen verschiebbar sind; ist es doch für ältere Leute nicht selten schwer, ja unmöglich, die Oberschenkel in gewünschter Weite zu spreizen. Andere Kranke bekommen in der geschilderten Lage leicht einen lästigen Muskelkrampf in einem oder beiden Oberschenkeln. In den meisten Fällen lässt sich derselbe durch kräftiges Massieren schnell beseitigen, andernfalls müssen ein oder beide Beine während der Untersuchung von Gehilfen gehalten werden. Für derartige Kranke kann man vorteilhaft Fussstützen benutzen, bei denen das Bein im Knie nur wenig gebeugt zu werden braucht. Solche eisernen Stützen, wie wir sie an den meisten chirurgischen Untersuchungstischen finden, lassen sich leicht an unserem Tisch anbringen. — An der linken Seite desselben steht ein kleiner Tisch, auf den die Batterie, resp. der Akkumulator so gestellt wird, dass der untersuchende Arzt den zur Regulierung des Stromes dienenden Rheostaten während der Besichtigung mit der linken Hand leicht erreichen kann.

In neuerer Zeit ist von der Firma Louis & H. Löwenstein, Berlin, für die Ausübung der Kystoskopie ein besonderer kystoskopischer Untersuchungstisch (Fig. 73) angefertigt worden, der nach dem Vorbilde des eben beschriebenen gebaut, sich dadurch auszeichnet, dass der Rheostat zur Regulierung des Stromes und weiterhin eine Vorrichtung zum Schliessen und Unterbrechen desselben am Tische selbst angebracht ist. Letztere Vorrichtung hat die Form eines Klavierpedales und befindet sich an dem rechten vorderen Bein des Tisches; durch einfaches Auftreten wird der Strom geschlossen, beim nächsten Auftreten unterbrochen, beim weiteren Auftreten wieder geschlossen usw. Der Akkumulator steht auf dem die Tischbeine verbindenden Brette. In ein ausziehbares Becken lässt man bei der Vorbereitung des Kranken den Urin und die Spülflüssigkeit abfliessen, sie gelangen durch einen Schlauch in den hinter der Batterie stehenden Eimer. Nach Beendigung der Vorbereitung wird das Becken wieder zurückgeschoben. An der vorderen Seite des Tisches befindet sich endlich eine Vorrichtung, mittelst deren man das eingeführte Kystoskop in jeder beliebigen Stellung fixieren kann; sie erweist sich namentlich für Demonstrationen und bei der Aufnahme von Blasenphotographien als nützlich. Wünscht man ein kystoskopisches Bild abzuzeichnen, so bedient man sich eines Zeichenbrettes, welches am Tische befestigt werden kann. Während das Kystoskop dann durch ein Stativ fixiert oder von einem Assistenten festgehalten wird, kann man in aller

Ruhe, ohne dass der Kranke es zu bemerken braucht, eine Zeichnung des kystoskopischen Bildes anfertigen.

In schwierigen Fällen und bei Vornahme intravesicaler Eingriffe ist es vorteilhaft, wenn der Sitz des vor dem Tische stehenden Stuhles, auf dem der Arzt sitzt, durch einen einfachen Mechanismus niedriger oder höher gestellt werden kann.

Bei Beginn der Vorbereitung legen Arzt und Assistent Operationsmäntel an und desinficieren sich mit aller Gründlichkeit, wie bei Vor-

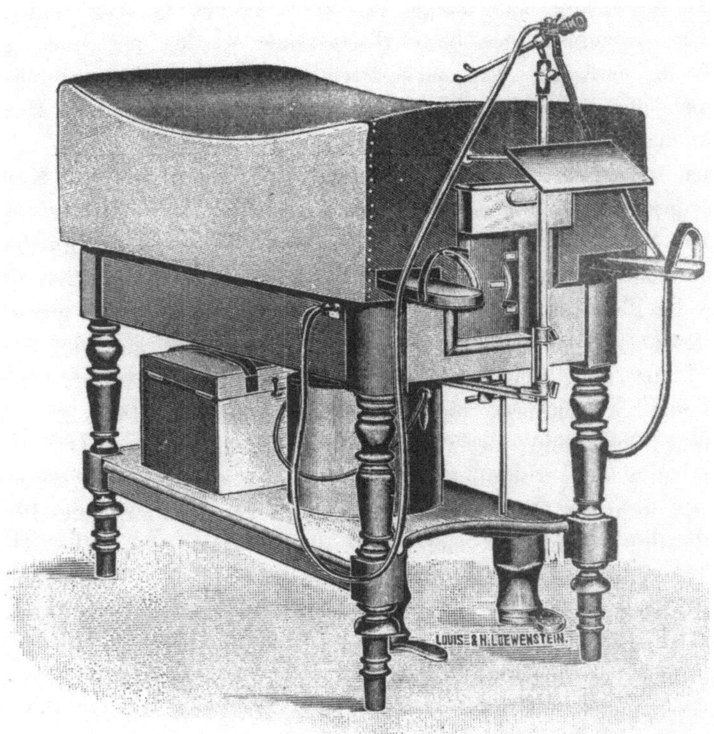

Fig. 73.

nahme einer chirurgischen Operation. Diese Desinfektion ist während der ganzen Dauer der Untersuchung zu wiederholen, sobald eine Berührung mit nicht sterilen Gegenständen, dem Körper des Kranken, Kleidungsstücken etc. stattgefunden hat. Desgleichen ist während der ganzen Vorbereitung des Kranken darauf zu achten, dass die in der oben angegebenen Weise sterilisierten Gegenstände nicht mit unsterilisierten Objekten in Berührung kommen. Sollte dies trotz grösster Aufmerksamkeit dennoch passieren, so dürfen diese Instrumente nicht weiter benutzt werden.

Nach Abschrauben des Deckels werden aus dem Dampftopf die zur Sterilisation hineingelegten Gegenstände herausgenommen und zwar zunächst der oben liegende Leinenüberzug, der über den vorderen Teil des Tisches gelegt wird. Nachdem dann das zunächst darunter liegende sterile Tuch über einen rechts vom Untersuchungstisch stehenden Bock gelegt ist, werden die übrigen Gegenstände darauf gestellt. Nach erfolgter Reinigung von Prisma und Okular durch Abwischen mit einem sterilen Tuch wird das Kystoskop durch Aufschieben der sterilen Zange mit der ebenfalls sterilen stromleitenden Schnur und der Batterie verbunden und die zur Erzielung eines genügenden Lichtes erforderliche Stromstärke bestimmt. Nachdem der Riegel der Zange wieder zurückgezogen und damit der Strom wieder unterbrochen ist, werden Kystoskop und Zange in sterile Tücher gepackt und beiseite gelegt. Die so zurecht gestellten Gegenstände werden mit einem grossen sterilen Tuche verdeckt. Erst nach Beendigung dieser Vorbereitung betritt der Kranke, der inzwischen in einem Nebenzimmer Stiefel und Hosen abgelegt hat, das eigentliche Untersuchungszimmer.

Nach teilweiser spontaner Entleerung der Blase wird der Kranke in der oben geschilderten Weise auf den Tisch gelegt und über seinen Penis ein in der Mitte durchlöchertes steriles, etwa 40 cm grosses quadratisches Stück von sogenanntem Mosetig-Battist gezogen und so befestigt, dass der Penis vor der Berührung mit dem Scrotum und den Schamhaaren geschützt ist. Hierauf werden Glans und Präputium mit Seifenwasser gereinigt und endlich die Glans und namentlich die Umgebung der Harnröhrenmündung energisch mit Gazetupfern, die in Sublimatlösung 1 : 1000 getaucht und wieder ausgedrückt sind, desinficiert. Diese Reinigung und Desinficierung der Eichel und des Präputiums muss mit grosser Sorgfalt vorgenommen werden; ist doch die Regio balano-praeputialis als eine förmliche Brutstätte des Coli-Bacillus bekannt. Schon durch die teilweise oder völlige Harnentleerung des Kranken ist der grösste Teil etwaiger der Schleimhaut aufliegender Sekretmassen nach aussen heraus gespült. Diese Reinigung der Urethra ist aber nicht genügend, sie muss durch Ausspülungen mit steriler Borsäurelösung vervollständigt werden. Diese Ausspülungen werden mit einer leichtgehenden sterilen, etwa 50 ccm haltenden Spritze mit olivenförmigem Ansatz vorgenommen und sind so lange fortzusetzen, bis die Flüssigkeit nicht nur klar, sondern auch ohne Spur von Gerinnseln oder Fusseln zurückkommt. Man beginnt mit der Reinigung der Harnröhrenmündung, die man dadurch weit klaffend macht, dass man mit den Fingern, die die Glans halten, auf deren seitliche Partien einen Druck nach hinten ausübt. Ist dieses vordere Ende der Harnröhre durch scharfen gegen dieselbe gerichteten Flüssigkeitsstrom rein gespült, so wird die Olive der Spritze fest auf das orificium aufgesetzt und wiederholte Ausspülungen mit steigender Flüssigkeitsmenge, zunächst mit etwa 4 ccm und dann bis zur prallen Anfüllung der Urethra ant. steigend vorgenommen. Man darf dabei nicht unterlassen, vor jeder neuen Injektion durch Ausdrücken des Bulbus für völlige Entleerung der Urethra zu sorgen. Zum Schlusse wird ein durchlöchertes Stück steriler Gaze über den desinficierten Penis gezogen und an dem schon erwähnten Battiststück befestigt.

Nach beendigter Desinfektion des Kranken pflege ich in allen Fällen eine lokale Anästhesierung der Harnröhre vorzunehmen. Mögen die Beschwerden, die dem Kranken durch das Einführen des Kystoskopes und die ganze Untersuchung bei zarter Ausführung bereitet werden, auch nur gering sein, immerhin ist es für den Arzt eine Annehmlichkeit, auch diese unbedeutenden Schmerzen noch verringern zu können. Ich bediene mich zu diesem Zwecke des Eukains und zwar des Eucain. mur. β, das in heissem Wasser klar löslich ist und sich ohne Trübung und Zersetzung kochen, also sicher sterilisieren lässt. Im Gegensatz zu dem Eucain. mur. α, das für unsere Zwecke nicht geeignet ist, pflegt eine $2\,^0/_0$ige Lösung von Eucain. mur. β die Schleimhaut der Harnröhre nicht zu reizen und die Empfindlichkeit in befriedigender Weise herabzusetzen. Nur sehr empfindliche Patienten klagen bei der Injektion dieser Lösung über leichtes Brennen. Will man auch das vermeiden, so muss man zunächst eine schwächere, etwa $^1/_2\,^0/_0$ige und erst dann eine $2\,^0/_0$ige Lösung einspritzen. Während das Eukain in dieser Weise angewendet nach den bisherigen Erfahrungen völlig ungefährlich ist, kann vor dem früher gebrauchten Kokain nicht eindringlich genug gewarnt werden.

Man verfährt bei der Eukainisierung, die natürlich die ganze Schleimhaut der Harnröhre bis zur Blasenmündung betreffen muss, so, dass man zunächst den Inhalt einer etwa 6 ccm haltenden Spritze in die Urethra anterior einspritzt. Ohne die injicierte Flüssigkeit herauszulassen, wird die wiederum gefüllte Spritze von neuem auf das orific. urethr. ant. aufgesetzt und ihr Inhalt mit schwachem Druck eingespritzt. Bei einer gewissen Anfüllung der Urethra ant. fühlt man dann meist, dass der Stempel plötzlich einem stärkeren Widerstande begegnet. Es ist das dadurch bedingt, dass der Sphincter externus unter dem Einfluss der injicierten Flüssigkeit krampft und deren Hindurchfliessen durch den Isthmus hindert. Die Urethra ant. ist jetzt, wie man von aussen deutlich fühlen kann, prall angefüllt. Injiciert man nun noch mehr und wendet dabei einen stärkeren Druck an, so kann eine Verletzung der Harnröhrenschleimhaut eintreten, was man bei beendeter Eukainisierung daran erkennt, dass etwas Blut zur Harnröhre herausfliesst. Das muss vermieden werden!

Fühlt man beim Vorschieben des Stempels einen stärkeren Widerstand, so lässt man zunächst mit dem Drucke nach, um nach kurzer Pause den Versuch mit grösster Vorsicht zu wiederholen. Schon nach kurzer Zeit pflegt der Schliessmuskel nachzugeben; ein schwacher Druck auf den Stempel der Spritze genügt, wieder Flüssigkeit aus der Spritze austreten zu lassen. Von nun an kann man leicht eine Spritze nach der anderen durch den Sphincter ext. hindurchspritzen. 5 Spritzen genügen (30 ccm.) um die Empfindlichkeit der Urethra bis zum orific. urethr. int. herabzusetzen. Eine Anästhesierung der Blase selbst ist überflüssig, da dieselbe ja bei richtiger Ausübung der Kystoskopie, das orific. urethr. int. ausgenommen, mit dem Instrument kaum in Berührung kommt.

Der Kranke soll vor Beginn der kystoskopischen Untersuchung den Harn längere Zeit, womöglich mehrere Stunden lang aufgehalten haben. Noch vor Betreten des Untersuchungszimmers, im Nebenzimmer, lässt man ihn zunächst eine geringe Menge, etwa 50 ccm, Urin in kräftigem Strahl entleeren und prüft, ob diese Urinprobe klar oder trübe, hell oder koncentriert ist, ob sie Gerinnsel enthält etc. Eine völlige Entleerung der Blase ist zunächst zu vermeiden. Diese Probe ist auch in den Fällen notwendig, in denen die Blase aseptisch ist, und der Harn bei der letzten Besichtigung völlig klar war; producieren doch auch gesunde Menschen zeitweilig einen durch Erdsalze getrübten Harn. In solchen Fällen ist es zweifellos am richtigsten, die Untersuchung aufzuschieben, bis der Urin wieder klar ist, was oft schon bei der nächsten Miktion der Fall ist. Andernfalls und wenn kein Aufschub möglich ist, muss die Blase wie bei sonstigen Verunreinigungen vor Beginn der Untersuchung ausgespült werden. Die blosse Entleerung und Injection klarer Flüssigkeit wird nur selten genügen.

Man kann diese Ausspülung so machen, dass man eine entsprechende Menge Borsäurelösung durch das orific. urethr. ext. und die Harnröhre mittelst einer mit Olive versehenen Spritze in die Blase hineinspritzt und dem Kranken dann die injicierte Flüssigkeit sofort wieder entleeren lässt. Das wird so oft wiederholt, bis die Flüssigkeit klar herauskommt, und dann werden die zur Untersuchung notwendigen 150 ccm in die Blase injiciert. Sollte dies Verfahren eine Reizung erzeugen, so muss mit elastischem Katheter ausgespült werden.

Ist der zur Probe entleerte Urin zwar klar aber koncentriert, so wird zweckmässig die Blase spontan entleert und dann ebenfalls direkt mit der Spritze durch die Harnröhre die nötige Menge klarer Flüssigkeit in die Blase injiciert. Man vermeidet auf diese Weise die mögliche Infektion mittelst des eingeführten Katheters.

Anders bei diluiertem Urin: Hier kann das Instrument sogleich in die mit Harn erfüllte Blase eingeführt werden. Die Farbe des Urins stört, wenn er nicht zu sehr koncentriert ist, das Sehen nicht, die Bilder gleichen bei diluiertem Harn denen, welche dieselbe Blase bei Anfüllung mit Borsäurelösung liefert. Es kommt das daher, dass das Licht der Glühlampen selbst reichlich gelbe Lichtstrahlen enthält. Dies Verfahren vereinfacht die Vorbereitung des Kranken, hat aber den Nachteil, dass es uns der Möglichkeit beraubt, die Blase bei der gewünschten Anfüllung mit 150 ccm Flüssigkeit zu untersuchen. Besitzen wir doch kein Mittel um festzustellen, in welchem Momente sich gerade die genannte Flüssigkeitsmenge in der Blase angesammelt hat.

Der Anfänger in unserer Untersuchungsmethode, für den es, wie oben ausgeführt, von Wichtigkeit ist, die Untersuchung der Blase immer bei derselben Ausdehnung vorzunehmen, wird daher auch bei klarem Urin besser tun, den Kranken zunächst die Blase völlig entleeren zu lassen und dann mit 150 ccm Borsäurelösung anzufüllen. Der Erfahrenere aber wird sogleich das Irrigationskystoskop einführen und sich, falls die Anfüllung der Blase für unseren Zweck ungeeignet sein sollte, damit helfen, dass er nach Bedarf noch mehr Flüssigkeit injiciert oder solche herauslässt.

Ist die oben geschilderte Vorbereitung des Kranken beendet, so ergreift man das bereit liegende sterile Kystoskop am Trichter, überzeugt sich nochmals, dass Prisma und Okular rein sind, und durch momentanes Verschieben des an der Zange befindlichen Riegels, dass das Instrument genügend hell leuchtet. Um es schlüpfrig zu machen, wird es zunächst bis in die Nähe des Schlosses in einen mit sterilem Glycerin gefüllten Tubus getaucht. Dieses Glycerins bedient man sich auch, um das gleich hier zu bemerken, zum Schlüpfrigmachen der bei der kystoskopischen Vorbereitung benutzten Katheter. Wider Erwarten wird es auch von empfindlichen Harnröhren ohne die geringste Reizung ertragen. Öle oder festere Fettmassen dürfen nicht angewendet werden, da durch sie eine Verunreinigung des Prismas und damit eine Trübung der Bilder bewirkt wird. Beim Glycerin liegen die Verhältnisse anders. Infolge seiner hygroskopischen Eigenschaft verbindet sich die Prisma und Lampe bedeckende Glycerinschicht nach Eintritt in die Blase sofort mit der dieselbe erfüllenden Flüssigkeit; dabei werden zugleich kleine Unreinigkeiten weggespült, die etwa beim Durchgang durch die Urethra haften geblieben sind. Nur so ist es zu erklären, dass man das Prisma durch die lange Harnröhre in die Blase einführen kann, ohne dass seine freiliegende Fläche eine Trübung erleidet. Selbst wenn das Prisma beim Durchtritt durch die Urethra einmal mit Schleim und Blut verunreinigt wird, pflegt es sich nach dem Eintritt in die Blase meist bald zu reinigen, worauf man klare Bilder erhält.

Die von anderer Seite zum Schlüpfrigmachen des Kystoskopes und der Katheter benutzten sogenannten Katheter-Pasten, deren wesentlicher Bestandteil eine Tragakanth-Emulsion ist, sind schon deshalb nicht zu empfehlen, weil man die Instrumente nicht wie bei Anwendung des Glycerins einfach in die schlüpfrig machende Masse eintauchen kann, sondern letztere aufstreichen muss. Ausserdem fehlt ihnen die für unsere Zwecke so nützliche hygroskopische Eigenschaft. Auch sonst bieten sie keine Vorteile.

Nach Herausnahme des Instrumentes aus dem das Glycerin enthaltenden Tubus lässt man einige Tropfen der abtropfenden Flüssigkeit auf das orific. urethrae ext. fallen. Es ist das wenigstens in Fällen von dünnen Harnröhrenlabien nötig, um beim Einführen des Instrumentes einem Umlegen derselben nach innen vorzubeugen. Dadurch wird ein leichteres und sanftes Gleiten des letzteren bedingt und meist ein ruckweises Vordringen verhindert.

Die Schnur, die das Instrument mit der Batterie verbindet, braucht vor dem Einführen nicht entfernt zu werden; nach einiger Gewöhnung stört sie in keiner Weise. Dieses Verfahren ist schonender als das von anderen geübte, das Instrument ohne Schnur einzuführen und erst dann die Zange aufzuschieben. Es geht das meist nicht ohne einen für den Kranken unangenehmen Ruck ab. Selbstverständlich erfolgt die Einführung bei zurückge-schobenem Riegel der Zange, also bei nichtleuchtender Lampe.

Das Einführen des Kystoskopes bereitet meist keinerlei Schwierigkeit; bietet doch die von uns gewählte Form des Schnabelansatzes, die der Mercierschen ähnelt, die günstigsten Verhältnisse dar und eignet sich namentlich auch für schwierige Fälle. Mit Daumen und Zeigefinger der linken Hand ergreift man die Eichel so, dass die Harnröhre nicht kom-primiert wird, erhebt den Penis und zieht ihn sanft über das Kystoskop herüber, das ohne Anstand bis in den Bulbus vorgleitet. Bei diesem ersten Akt des Katheterismus hält man das Instrument so, dass sich sein Schaft in der Medianebene, das Trichterende etwas nach der linken Seite des Kranken geneigt befindet. Nur bei starkem Panniculus adiposus kann es vorkommen, dass bei der genannten Haltung des Kystoskopes sein Schnabel beim Eintritt in die Pars fixa des Penis an die vordere Wand der Sym-physe anstösst und durch diese am weiteren Vordringen gehindert wird. In solchen Fällen muss das Instrument beim Einführen parallel zum Lig. Pou-partii gehalten werden; dann kann selbst der stärkste Hängebauch kein Hindernis bilden und erlaubt auch nach Eindringen des Schnabels in die Pars bulbosa ein Aufrichten des Instrumentes, so dass nunmehr der Schaft wieder in der Medianebene liegt. (Demi tour de maître.) Die Spitze des Schnabels soll sich nun vor der Öffnung befinden, die die Harnröhre beim Durchgang durch das Diaphragma urogenitale bildet. Hat aber, wie das namentlich bei alten Leuten der Fall ist, die untere Wand der Pars bul-bosa ihren normalen Tonus eingebüsst, so genügt das Eigengewicht des In-strumentes, diese Wand so nach abwärts vorzudrängen, dass seine Spitze nicht vor der Öffnung des Diaphragmas, sondern tiefer steht und nicht weiter vordringen kann. Man kann sich vom Damm aus leicht mit der linken Hand über diese Sachlage informieren. Unter diesen Verhältnissen muss man den Penis mit der linken Hand wieder anziehen und das Instrument so anheben, dass seine Spitze mit der oberen Wand der Harnröhre in Be-rührung kommt, die derber wie die untere sich nicht so leicht vorbuchten lässt.

Bei richtiger Stellung der Schnabelspitze genügt es, um den zweiten Akt des Katheterismus, den Durchtritt des Schnabels durch den Isthmus zu bewirken, meist das Instrument allmählich und unter sanftem Druck in der Richtung seines Schnabels so zu senken, dass der Trichter etwa ein Drittel eines Kreises beschreibt. Das Instrument dringt dann leicht bis in den Anfangsteil der Pars prostatica urethrae vor. Bisweilen aber und namentlich bei ängstlichen Individuen bietet ein unwillkürlicher Krampf des musc. perinei prof. dem Eindringen in den Isthmus ein unüberwind-liches Hindernis dar. In solchen Fällen muss man jede Reizung des Muskel-apparates durch unnötiges Hin- und Herschieben des Instrumentes vermeiden und die Spitze des Instrumentes ruhig gegen die Öffnung des Diaphragma urogenitale andrängen; dann lässt der Muskelkrampf bald nach, das Instru-ment, das eben noch wie vor einem unüberwindlichen Hindernis stand, gleitet nun wie durch eine weite Öffnung leicht durch den Isthmus hindurch. Von nun an ist das weitere Anziehen des Penis zwecklos, ja hindernd, und die linke Hand zu anderen Beihilfen frei. Nun darf das Instrument nicht mehr in der Richtung seines Schaftes vorgeschoben werden, weil dadurch der Schnabel in die hintere Wand der Pars prostatica urethrae eingebohrt würde. Man soll vielmehr das Instrument eher etwas anziehen und zugleich sein Trichterende gleichmässig nach abwärts drängen. Der Schnabel dringt dann mit der Spitze an der derberen, glatten, vorderen Wand der Pars prostatica hingleitend von selbst in die Blase hinein. Erschwert und für den Kranken schmerzhaft wird dieser dritte Akt der Einführung des Kystoskopes in Fällen von grosser Straffheit des Ligament. suspens. penis. Man kann unter diesen Verhältnissen das Hinabdrücken des Kystoskopschaftes dem Patienten dadurch wesentlich erleichtern, dass man die linke Hand flach auf die vordere Fläche der Symphyse auflegt und mit der Radialseite der flachen Hand die Wurzel des Penis nach unten schiebt. Dadurch wird das Lig. suspens. penis so entspannt, dass man den Trichter des Kystoskopes nunmehr ohne nennenswerte Beschwerden für den Kranken genügend nach unten drängen kann.

Die Einführung des Kystoskopes muss mit grösster Zartheit geschehen, da sonst eine Blutung eintritt, die indessen auf das sorgfältigste zu vermeiden ist. Den Moment, in welchem das Prisma in die Blase eindringt, erkennt man an einem leichten Ruck, der durch das Hinübergleiten des winkligen Schnabelansatzes über den unteren Umfang der inneren Harnröhrenmündung bewirkt wird. Schiebt man nun den an der Zange befindlichen Riegel vor, so erglüht die Lampe; es beginnt die eigentliche Untersuchung, die Besichtigung der hell belichteten Blasenhöhle. Diese Besichtigung gestaltet sich verschieden, je nachdem wir uns des ersten, zweiten oder dritten Kystoskopes bedienen.

Wir beginnen mit der Untersuchung mittelst des Kystoskopes I, müssen dieser Besprechung aber zunächst eine kurze Schilderung seiner optischen Eigenschaften vorausschicken, nachdem seine Konstruktion oben bereits ausführlich beschrieben ist.

Sieht man durch ein Kystoskop, aus dem der optische Apparat herausgenommen ist, so erblickt man eine kleine, der spiegelnden Fläche des Prismas an Grösse gleiche Partie. Durch das Hineinschieben des optischen Apparates in das Kystoskoprohr werden die Verhältnisse nach zwei Richtungen verändert. Erstens erscheint jetzt die Fläche, auf der wir die beobachteten Gegenstände erblicken, bis zum Umfang des inneren Gesichtsfeldes des optischen Apparates, also bis über Talergrösse vergrössert; es macht den Eindruck, als ob die Spiegelfläche des Prismas selbst entsprechend vergrössert wäre. Zweitens sehen wir in diesem so vergrösserten Spiegel, je nach der Entfernung des Objektes, bald eine kleine Fläche desselben unter Vergrösserung der Details, bald eine grössere Fläche, aber in verkleinertem Massstabe.

Es kommt hier wieder das oben ausführlich besprochene Gesetz in Betracht, nach dem man durch den optischen Apparat immer die Dinge erblickt, die sich innerhalb eines ideellen Kegelmantels befinden, dessen Winkel bei den einzelnen Instrumenten zwischen 70 Grad und 80 Grand schwankt. Der Unterschied besteht nur darin, dass bei dem mit einem Prisma versehenen Kystoskop, wie Fig. 74 zeigt, die Achse dieses ideellen Kegelmantels senkrecht auf der freien Fläche des Prismas steht.

Alles oben über die Entfernung des Objektes von der Objektivlinse und den dadurch bedingten Umfang des äusseren Gesichtsfeldes und die relative Grösse der Details Gesagte, gilt in gleicher Weise für die Entfernung des Objektes von der freien Fläche des Prismas. Für jedes Kystoskop gibt es eine bestimmte Entfernung, in welcher uns die Objekte in natürlicher Grösse erscheinen, inneres und äusseres Gesichtsfeld haben dann den gleichen Durchmesser. Diese Entfernung wechselt bei den einzelnen Instrumenten

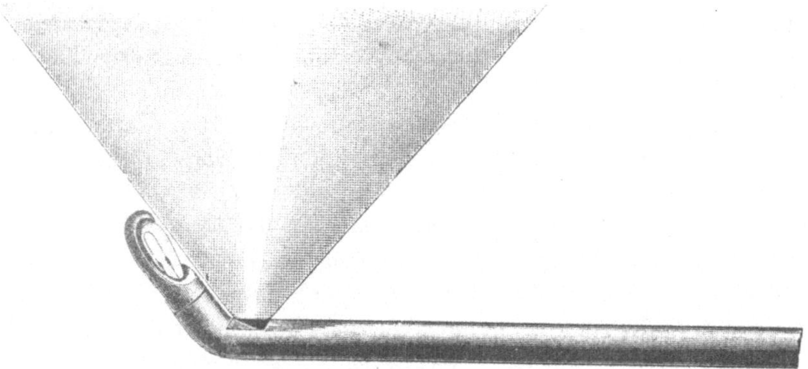

Fig. 74.

dem betr. optischen Apparat entsprechend von 2,5 bis 3,0 cm. Bei zunehmender Annäherung an das Prisma erscheinen die Objekte in steigender Vergrösserung. Die auf einmal erblickte Partie wird immer kleiner. Je grösser die Entfernung, um so grösser wird die auf einmal im inneren Gesichtsfelde erblickte Partie des Objektes, aber seine Details erscheinen auch um so kleiner.

Andererseits treten bei einem Objekte, dessen Fläche schief zur Achse des nunmehr senkrecht auf der freien Fläche des Prismas stehenden Kegelmantels liegt, Verzerrungen des Bildes dadurch ein, dass die näher liegenden Partien im Vergleich zu den entfernteren unverhältnismässig grösser erscheinen.

Die hintere Fläche des ideellen Kegelmantels berührt, wie Fig. 74 zeigt, den Schnabel des Instrumentes nicht, ist aber nur wenig von seiner vorderen Fläche entfernt. Man kann sich davon leicht dadurch überzeugen, dass man eine kleine Wachskugel auf die Lampe klebt. Durch das Kystoskop hindurchsehend sieht man dieselbe am Rande des inneren Gesichtsfeldes eben in dasselbe hineinragen.

Durch das Spiegelprisma unseres Instrumentes werden endlich nach Art der Verschiebungen, die wir vom Gebrauche des Kehlkopfspiegels her kennen, noch weitere Verschiebungen und Verzerrungen der Bilder bewirkt. Um diese wichtigen Dinge richtig zu verstehen, sei zunächst an das Gesetz der Spiegelung erinnert, nach welchem das Bild eines leuchtenden, in einem ebenen Spiegel erblickten Punktes dadurch gefunden wird, dass man von ihm aus ein Lot auf den Spiegel oder dessen Verlängerung fällt und dasselbe hinter der Spiegelfläche so weit verlängert, als der leuchtende Punkt vor dem Spiegel liegt. Der Pfeil A B (Fig. 75), den man im Spiegel M N erblickt, muss demnach im Spiegelbilde in der Lage des Pfeiles A' B' erscheinen. Demgemäss müssen uns auch im Kystoskop die beobachteten Gegenstände so erscheinen, als ob sie geradeaus in der Richtung des Kystoskopschaftes lägen, und als ob jeder ihrer Punkte soweit hinter der spiegelnden hypotenutischen Fläche des Prismas oder ihrer Verlängerung läge, als er in Wirklichkeit vor derselben liegt.

Die Fig. 76 bis 80 mögen diese Verhältnisse erläutern und zeigen, in welcher Lage uns die einzelnen Partien der Blasenwand bei verschiedener Haltung des Kystoskopes im inneren Gesichtsfeld erscheinen müssen. Die Linien a b stellen die spiegelnde Fläche des Prismas resp. deren Verlängerung, die Pfeile A B das Objekt, die Pfeile A' B' die Lage des Bildes dar. Fig. 76 zeigt uns die Verschiebung des letzteren bei Betrachtung der vorderen Wand, Fig. 78 die bei Betrachtung der oberen Wand, während Fig. 79 und 80 die gleichen Verhältnisse bei Besichtigung der hinteren Wand resp. des Blasenbodens demonstrieren. Ein Vergleich der Figuren 76 und 77 endlich lehrt, wie verschieden die Lage des Bildes derselben Blasenpartie bei verschiedener Haltung des Kystoskopes sein kann.

Bei Bewegungen des Instrumentes bewegt sich die spiegelnde Fläche des Prismas natürlich entsprechend mit. Es kommen dabei nicht nur andere Teile der Blasenwand zur Ansicht, die Objekte können auch beträchtliche Verschiebungen erleiden.

Welchen Grad die letzteren bei Drehung des Kystoskopes um seinen Schaft und grösserer Nähe des Objektes erreichen können, mag folgender einfacher Versuch demonstrieren: Auf steifem weissen Kartonpapier, etwa der Rückseite einer Visitenkarte, wird mit einem Rot- und einem Blaustift je ein dicker Strich so gezogen, dass sie sich in der Mitte unter rechtem Winkel kreuzen. Halten wir nun ein Kystoskop mit nach abwärts gerichtetem Schnabel so, dass sich der Schaft parallel über den blauen Strich und das Prisma über der Kreuzung befindet, so erscheint uns beim Hindurchsehen die Figur in ihrer richtigen Lage, d. h. der blaue Strich im inneren Gesichtsfelde von oben nach unten, der rote quergerichtet. Drehen wir aber den Schaft des Kystoskopes allmählich nach rechts oder links um seine Achse, indem wir ihn sonst nur soweit bewegen, um beim kontinuierlichen Hindurchsehen die Figur nicht aus den Augen zu verlieren, so sehen wir, wie sich das farbige Kreuz um seinen Mittelpunkt mitdreht, bis schliesslich bei einer

parallelen Lage des Schnabels zum Karton die in Wirklichkeit querstehende
rote Linie im inneren Gesichsfeld von oben nach unten, und die in Wirk-

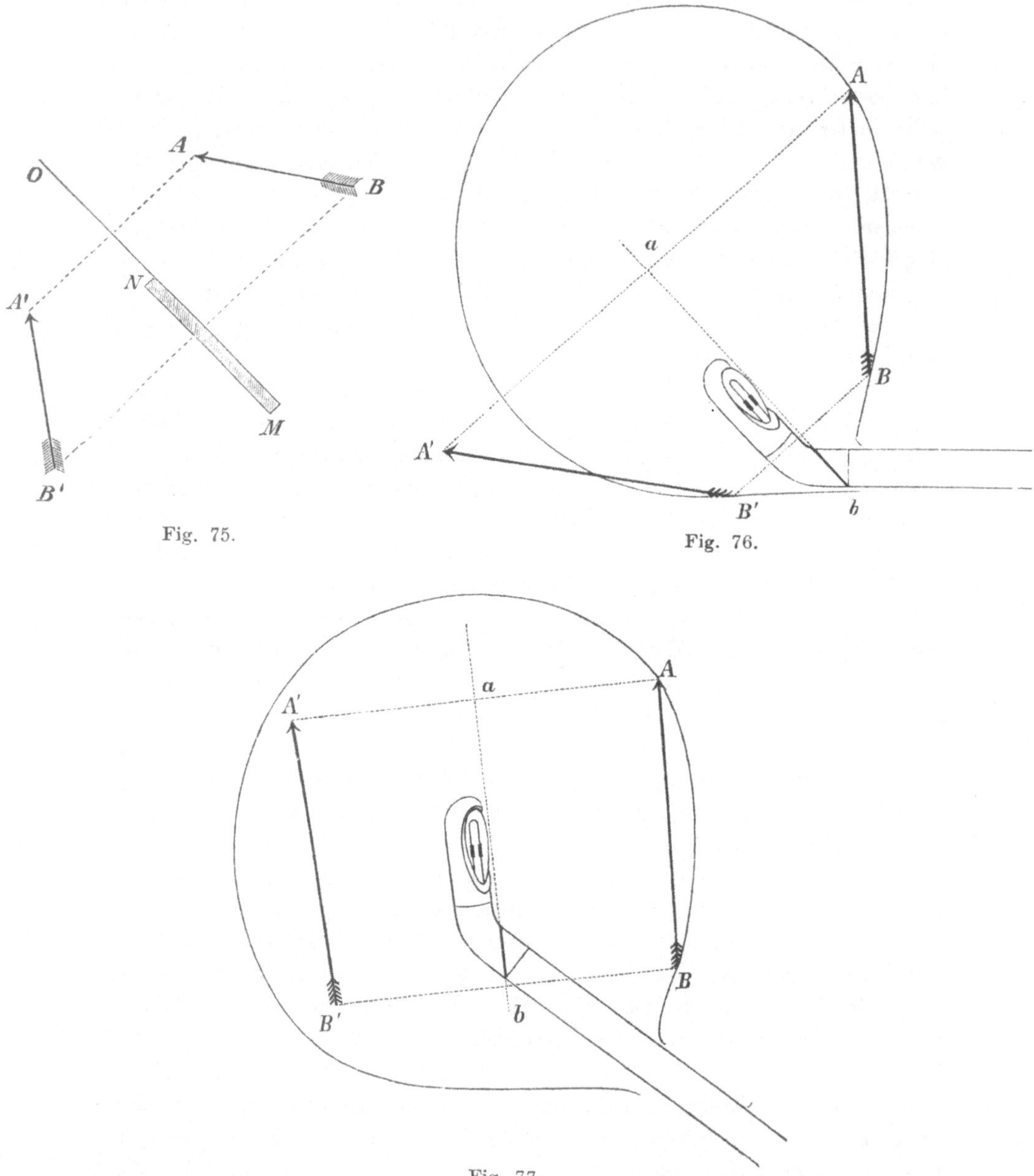

Fig. 75.

Fig. 76.

Fig. 77.

lichkeit von vorn nach hinten verlaufende blaue Linie quer gerichtet erscheint.
Die Figur hat sich also bei der genannten Drehung des Kystoskopes scheinbar um nicht weniger als 90⁰ verschoben.

Eine weitere Illustration der Verschiebung eines Objektes bei wechselnder Haltung des Kystoskopes mögen noch die Figuren 81 und 82 geben. In

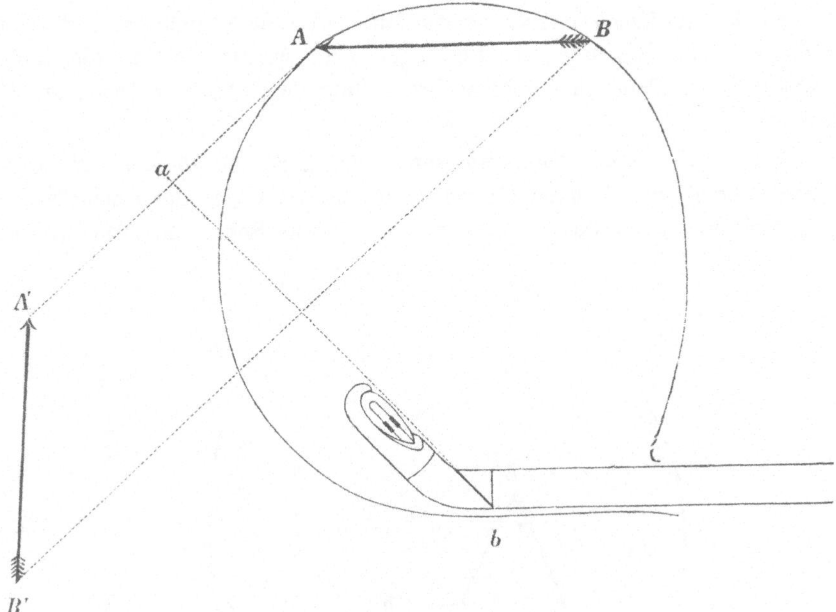

Fig. 78.

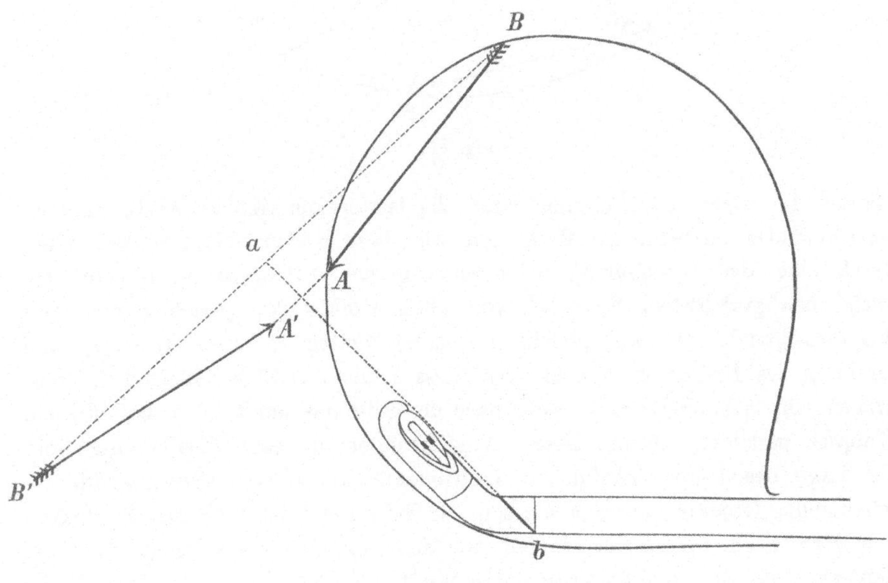

Fig. 79.

Fig. 81 sehen wir bei nach abwärts gerichtetem Schnabel des Kystoskopes eine Haarnadel im inneren Gesichtsfelde von oben nach unten gerichtet, während sie in Fig. 82, in welcher der Kystoskopschnabel quer liegt, im kystoskopischen Bilde eine quere Lage einnimmt.

Diese durch das Prisma bewirkten Verschiebungen der Objekte erscheinen dem Anfänger auf den ersten Blick überaus kompliziert und schwer zu deuten. Die folgenden Ausführungen aber werden zeigen, wie einfach in einem jeden Falle eine richtige Beurteilung der Lage der erblickten Objekte ist.

Sehen wir durch das Kystoskop I hindurch, so können wir an der runden Scheibe des inneren Gesichtsfeldes die nach der Schnabelspitze und die gegen das Knie des Instrumentes gerichtete Seite unterscheiden und

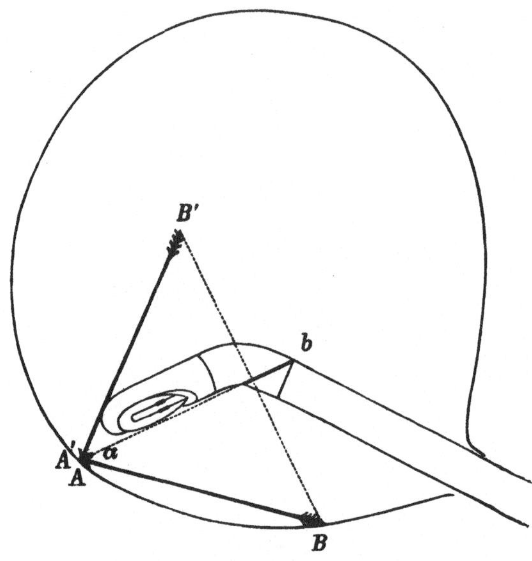

Fig. 80.

können die erstere als „Schnabelseite", die letztere als „Knieseite" des inneren Gesichtsfeldes bezeichnen. Verbinden wir diese beiden Seiten in Gedanken durch eine das Gesichtsfeld halbierende gerade Linie, so ist dieselbe bei nach oben gerichtetem Schnabel von oben nach unten gerichtet und teilt das Gesichtsfeld in zwei gleiche zu beiden Seiten gelegene Hälften. Bei Drehung des Instrumentes muss sich diese Linie natürlich entsprechend mitdrehen; ihr Schnabelende ist stets nach der Seite des am Trichter befindlichen Knopfes gerichtet. Nach diesen Ausführungen ist eine Bestimmung über die Lage des beim eingeführten Instrumente im inneren Gesichtsfelde erscheinenden Objektes überaus einfach. Schieben wir nämlich das Kystoskop von vorn nach hinten vor, indem wir den Schnabel nach irgend einer beliebigen Seite richten, so treten die weiter hinten gelegenen Teile immer von der Schnabelseite aus in das innere Gesichtsfeld, das die weiter vorn gelegenen an seiner Knieseite verlassen. Stets liegen die der Schnabelseite am nächsten gelegenen Teile des Bildes in der Blase am weitesten nach hinten, die der Knieseite nächsten am weitesten nach vorn. So wird es begreiflich, dass bei nach oben gerichtetem

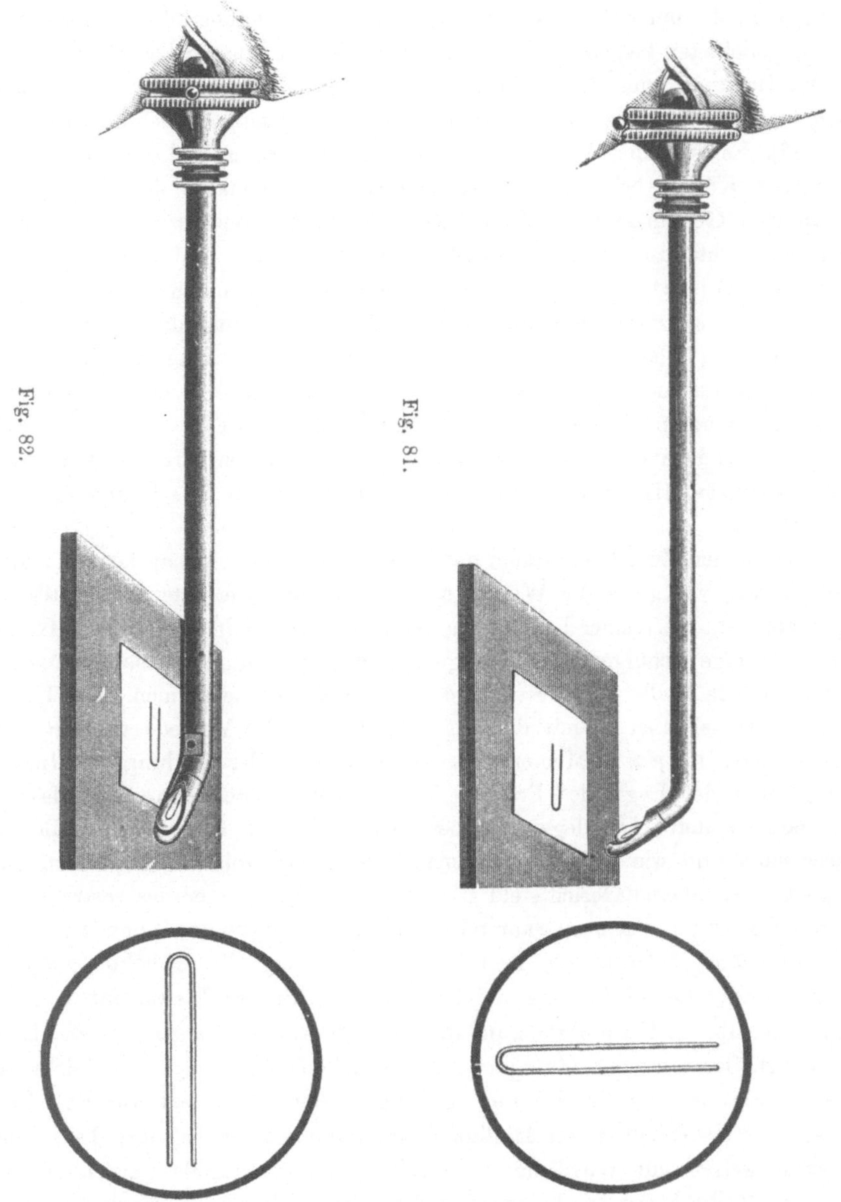

Schnabel die hinteren Partien der Blasenwand im Kystoskop oben, bei nach abwärts gerichtetem Schnabel aber unten gelegen erscheinen. Einfache Erwägungen ergeben dann, wie sich die Dinge bei jeder anderen beliebigen Stellung des Schnabels gestalten müssen.

Nitze, Lehrbuch der Kystoskopie. 2. Aufl.   9

Auch jene eigenartigen oben beschriebenen Verschiebungen nahe gelegener Objekte, die wir beim Drehen des Kystoskopes um seine Achse beobachten, und die namentlich bei länglichen Gegenständen auffallend sind, lassen sich nunmehr in einfachster Weise bestimmen. Betrachten wir nämlich einen parallel zum Schafte des Kystoskopes, also annähernd von vorn nach hinten gerichteten Gegenstand, so wird derselbe im inneren Gesichtsfeld stets in der Richtung von der Schnabel- zur Knieseite liegen, ein querliegender Gegenstand aber stets eine dazu senkrechte Richtung einnehmen (Fig. 81 und 82). Es ist daher begreiflich, dass ein von vorn nach hinten gerichteter länglicher Körper bei nach abwärts gerichtetem Schnabel des Kystoskopes im inneren Gesichtsfeld von oben nach unten, bei quergestelltem Schnabel aber von rechts nach links gerichtet erscheint.

Die Besichtigung der Blase muss so vorgenommen werden, dass man sich in kürzester Zeit und unter grösster Schonung des Kranken eine jede Stelle der Blasenwand zur Ansicht bringt. Das ist nur möglich, wenn der Untersuchende nicht planlos mit dem Instrumente in dem Blasenraum herumirrt, sondern die Untersuchung unter steter Berücksichtigung der räumlichen Verhältnisse der Blasenhöhle und der das Gesichtsfeld erweiternden Eigenschaften des Instrumentes vornimmt.

Zu diesem Zweck muss man das benutzte Kystoskop genau kennen: Man muss wissen, wie gross der Winkel seines Gesichtsfeld erweiternden optischen Apparates ist, in welcher Entfernung man die Objekte in ihrer wahren Grösse sieht. Wenige schulgemässe Bewegungen genügen, um mit mathematischer Sicherheit jede Stelle der Blasenwand zur Ansicht zu bekommen. Der Untersuchende muss dabei so mit der Eigentümlichkeit der Methode vertraut sein, dass er sich in jedem Moment der Untersuchung der Stellung des Instrumentes und der Lage des Prismas in der Blasenhöhle bewusst ist, dass er stets ohne weiteres Überlegen darüber unterrichtet ist, an welcher Stelle der Blasenwand und wie weit vom Prisma entfernt das Objekt liegt, dessen Bild er gerade im inneren Gesichtsfeld erblickt. Der am Trichter des Instrumentes befindliche Knopf, den man während der Untersuchung stets mit dem tastenden Finger berührt, belehrt uns, nach welcher Richtung die erblickten Objekte gelegen sind; aus der Länge der Strecke, die wir das Instrument von der Falte der inneren Harnröhrenmündung an vorgeschoben haben, aus der Lage seines Schaftes, aus der Helligkeit des Gesichtsfeldes kann man leicht beurteilen, wie weit das Prisma von der eingestellten Partie entfernt ist. Eine grosse Verschiedenheit in der Helligkeit nahe bei einander liegender Teile oder Schatten weisen auf plötzliche Niveaudifferenzen. Niemals darf man sich bei der Beobachtung pathologischer Produkte mit einem einzigen kystoskopischen Bilde begnügen, man muss vielmehr von verschiedenen Seiten und von verschiedenen Entfernungen aus Bilder zu gewinnen suchen, mit dem Prisma an das Objekt herangehen und bald vor, bald hinter demselben, bald in grösserer Nähe, bald in weiterer Entfernung Aufstellung nehmen. Nur auf diese Weise wird man ein richtiges Bild von der Körperlichkeit und Grösse des Gesehenen gewinnen. Unterstützt wird man dabei durch die Beobachtung der Form und Grösse des Schlagschattens, der infolge der Kleinheit und Helligkeit der Lichtquelle von grosser Schärfe ist, stets nach vorn gerichtet und bei jeder Bewegung der Lampe seine Grösse und Gestalt ändert. Man kann daraus wichtige Schlüsse über Form und Grösse der in das Blasencavum vorspringenden Gebilde ziehen.

Um zunächst eine grosse Fläche der Blasenwand auf einmal zu übersehen, muss man im Beginn der Untersuchung das Instrument so halten, dass das Prisma möglichst weit von dem eingestellten Objekt entfernt ist. Erst wenn wir auf der eingestellten Partie der Blaseninnenfläche etwas Verdächtiges entdeckt haben, wird es nunmehr vorteilhaft sein, mit dem Instrument näher an das Objekt heranzugehen, um seine Details grösser und bei hellerer Beleuchtung zu besichtigen.

Je mehr der Untersucher in den Geist und das Wesen unserer Untersuchungsmethode eindringt, um so mehr erhebt er sich über die durch das Instrument bedingten Schwierigkeiten, bis er bei vollkommener Beherrschung der Technik die Vermittelung des Kystoskopes kaum noch empfindend mehr und mehr den Eindruck hat, direkt in die Blase hineinzusehen. Man kommt sich vor, schreibt Viertel in einem sinnigen Vergleiche, wie eine Schnecke, die das Auge auf dem langen dünnen Fühler trägt, und hat den Eindruck, als ob man mit dem in die Blase eingeführten Auge den Tumor, den Stein direkt von allen Seiten besichtigt. In diesem Sinne nennt Viertel das Kystoskop das „verlängerte Auge“, wie Thompson einst die Sonde als den verlängerten Finger bezeichnete.

Auffallend ist der Unterschied in der Helligkeit der kystoskopischen Bilder bei verschiedener Entfernung vom Prisma. Erscheint eine Partie der Blasenwand bei grosser Nähe am Prisma in strahlender Helligkeit, so bietet sie bei den grösseren Entfernungen, die die kleine Blasenhöhle zulässt, verhältnismässig lichtschwache Bilder dar. Es hat das seinen Grund darin, dass sich das Objekt bei zunehmender Entfernung nicht nur von dem Prisma, sondern auch von der Lampe weiter entfernt. Genügt unser Mignonlämpchen auch ein nahe gelegenes Objekt, z. B. einen Stein, mit einer Lichtflut zu übergiessen, so lässt natürlich mit zunehmender Entfernung die Helligkeit der Beleuchtung nach.

Dringen nun die Strahlen des hell belichteten nahen Objektes zum nahen Prisma, so müssen sie ein auffallend helles Bild geben, während das schwach belichtete fernere Objekt auch vom Prisma weit entfernt ist und somit ein doppelt lichtschwaches Bild liefern muss. Dazu kommt noch die schon oben erwähnte lichtabsorbierende Eigenschaft unseres optischen Apparates, die es bewirkt, dass der Kontrast zwischen hell und schwach beleuchteten Objekten im kystoskopischen Bilde grösser als bei direkter Besichtigung erscheint.

Nach diesen mehr allgemeinen Regeln wenden wir uns jetzt zur schulgemässen Besichtigung der Blasenhöhle. Dieselbe bezweckt durch eine rationelle Ausnutzung der oben beschriebenen optischen Eigenschaften des Kystoskopes die Untersuchung so auszuführen, dass man durch wenige Bewegungen mit mathematischer Sicherheit eine jede Stelle der Blasenhöhle zur Anschauung bekommen muss.

Die Bewegungen, die wir mit dem Kystoskop in der Blase ausführen können, sind dreierlei Art. Wir unterscheiden zunächst diejenigen in der Richtung der Längsachse des Instrumentes von vorn nach hinten und zweitens die drehende um eine feststehende Achse. Während bei diesen beiden Bewegungsarten der Schaft des Instrumentes in seiner Gleichgewichtslage verbleibt, wird bei der dritten die Lage der Achse selbst verändert, indem man durch entsprechende Einwirkung auf den Trichter das äussere Ende des Instrumentes von einer Seite zur anderen oder von oben nach unten bewegt. Durch eine entsprechende Kombination dieser zu letzterer Kategorie gehörenden Bewegungen entsteht dann eine zusammenhängende trichterförmige Bewegung. Es leuchtet ein, dass bei dieser Lageveränderung der Achse des Instrumentes sich das innere, in der Blase befindliche Ende desselben in der entgegengesetzten Richtung bewegt, als das äussere Ende. Es ist weiterhin klar, dass die Ausübung dieser letzteren Bewegungen für den Kranken am unangenehmsten sein muss, und ihm um so grössere Beschwerden verursachen wird, je stärker die angewendete Gewalt ist und je mehr die anatomischen Verhältnisse das Instrument in seiner Gleichgewichtslage festhalten. Die Ausübung der ersten beiden Bewegungsarten aber wird vom Kranken kaum empfunden.

Das in die Blase eingeführte Kystoskop nimmt, wie wir oben erörtert haben, unter normalen Verhältnissen und sich selbst überlassen, meist eine solche Lage ein, dass es mit dem Blasenboden einen nach hinten und oben offenen Winkel von etwa 20° bildet. Erst wenn wir den Trichter des Instrumentes entsprechend erheben, kommt der Schnabel des letzteren mit dem Blasenboden in Berührung. Nur selten kommt es vor, dass infolge grosser Straffheit des Lig. suspens. penis das in die Blase eingedrungene Kystoskop fest gegen den Blasenboden angedrängt wird. In diesem Falle muss man, wie bereits oben geschildert, mit der flach auf die Symphyse aufgelegten Hand das Lig. suspens. penis durch Druck nach unten entspannen, so dass sich nun der Schnabel des Kystoskopes vom Blasenboden entfernt.

Welchen Teil der Blasenwand erblicken wir nun, wenn wir unter stetem Hindurchsehen das Instrument dem Blasenboden anliegend vom orific. urethr. int. bis zur Berührung des Schnabels mit der hinteren Wand vorschieben? Eine Erwägung der optischen Verhältnisse unseres Instrumentes lässt uns diese Frage leicht beantworten. Wir erinnern uns, dass wir durch dasselbe hindurchsehend immer diejenigen Teile der Blasenwand erblicken, die innerhalb des ideellen Kegelmantels liegen, dessen Achse auf der freien Fläche des Prismas senkrecht steht. Bei jeder Bewegung des Instrumentes bewegt

sich der ideelle Kegelmantel entsprechend mit. Wir müssen somit bei der
in Frage stehenden ersten schulgemässen Bewegung (Fig. 83 I), bei
der das Instrument mit nach oben gerichtetem Schnabel vom Eintritt des
Prismas in die Blase bis zur Berührung des Schnabels mit der hinteren
Blasenwand vorgeschoben wird, ein zusammenhängendes Stück der Blasenwand zur Ansicht erhalten, das der Form nach einem beide Pole verbindenden Segmente einer Apfelsinenschale ähnelt mit dem Unterschiede, dass nur
das vordere über der Harnröhrenmündung beginnende Ende spitz ist, während
das hintere in einiger Entfernung über dem Schnabel des Kystoskopes ab-
gerundet endet. Der mittlere breiteste Teil des bei der beschriebenen Bewegung des Kystoskopes erblickten Streifens ist, wie Fig. 83 zeigt, weit über

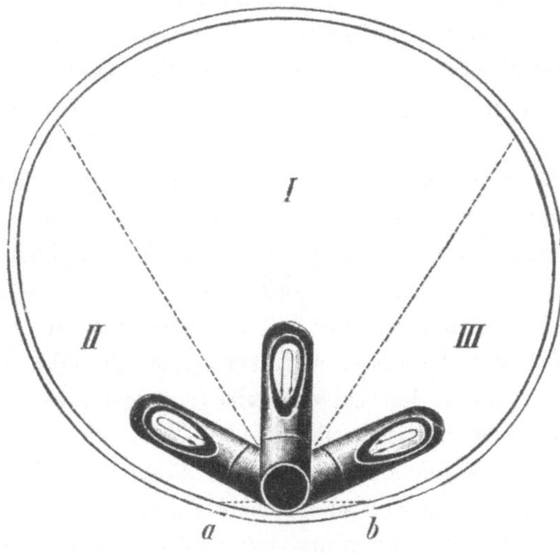

Fig. 83.

5 cm breit und schliesst den Vertex und die oberen Teile der seitlichen
Wandungen ein. Drehen wir nun das mit dem Schnabel der hinteren Blasenwand anliegende Kystoskop aus der ersten Position vorsichtig um 70° nach der
rechten Seite des Kranken, und ziehen es dem Blasenboden anliegend bis zum Eintritt des Prismas in das orific. urethr. int. nach vorn, so haben wir die zweite
schulgemässe Bewegung ausgeführt (Fig. 83 II). Bei dieser Bewegung
erblicken wir die rechte Seite des Blasenbodens und den Teil der rechten
Blasenwand, der nach rechts von dem bei der ersten Bewegung besichtigten
gelegen ist. Bei Ausübung der dritten schulgemässen Bewegung wird
das Instrument, dessen Prisma sich jetzt am orific. urethr. int. befindet, um
140° nach der linken Seite des Patienten gedreht und wieder bis zur Berührung des Schnabels mit der hinteren Wand hineingeschoben. Wir bekommen dabei den Teil der linken Blasenhälfte (Fig. 83 III) zur Ansicht,
welcher der bei der zweiten Bewegung des Instrumentes erblickten Partie der
rechten Blasenwand entspricht. Noch ergiebiger lassen sich die beiden letzten

Bewegungen gestalten, wenn man bei ihrer Ausführung den Schnabelteil des Instrumentes etwas nach der der besichtigten Partie entgegengesetzten Seite der Blase hinüberdrängt. Durch diese drei Bewegungen wird die gesamte Blaseninnenfläche zur Anschauung gebracht mit Ausnahme einer verhältnismässig kleinen im Fundus gelegenen Partie und eines kleinen medianen Streifens am Blasenboden (Fig. 83 a b). Um auch diese Teile zu Gesicht zu bekommen, drehen wir den Schnabel des tief in die Blase eingeschobenen Instrumentes nach unten, geben dem letzteren durch Druck auf den Trichter die in Fig. 80 abgebildete Position IV und ziehen es unter stetem Hindurchsehen langsam bis zum orific. urethr. int. heraus. Diese vierte schulgemässe Bewegung ist dem Kranken am unangenehmsten und zwar um so mehr, je straffer das Lig. suspens. penis ist.

Dass durch die geschilderten vier schulgemässen Bewegungen in der Tat mit mathematischer Sicherheit eine jede Stelle der Blasenwand zur Anschauung gebracht werden muss, ergibt die Betrachtung beistehender Figuren, von denen uns Fig. 83 die Stellung des Schnabels bei den ersten drei schulgemässen Bewegungen veranschaulicht; die zwischen den punktförmigen Linien gelegenen Abschnitte der Blasenwand entsprechen der Breite, welche die bei den einzelnen schulgemässen Bewegungen erblickten Schleimhautstreifen in der Mitte der Blase darbieten. Die zwischen a b am Blasenboden gelegene Partie kommt erst bei Ausübung der vierten Bewegung zur Ansicht. Fig. 84 soll die linke, Fig. 85 die hintere Hälfte einer Blasenhöhle darstellen, in beide sind die betr. Teile der bei den vier schulgemässen Bewegungen erblickten Schleimhautstreifen eingezeichnet.

Nach dieser umständlichen Schilderung könnte es scheinen, als ob die schulgemässe Ausübung der kystoskopischen Untersuchung grosse Schwierigkeiten darböte, da ja jede Bewegung mit mathematischer Genauigkeit ausgeführt werden müsse. Das ist indessen nicht richtig. Es kommt gar nicht so genau darauf an, dass die Drehung des Instrumentes gerade in dem angegebenen Winkel erfolgt und zwar deshalb nicht, weil der Gesichtsfeld erweiternde Winkel unserer jetzigen Apparate grösser ist, als bei den obigen Ausführungen angenommen wurde. So beträgt der unseren Zeichnungen zugrunde gelegte Winkel nur 65⁰, während er bei den besseren unserer heutigen Instrumente 75⁰ und mehr erreicht. In Wahrheit sind demnach die bei den einzelnen schulgemässen Bewegungen erblickten Schleimhautstreifen breiter als auf unseren Figuren und decken einander mit ihren Randteilen.

Für den Anfänger hat die eben geschilderte schulgemässe Untersuchung als Regel zu gelten; anders steht es mit dem erfahrenen Untersucher: er wird es oft vorziehen nach eigenem, dem individuellen Falle angepassten Plane vorzugehen, aber auch er wird gelegentlich zu den schulgemässen Bewegungen seine Zuflucht nehmen, um absolut sicher zu sein, dass ihm kein Punkt der Blasenwand entgangen ist.

Die Untersuchung mit dem Kystoskop II ist einfach. Hier fallen die Verschiebungen, die bei Bewegungen des Kystoskop I unvermeidlich sind,

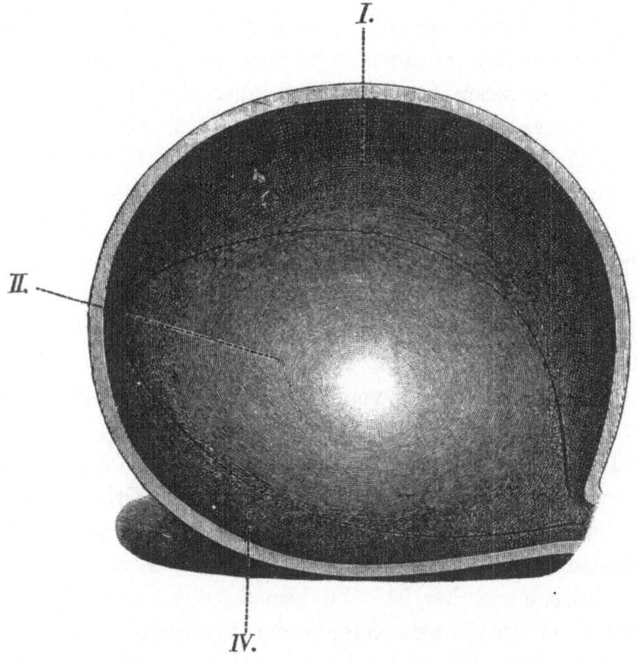

Fig. 84.

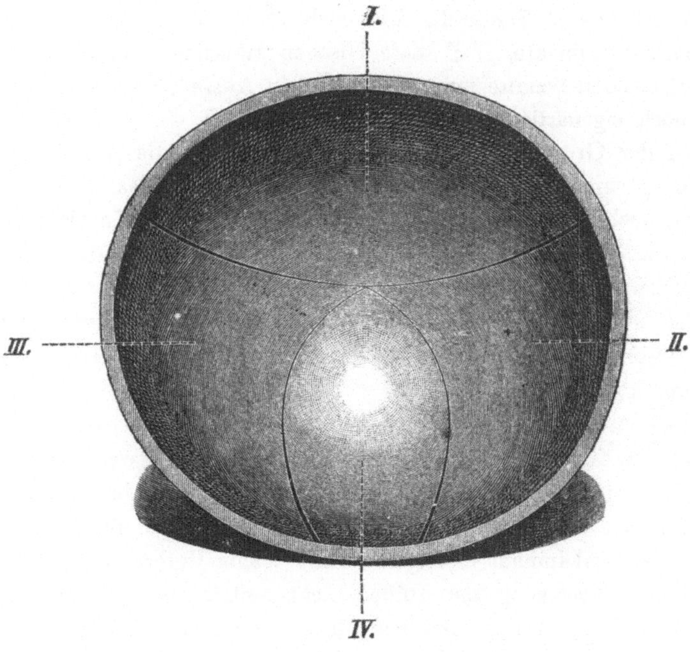

Fig. 85.

fast völlig fort; man sieht die Objekte, die sich innerhalb eines ideellen Kegelmantels befinden, dessen Achse senkrecht auf der freien Fläche des Prismas steht und sich mit der Achse des Schaftes etwa in einer Entfernung von 2—2,5 cm schneidet. Führen wir dasselbe in die entsprechend vorbereitete Blase ein, so sehen wir beim Eindringen des Prismas in ihre Höhle sogleich den vorderen Teil des Blasenbodens, beim tieferen Einführen des Schnabels und stärkerem Senken des äusseren Endes bekommen wir weiterhin den Fundus und einen mehr oder weniger grossen Teil der hinteren Wand zur Ansicht. Durch seitliche Bewegungen machen wir uns auch die hinteren Teile der Seitenwände zugängig. Die Besichtigung weiterer Partien der Blasenwand ist für den Patienten mit Beschwerden verbunden.

Das Kystoskop III eignet sich eigentlich nur zur Besichtigung der das orific. urethr. int. umgebenden Partie der Blasenwand. Man führt es so tief ein, dass sich das in die vordere Fläche des Schnabels eingelassene Prisma 1—2 cm hinter der inneren Harnröhrenmündung befindet. Beim Hindurchsehen erblickt man dann das frei herausragende Ende des Schaftes und die ihn umgebenden Teile der Blasenwand. Zur Orientierung ist dabei zu bemerken, dass die letzteren stets den gegen die Knieseite des Instrumentes gerichteten Teil des Gesichtsfeldes einnehmen, während der Schaft auf der Schnabelseite sichtbar ist. Zu bemerken ist noch, dass der Schaft des Instrumentes bei der Untersuchung wider Erwarten nicht silberglänzend, sondern infolge der Spiegelung der ihn umgebenden Blasenwand ebenfalls rosa, resp. noch weniger rot gefärbt erscheint. Dieser Umstand macht es dem ungeübten Untersucher oft schwer, den Schaft des Kystoskopes als solchen zu erkennen. Dadurch, dass sich auch die anderen im Gesichtsfelde befindlichen Objekte, z. B. tiefe Nischen zwischen zwei Prostatawülsten auf dem glänzenden Schafte spiegeln, kann sein Aussehen im kystoskopischen Bilde ein noch eigenartigeres werden.

Neben der Gründlichkeit der Untersuchung darf die Zartheit ihrer Ausführung nicht vernachlässigt werden. Weder das Einführen des Instrumentes noch die Besichtigung der Blase braucht dem Kranken nennenswerte Schmerzen zu bereiten. Jede unsanfte Berührung der Blasenwand mit dem Kystoskop muss vermieden werden; auch die gründlichste Untersuchung lässt sich so ausführen, dass mit Ausnahme der unmittelbaren Umgebung des orific. urethrae int. kein Teil der Blaseninnenfläche mit dem Instrument in Berührung kommt.

Insbesondere darf die Lampe nicht so gegen die Wand angedrückt werden, dass ihre freie Fläche der Blasenwand längere Zeit hindurch fest anliegt. Die gewöhnlich benutzten Lampen werden heiss und können dem Kranken Schmerzen, ja tiefgreifende Verbrennungen der Schleimhaut erzeugen. Eine solche Verbrennung der Blasenwand durch das Kystoskop war früher nicht selten; das Ulcus kystoscopiscum gehörte zu den häufigen Blasenbefunden. Später werden wir uns noch ausführlich mit dieser arteficiellen Krankheit zu beschäftigen haben. Seit längerer Zeit ist dadurch eine Besserung eingetreten, dass man jetzt vielfach sogenannte kalte Lampen als Lichtquelle benutzt. Diese Lämpchen, deren Herstellung noch als Fabrikgeheimnis bewahrt wird. — Sicher ist nur, dass ihr Kohlenbügel noch feiner und die Glaskapsel noch vollkommener ausgepumpt ist, als bei den gewöhnlichen Mignonlämpchen. — Sie liefern eine auffallend geringe Hitze. Auch bei hellster Lichtentwickelung werden sie selbst an der Luft erst nach einiger Zeit heiss. Die Blase mit solchen Lampen zu verbrennen, wäre nur bei grosser Unvorsichtigkeit möglich. Leider haben diese „kalten Lampen" neben diesem grossen Vorzug auch ihre Fehler. Sie sind sehr empfindlich und brennen trotz grösster Vorsicht leicht und unerwartet plötzlich durch. Hoffentlich gelingt es der Technik noch, diese sonst für unsere Zwecke ideale Lichtquelle auch dauerhafter herzustellen. Bis dahin aber wird man doch vielfach auf die bisherigen „heissen Lampen" angewiesen sein. Dass dieselben in der Tat auch in wässeriger Flüssigkeit bedenklich heiss werden, davon kann man sich dadurch leicht überzeugen, dass man die Lampe eines Kystoskopes in einem mit Wasser gefüllten Waschbecken hell glühen lässt und dann eine Fingerkuppe fest gegen die strahlende Glasfläche der Lampe andrückt. Man empfindet nach kurzer Zeit einen heftigen Brandschmerz. Der von der Metallkapsel umgebene Teil der Lampe aber darf beim Leuchten unter Wasser niemals warm werden, auch dann nicht, wenn man ihn lange fest gegen die Hand drückt. Nach dieser Richtung hin muss eine jede Lampe vor dem Gebrauche geprüft werden. Lampen, deren Metallkapsel bei starkem Glühen unter Wasser heiss werden, sind dem Instrumentenmacher als unbrauchbar zurückzugeben. Die Erhitzung der Glaslampe selbst aber hat keine Bedeutung.

So geprüfte „heisse Lampen" kann man ohne alle Bedenken zur Untersuchung verwenden, und hat dann den Vorteil eine Lichtquelle zu besitzen, auf die man sich verlassen kann, von der nicht so leicht ein vorzeitiges unerwartetes Erlöschen zu befürchten ist. Eine Schädigung des Kranken oder gar eine Verbrennung der Blase lässt sich bei einiger Vorsicht leicht vermeiden; genügt doch zum Verbrennen nicht eine einfache Berührung oder langsames Herübergleiten der Lampe über die Schleimhaut.

Um einen Schmerz oder gar eine Verbrennung herbeizuführen ist es notwendig, dass die Lampe längere Zeit fest gegen die Blasenwand angedrückt wird. Ein solches länger dauerndes Andrücken an die Schleimhaut ist aber um so leichter zu vermeiden, als sich die Berührung der Lampe mit der Blasenwand meist sofort dadurch bemerkbar macht, dass sich das Gesichtsfeld plötzlich verdunkelt und tief dunkelrot erscheint. Der erfahrene Untersucher wird den Fehler sogleich erkennen und die Lampe von der Schleimhaut entfernen, worauf das Gesichtsfeld wieder in hellem Glanze erstrahlt. Der Neuling in unserer Untersuchungsmethode aber, pflegt in seiner Verlegenheit und in dem Bestreben das Licht noch näher heranzubringen die Lampe immer tiefer in die Schleimhaut einzudrücken und dadurch eine mehr oder weniger schwere Verbrennung herbeizuführen. Nur unter besonderen, selten vorkommenden Verhältnissen kann es sich gelegentlich ereignen, dass eine kystoskopische Verbrennung stattfindet, ohne dass das Gesichtsfeld auch nur einen Augenblick verdunkelt würde. Es geschieht das dann, wenn die Lampe für längere Zeit senkrecht, und nur mit ihrem oberen Teil so in die Schleimhaut eingebohrt wird, dass noch ein Teil des Lichtes durch die untere unbedeckte Partie des Fensters frei nach aussen herausdringen kann. Ist die Besichtigung der Blase beendet, so wird der Riegel der Zange zurückgeschoben und das Instrument mit nicht leuchtender Lampe herausgezogen. Hat der Kranke den Untersuchungstisch verlassen, so soll er alsbald die Blase entleeren; infolge der noch bestehenden Eukain-Anästhesie pflegt er dabei keine Schmerzen zu haben.

Während es sich bei der bisherigen Besprechung der kystoskopischen Technik um Kranke handelte, bei denen die Harnröhre leicht durchgängig, die Blase genügend ausdehnbar und mit einem klaren Medium erfüllt ist, wenden wir uns jetzt zu den Fällen, in denen eine oder mehrere der drei für eine erfolgreiche Kystoskopie nötigen Grundbedingungen zunächst nicht erfüllt sind, in denen wir erst durch eine entsprechende „Vorbereitung des Kranken“ die Verhältnisse günstiger gestalten müssen. In allen solchen schwierigen Fällen muss man versuchen, sich vor Ausführung der Kystoskopie, so weit das ohne Belästigung des Kranken möglich ist, eingehend über den Zustand der Blase und Harnröhre zu unterrichten. Das wird zurzeit noch sehr oft unterlassen und ohne Kenntnis der einschlägigen Verhältnisse sofort das Kystoskop eingeführt. Da ist es denn nicht zu verwundern, wenn sich die Untersuchung unerquicklich gestaltet. Stets sollen wir uns vor Beginn der Kystoskopie über die Beschaffenheit des Urins, über die Kapacität und Reizbarkeit der Blase, über die Durchgängigkeit der Harnröhre etc. informieren; meist ist das ohne Berühren des Kranken möglich. Anamnese, Beobachtung der Harnentleerung und Harnuntersuchung genügen hierzu meist; gelegentlich kann man noch die Palpation über der Symphyse und bei Prostatikern die Rektalpalpation hinzufügen. Handelt es sich, wie so oft, um Patienten, die sich regelmässig katheterisieren müssen, so werden wir einem solchen Akt beiwohnen und sehen, ob sich das Instrument leicht einführen lässt, resp. welche Hindernisse zu überwinden sind, und wo dieselben sitzen, ob der Schnabel des Katheters seitlich abweicht und ob er in der Urethra festgehalten wird. Wir werden die Länge der Urethra messen und uns bei trübem Blaseninhalt überzeugen, ob sich der Blaseninhalt klarspülen lässt und wieviel Spülungen dazu notwendig sind.

Die Schwierigkeiten, denen wir bei Ausübung der Kystoskopie begegnen, können in der Harnröhre oder in der Blase ihren Sitz haben.

In der Harnröhre sind es Hyperästhesie und Verengerungen, die das Einführen des Kystoskopes erschweren; ihre Wandung kann so verändert sein, dass das Kystoskop beim Durchtritt mit Blut oder Eiter verunreinigt wird; es kann beim Einführen des Instrumentes in der Urethra post. eine solche Blutung hervorgerufen werden, dass das Blut, durch das orific. urethrae int. in die Blase hineinfliessend deren Inhalt alsbald trübt und von vornherein ein deutliches Sehen unmöglich macht.

In der Blase selbst kann mangelnde Ausdehnbarkeit ihrer Wandung die Vornahme unserer Untersuchung unmöglich machen; häufiger ist es die Verunreinigung ihres Inhaltes durch Blut- und Eiterbeimischung, die wir zu bekämpfen haben.

Verschiedenen und eigenartigen Schwierigkeiten begegnen wir bei Prostatikern; es wird vorteilhaft sein, diese durch Prostatahypertrophie bedingten Hindernisse im Zusammenhang am Ende dieses Kapitels zu besprechen.

Nur selten wird die kystoskopische Untersuchung durch eine abnorme Empfindlichkeit der Kranken, die bald mehr allgemeiner Natur, bald auf die Harnwege beschränkt ist, erschwert. Ich spreche dabei nicht von jener nervösen Angst, die wir bei manchen Menschen antreffen, bei denen schon der blosse Gedanke, dass ihnen ein Instrument eingeführt werden soll, die grösste Unruhe hervorruft. Ist diese Erregung eine hochgradige, so hilft nur Chloroform- und Äthernarkose darüber hinweg. Ich meine vielmehr jene wirkliche Hyperästhesie, welche die Harnröhre zuweilen auch bei Gesunden, öfters aber bei Kranken darbietet. Schon das zarte Einführen einer elastischen Bougie verursacht solchen Kranken heftige Schmerzen und ruft krampfhafte Kontraktionen des Sphincter ext. oder des Detrusor vesicae hervor. In den meisten dieser Fälle genügt die oben besprochene Eucainisierung, um die Untersuchung erträglich zu machen. Nur selten wird man wegen krankhafter Hyperästhesie der Urethra eine allgemeine Narkose vornehmen müssen.

Enge Strikturen der Harnröhre verhindern natürlich eine sofortige Vornahme der Kystoskopie, sollten aber nur ein vorübergehendes, kein dauerndess Hindernis darstellen. Mag es auch in veralteten Fällen schwer sein eine Striktur auf die Dauer weit zu erhalten, fast stets gelingt es sehr schnell, dieselbe vorübergehend so zu erweitern, dass ein Kystoskop eingeführt werden kann; im Notfalle kann man sich ja des dünnen Kinderkystoskopes (Charrière Nr. 15) bedienen. Eine Ausnahme machen nur die seltenen Fälle, in denen die strikturierte Harnröhre an ihrer Biegungsstelle um die Symphyse vollständig in callöse Massen eingebettet und deshalb auch nach genügender Erweiterung das Einführen eines geraden starren Rohres unmöglich ist.

Sehr hinderlich für die Ausübung unserer Untersuchungsmethode sind die Verengerungen der äusseren Harnröhrenmündung, die bald angeboren, bald erworben, bisweilen so hochgradig sind, dass sich nur dünne Bougies einführen lassen; ihre Erweiterung pflegt viel schmerzhafter zu sein, als das bei weiter hinten gelegenen Strikturen der Fall ist. Nicht selten täuscht allerdings das Aussehen einer solchen Harnröhrenmündung; ist die enge Öffnung von zarter, nachgiebiger Wandung umgeben, so genügt oft ein kräftiger Druck mit dem Schnabel des Kystoskopes, um dasselbe plötzlich und ohne grosse Beschwerden für den Kranken eintreten zu lassen. Schwieriger liegen die Verhältnisse, wenn die enge Öffnung rings herum von derben Wänden begrenzt wird; in solchen Fällen lässt sich das Kystoskop nicht ohne besondere Vorbereitungen einführen.

Meist kommt man in folgender Weise zum Ziele: Nach vorausgeschickter gründlicher Eucainisierung der vorderen Partie der Harnröhrenschleimhaut wird zunächst eine kurze gerade, konische Sonde, am besten ein Dittelscher Stift, der 2—3 Nummern stärker ist als das anzuwendende Kystoskop, forciert eingeführt. Zieht ein Assistent diesen Stift, der etwa 10 cm lang ist, dann schnell heraus und führt man das Kystoskop schnell ein, so hat das Prisma meist schon lange die hinteren Partien der Harnröhre erreicht, ehe das Blut aus der gewaltsam erweiterten, aber durch den Stift auch comprimierten Harnröhrenöffnung herausdringt. In besonders schwierigen Fällen dieser Art, namentlich bei alten Leuten, bei denen infolge des häufigen Katheterismus der vordere Teil der Harnröhre entzündlich verengt und in einer Ausdehnung von 2 cm und mehr von infiltrierten callösen Wandungen umgeben ist, leistet das Schleichsche Infiltrationsverfahren vorzügliche Dienste. Man braucht sich durch die Schwellung und die Verunstaltung, welche die Glans bei dieser Infiltration erleidet, nicht beunruhigen zu lassen. Es hat das nichts zu sagen; der Eingriff ist durchaus unschädlich. Auch bei wiederholter Vornahme dieser Infiltrationsanästhesie erhält die Eichel ihr normales Aussehen und ihre normale Sensibilität wieder. Man verfährt in solchen Fällen so, dass man zunächst eine elastische Bougie, die die Harnröhrenmündung eben noch leicht passiert, bis etwa zur Mitte der Pars cavernosa einführt. Dann wird die Glans mit Äthylchlorid anästhesiert und mittelst einer Pravaz-Spritze mit Schleichscher Kokainlösung infiltriert, wobei zu beachten ist, dass die Hohlnadel die Mukosa nicht durchsticht, da sonst eine Blutung in die Urethra erfolgt. Nach Herausnahme der Bougie werden nacheinander immer stärkere konische Stifte in die Harnröhrenöffnung eingeführt, bis der zuletzt angewendete so stark ist, dass er das Kystoskop um 2—3 Nummern an Umfang übertrifft. Bei genügender Schnelligkeit des Herausziehens und Einführens der Stifte erfolgt meist keine Blutung, so dass das Kystoskop eingeführt werden kann, ohne dass Lampe oder Prisma verunreinigt werden. Die nach der Untersuchung auftretende Blutung pflegt unbedeutend zu sein und kann leicht durch Einschieben eines Stückchens Jodoformgaze in das orific. urethrae gestillt werden. Während der ganzen Procedur hat der Kranke nicht die geringsten Schmerzen.

Da vor dem Einführen des Kystoskopes durch die vorbereitenden Spülungen die Harnröhre völlig gereinigt wird, ist eine Verunreinigung des Instrumentes durch Eiter ausgeschlossen. Das wäre nur infolge profuser Eiterabsonderung bei akuter Blennorrhoe möglich. In solchen Fällen aber muss die Untersuchung verschoben werden, bis die urethrale Eiterung durch eine geeignete Behandlung geschwunden ist. Schlimmer steht es mit der Verunreinigung mit Blut, die sich auch bei zartem Einführen des Instrumentes bisweilen nicht vermeiden lässt. Ist die Blutung gering, so stört sie wenig. Das Blutgerinnsel, das beim Eintritt des Kystoskopes in die Blase des Prisma bedeckt, löst sich meist von selbst ab oder kann an der Falte des orific. urethrae int. abgewischt oder mittelst Irrigation abgespült werden. In der Urethra ant. kann sogar eine stärkere Blutung bestehen, ohne die erfolgreiche Vornahme der Kystoskopie zu verhindern; wohl gelangen Prisma und Lampe stark mit Blut verunreinigt in die Blase, lassen sich aber dort in der genannten Weise reinigen. Am meisten störend sind Blutungen aus der Urethra post., da in diesem Falle das Blut in die Blase hineinfliesst und den ganzen Blaseninhalt trübt; über sie wird später bei der Besprechung der durch Prostatahypertrophie bedingten Schwierigkeiten ausführlich die Rede sein.

Sehr schwierig kann sich die kystoskopische Untersuchung in Fällen gestalten, in denen die Blase keine genügende Ausdehnung gestattet. So ähnlich auch auf den ersten Blick diese Fälle von „kleinen Blasen" sind, so bieten sie doch mit Rücksicht auf die Vornahme unserer Untersuchung wesentliche Verschiedenheiten dar; man kann sie der leichten Übersicht halber in drei Kategorien einteilen.

Zur ersten gehören die Fälle, in denen die Blase für gewöhnlich eine genügende Capacität besitzt und der Kranke den Urin normal lange halten kann. Führen wir bei Beginn der Vorbereitung einen Katheter in die Blase ein, so entleert derselbe vielleicht 200 ccm und mehr Urin. Wir glauben schon gewonnenes Spiel zu haben. Beginnen wir aber nunmehr die Blase auszuspülen, so zeigt sich erst die unerwartete Schwierigkeit. Schon nach wenigen Spülungen wird die Blase unruhig und beginnt so zu krampfen, dass sie trotz vorangeschickter Eucainisierung und trotz fehlender Schmerzen Spülwasser und Katheter herausschleudert. Oft vermag der geübte Beobachter den Sturm schon zur rechten Zeit zu bemerken und durch ein geeignetes Verhalten zu beschwichtigen. Die erste auffällige Erscheinung, die man in solchen Fällen wahrnimmt, ist gewöhnlich die, dass während des Einspritzens des Spülwassers der Stempel der Spritze, der sich eben noch ganz leicht vorschieben liess, plötzlich einem stärkeren Widerstand begegnet; es ist das die Folge einer krampfhaften Kontraktion der Blasenwand. Jetzt kann man die Aufregung der Blase oft noch beruhigen. Hält man in diesem Moment mit der weiteren Injection inne, zieht vielleicht den Stempel etwas zurück und verharrt in dieser Stellung einige Augenblicke, so beruhigt sich die Blase wieder und erträgt dann das weitere Ausspülen geduldig. Sucht man dagegen den Widerstand der Blase mit Gewalt zu überwinden, so wird plötzlich, ehe man daran denkt, Spülwasser und Katheter herausgeworfen.

Gerade in diesen Fällen zeigt sich der Vorteil, den die Benutzung einer guten Spritze gewährt. Bei Anwendung des Irrigators sind wir nicht imstande den Druck dem jedesmaligen Zustande der Blase anzupassen, während wir bei Benutzung einer leicht gehenden Spritze durch das Gefühl jede Veränderung des Widerstandes der Blasenwand wahrnehmen. Das ist aber bei der Vorbereitung „reizbarer Blasen", von denen jetzt die Rede ist, von besonderer Wichtigkeit. Weiter ist darauf zu achten, dass sich während der Injection die Öffnung des Katheters wirklich tief in der Blase und nicht etwa in der Nähe des sogenannten Blasenhalses befindet, da diese Gegend in solchen Fällen so empfindlich ist, dass ein stärkerer gegen sie gerichteter Flüssigkeitsstrom schon einen Insult darstellt. Diese Blasen sind es auch, bei denen oft in dem Momente, in dem der Katheter herausgezogen wird, ein kleinerer oder grösserer Teil der Flüssigkeit, ja die gesamte Menge des Blaseninhaltes mit herausstürzt. Es ist dann notwendig den Penis sofort zu komprimieren und die Kompression so lange fortzusetzen, bis das Kystoskop eingeführt ist.

Wir haben es in diesen Fällen mit einer erhöhten Reizbarkeit der Blase zu tun, wie sie bei manchen Affektionen, namentlich bei Steinen öfter gefunden wird. In leichten derartigen Fällen kann es vorteilhaft sein, nicht wie sonst nur die Harnröhre, sondern auch die Blase zu eucainisieren, indem man in das vorher entleerte Organ 50 ccm der 2 %/oigen Lösung injiciert und nach einigen Minuten wieder herausfliessen lässt. In schwierigen Fällen dieser Art haben wir im Morphium ein souveränes Mittel um zum Ziele zu kommen. Eine subkutane Injection von 0,01—0,15 Morphium beruhigt die Blase mit Sicherheit und ermöglicht die Anfüllung mit 150 ccm Borsäurelösung. Zu bedauern ist dabei nur, dass sich diese Reizbarkeit der Blase meist ganz unvermutet erst während der Vorbereitung des Kranken einstellt, und dass es dann für die Morphiuminjection zu spät ist.

Bei der zweiten Form ist die Blasencapacität dauernd verkleinert, die Blase ist schon bei geringer Anfüllung empfindlich, die Kranken werden durch häufigen Harndrang gequält und bei Ausspülungen werden nur geringe Flüssigkeitsmengen ertragen.

Ein derartiger Zustand findet sich bei den verschiedensten Blasenaffektionen, namentlich bei solchen, die mit Katarrh kompliciert sind und wird dadurch bedingt, dass die entzündete Schleimhaut schon bei geringer Ausdehnung mit Schmerzen reagiert. Von der sogleich zu besprechenden dritten Kategorie kleiner Blasen unterscheiden sich die in Rede stehenden Fälle dadurch, dass der Process auf die Oberfläche der Blasenschleimhaut beschränkt und einer Rückbildung fähig ist.

Leichtere Fälle dieser Kategorie eignen sich zur sofortigen Untersuchung; nur darf man sich hier von dem Eucain keine grossen Dienste versprechen. Wohl haben die Kranken bei seiner Anwendung während der Ausdehnungsversuche keine oder nur geringe Schmerzen: die Blase wehrt sich aber gegen jede Erweiterung ebenso energisch wie vorher; oft ohne dass der Patient es merkt, schleudert sie das eingespritzte Wasser samt Katheter heraus. Im Gegensatz dazu beruhigt 0,01—0,015 Morphium subcutan injiciert die Blase meist so, dass eine hinreichende Ausdehnung möglich ist.

Natürlich muss eine solche Injection einige Zeit, etwa eine Viertel-stunde vor Beginn der Vorbereitungen des Kranken gemacht werden. Man tut in diesen Fällen gut, die notwendigen Ausspülungen mit geringen Flüssig-keitsmengen vorzunehmen und erst nach völliger Reinigung der Blasenwand unmittelbar vor der Einführung des Kystoskopes die für unsere Untersuchung wünschenswerte Flüssigkeitsmenge von 150 ccm zu injicieren.

Begegnen wir dann einem stärkeren Widerstande der Blasenwand, so erreichen wir unser Ziel bisweilen dadurch, dass wir den Penis um den ein-geführten Katheter komprimieren und die Spritze bei starkem Druck auf den Stempel entleeren. Ist der Widerstand der Blase sehr bedeutend, so führt man die Injection mit Vorteil in mehreren Absätzen aus; lässt man einige Sekunden mit dem Drucke nach, so gibt die Blasenwand nach und man kann nach einer solchen Pause die Injection oft leicht vollenden.

Selbstverständlich müssen wir bei derartigen Kranken die Kompression des Penis auch nach Herausnahme des elastischen Katheters noch bis zum Einführen des Kystoskopes fortsetzen. In anderen Fällen begnügt man sich zunächst die Anfüllung der Blase nach Möglichkeit zu steigern, das Irri-gationskystoskop einzuführen und dann weiter einzuspritzen. Von Wichtig-keit ist es auch die Aufmerksamkeit des Kranken entsprechend abzulenken.

In den schwereren zu dieser zweiten Kategorie gehörenden Fällen ist allerdings an eine sofortige Untersuchung nicht zu denken; es handelt sich da meist um acute Krankheitsprocesse. Bei intensivem acutem Blasen-katarrh sollte man überhaupt nicht kystoskopieren, sondern die Untersuchung bis zum Schwinden der acuten Erscheinungen verschieben. Durch eine sachgemässe Behandlung gelingt es meist in kurzer Zeit die Verhältnisse günstiger zu gestalten. Oft genügt blosse Bettruhe, besonders bei Anwesen-heit von Conkrementen; schon nach wenigen Tagen erträgt die Blase, die vorher gegen jede Ausdehnung auf das heftigste reagierte, die notwendige Anfüllung ohne Beschwerden. Sehr gute Dienste leisten die Narkotika, am besten das Morphium in der Form von Suppositorien; sie wirken nicht so sehr durch Beruhigung des Schmerzes, als vielmehr durch Unterdrückung des Krampfes, der sich bei unseren Kranken meist am Ende der Harnent-leerung einstellt und immer von neuem eine intensive Reizung der entzün-deten und hyperästhetischen Blasenschleimhaut herbeiführt.

Von inneren Mitteln erweist sich das ostindische Sandelholzöl am wirksamsten; es ist erstaunlich, wie schnell sich oft unter seinem Gebrauche die subjektiven wie objektiven Symptome bessern. Auch die übrigen Bal-samika können von Nutzen sein, desgleichen Urotropin, Natr. salicylic., Rhiz. Graminis.

Von Vorteil erweist sich bisweilen eine vorsichtig ausgeführte systematische Ausdehnung der Blase, die man mit einer guten Spritze vornimmt. Sie ist in den Fällen angezeigt, in denen die acuten Prozesse abgelaufen sind und entweder nur noch eine grössere Irritabilität der Blasenwand gegen den ausdehnenden Inhalt besteht oder in denen wenigstens die oberflächlichen Schleimhautprocesse einen mehr chronischen, reizlosen Charakter angenommen haben. In wieder anderen Fällen zeigen sich leicht adstringierende Lösungen oder endlich die Instillation stärkerer Höllensteinlösungen nützlich.

Auf diese Weise gelingt es durch geeignete Massnahmen, die allerdings streng individualisierend jedem einzelnen Fall angepasst und nach dessen Eigenart verschieden sein müssen, bei dieser Form kontrahierter Blasen fast regelmässig unser Ziel zu erreichen. Bei der Untersuchung selbst wird sich eine Kombination von Eucain und Morphium in der Weise empfehlen, dass man die Blase behufs lokaler Anästhesie eucainisieren und ausserdem zur Abwehr der unwillkürlichen Blasenkontraktionen eine subcutane Morphiuminjection oder ein Morphiumsuppositorium hinzufügt.

Nur selten wird man zum Chloroform seine Zuflucht nehmen müssen, das aber bei den eben beschriebenen Formen spastischer Blasenkontraktiónen bei genügender Tiefe der Narkose stets zum Ziele führt. Es erschlaffen dann die vorher so starren Wände und lassen sich bei geringem Druck genügend entfalten; ein Zerreissen der Blasenwand ist bei diesen Kranken nicht zu befürchten.

Zurzeit wird aber zum Zwecke der Kystoskopie zweifellos viel häufiger chlorofomiert als nötig ist. Bei wirklicher Beherrschung der kystoskopischen Technik wird man meistens ohne Narkose zum Ziel kommen. Trotz der grossen Anzahl der kystoskopischen Untersuchungen, die ich fortwährend auszuführen habe, vergehen oft mehrere Monate, ja ein Jahr und mehr, ehe ich einmal in Narkose untersuche. Auch dann geschieht es meist nur auf besonderen Wunsch des aufgeregten, ängstlichen Kranken, der erklärt, das Einführen des Instrumentes unmöglich ertragen zu können.

Will man aber chloroformieren, so muss man tief narkotisieren. Nur zu oft hört man, dass gerade bei Zuhilfenahme des Chloroforms kystoskopische Untersuchungen resultatlos verlaufen. Es hat das seinen Grund meist darin, dass das Instrument vor vollständiger Narkose eingeführt und durch den dabei eintretenden Blasenkrampf und die Bewegungen des Kranken eine Blutung erzeugt wurde. Sicher wäre man bei vielen dieser Kranken zum Ziele gekommen, wenn man ohne Narkose untersucht hätte.

Die dritte Kategorie bilden die Blasen, deren nicht ausdehnbare enge Höhle von infiltrierten und narbig veränderten Wandungen umgeben ist; die wirklichen Schrumpfblasen. Wir haben es hier mit dem Endausgange verschiedener schwerer Blasenleiden zu tun, die das Gemeinsame haben, dass die pathologischen Veränderungen nicht auf die Oberfläche beschränkt sind, sondern auch die tieferen Schichten der Blasenwand in Mitleidenschaft gezogen haben. Wir finden dieselbe teils mit Abscessen durchsetzt, teils durch kleinzellige Infiltration verdickt, teils endlich in geringerer oder grösserer Ausdehnung mit Narbengewebe durchzogen. In anderen Fällen ist die Blasenwand in grosser· Ausdehnung mit carcinomatösen Massen infiltriert. Bei all diesen Blasen ist eine auch nur geringe Ausdehnung unmöglich. Jeder Versuch nach dieser Richtung ruft die heftigsten, weder durch Eucain noch Morphium zu mildernden Schmerzen hervor und hat häufig Fieberzustände, Nierenreizung und schwere Allgemeinerscheinungen im Gefolge. Hier ist auch das Chloroform ohnmächtig, da bei tiefer Narkose und forcierter Injection die Gefahr der Zerreissung der Blasenwand gegeben ist. Haben derartige Blasen ein so geringes Volumen, dass eine erfolgreiche Kystoskopie zurzeit unmöglich erscheint, so muss man auf die Untersuchung verzichten. Man kann das um so eher tun, als diese Fälle meist so wie so hoffnungslos sind, und auch durch eine sichere kystoskopische Diagnose keine Besserung des unheilbaren Leidens mehr ermöglicht würde.

Die Erfüllung der dritten Grundbedingung einer erfolgreichen Kystoskopie, der genügenden Klarheit des Blaseninhaltes, verursacht häufig Schwierigkeiten.

Schon eine geringe Trübung der die Blase erfüllenden Flüssigkeit lässt die Bilder unklar erscheinen, nur bei grosser Nähe des Objektes am Prisma und bei sehr hellem Licht kann man noch annähernd deutlich sehen, um was es sich handelt; schon bei mittlerer Entfernung werden die Bilder so trübe, dass man das Gesehene nur schwer deuten kann. Ist die Flüssigkeit selbst klar und nur durch einzelne in derselben schwimmende Flocken und Eiterpartikel verunreinigt, so erhält man meist genügend klare Bilder.

Sehen wir von dem gelegentlichen Gehalt des Urins an Erdsalzen ab, so finden wir als Ursachen der Trübung des Blaseninhaltes Blut- oder Eiterbeimischung, oft auch beide· zugleich. In seltenen Fällen, bei sogenannter Bakteriurie ist die Trübung ausschliesslich durch Bakterien bedingt.

Bei starker Blut- und Eiterbeimischung zum Urin kann es ratsamer sein, die Untersuchung aufzuschieben, bis sich die Verhältnisse entweder von selbst oder durch eine entsprechende Medication gebessert haben; das gilt namentlich für alle acuten Processe.

In allen Fällen, in denen der Urin trübe ist, muss die Blase erst durch Spülungen gereinigt und mit 150 ccm klarer Flüssigkeit angefüllt werden. Die richtige Ausführung dieser Spülungen entscheidet oft das Gelingen unserer Untersuchung; sie muss daher ausführlich besprochen werden.

Als Spülflüssigkeit benutzen wir, wie schon oben angegeben, 3%ige Borsäurelösung. Nur bei unbedeutender Trübung des Urins lässt sich eine Klärung des Blaseninhaltes dadurch erzielen, dass man die Spülflüssigkeit in der oben angegebenen Weise durch die Harnröhre einspritzt und den Kranken dieselbe alsbald wieder entleeren lässt. Das wird so oft fortgesetzt, bis die Borsäure klar zurückkommt. Diese Methode bietet wohl nur selten Vorteil. In Fällen von Blutung ist sie meist nicht, bei Residualharn niemals anwendbar. Im allgemeinen sollen alle vorbereitenden Ausspülungen der Blase mittelst eines elastischen Katheters vorgenommen werden und zwar mittelst des weichsten, der sich im gegebenen Falle mit Leichtigkeit einführen lässt; am schonendsten ist ein Nélatonkatheter. Leider lässt sich aber ein solcher nach erfolgter Eucainisierung oft nicht einführen. Durch das Eucain wird ebenso wie früher durch das Kokain die Schleimhaut vorübergehend oft so verändert, dass ein weicher Nélatonkatheter, der sich bei demselben Patienten kurz vorher leicht einführen liess, nunmehr in der Harnröhre festsitzt und nicht bis in die Blase vorgeschoben werden kann. Im Gegensatz dazu lässt sich der ebenfalls weiche Tiemannsche Katheter, der von derselben Konsistenz wie die Nélatonkatheter ist, meist auch nach vorausgeschickter Eukainisierung gut einführen. Leider besitzt er aber bei gleichem äusseren Umfang ein viel kleineres Lumen, als ein besserer Nélatonkatheter. Gar nicht beeinflusst durch die Eucainisierung wird die Einführung eines Seidengespinnstkatheters, der wohl steifer ist als ein Nélatonkatheter, sich aber durch grosse Glätte auszeichnet; ein solcher Katheter mit Mercierscher Krümmung des Schnabels wird für die meisten Fälle am geeignetsten sein, um die Blase auszuspülen. Er gleitet leicht durch die Harnröhre hindurch und übt bei längerem Verweilen in der Blase keinen merklichen Reiz aus. Will man dennoch den schonenderen Nélatonkatheter anwenden, so muss man zunächst das Eucainisieren unterlassen, sofort den Katheter einführen, die Blase entleeren, ausspülen und mit 150 ccm Borsäurelösung anfüllen, und erst beim langsamen Herausziehen des Katheters die ganze Urethra mit Eucainlösung berieseln. So selbstverständlich es eigentlich ist, dass elastische Katheter den Kranken sowohl beim Einführen als auch besonders während der oft langdauernden Spülungen weniger belästigen, dass sie auf die Blase einen geringeren Reiz ausüben und weniger leicht eine Blutung hervorrufen, als starre Instrumente, so werden doch noch vielfach Metallkatheter zum Ausspülen der Blase benutzt. Man darf sich dann nicht wundern, wenn während der Vorbereitung eine Blutung aus der Blase erfolgt und die Untersuchung vereitelt. Wie mancher Misserfolg liesse sich vermeiden, wenn bei der Vorbereitung der Kranken immer elastische Katheter benutzt würden. Das Ausspülen der Blase mit Metallkathetern ist auf die seltenen Fälle zu beschränken, in denen sich keine elastischen Instrumente einführen lassen.

In neuerer Zeit ist von verschiedener Seite, namentlich von Schlagintweit geraten worden, dem zu untersuchenden Kranken, dessen Urin trübe ist, sogleich ein sogenanntes Spülkystoskop einzuführen und die nötigen Spülungen durch dasselbe vorzunehmen. Ich kann diesem Vorschlage nicht beistimmen. Dieses Verfahren ist für den Kranken lästiger als das oben angegebene. Dauert bei letzterem das peinlichste Moment der ganzen kystoskopischen Untersuchung, die gewaltsame Geradestreckung der Urethra durch den starren Kystoskopschaft, nur wenige Sekunden, welche die Besichtigung der Blase in Anspruch nimmt, so wird es für den Kranken in qualvoller Weise verlängert, wenn die oft zahlreichen für die Erzielung eines klaren Blaseninhaltes nötigen Spülungen durch das Kystoskop selbst vorgenommen werden. Die vorbereitenden Blasenspülungen sollen aber in der schonendsten Weise vorgenommen werden und dürfen niemals Schmerzen verursachen. Mag man sich eines gewöhnlichen Irrigationskystoskopes oder eines Katheterkystoskopes bedienen, stets soll das Instrument in die vorher mittelst eines elastischen Katheters nach Möglichkeit klargespülte Blase eingeführt werden. Der scheinbare Vorteil, dass bei der Ausspülung durch das Evakuationskystoskop das vorherige Einführen eines elastischen Katheters mit seiner möglichen Infektionsgefahr vermieden wird, kommt hier schon deshalb nicht in Betracht, weil die eiterhaltige Blase ja nicht mehr als aseptisch zu betrachten ist. Ganz unbrauchbar für unsere Zwecke ist auch der auf einem falschen Prinzipe beruhende Katheter à double courant; die Flüssigkeit strömt, wie sich leicht demonstrieren lässt, bei diesem Instrument von dem einen Fenster direkt zum anderen, ohne die Blasenwand zu bespülen, nach aussen heraus. Hinsichtlich der Stärke des zu benutzenden Katheters richtet man sich nach der Weite der äusseren Harnröhrenmündung und der Beschaffenheit des Blaseninhaltes. Je stärker die Verunreinigung der letzteren ist, je grösser die beigemischten Gerinnsel sind, um so dicker muss der Katheter sein, dessen man sich zur Blasenspülung bedient; die Flüssigkeit fliesst sonst so langsam ab, dass sich inzwischen wieder neue Verunreinigungen bilden und die Erzielung eines klaren Blaseninhaltes unmöglich wird.

Die Spülungen werden mit einer guten 100 ccm haltenden sterilen Glasspritze, nicht mit einem Irrigator vorgenommen. Hat die Spritze einen leichten gleichmässigen Gang, so kann man deutlich jeden Widerstand der Blase fühlen und sich deren Empfindlichkeit anpassen. Man hat es ganz in der Gewalt, mit schwachem oder kräftigem Strahle auszuspülen, während wir uns bei Anwendung eines Irrigators über diese wichtigen Verhältnisse nicht orientieren können. Auch über die Menge und Klarheit der injicierten Flüssigkeit gibt uns eine gute Glasspritze bessere Auskunft als der Irrigator.

A priori sollte man meinen, dass die Ausspülungen immer mit möglichst grossen Flüssigkeitsmengen vorgenommen und die Blase so weit angefüllt werden müsste als das ohne Beschwerden für den Kranken möglich ist. Die Erfahrung hat uns aber eines anderen belehrt und gezeigt, dass man durch Injection von kleinen Flüssigkeitsmengen in schonenderer Weise zum Ziel gelangen kann. Wir injicieren jetzt immer nur 30 bis 50 ccm auf einmal, man kann damit die grössten Sackblasen alter Prostatiker klar ausspülen. Für gewöhnlich werden die Spülungen so vorgenommen, dass man nach zarter Einführung des elastischen Katheters den trüben Blaseninhalt ablaufen lässt und dann die Borsäurelösung einspritzt. Auch diese

10*

lässt man wieder vollständig abfliessen, um alsbald neue zu injicieren. Das wird so oft fortgesetzt, bis die Lösung absolut klar und farblos zurückkommt. Dann wird die Blase· mit 150 ccm Flüssigkeit angefüllt und das Kystoskop eingeführt. In einigen Fällen aber beobachten wir, dass bei völliger Entleerung der Blase Schmerzen und, was noch schlimmer ist, Blutungen eintreten. Während ursprünglich der Urin makroskopisch blutfrei war, wird er bei völliger Entleerung mehr und mehr bluthaltig. Die anatomischen Veränderungen können in solchen Fällen verschiedene sein; es kann sich nur um schweren Katarrh, es kann sich um Steine, Geschwülste u. a. handeln. Spült man solche Blasen in der angegebenen Weise weiter, so wird die Blutung immer stärker und eine Besichtigung unmöglich. Meist kann man diese störende Blutung dadurch vermeiden, dass man die Blase beim Herauslassen der Spülflüssigkeit nie ganz entleert, sondern schon mit dem Wiedereinspritzen beginnt, wenn sich noch etwa 20—30 ccm Flüssigkeit in der Blasenhöhle befinden. Dann pflegt die Borsäurelösung bald blutfrei zurückzukommen. Bisweilen ist es sogar notwendig, die Blase nicht nur nicht ganz zu entleeren, sondern bei starker Anfüllung derselben zu spülen: ich entsinne mich eines Falles von Blasengeschwulst, in welchem diese bei der Vorbereitung bei völliger Entleerung der Blase zu bluten anfing und auch weiter blutete, als wir die Blase nicht mehr ganz entleerten. Erst als sie immer stärker angefüllt wurde und schliesslich etwa 500 ccm enthielt, hörte die Blutung auf; durch wechselndes Herauslassen von 50 ccm Flüssigkeit und Injection von 50 ccm Borsäurelösung wurde bald ein klarer Blaseninhalt erzielt. Um über die in der Blase zurückbleibende Flüssigkeitsmenge unterrichtet zu sein, fängt man die Spülflüssigkeit in solchen Fällen am besten in graduierten Gläsern auf. Da man bei dem bekannten Inhalt der benutzten Spritze die Menge der injicierten Flüssigkeit kennt, kann man es dann leicht so einrichten, dass immer die gewünschte Menge Borsäurelösung in der Blase zurückbleibt.

Wird die Trübung des Blaseninhaltes ganz oder teilweise durch Eiter bedingt, so finden sich, die seltenen Fälle von unkomplicierter Tuberkulose abgerechnet, auch die oben erwähnten Cystitis erzeugenden Bakterien im Urin. Die septische Infektion der Blase, die wir durch eine möglichst aseptische Ausübung der Kystoskopie vermeiden wollen, ist also hier schon erfolgt. Mit Recht wird man daher fragen, ob der Arzt auch bei eitriger Verunreinigung des Blaseninhaltes bei Ausübung der Kystoskopie die oben geschilderten umständlichen anti- und aseptischen Vorschriften zu befolgen hat. Gewiss ist in solchen Fällen die Verantwortung eine geringere. Immerhin ist es aber ratsam, auch bei diesen Kranken möglichst antiseptisch zu verfahren. Erstens wäre es doch denkbar, dass man in die schon mit Bakterien erfüllte Blase noch neue andersartige, vielleicht besonders schädliche Mikroorganismen einführt, zweitens wird der gewissenhafte Arzt keine Vorsichtsmassregel unterlassen, um vorwurfsfrei dazustehen, falls nach der Untersuchung eine vielleicht ganz zufällige Verschlimmerung im Befinden des Kranken eintreten sollte.

Die Quelle des Eiters, der den Blaseninhalt trübt, kann in verschiedenen Abschnitten der Harnwege, im Nierenbecken und Harnleiter, in der Blase selbst, in Hohlräumen, die mit letzterer kommunicieren und endlich in der Urethra post. ihren Sitz haben. Stammt das eitrige Sekret aus einem Nierenbecken, handelt es sich um eine Pyelitis, und ist die Blase gesund, so spült sich der Blaseninhalt auffallend schnell klar. Bei stärkerer Eiterbeimischung beobachtet man dabei oft die eigentümliche Erscheinung, dass von Zeit zu Zeit die Spülflüssigkeit, die eben noch völlig klar war, bei der nächsten Entleerung wieder getrübt zurückkommt. Es wird das dadurch bewirkt, dass in unregelmässigen Pausen von neuem eitrige Massen aus dem Harnleiter in die Blase hineingespritzt werden, und den eben noch klaren Blaseninhalt wieder trüben. In solchen Fällen muss man bei den Blasenausspülungen, sobald die Flüssigkeit klar zurückkommt, schnell 150 ccm Borsäurelösung injicieren und sofort das Kystoskop einführen; man wird dann oft mit der Kystoskopie dem erneuten Einspritzen eitrigen Urins aus dem Harnleiter in die Blase zuvorkommen.

Ist die Blase selbst Sitz der eitrigen Sekretion, handelt es sich um eine Cystitis, so sind bald mehr, bald weniger Spülungen zur völligen Klärung notwendig. Die grössere oder geringere Leichtigkeit, mit der sich eine katarrhalische Blase klar spülen lässt, wird nicht nur durch die Masse der eitrigen Beimischung und die Ausdehnung des Katarrhs, sondern vor allem auch durch die physikalischen Eigenschaften des Sekretes bedingt. Je nachdem dasselbe mehr oder weniger fest an der Blasenwand haftet, lässt es sich schwerer oder leichter nach aussen entfernen. Mit Recht macht Viertel auf diesen Unterschied zwischen fixiertem und mobilem katarrhalischem Sekret aufmerksam. Zwei Beispiele mögen zeigen, wie verschieden und unerwartet sich die Verhältnisse nach dieser Richtung für unsere Untersuchung gestalten können. Es kommt zunächst ein Kranker mit trübem, stark eiterhaltigem Urin; schon nach 2—3 Ausspülungen kehrt das Spülwasser klar zurück; die alsbald vorgenommene Kystoskopie gibt die schönsten Bilder und lässt nur hier und da ein an der Wand haftendes Schleimklümpchen erkennen. Wieder ein anderer Kranker zeigt vor Beginn der Untersuchung einen wenig getrübten, mit einzelnen Gerinnseln vermischten Urin; auch nach der ersten Ausspülung kommt das Spülwasser wenig getrübt zurück; während wir nun die Spülungen fortsetzen und die etwas aufgeregte Blase den Inhalt lebhafter auszutreiben beginnt, ändert sich das Bild. Das Spülwasser wird immer trüber, viel trüber als der im Anfang der Vorbereitung entleerte Urin. Erst nach zahlreichen Spülungen bessern sich die Verhältnisse; endlich kommt das Spülwasser annähernd klar, immer aber noch mit einzelnen Gerinnseln versetzt zurück. Nehmen wir nun die Untersuchung vor, so sehen wir noch verschiedene Stellen der Schleimhaut mit dickem, fest anhaftendem Belag bedeckt. Am schwierigsten sind die Fälle, in denen das eitrige Sekret infolge alkalischer Zersetzung des Urins schon in der Blase die bekannte zähe, rotzige Beschaffenheit annimmt und wie eine klebrig-gelatinöse Masse an der Wand haftet. Ein solches Sekret lässt sich auch durch reichliche Ausspülungen nicht ganz entfernen; wohl werden bei kräftigem Einspritzen grössere Fetzen abgerissen und nach aussen befördert, wohl kommt schliesslich die Spülflüssigkeit fast klar zurück, immer aber haftet noch eine grössere oder geringere Masse des zähen Eiters an der entzündeten Schleimhaut.

Je nach dieser Verschiedenheit des Sekretes, je nach seiner Gesamtmenge und der Schnelligkeit, mit der es sich von neuem bildet, ist die Blase oft schnell klargespült, während das Ausspülen in anderen Fällen lange Zeit in Anspruch nimmt und die Geduld des beschäftigten Arztes auf eine harte Probe stellt.

Bei chronischem Blasenkatarrh, besonders bei den ausgedehnten, mit Ausstülpungen versehenen Sackblasen alter Prostatiker sind oft eine grosse Anzahl Spülungen notwendig und mehrere Liter Borsäurelösung erforderlich, bis die Flüssigkeit so klar, wie sie eingespritzt ist, aus der Blase zurückkommt. Eine halbe Stunde, ja mehr, kann bis zur Beendigung der Vorbereitungen vergehen.

In schwierigen Fällen muss der Katheter wiederholt so gedreht werden, dass der Flüssigkeitsstrom nach einander nach den verschiedenen Seiten der Blase gerichtet wird, da an den nicht direkt bespülten Teilen der Blasenwand leicht Gerinnsel haften bleiben können. Namentlich bei der Untersuchung von Prostatikern darf man nicht vergessen, den oft tiefen Recessus am Blasenboden mit besonderer Kraft und mit rationell gerichtetem Strahle auszuspülen; dort können sonst massenhaft Gerinnsel zurückbleiben.

Die Spülungen sollen im Anfange mit geringer Kraft ausgeführt werden, erst wenn bei schwachem Strahl die Flüssigkeit klar und ohne Gerinnsel zurückkommt, spritzt man kräftiger, um zu sehen, ob sich bei stärkerem Strahl vorher nicht entfernte Gerinnsel ablösen. Solche forcierten Injectionen werden in allen Fällen nötig, in denen das Sekret infolge seiner physikalischen Eigenschaften an der Blasenwand festsitzt, müssen aber immer so ausgeführt werden, dass sie die Blase nicht reizen und keine Blutung erzeugen. Ist endlich je nach der Natur des einzelnen Falles früher oder später die Spülflüssigkeit völlig klar und womöglich auch ohne Gerinnsel zurückgekommen, so entleert man die Blase vollständig und spritzt 150 ccm Borsäurelösung ein. Diese letzte Injection soll stets besonders zart und jedenfalls mit sehr geringem Druck vorgenommen werden, da andernfalls etwaige noch an der Wand haftende Eiterflocken losgerissen werden und die Flüssigkeit, in der man untersuchen will, verunreinigen. Man findet dann nach Einführen des Kystoskopes den Blaseninhalt sofort getrübt und mit Sekretfetzen verunreinigt, während doch die letzte Spülflüssigkeit völlig klar zurückkam. Die gleiche unangenehme Überraschung kann man in Fällen haben, in denen in der Urethra post. ein stärkerer Katarrh mit reichlicher Sekretbildung besteht. Spült man bei einem solchen Kranken die Blase auch völlig rein, so fliesst doch beim Einführen des Kystoskopes ein Teil des trüben Inhaltes der Urethra post. in die Blase hinein und trübt deren Inhalt. Es lässt sich das dadurch vermeiden, dass man bei den Spülungen den Katheter einige Male so weit herauszieht, dass sich seine Öffnung in der Pars prostatica urethrae befindet. Injiciert man in dieser Position des Katheters vorsichtig 50 ccm Borsäurelösung, so reinigt dieselbe die Schleimhaut der Urethra post. von den eitrigen Auflagerungen und spült die letzteren durch das orific. urethrae int. in die Blase hinein, von wo sie nach Wiedervorschieben des Katheters in die Blase mit dem übrigen Blaseninhalt nach aussen herausfliessen. Hat man solche Spülungen zwei- bis dreimal vorgenommen, so kann man sicher sein, dass die Urethra post. keine weiteren störenden Verunreinigungen enthält.

Die ausschliesslich durch Eiterbeimischung bedingte Trübung des Blaseninhaltes macht nur selten eine kystoskopische Untersuchung unmöglich; meist gelingt es schliesslich doch, wenn auch erst nach zahlreichen Spülungen, einen klaren Blaseninhalt zu erzielen. Eine Ausnahme machen die Fälle, in denen die Eiterbeimischung ganz oder teilweise aus einer mit der Blase kommunicierenden Höhle, einem Abscess oder grösseren Divertikel, stammt. So wirksam die Spülungen auch zur Reinigung der ausgerundeten Blasenhöhle selbst sind, so wenig sind sie imstande, einen mit derselben kommunicierenden Abscess oder Divertikel auszuspülen. Haben wir wirklich die Blase rein gespült, so wird ihr Inhalt alsbald wieder durch die aus der Nebenhöhle herausquellenden eitrigen Massen verunreinigt.

In den seltenen Fällen, in denen es uns trotz reichlicher Spülungen nicht gelingt, einen klaren Blaseninhalt zu erzielen, steht man vor der Frage, ob man das Kystoskop trotz der noch vorhandenen Trübung einführen oder die Untersuchung zunächst aufgeben und versuchen soll, den Zustand durch eine medikamentöse oder lokale Behandlung so zu bessern, dass man nach einiger Zeit die Kystoskopie unter günstigeren Verhältnissen wiederholen kann. Bleibt die Trübung eine beträchtliche, so soll man unbedingt den letzteren Weg wählen; man wird meist nach kurzer Vorbereitung durch die später leicht ausführbare Untersuchung für die Entsagung belohnt werden. Ist aber die Trübung nur eine geringe, so mag man immerhin einen Versuch mit der kystoskopischen Besichtigung machen. Sind die Bilder auch nicht so klar, wie wir das sonst gewöhnt sind, so wird man doch die Dinge meist genügend deutlich sehen, um eine Diagnose stellen zu können, um z. B. einen Stein, eine Geschwulst mit genügender Sicherheit zu erkennen. Bisweilen findet man, dass wohl die Spülflüssigkeit schiesslich völlig klar zurückkommt, der Blaseninhalt sich aber sogleich nach dem Einführen des Kystoskopes getrübt und mit Gerinnsel vermischt zeigt. Die Ursache für diese unerwartete Veränderung ist wohl ein plötzlich auftretender Krampf, der die Blasenmuskulatur beim Einführen des starren Kystoskopes ergreift und zur Loslösung bis dahin noch festhaftender Sekrete führt.

In allen Fällen, in denen der Blaseninhalt durch Eiterbeimischung getrübt ist, muss man sich eines Irrigationskystoskopes bedienen; in besonders schwierigen immerhin seltenen Verhältnissen ist ein Spülkystoskop zu bevorzugen, durch das man den trüben Blaseninhalt schnell herauslassen und klare Flüssigkeit injicieren kann. Die vorbereitenden Spülungen durch den elastischen Katheter müssen bis unmittelbar zum Einführen des Kystoskopes fortgesetzt werden. Letzteres muss bereit daliegen und sofort nach Herausziehen des Katheters eingeführt werden, damit sich nicht inzwischen der Blaseninhalt wieder trübt.

Unmittelbar nach dem Eindringen des Kystoskopes erhält man meist auch in den Fällen, in denen der Urin stark eiterhaltig war, klare Bilder. Während man aber in einer nicht katarrhalischen Blase lange mit derselben Deutlichkeit sehen kann, trübt sich beim Bestehen eines schweren Katarrhs der Blaseninhalt bald so, dass ein deutliches Sehen unmöglich wird. Daran ändert auch meist die Irrigation nichts, die neben der klärenden Wirkung doch auch den Nachteil hat, dass die eingespritzte Flüssigkeit neue Unreinlichkeiten von der Blasenwand löst. Will man in solchen Fällen wieder deutlich sehen können, so bleibt nichts übrig, als die Blase von neuem klar zu spülen, sei es mit einem elastischen Katheter, sei es durch das Spülkystoskop selbst.

Bei Verunreinigung des Blaseninhaltes durch Blut haben wir es bei reiner Blutbeimischung mit einem aseptischen Zustande der Blase zu tun. In solchen Fällen können die oben geschilderten anti- und aseptischen Massnahmen nicht sorgsam genug ausgeübt werden. Stammt das Blut aus der Blase selbst, so ist die Gefahr einer Infektion besonders gross. Dasselbe gilt in Fällen von Blasentuberkulose, in denen noch keine Mischinfektion besteht, mag nun die Trübung des Urins nur durch Blutbestandteile oder auch durch Eiterbeimischung bedingt sein.

Das Blut, durch welches bei der Hämaturie der Blaseninhalt verunreinigt ist, kann aus den höheren Harnwegen, den Nieren, aus der Blase oder aus einer mit ihr kommunizierenden Höhle, endlich aus der Urethra post. stammen, die Blutung kann schon vor Beginn der Untersuchung bestehen, oder erst während der Vorbereitung des Kranken, beim Einführen des Kystoskopes oder während der Besichtigung der Blase selbst eintreten. Ist die Blutung sehr stark, so ist die Kystoskopie aussichtslos, man sollte sie dann gar nicht versuchen, sondern auf günstigere Zeiten verschieben.

Andererseits wäre nichts unrichtiger als anzunehmen, dass jede zurzeit bestehende Blutung eine erfolgreiche Kystoskopie unmöglich macht. Selbst bei beträchtlicher Blutbeimischung zum Urin sind wir bei richtigem Vorgehen meist imstande völlig klare Bilder zu gewinnen. Das ist besonders dann der Fall, wenn der bluthaltige Urin keine hochrote, sondern eine mehr bräunliche Farbe hat, wie wir das so häufig bei Blasengeschwülsten beobachten; dann lässt sich selbst bei beträchtlicher Blutbeimischung durch vorsichtige Ausspülungen meist ein klarer farbloser Blaseninhalt erzielen. Aber auch in Fällen von akuter arterieller Blutung ist eine erfolgreiche Kystoskopie nicht ausgeschlossen. Es hat das seinen Grund darin, dass das Blut eine geringe

Neigung hat sich mit dem Blaseninhalt zu vermischen; man kann oft beobachten, wie das Blut der Schwere entsprechend im Fundus der Blase lagert, während die darüberstehende Flüssigkeit blutfrei ist. Oft sieht man das Blut aus einem arteriellen Gefässe stossweise herausspritzen, ohne dass dadurch die Besichtigung der übrigen Blasenwand unmöglich wird. Das gilt aber nur dann, wenn man das Instrument ruhig hält oder nur vorsichtig in der Blase bewegt. Bei unruhigem Hin- und Herfahren mit dem Kystoskop wird das Blut bald mit der Borsäurelösung vermischt und der ganze Blaseninhalt getrübt.

Nicht selten findet man bei bestehender Hämaturie oder auch kurz nach einer solchen, dass die Blase sich leicht klarspült, dass aber das eingeführte Kystoskop massenhafte Blutgerinnsel zeigt, welche ausgedehnte Partien der Blasenwand, namentlich den Blasenboden und auf demselben befindliche pathologische Produkte so einhüllen, dass sie unsichtbar sind. Bisweilen gelingt es durch starke Irrigation die Gerinnsel fortzuspülen, so dass man einen Stein, eine Geschwulst etc. sehen kann. Oft aber bleibt nichts übrig, als das Kystoskop herauszunehmen und nach einer Zeit, in der man annehmen kann, dass die Gerinnsel zerfallen sind — es sind dazu oft Wochen notwendig — die Untersuchung zu wiederholen.

Stammt die Blutung aus einer Niere oder aus einem Nierenbecken, so finden wir bei der Vorbereitung des Kranken nicht selten ein ähnliches Verhalten, wie bei Eiterabsonderungen durch die Harnleiter; auch hier beobachten wir, dass der Blaseninhalt, der schon völlig klar gespült war, plötzlich wieder blutig gefärbt herauskommt. In solchen Fällen muss nach erzielter Klärung der Spülflüssigkeit sofort das Kystoskop eingeführt werden, um einem erneuten Erguss blutigen Urins aus dem Harnleiter zuvorzukommen. Bei Blutungen, die aus der Blase selbst erfolgen, kann es, wie schon oben besprochen, vorteilhaft sein, die Spülungen so vorzunehmen, dass immer eine grössere Flüssigkeitsmenge zurückbleibt. Während bei völliger Entleerung die Blutung immer stärker wird, lässt sich bei dem geschilderten Vorgehen die Blase meist bald klar spülen. Es scheint, dass bei grösserer Flüssigkeitsmenge in der Blase und dadurch bedingtem stärkeren Druck die vesicale Blutung leichter sistiert.

Am hinderlichsten für eine erfolgreiche Ausübung der Kystoskopie und die häufigste Ursache eines wirklichen Misserfolges sind stärkere Blutungen aus der Urethra post. Das Blut fliesst dann durch das orific. urethrae int. in die Blase hinein und trübt deren Inhalt bald so, dass ein deutliches Sehen unmöglich wird. Dazu genügt eine geringe Blutmenge. Schon 20 Blutstropfen geben einer Flüssigkeitsmenge von 150 ccm das Aussehen von Himbeerlimonade und bewirken, dass man nur noch nahe gelegene und besonders charakteristische Gegenstände, wie Steine deutlich genug sieht. Eine stärkere Blutbeimischung macht jedes Sehen unmöglich, man erblickt nur ein diffus rotes Gesichtsfeld. Solche Blutungen aus der hinteren Harnröhre werden besonders häufig bei der Untersuchung von

Prostatikern beobachtet und mögen jetzt im Zusammenhange mit den anderen Schwierigkeiten, denen wir in Fällen von Prostatahypertrophie begegnen, besprochen werden.

Die Schwierigkeit, die die Prostatahypertrophie bereitet, besteht im Einführen des Kystoskopes, ohne eine Blutung zu erzeugen.

Zunächst begegnet man beim Versuche einem Prostatiker eine Sonde einzuführen nicht selten der Schwierigkeit, dass sich der Schnabel der Sonde in der Pars bulbosa fängt. Es handelt sich eben um alte Leute mit ausgeweiteter Urethra, die mit der Prostatahypertrophie nichts zu tun hat. Man muss in solchen Fällen unter sanftem Anziehen des Gliedes versuchen, den Schnabel des Instrumentes an der rigideren oberen Wandung in die Pars nuda hineingleiten zu lassen. Bis zum Ausgang dieser letzteren sind sonst die Verhältnisse die gleichen, namentlich gelingt das Senken des äusseren Kystoskopendes infolge Schlaffheit des Ligament. suspens. penis besonders leicht.

Die Schwierigkeit beginnt erst in der eigentlichen Prostata und zwar infolge der Seite 92 beschriebenen Veränderungen, besonders in dem supramontanen Teil derselben.

Die Schwierigkeit, den Schnabel durch die veränderte Pars prostatica hindurchzuführen, kann sehr gross sein; wir haben vorher erwähnt, wie wichtig es in solchen Fällen ist, sich vorher ein richtiges Urteil über die Veränderungen zu bilden und wie leicht das namentlich in den Fällen ist, in denen der Kranke sich selbst katheterisieren muss. Sonst gilt als erste Regel, das Instrument so einzuführen, dass der Schnabel an der vorderen Wand hingleiten muss, um jedes Eindrücken in die hintere Wand zu vermeiden. Weiterhin ist es vorteilhaft, in Fällen, die eine Hypertrophie des mittleren (Homeschen) Lappens zeigen, das Instrument so einzuführen, dass man dem Schnabel eine gewisse Freiheit lässt, sich bei vorhandenem mittleren Lappen seitlich von diesem in die Blase hineinzuhebeln.

Bei der Prostatahypertrophie ist, wie Seite 93 ausführlich besprochen, der prostatische Teil der Harnröhre oft wesentlich verlängert; letztere kann eine Gesamtlänge von 30 cm und mehr erreichen. Eine solche Verlängerung muss unserer Untersuchungsmethode Schwierigkeiten bereiten. Führen wir unser gewöhnliches Irrigationskystoskop von 21 cm Schaftlänge in eine Harnröhre von normaler Länge ein, so ragt in dem Moment, in dem das Prisma eben in die Blase eintritt, noch ein mehrere cm langes Stück des Kystoskopschaftes aus dem orific. urethrae ext. heraus, das sich dann in dem Maße verkürzt, in dem wir den Schnabel des Instrumentes in der Blasenhöhle nach hinten vorschieben.

Bei einem Prostatiker aber, dessen Harnröhre 25 cm lang ist, befindet sich das Prisma nach völliger Einführung des Instrumentes noch tief in der Harnröhre; um es in die Blase eintreten zu lassen, muss durch weiteres Vorschieben des Instrumentes die Urethra bis auf 21 cm verkürzt werden.

Bei der Besichtigung der Blase muss das Instrument bis zur Berührung des Schnabels mit der hinteren Wand vorgeschoben werden, was einer Strecke von weiteren 5 cm entspricht. Dieses Vorwärtsschieben des Instrumentes ist nur durch gewaltsame Kompression der Pars cavernosa urethrae möglich. Eine Verkürzung der Urethra post. wird durch das Diaphragma urogenitale verhindert. Es ist begreiflich, dass ein derartiges gewaltsames Zusammendrücken des Penis selbst bei der angegebenen nicht hochgradigen Verlängerung von 25 cm für den Kranken recht unangenehm sein muss. Bei noch höheren Graden der Harnröhrenverlängerung sollte man sich stets des für diese Fälle angefertigten längeren Prostatakystoskopes bedienen.

Grössere Schwierigkeiten als durch die Verlängerung der Harnröhre verursacht die Prostatahypertrophie unserer Untersuchungsmethode oft durch die sonstigen im IV. Kapitel dieses Abschnittes geschilderten Veränderungen der Pars prostatica urethrae, die bei aller Mannigfaltigkeit das Gemeinsame haben, dass sie das Einführen von Instrumenten und namentlich von starren Instrumenten erschweren. Wohl wird es dem Geübten auch in schwierigen Fällen von Prostatahypertrophie meist gelingen, das Kystoskop in die Blase einzuführen, aber auch der Geschickteste kann es oft nicht vermeiden, dass dabei eine geringere oder stärkere Blutung eintritt.

Einesteils gehört zur Überwindung der entgegenstehenden Hindernisse, denen das starre Kystoskop nicht mit der Geschmeidigkeit elastischer Instrumente ausweicht, eine gewisse Gewalt, andererseits zeigt bei Prostatikern die Schleimhaut der hinteren Harnröhre oft eine grosse Neigung, schon bei leiser Berührung zu bluten. Da ist es dann nicht zu verwundern, dass das Kystoskop nicht nur selbst blutig in die Blase gelangt, sondern dass auch neben dem Instrument alsbald eine geringere oder grössere Menge Blut aus der Urethra post. in die Blase hineinfliesst. In leichteren Fällen löst sich der blutige Belag, der Lampe und Prisma beim Eindringen in die Blase bedeckt, durch die hygroskopischen Eigenschaften des Glycerins von selbst ab, oder es gelingt leicht, die Unreinlichkeiten an der Falte der inneren Harnröhrenmündung abzuwischen oder mittelst energischer Irrigation zu entfernen. Meist ist auch die Menge des aus der Urethra post. in die Blase hineinfliessenden Blutes so unbedeutend, dass die Untersuchung längst beendet ist, bevor der Blaseninhalt stärker getrübt und gerötet ist.

Bisweilen aber begegnet es auch dem geübten Untersucher, dass sogleich nach dem Einführen des Instrumentes die Blutung so stark ist, dass man von vornherein nur eine diffus rote Fläche sehen kann. Das sind dann unerquickliche, deprimierende Fälle. Ganz zu vermeiden werden solche Misserfolge nicht sein. Sie sind eben in der Notwendigkeit, zur Kystoskopie starre Instrumente zu benutzen, begründet. Könnten wir zur Kystoskopie elastische Instrumente verwenden, so würden störende Blutungen seltener vorkommen und keine weitere Bedeutung haben. Sehen wir doch, dass der elastische Katheter, durch den wir die Blase ausspülen, nur selten eine und dann meist nur unbedeutende Blutung erzeugt. Die stärkeren eine erfolgreiche kystoskopische Untersuchung verhindernden Blutungen stellen sich erst beim Einführen des Kystoskopes ein. Bei dieser Sachlage würde es einen grossen Fortschritt bedeuten, wenn man die kystoskopische Untersuchung mittelst eines elastischen Katheters vornehmen könnte. Zu diesem Zweck müsste der Schnabel eines mit Mercier-Krümmung versehenen elastischen Katheters nach dem Vorbild der gewöhnlichen Kystoskope mit einem Fenster versehen, und in dasselbe eine Mignonlampe eingekittet werden. Ein zweiter Ausschnitt wäre aus der Wandung des Schaftes dicht vor dem Schnabel an der Konkavität des Winkels, in dem beide zusammenstossen, anzubringen.

Nach Einführung eines so hergerichteten elastischen Katheters würde die Blase ausgespült und nach erfolgter Klärung der Flüssigkeit, wenn bis dahin keine Blutung eingetreten ist, nach Art der kystoskopischen Evakuationskatheter, der optische Mandrin eingeführt, dessen Prisma dann an dem Ausschnitt des elastischen Katheters zu liegen käme. Leider ist es uns bis jetzt nicht gelungen, ein brauchbares derartiges Instrument herzustellen, es gibt bis jetzt keine elastischen Katheter, deren Innenfläche glatt genug wäre, um den Mandrin mit Leichtigkeit einführen zu können.

Die allgemeine Vorbereitung für die kystoskopische Besichtigung ist bei Prostatikern die gleiche wie bei anderen Kranken. Besteht kein Katarrh, so müssen die anti- und aseptischen Massnahmen mit besonderer Sorgfalt geübt werden, da ja gerade in diesen Fällen, in denen sich die Blase nicht völlig entleert, also Residualharn vorhanden ist, die Gefahr einer bakteriellen Infektion, einer arteficiellen Cystitis noch grösser ist als sonst. Ist der Urin klar und nicht zu konzentriert, so kann man nach erfolgter Eucainisierung sogleich das Kystoskop einführen. Nur in den Fällen, in denen die Blase sehr ausgedehnt und als grosser Tumor oberhalb der Symphyse zu fühlen ist, muss man die kystoskopische Untersuchung zunächst noch aufschieben und die Blase vorher im Verlaufe mehrerer Tage in schulgemässer Weise mittelst Katheters allmählich entleeren.

Besteht zugleich Cystitis, so muss die Blase zunächst rein gespült werden. Diese vorbereitenden Spülungen werden, wie bereits erwähnt, von einigen Fachgenossen durch das Spülkystoskop selbst vorgenommen. Ich halte ein solches Vorgehen gerade bei Prostatikern für unrichtig. Infolge der durch die Prostatahypertrophie bedingten Veränderung der Pars prostatica urethrae ist für diese Kranken schon die kurz dauernde Geradestreckung der Harnröhre, wie sie die Besichtigung der Blase durch das eingeführte Kystoskop erfordert, peinlich genug; geradezu qualvoll werden ihre Beschwerden, wenn das starre gerade Instrument längere Zeit liegen bleiben muss, wie das bei den zahlreichen und lange andauernden Spülungen nötig ist, die oft gerade bei Prostatikern vorgenommen werden müssen, bevor ein klarer Blaseninhalt erzielt wird. Dazu kommt noch die geringe Toleranz vieler dieser

Kranken, bei denen das längere Liegenbleiben einer solchen starren Röhre schon genügt, eine schwere Reaktion hervorzurufen.

Dem gegenüber steht die schonende, ja geradezu therapeutische Wirkung der Spülungen, wenn sie durch einen weichen Katheter vorgenommen werden; den zahlreichen Kranken, die sich selbst katheterisieren müssen, wird das Einführen eines elastischen Katheters und vorsichtige Ausspülungen der Blase natürlich keine Beschwerden verursachen. Sollte sich während des Spülens eine nennenswerte Blutung einstellen, so verzichtet man zunächst auf die Kystoskopie und verschiebt dieselbe auf eine günstigere Zeit. Kommt die Spülflüssigkeit aber früher oder später klar zurück, so injiciert man 150 ccm Borsäurelösung, zieht den Katheter heraus und führt das Kystoskop mit grösster Zartheit ein. Dass man in solchen Fällen stets ein Irrigationskystoskop nimmt, versteht sich von selbst. Erfolgt beim Durchtritt des Instrumentes durch die Urethra post. aus dieser eine stärkere Blutung in die Blase, so erweist sich das Irrigationskystoskop oft als machtlos und zwar deshalb, weil die blutige Flüssigkeit durch die engen Irrigationskanäle, auch wenn sich dieselben nicht verstopfen, zu langsam nach aussen abfliesst. Es strömt unterdessen von neuem so viel Blut in die Blase, dass die injicierte neue Flüssigkeit sofort wieder blutig gefärbt wird. Man wird daher in Fällen, in denen eine stärkere Blutung aus der Urethra post. zu befürchten ist, besser das Spülkystoskop benutzen, durch das man nicht nur Flüssigkeit injicieren, sondern auch die blutige Flüssigkeit schnell aus der Blase herausfliessen lassen kann. Man wird auf diese Weise noch am ehesten ein genügend durchsichtiges Medium erzielen können. Nicht selten findet man übrigens, dass die unmittelbar nach dem Einführen des Kystoskopes starke Blutung aus dem sogenannten Blasenhals bald geringer wird, resp. ganz steht, so dass man schliesslich doch noch in Fällen zum Ziele kommt, in denen es unmittelbar nach dem Einführen des Instrumentes ganz aussichtslos erschien.

In einzelnen Fällen mag es vorteilhaft sein, Instrumente zu benutzen, bei denen der Schnabel mehr bogenförmig in den Schaft übergeht; finden wir doch gelegentlich, dass sich stärker gekrümmte Sonden bei Prostatikern leichter, als solche mit kurzem Schnabel und Mercierkrümmung, ohne eine Blutung zu erzeugen einführen lassen. Wirklich lange Schnabelkrümmungen sind allerdings für kystoskopische Instrumente nicht empfehlenswert, weil sich ein solch langschnabliges Instrument in der Blase nicht frei bewegen lässt, und damit namentlich eine Ableuchtung des so wichtigen Rezessus unmöglich wäre. In schwierigen Fällen gewährt das in Fig. 39 abgebildete Führungskystoskop, bei dem die Einführung unter Leitung einer elastischen Bougie oder eines Katheters erfolgt, grosse Erleichterung. Ist der dünne Katheter resp. die elastische Bougie, die die Länge eines Harnleiterkatheters haben müssen, ohne stärkere Blutung in die Blase eingeführt, so wird ihr äusseres Ende durch die am Schnabelende angebrachte Öffnung des mit dem röhrenförmigen Mandrin versehenen Kystoskoprohres hinein- und durch letzteres bis nach vorn vorgeschoben. Nunmehr wird unter entsprechendem allmählichem Zurückziehen der Leitsonde das Kystoskoprohr durch die Harnröhre in die Blase vorgeschoben. Dies gelingt infolge der sicheren Leitung auch in schwierigen Fällen meist mit erstaunlicher Leichtigkeit und ohne Blutung zu erzeugen. Nach Herausnahme der Leitsonde und des Mandrins wird dann das eigentliche mit beweglicher Lampe versehene Kystoskop eingeführt und die Blase besichtigt. Dieses Instrument ist namentlich für weniger Geübte von grossem Werte und ermöglicht ihnen auch in solchen Fällen eine erfolgreiche Kystoskopie, in denen ihnen die Einführung des Instrumentes überhaupt nicht oder nur unter starker Blutung geglückt wäre. Bei Anwendung dieses Führungskystoskopes ist allerdings geübte Assistenz wünschenswert.

Die Schwierigkeit, die das Einführen eines starren Instrumentes bei Prostatikern so oft darbietet, wird durch die anatomischen Veränderungen der Pars prostatica bedingt; wie oben ausführlich geschildert, bietet dieselbe in den einzelnen Fällen grosse Verschiedenheiten dar, je nach dem Grade, in dem sich die einzelnen Teile der Prostata an der Hypertrophie beteiligen. Wären wir imstande, vor Einführung des Kystoskopes genau festzustellen, wie diese Verhältnisse bei den zu untersuchenden Kranken liegen, so würde dadurch der Eingriff wesentlich erleichtert werden. In vollkommen befriedigender Weise ist das leider nicht möglich; immerhin können wir in vielen Fällen wertvolle Aufschlüsse gewinnen.

Beobachten wir den Kranken beim Einführen eines mit Mercierkrümmung versehenen elastischen Katheters, so kann uns ein seitliches Abweichen des Schnabels über das Vorhandensein eines mittleren Prostatalappens unterrichten. Leicht können wir weiterhin die Länge der Harnröhre feststellen. Von Wert für unsere Zwecke kann auch die Rektalpalpation sein; kann man mit dem Finger bequem die obere Grenze der Prostata erreichen, so ist sicher keine wesentliche Verlängerung der Urethra post., kein hoher Blasenstand vorhanden. Eine starke Vergrösserung der Prostata gegen die Kreuzbeinhöhlung lässt auf Hypertrophie der Seitenlappen mit Verlängerung der Harnröhrenspalte in sagittaler Richtung schliessen. Kann man die vom Rektum aus fühlbare Längsfurche an der hinteren Fläche der Drüse nicht bis an den oberen Rand verfolgen, hört sie vielmehr in der Mitte auf, um von da an nach oben einer Verwulstung Platz zu machen, so spricht das für Hypertrophie der Pars intermedia, für die Bildung eines mittleren (Homeschen) Lappens. Oben ist ausführlich erörtert worden, wie im Gegensatz zu der sonstigen Verschiedenheit, die die prostatische Harnröhre in den einzelnen Fällen von Prostatahypertrophie darbietet, ihre vordere Wand auch in vorgeschrittenen Fällen keine oder nur geringe Veränderungen zeigt, namentlich stets ihre normale Glätte und Derbheit bewahrt.

Auf diese Tatsachen stützt sich die für jeden Katheterismus bei Prostatikern gültige Regel, dass das Instrument bei seinem Durchtritt durch die Urethra post. stets so dirigiert werden muss, dass seine Spitze an deren vorderer Wand hingleitet. Man erreicht das am einfachsten dadurch, dass man das Kystoskop, nachdem der Schnabel den Isthmus passiert hat, nicht in der Richtung des Schaftes weiter vorschiebt, sondern eher etwas anzieht und nun das äussere Ende des Instrumentes im Bogen weit nach abwärts drängt. Es hebelt sich dann die Schnabelspitze hart an der vorderen Wand hingleitend von selbst in die Blase hinein. Von dieser Regel abgesehen kann man keine allgemeine Vorschriften für den Katheterismus bei Prostatikern geben; in vielen Fällen empfiehlt es sich, beim Einführen des Instrumentes dasselbe mehr tastend vorzuschieben und dessen Spitze sich seinen Weg möglichst selbst finden zu lassen. In Fällen von hochgradiger Prostatahypertrophie muss das äussere Ende des Instrumentes, um letzteres in die Blase eintreten zu lassen, meist tiefer gesenkt werden, als bei normaler Prostata. Die anatomischen Verhältnisse, die oben ausführlich erörtert sind, und die Fig. 61 nochmals veranschaulichen mag, bedingen es, dass das eingeführte Instrument durch die hypertrophischen Drüsenmassen in seiner Gleichgewichtslage in höherem Maße festgehalten wird, als dies unter normalen Verhältnissen der Fall ist. Um durch seitliche Bewegungen des äusseren Endes die Lage seiner Achse zu ändern, müssen wir eine grössere Gewalt anwenden, der Kranke aber pflegt auf jeden solchen Versuch mehr als sonst zu reagieren.

Entsprechend der Verlängerung der Harnröhre ist der ausserhalb der Blase gelegene Teil des eingeführten Instrumentes im Verhältnis zu dem in ihrer Höhle befindlichen Teil länger als bei normaler Prostata; bei gleichem Ausschlag des äusseren Endes wird daher die Bewegung des in der Blase befindlichen Schnabels eine geringere sein.

Selbst bei gewaltsamer Verdrängung der Sonde aus ihrer Gleichgewichtslage wird die Stellung des in der Blasenhöhle befindlichen Endes zu deren Wandungen nicht in dem Maße geändert, als man erwarten sollte, weil der Blasenkörper mit der hypertrophischen Prostata fester verbunden ist als unter normalen Verhältnissen; erleidet bei forcierter Bewegung der Sonde das orific. urethrae int. eine entsprechende Lageveränderung, so wird zugleich die Blase, wenn auch in geringem Maße, en masse mit bewegt. Auf keinen Fall gelingt es, wie ein Blick auf Fig. 61 lehrt, den Schaft des eingeführten Instrumentes mit dem Blasenboden in Berührung zu bringen. Wir sind somit bei der Untersuchung von Kranken, die an Prostatahypertrophie leiden, wesentlich mehr als sonst auf die Ausübung der ersten und zweiten Reihe von Schulbewegungen angewiesen, bei denen die Achse des Instrumentes unverändert bleibt; die Zuhilfenahme der dritten Reihe von Bewegungen pflegt um so mehr behindert und für den Kranken um so schmerzhafter zu sein, je bedeutender die Vergrösserung der Drüse ist.

In vielen Fällen von Prostatahypertrophie erleidet ferner der Blasenboden Veränderungen, die eine gründliche Untersuchung erschweren. Be-

sonders häufig finden wir am unteren Umfange des orific. urethrae int.
einen mächtigen Wulst, hinter den auf beiden Seiten scharf begrenzt der
Blasenboden so weit nach unten zurücksinkt, dass er seine normale ebene,
sanft nach hinten ansteigende Form verliert und einen mehr oder weniger
tiefen Blindsack bildet, der in vorgeschrittenen Fällen zu einer schmalen
tiefen Tasche werden kann, die hinten von der hinteren Blasenwand, vorn
vom Prostatawulst begrenzt wird. Da kann es schwer werden in den engen
Recessus hineinzusehen. Hat man doch lange behauptet, dass in solchen
Fällen eine kystoskopische Besichtigung dieses so wichtigen Teiles der Blase,

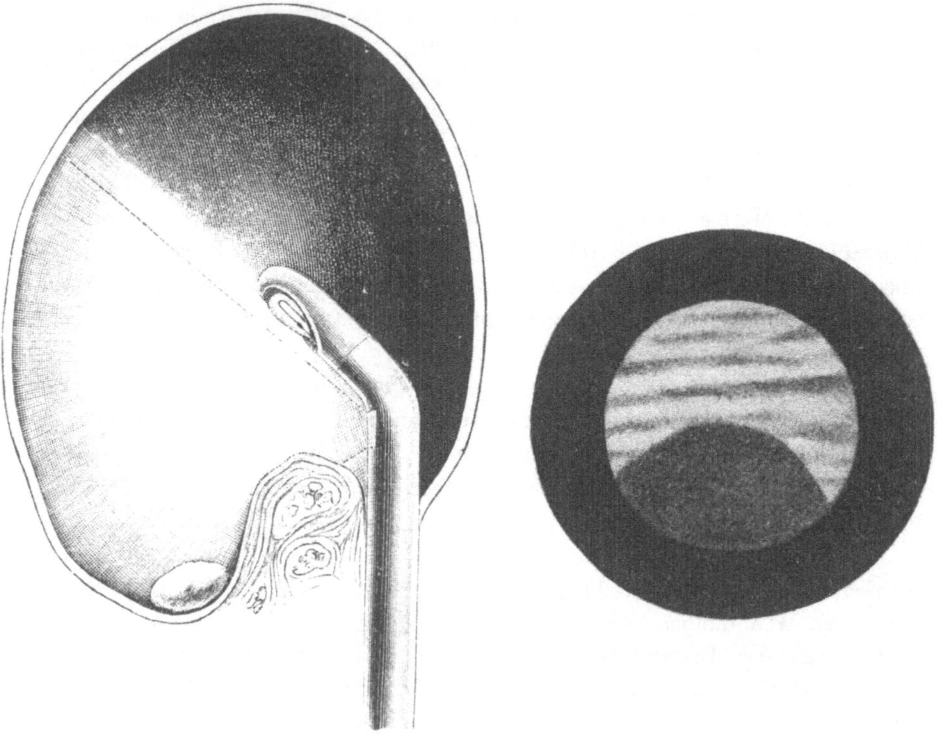

<table>
<tr><td>Fig. 86 A.</td><td>Fig. 86 B.</td></tr>
</table>

dieses Prädilektionsortes von Steinen, Geschwülsten etc. überhaupt unmöglich
sei. In der Tat ist das oft der Fall, wenn die Blase nur mit 150 ccm
Flüssigkeit angefüllt ist, ändert sich aber in dem Masse, in dem wir mehr
Flüssigkeit einspritzen. Dann hebt sich der Blasenboden nach oben, der
Recessus rundet sich mehr und mehr aus, bis wir ihn endlich bei einer
bestimmten Anfüllung samt den auf ihm liegenden pathologischen Produkten
bequem übersehen können. Die Figuren 86 und 87 werden diese wichtigen
Verhältnisse besser als lange Ausführungen veranschaulichen. Fig. 86 A zeigt
die Blase eines Prostatikers bei einer Anfüllung mit 150 ccm Flüssigkeit;
in dem hinter dem Wulst der Prostata befindlichen Recessus liegt ein Stein.

Die punktierten Linien stellen den ideellen Kegelmantel des optischen Apparates dar. Man begreift, dass man unter diesen Verhältnissen durch das Kystoskop hindurchblickend weder den Boden des Recessus noch den Stein zur Anschauung bekommen kann, vielmehr das in Fig. 86 B dargestellte Bild erhalten muss. Das untere zungenförmige Gebilde in demselben stellt den Gipfel des Prostatawulstes dar, die obere mit quer verlaufenden Falten versehene Partie die hintere Blasenwand. Injicieren wir in diese Blase aber allmählich mehr Flüssigkeit, so ändert sich ihre Form; der Blasenboden hebt sich, rundet sich mehr und mehr aus und zeigt bei einer Anfüllung

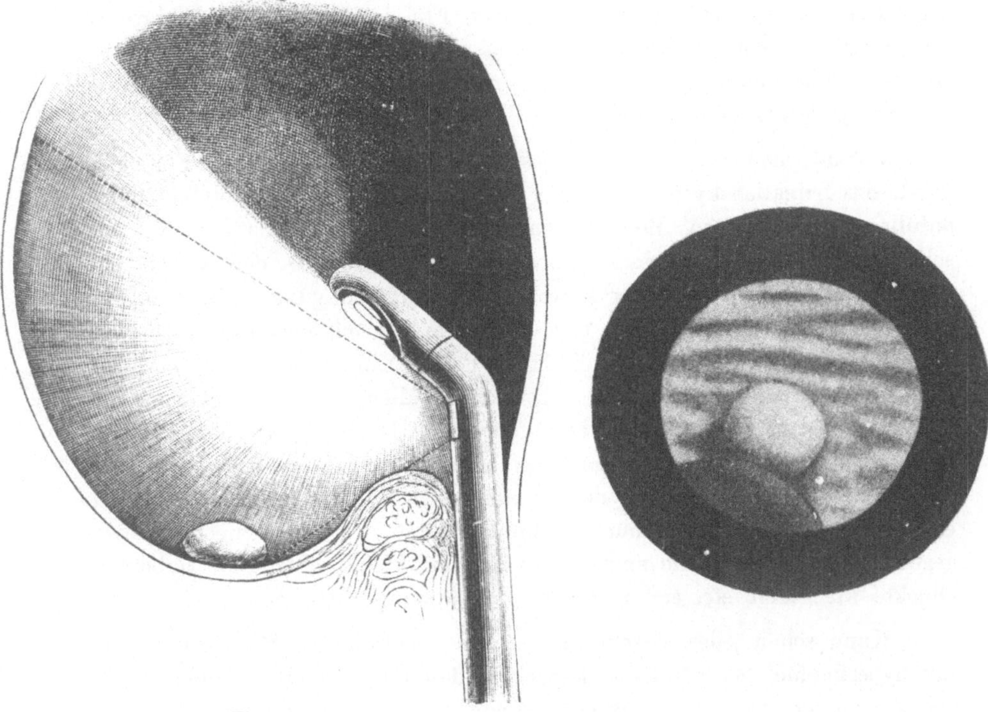

Fig. 87 A.

Fig. 87 B.

mit etwa 400 ccm die in Fig. 87A dargestellten Verhältnisse. Wie die punktierten, den ideellen Kegelmantel darstellenden Linien zeigen, muss man durch das Kystoskop nunmehr sowohl den Stein, als auch den grössten Teil des Blasenbodens im inneren Gesichtsfelde erblicken. Das jetzt erhaltene Bild ist in Fig. 87 B dargestellt. Ganz unten erscheint noch ein kleiner Rest des Prostatawulstes, weiter oben der Blasenboden mit dem Stein. Noch weiter oben endlich ·ein entsprechend grosser Teil der hinteren Blasenwand.

Die Flüssigkeitsmenge, welche genügt den Recessus so zu erweitern, dass man ihn leicht und vollständig übersehen kann, ist in den einzelnen

Fällen eine verschieden grosse; bei dem einen Kranken genügen 300 ccm, bei anderen sind 500 ccm und mehr erforderlich. Da man nun nicht im voraus wissen kann, welche Anfüllung im einzelnen Falle genügend ist, eine unnötige Ausdehnung der Blase für den Kranken aber schmerzhaft sein kann, verfährt man am schonendsten so, dass man zunächst nur die gewöhnliche Flüssigkeitsmenge von 150 ccm injiciert, das Irrigationskystoskop einführt und durch dasselbe unter stetem Hindurchsehen allmählich durch einen Assistenten weitere Flüssigkeit injicieren lässt. Man sieht dann, wie der Recessus sich mehr und mehr erweitert und abflacht; in dem Moment, in dem wir ihn völlig übersehen können, d. h. insbesondere beide Ureteren- mündungen erblicken, wird die weitere Flüssigkeitsinjection unterbrochen. Die Blase ist dann gerade nur so weit angefüllt, als zur Besichtigung des Recessus unbedingt nötig war; dem Kranken ist jede unnötige Aus- dehnung der Blase erspart.

Sobald man den Recessus besichtigt hat, lässt man die Flüssigkeit durch das Irrigationskystoskop wieder abfliessen; die durch die starke Blasen- anfüllung verursachten Beschwerden hören dann sofort auf. Von ver- schiedenen Seiten ist vorgeschlagen worden, den Recessus, den wir bei Pro- statikern so häufig finden, der kystoskopischen Besichtigung dadurch zugäng- lich zu machen, dass man ihn vom Mastdarm aus mit dem Finger oder mit entsprechenden Instrumenten in die Höhe hebt. Ein solches Verfahren dürfte kaum den gewünschten Erfolg haben; in Fällen von hochgradiger Ver- längerung der Pars prostatica kann auch ein langer Finger den Recessus nicht erreichen. Aber auch sonst ist man nach Lage der anatomischen Verhältnisse nicht imstande, den Blasenboden in der gewünschten Weise emporzuheben; man würde nur die hintere Wand des schon engen Recessus gegen seine vordere Wand andrängen und somit kleine in der Tiefe verborgene Objekte wie Steine etc. erst recht der Besichtigung entziehen.

Kann schon jedes einzelne der soeben besprochenen Hindernisse, Pro- statahypertrophie, geringe Blasenkapacität, Trübung des Blaseninhaltes etc. der Ausübung unserer Untersuchungsmethode grosse Schwierigkeit bereiten, so gestalten sich die Verhältnisse natürlich noch ungünstiger, wenn bei dem- selben Kranken, wie so oft, zugleich mehrere solcher Schwierigkeiten bestehen. Wenn z. B. bei einem Prostatiker neben schwerer Cystitis noch Steine und Neigung zur Blutung vorhanden sind. Bei genügender Übung gelingt es auch in solchen Fällen meist die Kystoskopie mit Erfolg auszuführen.

Bisweilen liegt die Möglichkeit vor, das Kystoskop durch eine mit der Körper- oberfläche kommunicierende Blasenfistel einzuführen. Am häufigsten ist das bei Prostatikern der Fall, bei denen oberhalb der Symphyse eine Fistel angelegt ist, und der Urin durch einen in derselben liegenden Katheter abgeleitet wird. Führt man das Kystoskop durch eine solche Fistel in die vorher klar gespülte Blase ein, so kann man letztere in der bequemsten Weise besichtigen. Ich habe auf diese Weise wiederholt die schönsten Bilder und wertvolle Aufschlüsse erhalten. Mittelst des oben beschriebenen kystoskopischen Troikarts kann man die Kystoskopie mit dem hohen Blasenstich verbinden. — Nur selten wird sich eine Gelegenheit bieten, die kystoskopische Untersuchung durch eine am Perineum vorhandene Fistel vorzunehmen.

In manchen Fällen kann es nützlich sein, die Untersuchung in einer anderen Lage des Kranken als oben geschildert auszuführen. So kann bei Pyelitis, wie wir später noch besprechen werden, eine möglichst aufrechte Haltung des Kranken von Vorteil sein. In anderen Fällen ist die Knie-ellenbogenlage vorzuziehen. Immerhin aber werden das nur seltene Ausnahmen sein.

Nachdem wir uns bis jetzt ausschliesslich mit der Untersuchung erwachsener Männer beschäftigt haben, müssen wir noch die Untersuchung der kindlichen und weiblichen Blase, soweit sie Besonderheiten darbieten, besprechen.

Bei Knaben bildet im ersten Jahrzehnt die Enge der Harnröhre ein Hindernis für die Ausübung der Kystoskopie, doch gibt es Fälle, in denen man schon bei achtjährigen Knaben das nur 5 mm starke Kinderkystoskop ohne Verletzung einführen kann. Man erhält damit sehr klare Bilder. Natürlich wird in diesen Fällen die Narkose anzuwenden sein. 12 jährige Knaben dagegen habe ich wiederholt mit bestem Erfolge ohne Narkose kysto-skopieren können.

Ist im frühen Alter die Harnröhre für das Einführen des Kystoskopes noch zu eng, erscheint aber eine kystoskopische Untersuchung dringend not-wendig und darf man annehmen, dass die Blase selbst günstige Verhältnisse darbietet, so kann man am Damm eine Boutonnière anlegen und durch diese und weiter durch die Pars prostatica das Kystoskop in die Blase ein-führen.

Bei der Untersuchung der weiblichen Blase wird, von der seltenen Strictur der kurzen Harnröhre und infolge von Vaginalprolapsen bedingten Verzerrungen und Abknickungen derselben abgesehen, das Einführen des Kystoskopes kaum Schwierigkeiten bereiten. Sonst aber liegen die Verhält-nisse für die kystoskopische Untersuchung ungünstiger wie beim Manne. Zu-nächst findet das Instrument in der kurzen Urethra keinen Halt, so dass von einer bestimmten Gleichgewichtslage des eingeführten Kystoskopes nicht gesprochen werden kann; würde man seinen Trichter loslassen, so würde es einfach herausfallen. Weiter fehlt der weiblichen Blase, wie oben geschildert, die ausgerundete Form der männlichen, sie gleicht mehr einer Tasche, deren sagittaler Durchmesser kürzer ist als bei der des Mannes. Dabei zeigt sie namentlich in ihrem unteren Teil oft beträchtliche seitliche Ausbuchtungen. Endlich wird die weibliche Blase häufiger und in höherem Grade als die männliche durch ausserhalb derselben liegende pathologische Produkte, Tumoren des Uterus und der Adnexe, Abscesse etc. in ihrer Form beeinflusst und difformiert. So können Nischen und Aussackungen entstehen, die sich leicht der Besichtigung entziehen. In solchen Fällen ist die grösste Sorgfalt nötig, um nicht etwa wichtige krankhafte Veränderungen zu übersehen.

———

Zum Schlusse dieses der kystoskopischen Technik gewidmeten Kapitels sei noch darauf hingewiesen, dass niemals mit der Beendigung der eigentlichen Untersuchung, mit der Herausnahme des Kystoskopes, unsere Fürsorge für den Kranken beendet sein darf. In jedem Falle müssen wir denselben noch mehrere, bis acht Tage beobachten und darüber wachen, dass ihm aus der Untersuchung kein Schaden erwächst. Für gewöhnlich pflegt der Patient nach der Kystoskopie keine weiteren Beschwerden zu haben; nur selten stellt sich für mehrere Stunden, bisweilen bis zum nächsten und dritten Tage vermehrter und schmerzhafter Harndrang ein, der dann allmählich oder plötzlich aufhört. Geringe Morphiumdosen genügen, die Beschwerden zu beseitigen und sollten dem Patienten nicht vorenthalten werden. Sogenanntes Katheterfieber, das Eintreten einer Epididymitis etc. werden nach der kystoskopischen Untersuchung nur selten, jedenfalls nicht öfter beobachtet als nach einfacher Sondenuntersuchung.

Weiss der Kranke aus Erfahrung, dass er nach vorsichtigem Einführen eines Katheters leicht fiebert, so ist eine prophylaktische Dosis von einem Gramm Chinin indiciert; dadurch wird ein Fieberanfall nach der Untersuchung fast sicher vermieden.

Wie oben ausführlich besprochen, vermag auch die vollständigste Asepsis der angewendeten Instrumente und die sorgsamste antiseptische Vorbereitung das Einschleppen von pathogenen Mikroorganismen in die Blase nicht zu hindern. Um dieselben unschädlich zu machen, pflegen einzelne Fachgenossen die Blase nach Herausnahme des Kystoskopes mit Höllensteinlösung 1,0 : 1000,0 auszuspülen. Ich kann dieses Verfahren nicht empfehlen. Das Eintreten eines Katarrhs nach einer kystoskopischen Untersuchung gehört ja glücklicherweise zu den grössten Seltenheiten. Dem gegenüber werden durch die genannte Ausspülung die Beschwerden des Patienten nach der Untersuchung, die so schon oft heftiger sind, als die bei der Untersuchung erlittenen, noch wesentlich vermehrt. Zum Überfluss endlich ist die Wirkung dieser Ausspülung nicht einmal eine sichere: ich habe trotz ihrer Vornahme nach der kystoskopischen Untersuchung Katarrhe auftreten sehen.

In letzter Zeit lasse ich einen jeden kystoskopierten Kranken nach dem Vorschlage Posners mehrere Tage hindurch Urotropin 1,5 pro die nehmen. Besser noch ist es, wie oben erwähnt, dieses Mittel schon vor Ausübung der Kystoskopie einnehmen zu lassen. Diese Medication hat keinerlei Nachteile und scheint sich hinsichtlich der Verhütung eines arteficiellen bakteriellen Blasenkatarrhs nützlich zu erweisen. Die Hauptsache aber ist und bleibt, dass man sich nach beendeter Kystoskopie noch mehrere Tage um den Kranken kümmert, wenigstens täglich den Urin untersucht. Sollte sich dann trotz aller angewendeten Vorsicht ein Katarrh einstellen, so wird man denselben ganz im Beginn erkennen und durch eine geeignete Behandlung leicht zur Heilung bringen können.

II. ABSCHNITT.

DER ENDOSKOPISCHE BEFUND

DER

GESUNDEN UND KRANKEN HARNBLASE.

I.

Normale Harnblase.

———

Die Kenntnis der endoskopischen Bilder, welche die gesunde Blase liefert, ist die unentbehrliche Grundlage für die erfolgreiche Anwendung unserer Untersuchungsmethode zur Erforschung krankhafter Zustände. Aber auch an und für sich bietet die endoskopische Untersuchung der normalen Blase ein hohes Interesse dar.

Bei Anwendung der „kalten Lampe" kann man das Instrument leuchtend einführen; es erstrahlt dann der Teil des Penis, den die Lampe eben passiert, in hochrotem diaphanoskopischen Lichte. Ist der Schnabel endlich in die Blase eingedrungen, so sehen wir die über der Symphyse gelegene Partie der vorderen Bauchwand in geringerer oder grösserer Ausdehnung in diffusem roten Lichte erglühen. Am schönsten zeigt sich dieses Phänomen, wenn die Untersuchung im verdunkelten Zimmer vorgenommen wird. Die Helligkeit dieser diaphanoskopischen Durchleuchtung hängt natürlich zunächst von der Lichtstärke der Lampe und von ihrer Nähe am Vertex, weiterhin aber auch von der Entfernung der oberen Blasenwand, von der Zwischenlagerung von Därmen etc. ab. Bald erstrahlt die Gegend über der Symphyse in hochrotem Licht, bald wird nur ein unbedeutendes Leuchten wahrgenommen. Besonders hell pflegt das durchstrahlende Licht zu sein, wenn eine grössere oder kleinere Partie der Bauchwand durch dünne Narbenmassen gebildet wird, was man nach Sectio alta nicht selten beobachtet. Dann kann die betreffende Partie so hell leuchten, als ob die Bauchwand hier durch eine transparente rote Masse gebildet würde. Eine besondere diagnostische Bedeutung kommt übrigens dieser Durchleuchtung von Penis und Bauchwand nicht zu.

Ist die Blase mit klarem Urin erfüllt, und lassen wir das eingeführte Kystoskop leuchten, so kann ein jeder ohne alle Vorbereitung die hell beleuchtete Blasenwand besichtigen. Diese Untersuchung verursacht dem Kranken sowohl bei normaler Blase als' auch in Fällen, in denen in aseptischen Blasen ein Stein oder eine Geschwulst vorhanden ist, meist keinerlei Beschwerden. Die Besichtigung resp. Demonstration kann lange Zeit, bis zu einer Stunde und länger, ohne wesentliche Belästigung fortgesetzt werden. Zur Untersuchung normaler Blasen bedient man sich des gewöhnlichen Kystoskopes, das die klarsten Bilder liefert.

Bei der Besichtigung der Blasenwand fällt uns zunächst die unerwartete Farbe der Schleimhaut auf; sie erscheint im kystoskopischen Bilde bei guter Beleuchtung auffallend hell und blass und zeigt ein zartes, aus hellgelb und rosa gemischtes Kolorit; in anderen Fällen, besonders bei jugendlichen Individuen, ist sie mehr rosa gefärbt. In höherem Alter und bei anämischen Personen wird die Färbung eine noch hellere, mehr weissliche. In Fällen hochgradiger Anämie kann die Schleimhaut rein weiss aussehen und der Farbe der Konjunktiva gleichen. Diese unerwartete Farbe kontrastiert nicht nur mit derjenigen anderer frei nach auswärts mündender Schleimhauthöhlen, sondern auch mit derjenigen, die wir an der Blase nach ihrer hohen Eröffnung beobachten. Sie zeigt dann bekanntlich ein trübrotes himbeerähnliches Kolorit.

Man könnte meinen, dass die unerwartete Farbe, in der uns die Blaseninnenfläche im kystoskopischen Bilde erscheint, nicht ihre wahre sei, sondern nur durch die besondere Art der Beleuchtung bewirkt werde. Dass dem nicht so ist, davon kann man sich leicht überzeugen, wenn man nach hoher Eröffnung der Blase ein hellleuchtendes Mignonlämpchen in ihre durch Spatel auseinandergehaltene Höhle einführt; ihre Wandungen zeigen dann dieselbe trübrote Farbe wie bei Tageslicht.

Allerdings kann uns bei unrichtiger Handhabung des Kystoskopes die Blasenwand in falscher, ihr nicht zukommender Farbe erscheinen, nämlich dann, wenn man bei nicht genügend hellem Licht, bei schwachglühender Lampe untersucht. Da ihr Licht dann unverhältnismässig viel rote Strahlen enthält, wird die Schleimhaut nicht nur schwach, sondern auch abnorm rot beleuchtet erscheinen müssen. Der Unerfahrene ist dann leicht geneigt, diese rote Farbe für ein Zeichen von Entzündung zu halten, während sie doch nur künstlich durch falsche Beleuchtung bewirkt wurde. Es ist deshalb dringend notwendig, stets bei genügend hellem, rein weissen Lichte zu untersuchen.

Je nach ihrer geringeren oder grösseren Entfernung von der Lampe müssen uns die verschiedenen Teile der Blasenwand verschieden hell beleuchtet erscheinen. Diese verschiedene Lichtstärke beeinflusst bekanntlich auch die Färbung; sehr hell belichtete Gegenstände sehen weisser aus als sie in Wirklichkeit sind. So kommt es, dass uns die Schleimhaut bei grosser Nähe, von

Licht überflutet, oft in weissgelblicher Farbe erscheint. Bei nur wenig grösserer Entfernung oder geringerer Lichtstärke der Lampe mischt sich der Farbe ein zartes Rosa bei. Je grösser dann der Abstand von Lampe und Prisma wird, um so lichtschwächer erscheint die Schleimhaut, deren Kolorit nun eine immer stärkere Beimischung grauer, resp. bräunlicher Farbentöne aufweist. So sehen wir, dass der Unterschied in der Helligkeit der kystoskopischen Bilder viel grösser ist, als der wechselnden Entfernung des Objektes entspricht; eine Erklärung für diese zunächst auffallende Tatsache ist schon oben gegeben worden.

Nicht selten finden wir, namentlich am Blasenboden und in der Umgebung des orific. urethr. int., dass einzelne Partien eine rote, von rosa bis zum tiefrot wechselnde Farbe zeigen, die ihnen, wie man bei anderer Stellung des Schnabels sieht, an sich nicht zukommt; entfernt man nämlich die Lichtquelle mehr von der eben noch rot erscheinenden Schleimhaut, so zeigt sie alsbald dasselbe gelblich rosa Kolorit, wie die übrige Blasenwand. Oft ist die rote Färbung ein diaphanoskopischer Effekt, der dadurch zustande kommt, dass das Licht der der Blasenwand dicht anliegenden Lampe ein prominentes Gebilde, eine Falte, namentlich häufig einen Harnleiterwulst, durchstrahlt und so im Bilde eine rote Farbe erzeugt.

Auf diese Weise kommt die hochrote Färbung zustande, die wir so oft an der klaffenden Harnleitermündung beobachten. Aber auch da, wo eine solche Durchleuchtung bei den ebenen Niveauverhältnissen ausgeschlossen ist, kann eine nahe am Prisma gelegene Schleimhautpartie in einer ihr nicht eigentümlichen roten Farbe erscheinen. Dies ist dann der Fall, wenn die Lichtquelle der Schleimhaut sehr nahe liegt und letztere von den Lichtstrahlen unter schrägem Winkel getroffen wird. Das Licht dringt dann teilweise in die Schleimhaut ein und bewirkt aus der Tiefe derselben zurückstrahlend jene rote Färbung. Seinen Existenzbedingungen entsprechend findet sich ein solches rotes Kolorit der normalen mucosa nur am Blasenboden und zwar stets an den nach vorn zu gelegenen Partien der erblickten Schleimhautstücke.

Die Fig. 1, 2, 4, 5 der farbigen Tafel I geben eine gute Vorstellung von der Farbe und dem Glanz, den die normale Blasenschleimhaut darbietet; die roten Partien der Fig. 2, 4, 5 auf Tafel I und Fig. 4 auf Tafel II zeigen die oben erwähnte, durch Durchstrahlung erzeugte Farbe, die wir an dem nach vorn gelegenen Teile der mucosa beobachten, wenn ihr die Lampe nahe anliegt.

Die Oberfläche der normalen Blasenschleimhaut ist von glänzender spiegelglatter Beschaffenheit. Auf dem Planum uretericum und an der vorderen Blasenwand stellt sie völlig ebene Flächen dar. An anderen Stellen finden sich leicht hüglige Erhabenheiten, die dadurch entstehen, dass die Bündel der inneren Detrusorenschicht die Schleimhaut etwas nach innen vorbuchten. Der Form und dem Verlauf dieser

Muskelbündel entsprechend, bilden die Falten der Schleimhaut meist langgestreckte schmale Erhabenheiten und zeigen in ihrer Richtung vorwiegend
den Verlauf von oben nach unten; sie ziehen parallel nebeneinander her
oder kreuzen sich unter spitzem Winkel. Im eigentlichen Fundus, dem hinter
dem Trigonum gelegenen Teil des Blasenbodens, verlaufen die Falten in
querer Richtung.

Die Entwickelung dieser Schleimhautfalten ist in verschiedenen Blasen
eine verschiedene; nicht selten fehlen sie ganz; die Blaseninnenfläche zeigt
dann überall eine glatte ebene Wandung. Am stärksten sind die durch die
inneren Detrusorenbündel gebildeten Falten meist im unteren Teil der seitlichen Wände ausgebildet; sie sind bei demselben Individuum um so flacher,
je stärker die Blase angefüllt ist. In seltenen Fällen zeigt die Schleimhaut
an einzelnen Partien Erhabenheiten von mehr rundlicher knopfförmiger Gestalt. Dicht an einander gedrängt geben sie der Oberfläche ein Aussehen,
das man an der Magenschleimhaut als état mamelonné bezeichnet. Man
beobachtet das besonders in dem hinter dem Trigonum gelegenen Teile des
Blasenbodens. Auf der vorderen Partie des Trigonum zeigen sich namentlich
bei Frauen nicht selten kleine konische Erhabenheiten; dieselben kommen
meist vereinzelt vor; nur selten erscheinen sie, in grösserer Anzahl, ja dicht
gedrängt eine neben der anderen.

Unregelmässig über die Schleimhaut verteilt finden sich an allen Teilen
der Blasenwand arterielle Gefässe, die den betr. Partien eine grosse
Ähnlichkeit mit Augenspiegelbildern geben können. In reicher dichotomischer
Teilung bilden sie oft ausgedehnte baumförmige Figuren von grosser Zierlich-
keit (siehe Fig. 1 u. 5 unserer farbigen Tafel I). Am zahlreichsten und
in schönster Ausbildung finden sich solche arteriellen Gefässe meist in der
Umgebung der Harnröhrenmündung und am Blasenboden; das rührt aber
teilweise davon her, dass wir sie dort infolge der Nähe des Prismas vergrössert erblicken. Sie fehlen auch an den anderen Partien der Blasenwand
nicht, sind aber auch unter normalen Verhältnissen bei verschiedenen Individuen verschieden stark ausgebildet. In mancher Blase sieht man fast in
jedem Gesichtsfelde die schönsten Gefässbäumchen; in anderen muss man
suchen, um ein Gefäss zu sehen. Auch die Stärke der Arterien wechselt;
oft sind sie so zart, dass man sie eben wahrnehmen kann, in anderen Fällen
kräftig entwickelt; selten beobachtet man an den grösseren Stämmen deutliche Pulsation. Bei alten Leuten zeigen die grösseren Arterien bisweilen
eine auffallende Schlängelung; zugleich ragen sie so über die Schleimhaut
hervor, dass sie bei seitlicher Beleuchtung deutliche Schatten werfen. Sie
ähneln dann der geschlängelten Arteria temporalis arteriosklerotischer Greise.
Neben den arteriellen Gefässen, aber in viel geringerer Anzahl, werden auch
venöse beobachtet. Im Gegensatz zu den sichtbaren Arterien der Blasenwand,
die frei auf deren Oberfläche hinziehen, unterscheiden sich die Venen durch
ihre tiefe Lage in der Schleimhaut, aus der sie mit blassgrauer Farbe durch-
schimmern, und durch ihr bei weitem stärkeres Kaliber. Nur selten sieht

man einen Venenstamm auf eine kurze Strecke plötzlich auf der Schleimhautoberfläche auftauchen, während seine Fortsetzung beiderseits in der Tiefe der
Blasenwand hinzieht. Noch seltener bilden die Venen wirkliche frei auf der
Schleimhaut verlaufende Verästelungen, die infolge ihres starken Kalibers
und ihrer dunklen Farbe dann ein äusserst charakteristisches Bild geben.
Im Gegensatz zu den arteriellen Gefässen sind die venösen, sowohl die auf
der Oberfläche der Schleimhaut, als die in der Tiefe verlaufenden noch dadurch ausgezeichnet, dass der Unterschied des Kalibers von Stamm und Ästen
bei ihnen geringer ist als bei jenen. Am häufigsten und in stärkster Entwicklung beobachtet man die Venen bei alten Leuten.

Zieht man das soeben in die Blase eingedrungene mit der leuchtenden
Lampe nach oben gerichtete Instrument vorsichtig so weit zurück, dass sich
das Prisma wieder ganz in der Harnröhre befindet und sieht dann durch den
optischen Apparat hindurch, so erscheint das innere Gesichtsfeld gleichmässig
dunkel, düster rot gefärbt. Schieben wir alsdann das Kystoskop langsam
Millimeter um Millimeter vorwärts, so bleibt das endoskopische Bild zunächst
noch das gleiche. Nur ganz allmählich wird die Scheibe des inneren Gesichtsfeldes von ihrem oberen Umfang an etwas heller und nimmt hier eine
weniger trübe Färbung an. Während diese Färbung langsam nach unten
rückt, macht sie oben einer etwas helleren mehr gelblichen oder rötlich-grauen
Platz. Beim weiteren vorsichtigen Vorschieben des Instrumentes sehen wir,
wie die diffus erhellte, oben etwas hellere, unten dunkler und mehr düsterrot
gefärbte Scheibe, die soeben das innere Gesichtsfeld einnahm, sich plötzlich
nach oben zu mit scharfem Rande gegen eine auf das hellste beleuchtete,
gelblich strahlende Fläche abgrenzt. Diese glänzende Partie erobert von oben
her immer mehr das Gesichtsfeld, während die untere gleich einem Vorhange
mit aufwärts konkavem Rande nach abwärts verschwindet. Bei einer gewissen Stellung des Instrumentes nehmen beide Partien gleiche Teile des Gesichtsfeldes ein (siehe colorierte Taf. I Fig. 2 u. 4), die hell erleuchtete gelblich
strahlende die obere Hälfte, die dunkle die untere. Allmählich wird letztere
auf einen immer schmäler werdenden halbmondförmigen Saum an der unteren
Peripherie des inneren Gesichtsfeldes zurückgedrängt und verschwindet endlich
an dessen unterem Rande ganz; das Gesichtsfeld wird nun vollständig von
dem Bilde der hell erleuchteten vorderen Blasenwand eingenommen.

Dieser ganze Vorgang ist leicht zu erklären. So lange sich das Prisma
noch in der Harnröhre befindet, liegt ihm die obere Wand derselben eng an.
Zwischen ihm und der leuchtenden Lampe befindet sich eine starke Schicht
dichten Gewebes, durch das nur ein Minimum trüben roten Lichtes hindurch-
dringen kann. Das Gesichtsfeld erscheint demnach gleichmässig dunkelrot.
Diese Verhältnisse ändern sich nach Eintritt des Schnabels in die Blase. Je
mehr das Instrument vorgeschoben wird, um so dünner wird, wie Fig. 2
der colorierten Taf. I zeigt, der Teil der die Harnröhrenmündung umgebenden
Falte, der dem Prisma aufliegt.

Ist das Prisma so weit eingedrungen, dass der scharfe Rand dieser Falte mit der gegen den Schnabel gerichteten Kante des Prismas zusammenfällt, so ist die freie Fläche des Prismas von einer von vorn nach hinten an Stärke abnehmenden Schicht durchscheinenden Gewebes bedeckt. Das Bild, das wir jetzt im inneren Gesichtsfeld erblicken, ist ein diaphanoskopisches. Der dickeren Gewebsschicht, welche die Lichtstrahlen an der Basis der Falte zu durchdringen haben, entsprechend erscheint die untere Partie des endoskopischen Bildes von düster roter Färbung. Nach oben zu wird die Färbung in dem Grade eine hellere, als sich die Gewebsschicht zu dem feinen Saum der Falte verjüngt. Wohl infolge der inneren Strukturverhältnisse derselben erscheint zugleich diese Partie des Bildes weniger rot, sondern mehr von rötlich oder gelblich grauer Färbung, bisweilen von schwach transparentem Aussehen. Wird das Instrument noch tiefer eingeschoben, so wird das Prisma mehr und mehr frei; dementsprechend zeigt uns nun das endoskopische Bild einen immer grösseren Teil der vorderen Blasenwand, während die das Prisma noch teilweise bedeckende Falte der inneren Harnröhrenmündung im Gesichtsfeld den unteren Teil einnimmt. Ist endlich das Prisma so weit eingedrungen, dass der Saum der Falte mit der hinteren gegen das Trichterende gerichteten Kante des Prismas zusammenfällt, so verschwindet die Falte am unteren Rand des endoskopischen Bildes, das nun ganz von der vorderen Blasenwand eingenommen wird.

Diese Falte der inneren Harnröhrenmündung, die sich in so deutlicher Weise im endoskopischen Bilde darstellt, ist für die Untersuchung von grösster Wichtigkeit. Sie bildet einen der wenigen Orientierungspunkte, die die normale Blase darbieten. Von ihr ausgehend, führen wir die schulgemässen, oben beschriebenen Bewegungen aus; zu ihr kehren wir von denselben zurück. Indem uns der Anblick dieser Falte den Moment anzeigt, in dem das Prisma in die Blase eindringt, bildet sie den Markstein, von dem aus wir beim Vorschieben des Instrumentes bestimmen können, wie weit dasselbe in die Blasenhöhle eingedrungen ist.

Der Teil der Schleimhautfalte, der die obere Circumferenz der inneren Harnröhrenmündung bildet, erscheint uns im endoskopischen Bilde im jugendlichen und mittleren Alter als zarter schwach transparenter Saum; im vorgeschrittenen Alter zeigt er auch ohne das Vorhandensein von Prostatahypertrophie oft ein derberes Aussehen, ist dann auch wohl mit dunkleren Einlagerungen durchsetzt, die hier und da leicht buckelförmige Vorsprünge bilden. Nur selten kommen durch zwei seitliche derartige Wulstungen Bildungen zustande, die an die im nächsten Kapitel in Fällen von Prostatahypertrophie zu besprechenden Formationen von sogenannter torförmiger Öffnung erinnern. In der Regel aber bildet unter normalen Verhältnissen der freie Saum der Harnröhrenfalte im endoskopischen Bilde eine gleichmässige, scharf begrenzte, nach oben konkave Linie.

In seltenen Fällen erscheint er infolge feinster radiärer Faltung wie ausgefranst oder eingekerbt; noch seltener finden wir die Falte mit konischen

Hervorragungen und kleinen Bläschen besetzt. In den tiefen Schichten der Falte, deren freien Rand nicht erreichend, zeigen sich das sonst gleichmässige diaphanoskopische Bild etwas belebend, namentlich im vorgeschrittenen Alter, bisweilen verwaschene streifige Figuren von unbestimmt roter Farbe, die sich ihrer Form nach als Schatten tief gelegener Gefässe dokumentieren.

Bei der Beurteilung dieser Verhältnisse darf man übrigens nie vergessen, dass wir die Falte des orific. urethr. int. wegen ihrer Lage unmittelbar auf dem Prisma stets beträchtlich vergrössert erblicken. Wie stark diese Vergrösserung ist, ergibt sich daraus, dass die auf einmal erblickte Partie der Falte, die natürlich nicht grösser sein kann als die Breite des Prismas, das ganze innere Gesichtsfeld einnimmt.

Dreht man das Instrument, das eben so tief eingeschoben ist, dass sich der freie Rand der Falte auf der Mitte des Prismas befindet, ohne es vor- oder zurückzuschieben, langsam um seine Achse, so sieht man, wie die Falte sich in ziemlich gleichmässiger Gestalt, nur wenig derber werdend, vom oberen Umfang auf den seitlichen fortsetzt, um erst zu beiden Seiten des unteren Quadranten der Harnröhrenmündung sich plötzlich oder allmählich zu verflachen, so dass an der unteren Circumferenz, die dem Blasenboden angehört die Falte ganz geschwunden ist. Dies kommt dadurch zustande, dass, wie oben ausführlich erörtert, durch das Einführen des geraden Kystoskopschaftes der untere Umfang der Harnröhrenmündung samt dem angrenzenden Teile des Blasenbodens so nach abwärts gedrängt wird, dass hier die Falte der Harnröhrenmündung verstrichen ist und die Grenze zwischen Harnröhre und Blasenboden durch einen bei der Gleichgewichtslage des Instrumentes stumpfen Winkel gebildet wird. Drängt man den Trichter des Instrumentes nach unten, so wird dieser Winkel kleiner, nähert sich mehr einem rechten und macht damit die Grenze zwischen Harnröhre und Blasenboden deutlicher. Sie erscheint dann im kystoskopischen Bilde als scharfe Kante.

In seltenen Fällen, bei besonders starker Ausbildung der Uvula finden wir unter sonst normalen Verhältnissen bei Einstellung des Prismas an der Grenze von Blasenboden und Harnröhre einen ähnlichen, wenn auch kleineren Wulst, als denjenigen, mit dem wir uns bei der Besprechung der Prostatahypertrophie alsbald zu beschäftigen haben werden. Aufgabe weiterer Beobachtung wird es sein, festzustellen, ob ein solcher Wulst ebenso wie die anderen von der Norm abweichenden unbedeutenden Wulstungen der Falte des orific. urethr. int., die wir bisweilen bei gesunden Leuten zu einer Zeit finden, in der sonst keinerlei Prostatahypertrophie und keine Schwierigkeit der Harnentleerung besteht, etwa als Vorläufer später auftretender mit funktionellen Störungen einhergehender typischer Missbildungen bei Prostatikern zu betrachten sind.

Zu bemerken ist noch, dass uns die Falte der inneren Harnröhrenmündung im endoskopischen Bilde immer umgekehrt erscheint und die Partie des inneren Gesichtsfeldes einnimmt, die dem erblickten Teile der genannten Falte entgegengesetzt ist. Bei Besichtigung des oberen Umfanges des orific.

urethr. int. sehen wir demnach die Falte im unteren Teile des Gesichtsfeldes; bei Besichtigung der rechten Seite (vom Kranken aus gerechnet) hat sie die rechte Seite des endoskopischen Bildes inne. Stets sieht ihr freier Rand nach der Seite, nach der der Schnabel des Instrumentes gerichtet ist.

Je nach der wechselnden Haltung des Kystoskopes bietet der obere Teil der Harnröhrenfalte bei demselben Individuum bald ein zarteres, bald ein derberes Aussehen dar. Die Fig. 1 und 2 auf Taf. II der Photogramme und Fig. 2, 4 u. 5 der colorierten Tafel I mögen eine Vorstellung davon geben, wie sich die das orific. urethr. int. umgebende Falte unter verschiedenen Verhältnissen im endoskopischen Bilde darstellt.

Wir kehren nun wieder zu der Stellung des Instrumentes zurück, die dasselbe einnahm, nachdem soeben das Prisma ganz in die Blase eingedrungen war, und besprechen die Bilder, die wir bei Ausübung der ersten schulgemässen Bewegung erhalten. Wir erblicken dabei, wie oben angegeben, nach einander einen zusammenhängenden Streifen, der einem durch zwei unter grösserem Winkel an einander stossende Meridianschnitte begrenzten Stück einer Apfelsinenschale an Form gleicht und dessen vorderster Teil, spitz über der Harnröhrenmündung beginnend, durch die vordere Wand, dessen breites Mittelstück durch den Vertex und dessen hinteres abgerundetes Ende durch den oberen Teil der hinteren Blasenwand gebildet wird. Je weiter die im Gesichtsfelde erscheinende Partie vom Prisma entfernt ist, um so grösser ist die auf einmal erblickte Fläche, um so lichtschwächer werden aber auch die Bilder.

Schon beim Eintritt des Prismas in die Blase erscheint der über der Harnröhrenmündung gelegene Teil der vorderen Blasenwand im inneren Gesichtsfelde. Nur in den Fällen, in denen der untere über dem orific. urethr. int. gelegene Teil der vorderen Blasenwand nach vorn ausgebuchtet ist, erblicken wir bei dem Eindringen des Prismas in die Blase zugleich den oberen Teil der vorderen Wand und die obere Wand. Um in solchen Fällen auch den unteren unmittelbar über der Harnröhrenmündung gelegenen Teil der Blasenwand zu besichtigen, müssen wir den Trichter des Instrumentes etwas nach abwärts senken.

Die vordere Blasenwand zeichnet sich durch ihre Glätte aus; infolge der Nähe der Lampe erscheint sie stets in heller Beleuchtung und von mehr weissgelblicher Farbe als andere Partien; oft zeigt sie zierliche Gefässe, deren Stämmchen von der inneren Harnröhrenmündung ausgehen und nach oben zierliche Verästelungen bilden. Am oberen Teil der vorderen Blasenwand beobachtet man bisweilen, namentlich bei alten Frauen, einen mehr oder weniger beträchtlichen Vorsprung, der durch den oberen Rand der Symphyse gebildet wird und so beträchtlich sein kann, dass er einen Tumor vortäuscht. Ein solches Verhalten findet man besonders in Fällen, in denen die Blase stark angefüllt ist und ihr Gipfel den Symphysenrand überragt.

Werden vor der kystoskopischen Untersuchung bei der Vorbereitung des Kranken Katheter eingeführt und Blasenspülungen vorgenommen, so lässt es sich meist nicht vermeiden, dass zugleich etwas Luft in die Blase eindringt. Sie fehlt nur in den Fällen, in denen direkt Flüssigkeit durch die Urethra injiciert wird. Es verursacht das dem Kranken keinerlei Schaden. Ihrem niederen spezifischen Gewicht entsprechend, nimmt die Luftblase stets die höchstgelegene Partie der Blasenhöhle ein. Bei der oben geschilderten Lagerung des Kranken liegt sie, wie Fig. 4 u. 5 der colorierten Taf. I zeigt, meist in der Höhe des oberen Randes der Symphyse und bildet durch diese konstante Lage einen wertvollen künstlichen Orientierungspunkt in der sonst so gleichförmigen Blasenhöhle.

Meist erblickt man die Luftblase alsbald nach dem Eintritt des Prismas in die Blase. Man sieht sie oft schon, während noch die Falte der Harnröhrenmündung einen Teil des Prismas bedeckt. Man kann das in den meisten Fällen dadurch erreichen, dass man bei eben eindringendem Prisma das äussere Ende des Instrumentes etwas anhebt. Während unten der halbmondförmige Saum der die Harnröhrenmündung umgebenden Falte erscheint (Fig. 5 coloriert. Taf. I), zeigt sich in der Mitte, gegen jene scharf abgesetzt, die mit zierlichen Gefässen bedeckte vordere Blasenwand, und oben die Luftblase mit dem zitternden Reflex des glühenden Kohlenbügels der Lampe. Ist die Luftblase nur klein, so stellt sie eine Kugel dar; je grösser die Luftmenge ist, um so flacher wird die durch sie gebildete Blase, um so grösser wird der Teil der Schleimhaut, den sie bedeckt. Sie passt sich dann mehr und mehr ihrer Unterlage an, wird oval oder hantelförmig, kann auch wohl ganz unregelmässige Formen annehmen. Oft sieht man gleichzeitig mehrere gesonderte Blasen; es ruht dann eine jede in einer besonderen Nische der Schleimhaut, in der sie festgehalten und an der Vereinigung mit den anderen gehindert wird. Berühren sich einzelne Blasen, so pflegen sie sich bald zu einer grösseren zu vereinigen.

Dem Anfänger macht sich die Luftblase zuerst durch den hellen Lichtreflex bemerkbar, der bei Bewegung der Lampe und bei der leisesten Erschütterung des Körpers in zitternder Weise seine Lage wechselt. Dieser Reflex stellt bald ein vollständiges Bild der aus ihrer Metallkapsel heraussehenden Lampe, bald nur das des Kohlenbügels dar. Er ist bei kleinen Luftblasen kleiner und zierlicher als bei grossen; bei ganz grossen ist er infolge der unregelmässigen Oberfläche, die sie darbieten, meist verzerrt; oft finden sich dann mehrere grössere oder kleinere unregelmässige Lichtreflexe.

Bei Annäherung des Schnabels an die Luftblase werden die Reflexe grösser und heller. Häufig sieht man das Bildchen der Lampe dem Pulse isochronische zitternde Bewegungen ausführen. Bei grösseren Luftblasen, die keine Kugeln, sondern mehr platte unregelmässige Gebilde darstellen und der Blasenwand in grösserer Ausdehnung anliegen, zeigt die von Luft bedeckte Schleimhaut durch die Luftblase hindurch ein anderes Aussehen als die mit der Borsäurelösung bedeckte. Sie erscheint dunkler und auf jeder unbedeutenden Hervorragung mit unregelmässigen glitzernden Reflexen bedeckt.

Zierlich gestalten sich die Bewegungen, die besonders kleine Luftblasen bei der leisesten Erschütterung im endoskopischen Bilde ausführen. Klopft man während der Besichtigung der betr. Blasenpartie mit dem Finger oberhalb der Symphyse auf den Leib des Kranken, so sieht man die Luftblase tanzende Bewegungen ausführen, ehe sie nach längerer Unruhe wieder in ihre Gleichgewichtslage zurückgekehrt ist. Bei schlaffen Bauchdecken kann man oberhalb der Symphyse die Finger so tief eindrücken, dass dieselben die Blasenwand weit nach innen vorbuchten. Blickt man gleichzeitig durch das Instrument hindurch, so sieht man in überraschender Weise wie die Blasenwand nach innen als breite Falte vorgedrängt wird; man glaubt die einzelnen Fingerspitzen durchsehen zu können. Dabei werden die feineren Falten der Schleimhaut ausgeglichen, so dass sie völlig glatt und glänzend erscheint. Man kann auf diese Weise den vorderen Teil der oberen Wand so nahe an Lampe und Prisma herandrängen, dass sie ebenso hell erleuchtet erscheint, wie wir das von der vorderen Blasenwand zu sehen gewohnt sind.

Durch diese Versuche kann man sich auch leicht über die Lage der Luftblase in der Blasenhöhle unterrichten. Senkt man unter stetem Hindurchsehen durch das Instrument die Spitzen der drei mittleren Finger der linken Hand allmählich kräftig dicht oberhalb der Symphyse in die Bauchwand ein, so sieht man, wie die Blasenwand sich als derbe Falte vorbuchtet und zwar meist entweder unmittelbar in der Gegend, die die Luftblase einnimmt oder dicht über derselben. Letztere wird eine kurze Strecke mit vorbewegt, um dann plötzlich und zwar meist nach unten zu entweichen. Es ist das ein Beweis dafür, dass die Spitzen der eingesenkten Finger die Blasenwand dicht oberhalb des Sitzes der Luftblase getroffen haben. Befindet sich bei Ausführung dieses Versuches eine grössere Luftmenge in der Blase, so wird die grosse zusammenhängende Luftblase durch die vorgewölbte Schleimhaut gesprengt und platzt nach Art eines grösseren Quecksilbertropfens in mehrere kleine Luftblasen auseinander, die sich bei Nachlassen des Druckes sofort wieder zu einer einzigen grossen vereinigen.

In den meisten Harnblasen liegt die Luftblase nicht still, sondern führt regelmässige Bewegungen aus, die durch die Atembewegungen hervorgerufen werden und am besten in den Fällen beobachtet werden können, in denen der Vertex, wie in Fig. 50, eine flache Kuppel bildet. Die vordere Wand der Blase geht dann allmählich ohne Grenze in die obere resp. hintere über. In solchen Blasen sieht man die Luftblase bei jeder Inspiration und Exspiration in regelmässiger Weise auf- und abwärts rollen. Die Ausdehnung dieser Bewegung ist bei verschiedenen Menschen verschieden gross und bei demselben Individuum um so grösser, je tiefer die Atmung ist. Am ausgeprägtesten erscheinen diese rhythmischen Bewegungen bei Männern mit kräftiger Zwerchfellatmung; bei Frauen pflegen sie geringer zu sein; bei reiner Costalatmung können sie völlig fehlen.

Diese Verhältnisse sowie die Bilder überhaupt, welche die Blasenwand beim Übergang der vorderen in die obere Wand darbietet, wechseln, wenn die letztere nicht eine gleichmässige Kuppel darstellt, sondern mehr oder weniger nach der Richtung des Urachus ausgezogen ist. Es kommen da, wie die kystoskopische Beobachtung besser als der anatomische Befund zeigt, sehr verschiedene Formen vor. Bald handelt es sich nur um eine mässige Vorbuchtung, bald um eine direkt tütenförmige Ausziehung der oberen Wand. Unter solchen Verhältnissen muss natürlich das kystoskopische Bild dieser Partie ein anderes sein. Es fehlt hier der allmähliche Übergang zwischen der tageshell erleuchteten vorderen Blasenwand und dem infolge der grösseren Entfernung von Lampe und Prisma nur schwach beleuchteten Vertex. Entsprechend der plötzlichen Zunahme der Tiefe nach der geschilderten Vorbuchtung, resp. dem zipfelförmigen Auszug hin wird die Abnahme der Lichtstärke eine plötzlichere. Zu besonders charakteristischer optischer Darstellung kommt die zipfelförmige Ausbuchtung des Vertex, wenn ihr unterer Umfang durch einen kulissenartig vorspringenden Schleimhautsaum markiert ist; sie kann dann den Eindruck eines Divertikels hervorrufen.

Selbstverständlich wird bei einer so veränderten Form des Vertex auch die Lage und das Verhalten der Luftblase ein anderes sein. Dem Schwergewicht entsprechend schlüpft sie in solchen Fällen in die Aussackung hinein und pflegt dort allen Einwirkungen um so mehr entrückt zu sein, je tiefer die Ausstülpung ist. Schon in Fällen mittleren Grades fehlt die Einwirkung durch die Atembewegung vollständig. Mag das Zwerchfell auf- oder abwärts steigen, die Luftblase bleibt unbewegt in ihrem Nest. Ja selbst das tiefe Eindrücken eines oder mehrerer Finger oberhalb der Symphyse vertreibt sie erst dann aus der Nische, wenn letztere völlig ausgeglichen resp. in die Blase vorgebuchtet ist. Sie rutscht dann plötzlich aus der Nische heraus, um bei Nachlassen des Druckes zurückzuschlüpfen, sobald sich der tütenartige Recessus wieder gebildet hat.

Kehren wir nun zur weiteren Ausübung der schulgemässen Bewegungen zurück und schieben das Instrument langsam vor, so sinkt die Luftblase im endoskopischen Bild nach abwärts, während von oben her die hinter ihr gelegene Partie der oberen und später der hinteren Wand in dasselbe eintritt. Da diese Teile weit von der Lampe entfernt sind, erscheinen ihre Bilder lichtschwach; infolge des grösseren Abstandes vom Prisma ist das auf einmal erblickte Schleimhautstück verhältnismässig gross und misst bei dieser Stellung über 5 cm im Durchmesser. Bis auf eine leichte Andeutung von Falten bietet die Blasenwand hier nichts Bemerkenswertes dar.

Stösst die Spitze des Schnabels endlich an die hintere Wand an, so erscheint, wie Fig. 88 zeigt, das zwischen A und B gelegene Stück der oberen resp. hinteren Blasenwand im Gesichtsfelde. Da die mehr nach A zu gelegene Partie näher an der Lampe gelegen ist, als die weiter nach vorn befindliche, muss sie im endoskopischen Bilde auch heller beleuchtet erscheinen. Ob dieser Unterschied grösser oder geringer ist, hängt von der Neigung der Fläche A B zur Achse des Instrumentes ab. Bald ist diese Zunahme der Lichtstärke unbedeutend, bald auffallend; bei einiger Aufmerksamkeit wird man sie kaum übersehen; sie ist ein sicheres Zeichen dafür, dass sich die Spitze des Schnabels in unmittelbarer Nähe der hinteren Wand befindet und ermöglicht es dem aufmerksamen Beobachter, jede unsanfte Berührung der Blase zu vermeiden.

Schiebt man, was natürlich bei sachgemässer Untersuchung nicht geschehen soll, das Instrument nach Berührung der hinteren Blasenwand noch weiter vor, so bildet der Schnabel, letztere vordrängend, eine immer tiefere Nische. Dabei rückt zunächst die dicht oberhalb der Schnabelspitze befindliche Schleimhautpartie noch näher an die Lampe heran und wird also auch noch heller beleuchtet. Wird das Instrument aber noch weiter vorgeschoben,

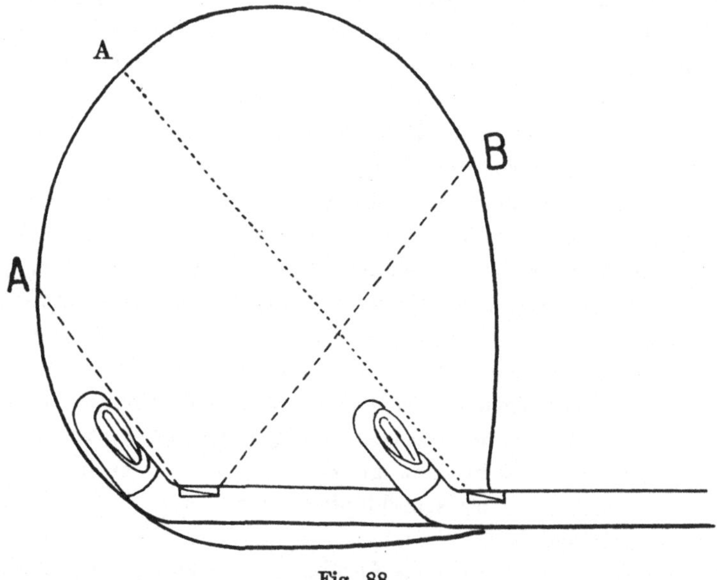

Fig. 88.

so ändern sich die Verhältnisse. Es zeigt sich folgende auffallende und dem Anfänger schwer verständliche Veränderung des endoskopischen Bildes: Vom oberen Rand zieht ein Schatten über dasselbe, der zuerst von eigentümlich dunkelroter Farbe, bald mehr grau wird und beim weiteren Vorschieben einen immer grösseren Teil des Gesichtsfeldes einnimmt. Eine Zeit lang ist der untere Abschnitt des Gesichtsfeldes noch leidlich erleuchtet, bald aber überzieht auch ihn der beschriebene Schatten; das ganze Gesichtsfeld ist jetzt von einer gleichmässigen, diffusen, rötlichgrauen Farbe bedeckt.

Der Anfänger glaubt in seiner Verlegenheit meist, dass er die Lampe der Schleimhaut noch mehr nähern müsse und schiebt das Instrument gewaltsam weiter vor, wobei sich das Gesichtsfeld immer mehr verdüstert. Zieht man dagegen das Kystoskop etwas zurück, so sieht man, wie das Gesichtsfeld sogleich wieder klar wird und die hintere Blasenwand hell erleuchtet erscheint.

Was ist geschehen, wie ist der geschilderte Vorgang zu erklären? Fig. 89 mag die Verhältnisse veranschaulichen: Wir sehen die weit nach hinten vorgeschobene Schnabelspitze in einer tiefen Nische der Blasenwand liegen, wir sehen, wie der Austritt der Lichtstrahlen nach oben, nach der Richtung, in der das gerade im Gesichtsfeld erscheinende Stück der Blasenwand gelegen ist, verhindert ist. Es muss demnach bei dieser Stellung des Instrumentes der grössere obere Teil des Gesichtsfeldes völlig dunkel erscheinen, während die untere Partie, die dem vorderen Teil der im Gesichtsfelde gelegenen Blasenwand entspricht, eine dem Verhältniss der Entfernung zur Lampe entsprechende Helligkeit darbietet.

Übrigens gestalten sich diese Verhältnisse bei den einzelnen Individuen verschieden, je nachdem sich die Blasenwand leichter oder schwerer vordrängen

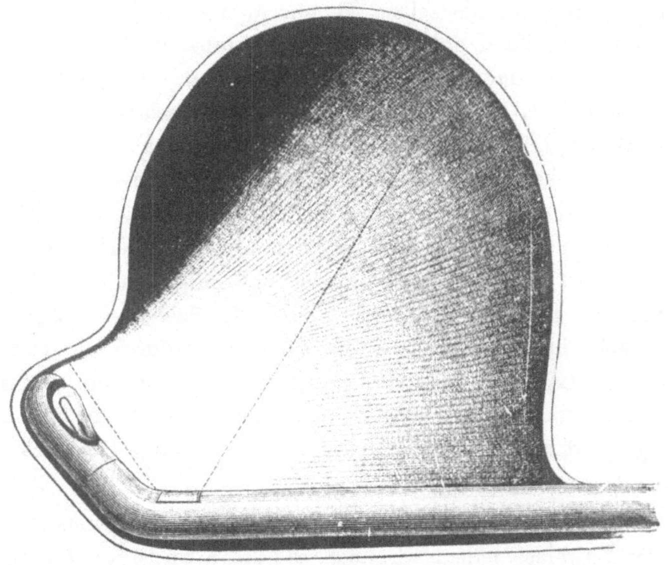

Fig. 89.

lässt. Reizbare und kräftige Blasen setzen dem Versuch, das bis zur Berührung des Schnabels mit der hinteren Wand eingeführte Instrument noch weiter vorzuschieben, einen beträchtlichen Widerstand entgegen; oft ist es kaum möglich, die Wandung nur wenige Millimeter vorzudrängen. In solchen Fällen kann selbstverständlich die beschriebene Erscheinung nicht zustandekommen.

Bei den meisten Menschen aber lässt sich das Instrument nach stattgehabter Berührung mit der hinteren Wand noch eine bedeutende Strecke vorschieben. Die Nische kann so tief werden, dass ihre Kuppel selbst im Gesichtsfelde erscheint; letztere liegt dann so nahe an der Lampe, dass sie auf das hellste beleuchtet wird.

Der Anfänger wird meist dadurch überrascht, dass bei der ersten schulgemässen Bewegung der Schnabel des Instrumentes die hintere Blasenwand eher berührt, als er nach den räumlichen Verhältnissen der mit 150 ccm Wasser erfüllten Blase erwartet. Während er die Schnabelspitze noch frei in der Blasenhöhle befindlich glaubt, berührt dieselbe schon deren hintere Wandung. Er übersieht dabei, dass die Spitze des Schnabels beim Eintritt des Prismas in die Blase schon ziemlich weit vorgerückt ist, und dass diese Strecke von der zurückzulegenden Entfernung in Abzug gebracht werden muss. Wie Fig. 54 zeigt, die das Schnabelende des Kystoskopes darstellt, muss diese Strecke auf fast 2 cm berechnet werden. Ebensoviel haben wir also bei Ausführung der einzelnen Bewegungen in Abzug zu bringen.

In welcher Weise man sich durch die zweite und dritte schulgemässe Bewegung die Seitenwände und die seitlichen Partien des Blasenbodens zur Ansicht bringt, ist schon auf Seite 133 erörtert worden.

Über die Seitenwände selbst ist nur wenig zu bemerken. An ihnen pflegen besonders in ihren unteren Partien die inneren Bündel des Detrusors mehr hervorzutreten und bilden hier bald nur langgestreckte flache hüglige Erhabenheiten, bald ein weitläufiges Netz schmaler, meist vertikal verlaufender Wülste. Liegt in solchen Fällen die Schnabelspitze der Schleimhaut direkt an, so kann letztere eine auffallend stark modellierte Oberfläche, wie wir das sonst nicht zu sehen gewohnt sind, darbieten. Helle Gipfel grenzen sich scharf gegen dunklere Schatten ab; die Oberfläche bietet eine gewisse Ähnlichkeit mit derjenigen plastischer Landkarten dar. Diese Bilder kommen dadurch zustande, dass die an sich flachen Erhabenheiten der Blaseninnenfläche infolge der schrägen Beleuchtung durch die fast in ihrem Niveau liegende Lampe unverhältnismässig lange Schatten werfen. Liegt dann auch das Prisma nahe der Schleimhaut, so erblicken wir die Bilder zugleich vergrössert, wodurch der eigentümlich fremdartige Eindruck derselben noch gesteigert wird.

Neben den oben geschilderten mit der Respiration synchronischen Bewegungen der Luftblase haben wir noch einiger anderer Bewegungen zu gedenken, die die Blasenwand rhythmisch oder in unregelmässiger Weise aktiv oder passiv ausführt. Nicht selten finden wir die obere und hintere Blasenwand in grosser Ausdehnung in lebhafter Bewegung begriffen; das Bild erinnert auf den ersten Blick an die Darmbewegungen, die man namentlich bei Frauen, die häufig geboren haben, oft so deutlich durch die dünnen schlaffen Bauchdecken hindurch beobachten kann. Jedem Druck der gefüllten Darmschlingen nachgebend lässt die dünne Blasenwand deren kriechende, peristaltische Bewegung auf das deutlichste wahrnehmen. Das ist natürlich besonders bei schlaffen, ihren Inhalt nicht fest umschliessenden Blasen der Fall. Injicieren wir in solchen Fällen allmählich mehr Flüssigkeit, so pflegen bei praller Anfüllung des Organs die eben noch so deutlichen Bewegungen der Darmschlingen völlig zu schwinden.

Weiterhin beobachtet man Bewegungen der Blasenwand, die synchronisch mit dem Pulse verlaufen und von den grossen Beckengefässen fortgeleitet sind; sie pflegen an den unteren Teilen der seitlichen Blasenwand am stärksten zu sein.

Einen sehr charakteristischen Anblick gewährt es, wenn der Kranke während der Untersuchung plötzlich stärkeren Harndrang bekommt, und die Blase zu krampfen beginnt. Auf der vorher fast ebenen Blaseninnenfläche erscheinen dann, stellenweise dicht gedrängt, die Muskelbäuche der inneren Detrusorenschicht; in krampfhafter Kontraktion begriffen springen sie, jeder einem kontrahierten Biceps ähnelnd, als kräftige schlanke Wülste in das Blasencavum vor, um nach kürzerer oder längerer Zeit mit dem Nachlassen des Harndranges wieder zu erschlaffen; die Schleimhaut ist dann wieder glatt wie vorher. Eine partielle auf eine umschriebene Partie der Blasenwand beschränkte derartige Kontraktion des Detrusors stellt sich gelegentlich ein, wenn die betr. Stelle plötzlich unsanft mit dem Kystoskopschnabel berührt wird.

Kräftige Blasen umschliessen ihren Inhalt auch bei einer Anfüllung von 150 ccm und weniger so fest, dass sie je nach ihrer ursprünglichen Anlage eine gleichmässig ausgerundete kuglige, ellipsoide oder eiförmige Höhle darstellt, deren Form durch ausserhalb liegende Gebilde nicht wesentlich beeinträchtigt wird. Anders steht es bei den nicht seltenen schlaffen Blasen. In solchen Fällen, die noch nicht als pathologisch zu betrachten sind, umschliesst die Blase bei der genannten Anfüllung ihren Inhalt nur so locker, dass ihre Gestalt durch aussen liegende normale oder pathologische Gebilde, namentlich durch gefüllte Darmschlingen, wesentlich verändert wird. Wir sehen dann oft kleinere oder grössere Partien der Blasenwand buckelförmig in das Blasencavum vorspringen. Namentlich ist es die obere Blasenwand und der obere Teil der hinteren Wand, die durch aufliegende Darmteile in die Blasenhöhle vorgebuchtet werden; die obere Wand bildet dann mit der vorderen eine quer verlaufende engere oder breitere Nische. In diesen Nischen liegend nimmt die Luftblase, der Gestalt ihres Nestes entsprechend, meist eine unregelmässig längliche mit dem grössten Durchmesser quergestellte Form an (siehe Fig. 5 der farbigen Tafel I), in anderen Fällen finden sich mehrere kleine, quer nebeneinander liegende Luftblasen.

Drücken gefüllte Darmschlingen oder pathologische Gebilde auf die seitlichen Wände einer schlaffen Harnblase, so wird die betr. Seitenwand der Blase als grösserer oder kleinerer Buckel in ihre Höhle vorgedrängt. Blickt man in solchen Fällen durch das eingeführte, in der Medianebene gelegene Kystoskop erst nach rechts und dann nach links, so sieht man, dass auf der einen Seite die Blasenwand viel näher liegt, als auf der anderen. Bei ganz schlaffer Blase kann die normale Form mehr und mehr verloren gehen und von verschiedenen Seiten die schlaffe Wandung in unförmigem Buckel in das Cavum vorspringen. Dabei kommt es vor, dass während der Beobachtung ein solcher Buckel verschwindet und an einer anderen Stelle ein neuer entsteht. Spritzen wir in solche schlaffen, durch aussen liegende Gebilde verunstaltete Blasen während der Besichtigung mehr Flüssigkeit ein, so sehen wir die Buckel schwinden und die Nischen sich ausgleichen, bis die Blase endlich bei praller Füllung die ihr zukommende ausgerundete Gestalt wieder erhält.

An den geschilderten Veränderungen der Blasenhöhle beteiligt sich aber niemals die gesamte Blasenwandung; unverändert bleiben auch bei völlig atonischer Blase die vordere Blasenwand und der Blasenboden, mit dem wir uns nunmehr als dem interessantesten Teil der Harnblase zu beschäftigen haben.

Drehen wir den Schnabel des Kystoskopes unmittelbar nach dem Eintritt des Prismas in die Blase nach unten, so befindet sich letzteres an der Grenze zwischen Harnröhre und Blasenboden. In der Gleichgewichtslage des Instrumentes liegt dann, wie ein Blick auf Fig. 59 u. 80 zeigt, der Schnabel und mit ihm die Lampe dem Blasenboden fast an; man erhält ein diffus dunkelrot gefärbtes Gesichtsfeld. Drückt man das äussere Ende des Instrumentes, ohne es weiter vorzuschieben, etwas nach abwärts, so entfernt sich die Spitze des Schnabels vom Boden der Blase; die Grenze zwischen Urethra und Blasenboden erscheint dann infolge der schrägen Durchleuchtung als ein schmälerer oder breiterer rot gefärbter Saum. Schieben wir nun in Ausübung der vierten schulgemässen Bewegung das Kystoskop mit abwärts gedrängtem Trichter bis zur hinteren Blasenwand vor, so erblicken wir zunächst das hell erleuchtete Trigonum, dann die hintere Begrenzung desselben, das Ligament. interureteric., das bald nur schwach angedeutet ist, bald als kräftig entwickelte quere Barrière vorspringt; endlich erscheint die Pars postureterica und der untere Teil der hinteren Blasenwand.

Je nach der Lage und der Entwicklung der Harnleiterwülste, je nach der grösseren oder geringeren Tiefe der Gruben, die sie hinten und seitlich begrenzen und endlich, je nachdem die Schleimhaut dieser Vertiefung von glatter oder hügliger Beschaffenheit ist, zeigt das Trigonum ein sehr verschiedenes Aussehen und liefert kystoskopisch sehr mannigfache Bilder. Bisweilen entbehrt es jeder deutlichen Begrenzung; gleichmässig geht eine glatte Fläche in die ebenfalls glatte Umgebung über; nur die beiden Harnleitermündungen markieren seine hinteren seitlichen Grenzen. In anderen Fällen hebt sich das Lieutaudische Dreieck als glänzende, erhabene Platte deutlich von der vertieften Umgebung ab und kontrastiert gegen dieselbe um so lebhafter, je unebener und hügliger die umgebende Schleimhaut beschaffen ist. Einen solchen Befund beobachten wir besonders im vorgeschrittenen Alter, in dem namentlich die hintere Grube, die Regio posttrigonalis, oft tief hinter das Trigonum zurücksinkt. Sehr verschieden gestaltet sich endlich die Ausdehnung des Trigonum in der Richtung von vorn nach hinten, d. h. die Entfernung vom orific. urethr. int. bis zur Mitte des Ligament. interureteric. Dabei besteht eine weitere Verschiedenheit, je nachdem auch die Harnleitermündungen weit nach vorn, dicht hinter der Harnröhrenmündung gelegen sind, oder das Ligament. interureteric. bei weit nach hinten befindlichem

Harnleiterwulste eine so starke Konkavität nach vorn bildet, dass seine Mitte sich nahe an der Harnröhrenmündung befindet. In solchen Fällen kann man nicht selten bei eben eingedrungenem Prisma und aufwärts gedrängtem Schnabel die hintere Grenze des Trigonum als quere Falte direkt hinter dem unteren Umfang des orific. urethr. int. wahrnehmen.

Die Harnleiterwülste zeigen bei verschiedenen Individuen grosse Verschiedenheiten. Bisweilen sind sie kaum angedeutet; die Ureterenmündungen öffnen sich dann auf der ebenen Schleimhautfläche. In der Mehrzahl der Fälle bilden sie unregelmässige, halbzylindrische, langgestreckte Erhabenheiten, die bald nur schwach entwickelt, in anderen Blasen in kräftiger Modellierung hohe riff- oder balkenförmige Gebilde darstellen. Nach aussen, gegen die Durchtrittsstelle durch die Blasenwand, pflegen sich die so geformten Harnleiterwülste mehr oder weniger zu verschmälern und abzuflachen. Nach innen zu, in der Gegend der Harnleitermündungen, erreichen sie ihre grösste Höhe, um sich von dort gegen die Mitte des Trigonum mit gleichzeitiger Verbreiterung zu verflachen. Der gesamte Harnleiterwulst gewinnt auf diese Weise im kystoskopischen Bilde nicht selten das Aussehen eines gleichschenkligen Dreiecks, dessen Spitze nach aussen gegen die Durchtrittsstelle des Harnleiters durch die Blasenwand gerichtet ist.

Harnleiterwülste der bisher geschilderten Form sind in Fig. 1 bis 6 der photographischen Tafel I abgebildet. Durchaus andere Bilder liefern die seltenen ungewöhnlichen Fälle, in denen die Harnleiterwülste, wie wir das in Fig. 1 u. 2 der photographischen Tafel III sehen, mehr knopf- oder kegelförmige Prominenzen darstellen. Erscheinen solche Gebilde infolge der Nähe des Prismas vergrössert und durch die dahinter stehende Lampe in rotem diaphanoskopischen Lichte leuchtend, so können sie sehr auffallende Bilder geben und den Unerfahrenen irre führen. Zweierlei aber schützt vor der sonst wohl möglichen Verwechslung mit einer Geschwulst: Der Nachweis der Harnleitermündung auf der Höhe der Prominenz und das Vorhandensein eines gleichen Gebildes auf der anderen Seite.

Im allgemeinen pflegen die beiden Harnleiterwülste einer Blase nach Form und Entwickelung einander ähnlich zu sein; doch gibt es von dieser Regel Ausnahmen. Der eine kann eine knopfförmige Gestalt haben, der andere die eines halbcylindrischen Balkens; der eine kann kräftig entwickelt, der andere nur schwach angedeutet sein.

Je schmaler und schlanker die Harnleiterwülste gestaltet sind, um so schöner kann man die Verschiebungen beobachten, die sie, wie schon oben erwähnt, bei Drehung des Kystoskopes im inneren Gesichtsfelde erleiden. Je mehr der Schnabel des Instrumentes nach unten gerichtet ist, um so mehr erscheinen sie uns in ihrer wirklichen Lage. Je mehr er nach der Seite gedreht wird, um so mehr scheinen sich auch die Harnleiterwülste zu verschieben, bis sie bei quer gerichtetem Schnabel im endoskopischen Gesichtsfeld senkrecht von oben nach unten gerichtet erscheinen.

Auch die Mündungen der Harnleiter zeigen eine grosse Mannigfaltigkeit der Formen; auch bei ihnen kann man einzelne besonders typische Formen unterscheiden, zwischen denen dann verschiedene Übergänge vorkommen. Eine charakteristische derartige Harnleitermündung stellt unsere farbige Figur 4 auf Tafel II dar, eine Form, die man mit einer schräg durchschnittenen Federpose oder dem Mundstück einer Flöte zu vergleichen pflegt; sie wird von den Franzosen als „Bec de flûte" bezeichnet. Eine weitere häufige Form ist die eines runden oder ovalen Grübchens. In anderen Fällen finden wir einen einfachen Schlitz. Legen sich während der Ruhe die Labien dieses Schlitzes dicht an einander, so kann derselbe ganz unsichtbar werden und nur während der Harnentleerung wahrnehmbar sein. Auch runde oder ovale grübchenförmige Harnleitermündungen können sich in der Ruhezeit zwischen zwei Harnentleerungen so zusammenziehen, dass sie völlig geschlossen und durch keine Vertiefung angedeutet sind. Da ist es denn oft schwer, die Harnleitermündung sogleich zu finden. Man muss in solchen Fällen die am meisten prominierende Partie des Harnleiterwulstes aufsuchen und ruhig beobachten. Früher oder später wird man sehen, wie sich die geschlossene Mündung öffnet und Urin heraustreten lässt. Von den eben geschilderten typischen Formen der Harnleitermündungen findet man die eines einfachen Schlitzes am häufigsten dann, wenn ein ausgeprägter Harnleiterwulst fehlt, und der Ureter sich auf der glatten Schleimhaut öffnet. Knopf- und kegelfömige Harnleiterwülste zeigen meist ein rundes oder auch wohl ovales Grübchen. Bei den verschiedenen Formen der halbcylindrischen Harnleiterwülste präsentieren sich die Harnleitermündungen entweder in der Form des charakteristischen Federposenschnittes oder in der eines Grübchens. Übrigens kommen von diesen Regeln auch Abweichungen vor.

In der unmittelbaren Umgebung der Harnleitermündung finden sich oft zierliche Gefässstämme, die wesentlich zur Charakteristik der Bilder beitragen. Bald sieht man eine oder mehrere grössere Arterienstämme aus der Tiefe des orificium des Ureters kommen und sich dann in wiederholter Teilung auf den Abhängen der Harnleiterwülste ausbreiten, bald findet sich zu beiden Seiten der Harnleitermündung, letztere zwischen sich nehmend, je ein grösserer mit dem Harnleiterwulst parallel verlaufender Gefässstrang, der nach aussen zierliche Zweige abgibt. Nur selten bilden die die Ureterenmündung umgebenden Arterien geschlossene Gefässkränze.

Meist zeigen die beiden Harnleitermündungen einer Blase die gleiche Form; doch kommt es auch vor, dass sie verschieden gestaltet sind, dass z. B. rechts ein Grübchen, links ein Schlitz vorhanden ist.

Um die Harnleitermündungen zur Ansicht zu bekommen, ·sucht man zunächst den betreffenden Harnleiterwulst auf, was meist ohne Schwierigkeit gelingt; auf seiner höchsten Erhebung pflegt sich die Harnleitermündung zu befinden; nur selten liegt sie nicht auf dem Kamm des Wulstes, sondern auf seinem vorderen oder hinteren Abhange. Schwierigkeiten kann das Auffinden der Harnleitermündung verursachen, wenn sie zwischen zwei Harnentleerungen völlig geschlossen ist. Man muss dann die betreffende Partie ruhig beobachten, bis das nächste Herausspritzen von Urin die Mündung eröffnet. Hat man eine Harnleitermündung gefunden, so kann man die andere meist blindlings, das heisst ohne dabei durch das Instrument hindurchzusehen, einstellen; man braucht zu dem Zwecke nur das in der Medianebene befindliche, mit dem Schnabel nach dem einen Ureter gerichtete Kystoskop symmetrisch soweit nach der anderen Seite herum zu drehen, um die zweite Harnleitermündung ins Gesichtsfeld zu bekommen.

So leicht das Auffinden der Harnleiter-Wülste und -Mündungen bei normaler Lage derselben zu sein pflegt, so schwierig kann es für den Anfänger werden, wenn sie dicht hinter der Harnröhrenmündung gelegen sind. Es kommt das allerdings nur selten vor, dann aber werden sie zunächst meist übersehen und vergeblich in den weiter hinten gelegenen Partien des Blasenbodens gesucht.

Es kann in solchen Fällen in der Tat selbst dem geübten Untersucher Schwierigkeiten bereiten, die Harnleitermündungen mit genügender Deutlichkeit zur Ansicht zu bekommen; am besten verfährt man zu dem Zwecke so, dass man das mit dem Schnabel nach abwärts gerichtete und eben mit der Hälfte des Prismas in die Blase eingedrungene Kystoskop mit dem äusseren Ende scharf nach abwärts drängt, etwas nach der Seite des zu beobachtenden Harnleiters dreht und endlich ein wenig vorschiebt. Infolge der Nähe des Prismas erscheint dann die Harnleitermündung stark vergrössert und durch die hinter ihr befindliche Lampe diaphanoskopisch durchleuchtet von düster roter Farbe. Man muss derartige Bilder wiederholt gesehen haben, um dicht hinter dem orific. urethr. int. gelegene Harnleitermündungen richtig erkennen zu können. In Fig. 3 auf Tafel III ist nach einem vorzüglich gelungenen Photogramm eine solche unmittelbar hinter der Harnröhrenmündung gelegene Ureterenmündung dargestellt.

Ein äusserst interessantes Schauspiel gewähren die Bewegungen, welche die Harnleiter-Wülste und -Mündungen bei der Entleerung des Urins ausführen und die Beobachtung des aus den Mündungen der Ureteren herausdringenden Harnstrahles.

Tierversuche und die gelegentliche Beobachtung von Fällen von Ectopia vesicae am Menschen hatten schon lange gezeigt, dass der von den Nierenpapillen abgesonderte Urin nicht alsbald durch die Harnleiter herabfliesst, sondern sich zunächst im Nierenbecken wie in einer Vorblase anhäuft, und aus diesem in kurzen Zeiträumen in die Blase hineingespritzt wird. Die kystoskopische Beobachtung hat nun gezeigt, dass die Entleerung in die geschlossene Blase in gleicher Weise erfolgt.

Die Beobachtung dieser intermittierenden Harnentleerung gehört zu den optischen Phänomenen, deren Wahrnehmung dem Anfänger zunächst Schwierigkeit bereitet. Hat man es aber erst richtig kennen gelernt, so lässt es sich leicht immer wieder beobachten. Man darf nur nicht glauben, dass sich der herausspritzende Urin durch seine gelbe Farbe bemerkbar macht.

Versuche, die ich mit Dr. Klose zur Klarlegung dieser Verhältnisse an dem später zu schildernden mit Borsäurelösung gefüllten Phantom angestellt habe, haben folgendes ergeben: Stellt man das hellleuchtende Kystoskop so ein, dass sich eine der künstlichen Harnleitermündungen in der Mitte des Gesichtsfeldes befindet und die herausspritzende Flüssigkeit gegen das Prisma spritzen muss, so beobachtet man bei Injection von Borsäurelösung in derselben Concentration keine Veränderung im Bilde. Spritzt man 1 %ige Kochsalzlösung ein, so macht sich dieselbe deutlich sichtbar; man hat den Eindruck, als ob eine Flüssigkeit von anderem Lichtbrechungsvermögen, etwa farbloses Öl injiciert würde. Deutlich sieht man die klare Flüssigkeit scharf gegen die Borsäurelösung abgegrenzt herausquellen und gegen das Prisma hinfliessen.

Das endoskopische Bild des durch den herausgespritzten Urin erzeugten Flüssigkeitswirbels lässt sich schwer beschreiben, noch weniger durch eine Zeichnung versinnbildlichen; es muss beobachtet werden. Eine gewisse Ähnlichkeit hat es mit der Flüssigkeitsbewegung, die beim Eintropfen von absolutem Alkohol in reines Wasser entsteht.

Davon, dass man den einströmenden Urin als solchen nicht an seiner gegen den farblosen Blaseninhalt kontrastierenden Farbe erkennen kann, vermögen wir uns leicht zu überzeugen. Füllen wir eine kleine Spritze mit nicht zu koncentriertem Urin und entleeren dieselbe bei Lampenlicht so in ein mit reinem Wasser angefülltes Gefäss, dass sich ihre Spitze in der Flüssigkeit befindet und die Entleerung in kleinen Portionen absatzweise erfolgt, so nehmen wir den herausdringenden Urinstrahl weniger an seiner gelben Farbe als vielmehr an der Bewegung wahr, die er in der umgebenden Flüssigkeit erzeugt. Ebenso liegen die Verhältnisse in der Blase.

Um den herausspritzenden Urin kystoskopisch deutlich wahrzunehmen, muss man das Instrument während der Beobachtung ruhig halten; nur dann kommt der charakteristische Wirbel zur vollen Erscheinung. Am besten kann man ihn bei folgender Stellung des Instrumentes beobachten: Man sucht sich zunächst die Harnleitermündung auf und hebt dann bei quergestelltem Schnabel das äussere Ende des Kystoskopes so weit, dass der Schnabel fast dem Blasenboden anliegt. Diese Bewegung muss unter stetem Hindurchsehen so vorgenommen werden, dass die Harnleitermündung die Mitte des Gesichtsfeldes einnimmt. Bei dieser Stellung wird der herausspritzende Urin direkt gegen die freie Fläche des Prismas geschleudert und kann dem Beobachter nicht entgehen.

Auch bei gesunden Menschen kann der von den Nieren abgesonderte Urin zeitweilig durch Phosphate mehr oder weniger getrübt sein. Wird ein solcher trüber Urin in die Blase hineingespritzt, so muss das kystoskopische Bild ein anderes werden, und dem gleichen, das wir bei der Entleerung gleich stark getrübten eiterhaltigen Urins beobachten. Davon wird später ausführlich die Rede sein.

Zugleich mit dem Herausspritzen des Urins oder vo einer jeden derartigen Entleerung sieht man die Harnleiterwülste eigentümliche Bewegungen ausführen, die sich bei verschiedenen Individuen verschieden darstellen.

Bald sind es ausgesprochen darmähnliche peristaltische Kontraktionen, die das Blasenende des Harnleiters einschliesslich des Teiles, der die Blasenwand in schräger Richtung durchsetzt, in oft grosser Ausdehnung ausführt. Man sieht in solchen Fällen die peristaltische Welle langsam und schwerfällig von aussen nach innen vorrücken. Oft gehen einer jeden der absatzweisen Harnentleerungen mehrere solche Bewegungen voraus. Es macht dann den Eindruck, als ob dieselben nur mit Mühe die Flüssigkeit vorwärts bewegen könnten, als ob die einzelne Kontraktion dazu nicht kräftig genug sei. Einen auffallenden Kontrast zu diesen schwerfälligen Bewegungen bildet schliesslich das plötzliche mühelose Herausspritzen der Flüssigkeit. Nach einer jeden Entleerung tritt eine längere Ruhe ein, bis nach kürzerer oder längerer Pause die Wiederkehr der Kontraktionen die bevorstehende Entleerung einer neuen Urinportion ankündigt.

In anderen Fällen sind die Bewegungen, die der periodischen Austreibung des Urins vorausgehen, mehr auf die nächste Umgebung der Harnleitermündungen beschränkt. Die betreffende Partie erhebt sich hoch über ihr gewöhnliches Niveau und macht eigentümliche erigierende, würgende Bewegungen, ehe die Flüssigkeit herausgeschleudert wird. Derartige Bewegungen beobachtet man besonders häufig an Harnleiterwülsten, die eine mehr knopfförmige oder konische Gestalt haben; man kann sie am besten sehen, wenn man das Instrument so hält, dass sich die Lampe schräg hinter und über dem Harnleiterwulste befindet; letzterer wirft dann nach vorn einen leicht sichtbaren Schlagschatten. Hält man das Instrument in der angegebenen Lage ruhig fest, so kann man an der wechselnden Grösse des Schattens deutlich sehen, wie hoch sich die Harnleitermündung unmittelbar vor dem Herausspritzen des Urins aufbäumt. Durch das hinter ihr befindliche Licht diaphanoskopisch durchleuchtet bietet der kegelförmig vorspringende Wulst im roten Licht leuchtend einen eigenartigen Anblick dar.

Während sich in diesen Fällen die die Harnleitermündung umgebende Partie bei jeder Urinentleerung hoch erhebt, als ob sie von der äusseren Blasenfläche durch eine unsichtbare Gewalt plötzlich emporgedrängt würde, finden wir in seltenen Fällen das umgekehrte Phänomen; bei jeder Harnentleerung sieht man die Harnleitermündungen und ihre Umgebung zurückweichen, als ob vom Harnleiter aus ein Zug an ihr ausgeübt würde. Nur selten sind die Bewegungen der Harnleiterwülste so schwach, dass sie nur mit Mühe oder gar nicht wahrgenommen werden; man erkennt in derartigen Fällen nur an dem plötzlichen Auftreten des Flüssigkeitswirbels, dass soeben die Entleerung einer Urinportion erfolgt ist.

Sehr interessant ist das Verhalten der Harnleitermündungen selbst vor und während des Aktes der Harnentleerung. Es handelt sich da zweifellos um komplicierte Verhältnisse. A priori sollte man denken, dass die Eröffnung der Harnleitermündung einfach ein passiver Akt sei, und dass dieselbe

allein durch den hindurch geschleuderten Urin bewirkt werde. Dass dem
aber nicht so ist, kann man daran erkennen, dass die Eröffnung der
Harnleitermündung dem Herausschleudern des Urins nicht selten eine
wenn auch nur kurze Zeit vorausgeht. In einzelnen Fällen findet sogar
eine Aspiration von Blaseninhalt durch die erweiterte Harnleitermündung
in den Harnleiter statt. Bei klarem Blaseninhalte, der aber kleinste Partikelchen, zum Beispiel Schleimflöckchen [1]) beigemischt enthält, kann man
gelegentlich deutlich sehen, wie das eine oder andere dieser Partikelchen
plötzlich durch das offenstehende orificium des Harnleiters in letzteren hinein-
schlüpft. Nur durch einen solchen aktiven Charakter der Bewegungen des
Harnleiters und der Harnleitermündung ist es auch zu erklären, dass ersterer
so oft „leer geht“, das heisst, Bewegungen ausführt, als ob eine Harnentleerung erfolgen sollte, während doch die sorgsamste Beobachtung kein Herausdringen des Urins zeigt.

Das Verhalten der Harnleitermündungen vor und während der Harnentleerung wechselt je nach ihrer Form und ist um so charakteristischer, je
weniger sie in der Ruhepause bemerkbar sind. Liegen die Labien der Harnleitermündung dicht an einander, so sieht man, wie an der betreffenden Stelle
plötzlich eine runde Öffnung entsteht, aus der dann bald darauf der Urin
herausstürzt. In diesem Moment kann man bisweilen tief in das klaffende
untere Ende des Harnleiters hineinblicken; meist macht es dann den Eindruck, als ob man in ein enges schwarzes Rohr hineinsähe; in anderen Fällen
erstrahlt das Lumen diaphanoskopisch durchleuchtet in düsterrotem Lichte.

Bei Kranken, die an Ectopia vesicae leiden, hat man wiederholt die
Beobachtung gemacht, dass die Entleerung beider Ureteren nicht isochronisch
erfolgt; dasselbe ist in der normalen Blase der Fall. Durch die gleichzeitige
kystoskopische Beobachtung beider Harnleitermündungen lässt sich das nur
selten feststellen, da man meist das Prisma nicht weit genug entfernen kann,
um beide Harnleiter zugleich im inneren Gesichtsfelde sehen zu können. Am
besten kann man diese Verhältnisse an Blasen studieren, deren Harnleiterwülste vor dem jedesmaligen Herausspritzen des Urins wiederholte lang-
gedehnte peristaltische Bewegungen ausführen. Hat man bei Beobachtung
eines Ureters den Eintritt derartiger Bewegungen wahrgenommen und dreht
dann den Schnabel des Instrumentes schnell so weit herum, dass der andere
Harnleiterwulst in das Gesichtsfeld gelangt, so sieht man denselben oft völlig
ruhig und erst nach längerer Zeit in Kontraktionen geraten, wenn diejenigen
des anderen Ureters längst abgelaufen sind.

Die Häufigkeit der einzelnen Harnentleerungen aus einem Ureter wechselt
innerhalb weiter Grenzen. Bald folgt Entleerung auf Entleerung, so dass
in einer Minute 5 mal und öfter das Herausspritzen der Flüssigkeit beobachtet wird; bald vergeht zwischen zwei Entleerungen längere Zeit, in noch

---

[1]) Vergl. auch: Lewin, L. und Goldschmidt. H., Experimentelle Studien über
die Beziehungen zwischen Blase und Harnleiter. Berl. klin. Wochenschr. Nr. 32. 1893.

anderen Fällen endlich kann man eine wohl ausgebildete Harnleitermündung lange Zeit auf das sorgfältigste beobachten, ohne dass man irgend eine Bewegung oder ein Herausströmen von Flüssigkeit bemerkt. In letzterer Hinsicht muss man allerdings berücksichtigen, dass das gleichmässig gespannte Hindurchsehen durch das Kystoskop auch die kräftigsten Augen ermüdet. Während viele Kranke eine halbstündige oder länger dauernde Untersuchung gut ertragen, vermag der Untersucher eine kontinuierlich angespannte Beobachtung eines Harnleiters kaum länger als 15 Minuten auszuhalten. Gerade für solche Fälle, in denen eine lange Beobachtung eines Harnleiters notwendig ist, bietet es grosse Vorteile, wenn man sich gewöhnt hat, so durch das Kystoskop hindurchzusehen, dass man beide Augen offen hält. Diese Methode strengt die Augen weniger an, und man kann die Untersuchung bedeutend länger fortsetzen als dies möglich ist, wenn man das nicht beobachtende Auge schliesst.

Früher wies ich die Kranken an, mehrere Stunden vor der beabsichtigten kystoskopischen Untersuchung nichts zu trinken, weil ich glaubte, die Entleerung des dann producierten koncentrierten Urins besser wahrnehmen zu können. Nachdem sich aber gezeigt hat, dass man das Herausspritzen des Urins nicht so wohl an dessen Farbe, als an dem in der Flüssigkeit entstehenden Wirbel erkennt, lasse ich die Kranken jetzt vor der Untersuchung im Gegenteil recht viel Flüssigkeit zu sich nehmen. Die Entleerungen der Harnleiter sind dann nicht nur häufiger, sondern scheinen auch kräftiger zu sein.

Wäre die Urinsekretion eine gleichmässige, so würde bei einer mittleren täglichen Urinmenge von 1500 ccm jede Niere in der Minute etwa 0,5 ccm producieren. Da wir nun im Durchschnitt bei Beobachtung einer Harnleitermündung aus derselben in der Minute meist mehrere Male Urin herausspritzen sehen, so dürfen wir annehmen, dass die auf einmal entleerten Urinmengen in der Regel nur Teile eines ccm darstellen. Damit soll aber nicht gesagt sein, dass nicht auch viel grössere Urinmengen auf einmal herausgespritzt werden; sowohl die Intensität des Wirbels bei manchen Beobachtungen, wie namentlich auch die lange Dauer der einzelnen Entleerung können darüber keinen Zweifel lassen. Solche reichlichen Entleerungen fallen meist mit der Häufigkeit derselben zusammen und werden zu Zeiten grösserer Harnflut, wie sie sich etwa zwei Stunden nach reichlicher Getränkaufnahme einstellt, beobachtet. Besteht keine Polyurie, so muss im Gegensatz zu dieser zeitweiligen vermehrten Harnproduktion zu anderen Zeiten natürlich die Sekretion vermindert sein und entsprechend weniger als 0,5 ccm in der Minute betragen. Dann müssen die Harnentleerungen entweder nur in grösseren Pausen oder in geringerer Menge erfolgen.

Wie begreiflich hängt die Intensität des Wirbels, den wir bei der kystoskopischen Beobachtung der Harnentleerung wahrnehmen, nicht nur von der Quantität der Flüssigkeit, sondern auch von der Kraft ab, mit der sie in die Blase hineingespritzt wird.

Schwer sind die Fälle zu erklären, in denen wir bei gesunden Menschen trotz sorgfältiger eine Viertelstunde und länger fortgesetzer Beobachtung einer Harnleitermündung keine Urinentleerung wahrnehmen können. Da fragt es sich dann, ob wirklich während der Beobachtung keine Harnentleerung stattfand, oder ob dieselbe in so kleinen Portionen und mit so geringer Kraft erfolgte, dass es nicht zur Bildung eines wahrnehmbaren Wirbels kam, und sie somit übersehen wurde.

Es sind nun zur Erklärung des auffallenden Befundes verschiedene Annahmen möglich. Zunächst wäre es denkbar, dass die betreffende Niere aus irgend einem Grunde zurzeit überhaupt keinen Urin absonderte, dass dieses zeitweilige Nichtfunktionieren eventuell reflektorisch durch den Reiz der Untersuchung bedingt würde.

Eine zweite Möglichkeit wäre die, dass die Niere wohl funktioniert, dass aber durch einen Krampf des Harnleiters die Entleerung des mit Urin gefüllten Nierenbeckens unmöglich wird. Endlich hat Suarez solche Fälle durch einen Blasenkrampf erklärt, durch den der intravesicale Druck so gesteigert wird, dass die Kraft des Nierenbeckens nicht genügt, den Urin in die Blase hineinzutreiben.

Gegen diese letztere Auffassung lassen sich gewichtige Bedenken erheben. Zunächst fehlt in derartigen Fällen jedes Zeichen des Blasenkrampfes. Die Kranken haben keinen Harndrang, die Blase zeigt nicht die oben beschriebene Kontraktion der Detrusorenbündel. Auch habe ich diesen Befund wiederholt in Fällen erhoben, in denen es sich um eine schlaffe, ihren Inhalt nur locker umschliessende Blase handelte, wo also von einem gesteigerten intravesicalen Drucke gar nicht die Rede sein konnte. Endlich war ich niemals imstande, bei Kranken, bei denen ich häufig deutliche Entleerungen aus einem Harnleiter beobachtete, diese dadurch zum Schwinden zu bringen, dass ich mehr Flüssigkeit injicieren und die Blase bis zur prallen Anfüllung ausdehnen liess. Sollte sich Suarez' Beobachtung bestätigen, der in Fällen, in denen bei langer Beobachtung einer Harnleitermündung keine Harnentleerung erfolgte, mittelst Harnleiterkatheters grössere Urinmengen im Nierenbecken konstatierte, so wäre das nur durch einen zeitweiligen Krampf des Harnleiters zu erklären. Diese Annahme wird noch durch die Beobachtung unterstützt, dass das betreffende Harnleiterende von Zeit zu Zeit krampfartige Bewegungen ausführt, ohne dass Urin herauskommt.

In ganz seltenen Fällen beobachtet man bei der Untersuchung von gesunden Blasen oder doch solchen, die bei Vorhandensein eines pathologischen Processes (Prostatahypertrophie, Stein, Tumor etc.) doch hinsichtlich ihrer Schleimhaut normale Verhältnisse darbieten und keinen Katarrh zeigen, wie während der Besichtigung plötzlich durch trübe Massen, die aus der Urethra post. in die Blase hineinströmen, der eben noch klare Blaseninhalt stark getrübt wird. Lässt man solche Kranke nach Herausnahme des Kystoskopes die Blase entleeren, so zeigt sich der Inhalt entsprechend stark getrübt. Diese Trübung ist, wie die mikroskopische Untersuchung zeigt, durch Sperma bedingt; es hat während der Kystoskopie ein Samenerguss in die Blase stattgefunden. Ich habe eine solche Beobachtung viermal gemacht.

Erfolgt die Untersuchung mit dem Kystoskop II (Fig. 30), so sehen wir, so lange sich das Prisma noch in der Urethra post. befindet, eine gleichmässig diffus rötlich gefärbte Fläche, die bei tieferem Eindringen des Schnabels plötzlich mit querem scharfen Rande gegen die hell belichtete vordere Partie des Blasenbodens abschneidet. Bei seitlicher Richtung des Schnabels erscheint dann die betreffende Harnleitermündung, die aber bei der Beobachtung mit diesem Instrument viel weniger charakteristisch erscheint, als wenn man sie durch das Kystoskop I betrachtet. Es ist das begreiflich: sieht man doch durch letzteres den Harnleiterwulst mit seiner Mündung gleichsam aus der Vogelperspektive und kann man durch verschiedene Stellung des Instrumentes den Beobachtungsstandpunkt in viel mannigfacherer Weise wechseln, als bei Anwendung des Kystoskopes II, das uns die Gebilde immer von derselben Richtung, gleichsam en face zeigt, was bei den geringen Niveauerhebungen der zu beobachtenden Gebilde viel ungünstiger ist. Hinter dem Trigonum erscheint dann alsbald die hintere Blasenwand. Die übrigen Teile der Blaseninnenfläche mit Kystoskop II zur Ansicht zu bekommen, ist nur durch mehr oder weniger gewaltsames Verschieben des Instrumentes aus seiner Gleichgewichtslage möglich.

Das Kystoskop III zeigt uns die den Schaft des Instrumentes umgebende Falte des orific. urethrae int. samt der benachbarten Partie der Blasenwand. Unter normalen Verhältnissen erscheint diese Falte als zarter gleichmässiger Saum, der am unteren Umfang etwas derber ist. Nur bei Vorhandensein einer ausgesprochenen Uvula macht sich dieselbe als kleines Knötchen bemerkbar; die oben geschilderten sonstigen feinen Details, die die Falte bei der Betrachtung mit dem Kystoskop I bisweilen darbietet, entziehen sich bei der Besichtigung mit dem retrograden Instrument der Wahrnehmung. Selbstverständlich sieht man auf einmal nur einen Teil, etwa ein Drittel bis die Hälfte der das Instrument umgebenden Falte. Der Rest kommt dann bei entsprechender Drehung des Schaftes zur Ansicht. Erschwert wird die Deutung der Bilder für den Anfänger dadurch, dass der Schaft des Instrumentes nicht silberglänzend, sondern infolge der Spiegelung der Schleimhaut rosa gefärbt erscheint.

Zur Orientierung diene, dass das Bild des Schaftes immer den gegen die Knopfseite gelegenen Teil des Gesichtsfeldes einnimmt.

Über die Untersuchung der kindlichen Blase ist nur wenig zu sagen. Bis auf die andere Form derselben, über die schon oben gesprochen, zeichnet sie sich nur durch die entsprechende Kleinheit aller Gebilde vor der des Erwachsenen aus.

Die Besichtigung der normalen weiblichen Blase unterscheidet sich in mehrfacher Beziehung von der bisher geschilderten des Mannes. Wie

Winter[1]) richtig schreibt, ist die weibliche Blase in ihrem hinteren Abschnitt mit der vorderen Cervix und dem oberen Teil der Vaginalwand verbunden, und der Uteruskörper liegt der Blase beweglich auf; beide Faktoren beeinflussen die Form der Blase beträchtlich, und stehen ihrer Entfaltung zu einer Kugel, wie die Kystoskopie sie wünschenswert macht, entgegen. Schon die leere weibliche Blase hat eine andere Gestalt als die des Mannes; sie ist nicht rund, sondern an ihrer Basis flach ausgezogen, namentlich von vorn nach hinten, während die obere Wand sich schüsselförmig auf die untere legt, so dass beide Wände in ziemlich scharfem Winkel in einander umbiegen. Wenn nun ausserdem der Uterus auf der Blase lastet, so weicht bei der Anfüllung der Blase zunächst der Urin oder die Füllflüssigkeit in die seitlichen Teile und eine Ausrundung der Blase unter Emporheben des Uterus findet erst bei viel stärkerer Anfüllung statt.

Eine weitere Schwierigkeit bereitet in vielen Fällen von Cystocele die durch den Prolaps des Blasenbodens bedingte Aussackung. Meist kann man die Verhältnisse dadurch bessern, dass man die Vagina locker mit Watte ausstopft oder sich den Blasenboden direkt mit dem in die Vagina eingeführten Finger emporhebt.

Das Einführen der Instrumente ist natürlich bei der Frau leichter und wird kaum Schwierigkeiten bieten; andererseits aber fehlt dem eingeführten Instrument infolge der kurzen Harnröhre der sichere Halt, den es in der Harnröhre des Mannes findet; es wird dadurch das Halten des Kystoskopes unbequem.

Viel häufiger als beim Manne finden sich, abgesehen vom Uterus, ausserhalb der Blase Geschwülste und Entzündungsherde, welche einen difformierenden Einfluss auf die Blase ausüben und grössere oder geringere Teile von deren Wand bucklig nach innen vordrängen.

Auch macht es den Eindruck, als ob die weibliche Blase ihren Inhalt oft weniger fest umschliesst; störende Vorbuchtungen seitens aussen gelegener Gebilde werden bei ihr öfter beobachtet als beim Manne. So entstehen, namentlich in den seitlichen Teilen, oft dunkle Nischen, die sich schlecht besichtigen lassen.

---

1) **Winter**, Über Kystoskopie und Ureteren-Katheterismus beim Weibe. Zeitschr. f. Geb. u. Gyn. Bd. 36. p. 497—516. 1897.

II.

Katarrhalische Veränderungen. Blasentuberkulose.

Rötung der Schleimhaut. — Schwellung und Auflockerung der Schleimhaut. — Katarrhalisches Sekret. — Verschiedene Formen des Katarrhs, akuter und chronischer Blasenkatarrh, blennorrhoische Cystitis. — Blasentuberkulose.

Die katarrhalischen Veränderungen der Blasenschleimhaut bilden entweder eine selbständige Krankheit oder eine Komplikation anderer krankhafter Processe, wie Steine, Geschwülste etc.; wir begegnen ihnen in den meisten Fällen, in denen wir unsere Untersuchungsmethode anwenden; nur zu häufig sind sie es, die der Ausübung einer erfolgreichen Kystoskopie Schwierigkeiten darbieten.

Reizbarkeit und mangelhafte Ausdehnbarkeit der Blasenwand, Trübung des Blaseninhaltes durch eitrige und blutige Beimischung sind die Hindernisse, die wir in Fällen von Blasenkatarrh bei der Ausübung unserer Untersuchungsmethode zu überwinden haben; oben Seite 147 ff. ist ausführlich geschildert, wie wir in solchen Fällen zu verfahren haben, um unser Ziel zu erreichen.

Wie bei anderen Organen zeigt sich der Katarrh der Blase in Rötung der Schleimhaut, in Schwellung und Auflockerung derselben und endlich in der Bildung katarrhalischen Sekretes.

Die Rötung der Schleimhaut kann alle nur denkbaren Grade erreichen, sie kann ganz fehlen, es kann die Schleimhaut bei chronischem Katarrh sogar auffallend blass und anämisch erscheinen; die Rötung kann andererseits so hochgradig werden, dass die mukosa gleichmässig blutig rot gefärbt erscheint. Die Rötung der katarrhalisch erkrankten Blasenschleimhaut wird durch capillare Gefässinjection bedingt. Eine stärkere Entwicklung und Ramifikation der makroskopisch sichtbaren arteriellen Gefässe ist an sich kein katarrhalischer Process, erscheint aber nicht selten als Vorläufer desselben. In der Umgebung schon bestehender inselförmiger, geröteter Flecken, die bereits alle Zeichen des ausgebildeten Katarrhs darbieten, sehen wir die arteriellen Gefässe oft auffallend erweitert und vermehrt. Geschlängelt verlaufen sie auf der sonst normalen Schleimhaut, während sich ihre Ausläufer

13*

in den diffus geröteten katarrhalischen Partien verlieren. An dem einen oder anderen Ast eines solchen Gefässes zeigen sich schon kleinere, diffus gerötete Flecke, die durch ihre Lage ihren Zusammenhang mit dem Gefäss dokumentieren. Bald bilden sich immer mehr solcher Flecken. Indem sie sich dann verbreitern und zusammenfliessen, vergrössern sie das schon vorhandene katarrhalisch erkrankte Schleimhautgebiet. In diesem Bereich des ausgebildeten Katarrhs verschwinden die makroskopisch sichtbaren Gefässe völlig, und das ist nicht nur bei den geröteten Flächen des akuten Katarrhs der Fall, sondern auch beim chronischen Katarrh, bei dem die Schleimhaut blass ist. Vergebens suchen wir dann nach den zierlichen Gefässstämmen, die wir auf der normalen Schleimhaut beobachten. Dieses Verschwinden der typischen arteriellen Gefässfiguren innerhalb der katarrhalisch erkrankten Schleimhautpartien ist nicht leicht zu erklären; bei akuten Processen könnte es die intensive Rötung der erkrankten Partien sein, die die normalen Gefässe verdeckt; bei chronischen Katarrhen ist es vielleicht die Schwellung der Schleimhaut und die Verdickung ihres Epithelbelages, die die Gefässe unseren Blicken entzieht.

Wie das Verschwinden der makroskopisch sichtbaren Gefässstämme eine regelmässige Erscheinung jeden Katarrhs ist, so ist das Wiedererscheinen der zierlichen Gefässfiguren das sichere Zeichen einer beginnenden resp. vollendeten Heilung.

In den leichteren Graden sind die entzündeten Partien von zarter rosa Farbe; die Blase sieht dann wie marmoriert aus. Die normale gelblich-rosa oder gelblich-weisse Schleimhaut bildet den Fond, während die fleckige Zeichnung durch die rosa injicierten Stellen gebildet wird. Von dieser rosa Färbung bis zu rein-blutiger Farbe sehen wir alle denkbaren Übergänge. Bald zeigt die entzündete Schleimhaut eine hochrote Farbe, bald ein mehr schmutzigtrübes oder bei stärkerer Hyperämie düster rotes Kolorit. Die schiefergraue Farbe, die wir am Kadaver so häufig in Fällen von langdauernder Cystitis finden, wird während des Lebens nicht beobachtet; es fehlt an der Leiche die Gefässinjection, die am Lebenden der betr. Schleimhautpartie das rote Aussehen verlieh.

Eine fast rein-blutige Farbe der Schleimhautoberfläche zeigen die hämorrhagischen Formen, bei denen oft eine leichte Berührung mit dem Schnabel des Instrumentes genügt, eine kleinere oder grössere Blutung auszulösen. Ist dieselbe gering, so kann man endoskopisch beobachten, wie zuerst ein kleiner Blutstropfen austritt, wie derselbe immer freier, einem kleinen Polypen ähnlich, in das Blasencavum hervorspringt, um endlich abzureissen und nun auch den Blaseninhalt blutig zu färben. Ist die Blutung stärker, so sieht man das Blut scharf gegen den klaren Blaseninhalt abgegrenzt in continuierlichem Strome nach abwärts fliessen. In beiden Fällen aber vergeht eine gewisse Zeit bis der Blaseninhalt stärker getrübt und ein weiteres Sehen unmöglich wird.

In nicht wenigen Fällen von hochgradigem Katarrh bilden sich Suggillationen in der Schleimhaut, die bald kleine Streifen und Flecken darstellen, bald ausgedehnte Partien einnehmen. Frisch haben diese Flecken eine reinblutige Farbe; bei wiederholter, von Zeit zu Zeit vorgenommener Untersuchung sieht man sie allmählich erblassen und verschwinden.

Die Ausbreitung der entzündlichen Rötung auf der Schleimhaut ist nur selten eine gleichmässige; auch wenn die ganze Blasenwand ergriffen ist, zeichnen sich einzelne Partien durch stärkere Färbung aus. In den leichteren Fällen ist die Rötung auf umschriebene Stellen beschränkt, während die übrige Schleimhaut ihre normale Beschaffenheit bewahrt. Die entzündeten Partien stellen grössere oder kleinere unregelmässig gestaltete Flecken dar, die entweder inselartig allseitig von normal gefärbter Schleimhaut umgeben oder mit benachbarten Flecken durch streifenartige Fortsätze verbunden sind. Oft findet sich eine landkartenähnliche Zeichnung. Solche entzündeten Flecken pflegen um so enger bei einander zu liegen, je näher sie sich am sogenannten Blasenhalse befinden. In vielen Fällen ist der Process überhaupt auf den Blasenboden und die Umgebung der inneren Harnröhrenmündung beschränkt; wir haben es dann mit einer Cystitis colli zu tun; der Blasenkörper zeigt normale Verhältnisse.

Die Schwellung und Wulstung der Schleimhaut ist bald unbedeutend, in anderen Fällen sehr beträchtlich. Häufig findet sich eine eigentümliche Auflockerung der Schleimhaut; während letztere unter normalen Verhältnissen sowohl dem Auge wie dem tastenden Finger von seidenartiger, glatter Beschaffenheit erscheint, macht sie an den von katarrhalischen Processen ergriffenen Partien einen stumpfen, sammetartigen Eindruck. Diese Veränderung wird durch den Verlust des Epithels bedingt; sie ist meist auf umschriebene Gebiete beschränkt.

Indessen nicht nur ihre glatte Oberfläche büsst die entzündete Schleimhaut ein, ihre ganze Struktur kann schwere Veränderungen erleiden; sie wird dicker und succulenter und verliert ihre normale Konsistenz. Bis zum Verschwinden des Knopfes kann man, wie Zuckerkandl gezeigt hat, eine dünne elastische Bougie à boule in die aufgelockerte mukosa ohne Verletzung eindrücken. Der Neigung des cystitischen Processes zu fleckenweiser Anordnung entsprechend pflegt auch die katarrhalische Schwellung auf grössere oder geringere Gebiete der Schleimhaut beschränkt zu sein. Auch in den seltenen Fällen, in denen sie die ganze Blasenwand ergriffen hat, ist sie keine gleichmässige; stets zeichnen sich einzelne fleckige Partien durch stärkere Wulstung aus.

Die Oberfläche der entzündeten Blasenwand ist von der schon erwähnten stumpfen, sammetartigen Beschaffenheit abgesehen, entweder eine gleichmässig glatte oder von mehr körnigem, dem Chagrinleder ähnlichen Charakter. Die

hanfkorn- bis linsengrossen Erhabenheiten stehen bald vereinzelt, bald dichtgedrängt. Sind sie, wie so oft, von tiefroter Farbe, so können sie der betr.
Stelle ein himbeerähnliches Aussehen geben. Nicht selten findet man bei
leichtem Blasenkatarrh den Blasenboden mit kurzen, stumpfkonischen Hervorragungen besetzt. Dieselben sind von annähernd gleicher Grösse, stehen entweder mehr vereinzelt oder so dichtgedrängt, dass sich ihre breite Basis
berührt. Ihr abgerundeter Gipfel ist stark gerötet und kontrastiert dadurch
gegen die meist blasse Farbe ihrer Basis und des Blasenbodens.

In schweren Fällen kann die Wulstung der entzündeten Schleimhaut
sehr hohe Grade erreichen. In dicken, plumpen Wülsten, als hätte sie auf
ihrer Unterlage nicht Platz, springt die aufgelockerte, infiltrierte, hyperämische
Schleimhaut in das Blasencavum vor. Durch ihre plumpe Form unterscheiden sich diese Schleimhautfalten scharf von den schön modellierten
Muskelbalken der vessie à colonnes.

Bisweilen zeigen sie ein hahnenkammähnliches Aussehen; man findet
dann meist mehrere solcher Falten durch schmale Täler getrennt, hinter
einander verlaufend. Meist sind sie aber von mehr breiter unregelmässig
hügliger Gestalt und stellen plumpe längliche, mehr oder weniger hervorragende Wülste dar, die zu mehreren dichtgedrängt, in umschriebenen Gruppen
bei einander liegen. In anderen Fällen zeigen die Wulstungen eine mehr
knopf- oder pilzförmige Gestalt. Der ganze Blasenboden kann von solchen
Gebilden austapeziert sein. Finden sich solche Wulstungen der Schleimhaut
in der Umgebung der Harnleitermündungen, so können letztere dadurch verdeckt und unsichtbar werden. Sind diese Schleimhautwulstungen mehr umschriebener Natur, so können sie mit ihrer hyperämischen Oberfläche und
dem anhaftenden Belag grosse Ähnlichkeit mit breit aufsitzenden Geschwülsten
erlangen.

Bei langdauernden Reizungen der entzündeten mukosa kommt es in
seltenen Fällen zur Entwickelung kurzer dünner Zotten, die dicht nebeneinander stehend, ausgedehnte Partien der Schleimhaut einnehmen und dieselbe wie mit einem zottigen Rasen überziehen. Wir haben es dann mit
einer Cystitis villosa zu tun.

Gelingt es, eine so veränderte Schleimhautstelle, ohne eine Blutung zu
erzeugen, durch Spülungen von anhaftenden Sekretmassen zu befreien und
einen klaren Blaseninhalt zu erzielen, so gewährt sie im kystoskopischen
Bilde einen reizvollen Anblick: Dichtgedrängt sieht man die zierlich schlanken
Gebilde bei sanfter Irrigation wie ein vom Winde bewegtes Kornfeld hin-
und herwogen.

Den Gegensatz zu diesen eben geschilderten hyperplastischen Bildungen
des katarrhalischen Processes stellen die katarrhalischen Geschwüre dar.
Sie werden nur bei der schwersten Form des Blasenkatarrhs beobachtet, in Fällen,
die der kystoskopischen Untersuchung grosse Schwierigkeiten bereiten, in
denen man trotz sachgemässer Vorbereitung oft nur unklare Bilder erhält.

Dieser Umstand macht es begreiflich, dass verhältnismässig so selten katarrhalische Geschwüre gefunden werden. Namentlich die ganz oberflächlichen, an sich nicht seltenen katarrhalischen Geschwüre entziehen sich wohl regelmässig der kystoskopischen Beobachtung.

Am häufigsten sind noch tiefere Decubitusgeschwüre, wie sie durch Steine auf katarrhalisch schwer erkrankten Schleimhautpartien erzeugt werden; auch Wulstungen der Schleimhaut, die gegen einander drängen, können an den Berührungsstellen solche Geschwüre darbieten. In anderen Fällen finden sich die katarrhalischen Geschwüre gerade auf dem Gipfel der Schleimhautwülste.

Diese Ulcerationen können eine beträchtliche Tiefe und Grösse erreichen. Ihr Umfang ist unregelmässig rundlich oder oval, bisweilen mit ausgenagtem Rande; letzterer zeigt nur selten eine wallartige Beschaffenheit; in der Regel steigt nur der Geschwürsgrund sanft zum Rande auf. Meist ist die ganze Ulceration von einem zähen, fest anhaftenden Belage bedeckt, ein Umstand, der sicherlich dazu beiträgt, dass Geschwüre so häufig übersehen werden. Oft kann man in solchen Fällen nur aus der umschriebenen Form des trotz sorgfältigen Spülens noch festsitzenden dicken Belages vermuten, dass unter demselben eine Ulceration verborgen ist, auf der die Sekretmassen besonders fest haften. Die Natur dieses Sekretes kann eine verschiedene sein und wird oft durch dicht bei einander stehende kleine Eiterpflöcke gebildet. Man sieht dann bei leichter Irrigation einen umschriebenen weissen Fleck auf leicht wogender Oberfläche, der scharf gegen die hochrote Umgebung absticht. Solche Stellen finden sich meist auf dem Gipfel grösserer Falten und Wülste, es handelt sich dann fast stets nur um ganz oberflächliche Geschwüre. Bei tieferen Ulcerationen findet sich oft ein zäher, rotziger, durch eingelagerte Erdsalze weisslich oder durch Blutbeimischung braun gefärbter Belag, von dem unregelmässige Fortsätze in die Flüssigkeit hineinragen. Seltener zeigt sich ein aus längeren polypösen oder velamentösen Gebilden zusammengesetzter Belag. Häufig aber sehen wir auf derselben Geschwürsfläche verschiedene der eben geschilderten Sekretformen mit einander vereinigt.

Trifft man ein solches mit fest anhaftenden Sekretmassen bedecktes Geschwür mit kräftigem Irrigationsstrahle, so gelingt es wohl einen Teil der anhaftenden eitrigen Massen fortzuspülen und eine kleinere oder grössere Partie des Geschwürsgrundes zur Ansicht zu bekommen, meist allerdings nur für einen Augenblick, weil sich der Blaseninhalt alsbald durch die losgelösten Sekretmassen trübt; in anderen Fällen ist die ulcerierte Stelle ganz oder teilweise mit fest anhaftenden Blutgerinnseln bedeckt. Nicht selten erfolgt aus dem freiliegenden Teil des Geschwürsgrundes eine geringe Blutung. Eine solche tritt regelmässig ein bei Berührung mit dem Instrument. Je nach der Stärke der Blutung bildet sich alsbald ein leichter oder dichter roter Nebel, der das Gesichtsfeld bald so verdunkelt, dass ein weiteres Sehen unmöglich wird. Gelingt es uns, den Boden eines katarrhalischen Blasengeschwüres in grösserer oder geringerer Ausdehnung und mit genügender Klarheit zur Ansicht zu bekommen, so zeigt er meist eine hochrote Farbe; nur selten ist er von unreinem oder speckigem Aussehen. Stets haften ihm eine grössere Anzahl verschieden gestalteter Sekretfetzen an. Seine Basis ist von höckriger Oberfläche; nicht selten sieht man namentlich an der Peripherie einzelne oder zahlreiche Granulationsknötchen aufschiessen.

In anderen Fällen kommt es zu einer Incrustation des Geschwüres mit Erdsalzen, die eine beträchtliche Dicke erreichen kann. Meist sehen solche incrustierten Stellen im kystoskopischen Bilde blendend weiss aus; doch können sie durch Blutbeimischung auch ganz oder teilweise eine schokoladenähnliche oder schwärzliche Farbe annehmen.

Wie schon oft erwähnt, finden wir auch in der normalen Blase, namentlich an der Falte der inneren Harnröhrenmündung nicht selten kleine wasserhelle Bläschen. In leichten Fällen von akutem oder chronischem Blasenkatarrh werden solche Bläschen öfter und in grösserer Anzahl beobachtet; gelegentlich sind dieselben auch grösser, können sogar Linsengrösse erreichen. Meist aber stellen sie kleine, dünnwandige, halbkuglige Gebilde dar, die oft so zarter Natur sind, dass sie leicht übersehen werden. In anderen Fällen zeigen sie ein mehr charakteristisches Aussehen. In grosser Anzahl über die Schleimhaut zerstreut ähneln sie, vom hellen Lichte des Kystoskopes beleuchtet, krystallklaren Tautropfen, die der geröteten Schleimhaut aufliegend ein zierliches Bild geben. Es sind das dieselben Gebilde, die Orth in seinem Lehrbuche der pathologischen Anatomie als Herpes vesicae bezeichnet. In anderen Fällen von Blasenkatarrh sind die Blasen dickwandiger; sie gleichen an Grösse und Aussehen „Kaviarkörnern“ (Limbach) oder „Fischeiern“ (Litter); es sind Obduktionsbefunde bekannt, in denen die Blase vollständig mit solchen Körnern austapeziert erschien. Bei zwei Kranken, die an leichtem Blasenkatarrh litten, habe ich grössere, etwa erbsengrosse Blasen beobachtet, die die grösste Ähnlichkeit mit Pockenpusteln darboten, auch wie diese im vorgeschrittenen Stadium eine deutliche Delle zeigten. Sie standen gruppenweise bei einander und waren namentlich in dem einen Falle sehr zahlreich und in allen Stadien ihrer Entwicklung zu sehen. Bei den jüngsten Bläschen erschien der Inhalt klar, bei den älteren trübe, eiterhaltig. Hier und da hing ein flottierender Fetzen an der Wand, der den Rest einer geplatzten Blase darstellte. Eine besondere diagnostische oder prognostische Bedeutung scheint den eben geschilderten Gebilden nicht zuzukommen.

Verhältnismässig häufig findet man namentlich bei Frauen eine Art von Blasenbildung der Schleimhaut, die Kolischer[1] als „bullöses Ödem der weiblichen Blase“ zuerst genau beschrieben hat: „Es erscheinen circumscripte Partien der Vesicalmukosa mit hirsekorn- bis erbsengrossen

---

[1] Kolischer, „Das bullöse Ödem der weiblichen Blase“. Zentralbl. f. Gyn. 1895. Nr. 27.

wasserhellen Bläschen besetzt; zwischen diesen oft sehr gedrängt stehenden Bläschen sieht man weissliche Fetzen flottieren, wahrscheinlich die Hülsenreste schon geplatzter Bläschen, die übrige Schleimhaut ist normal tingiert und injiciert. In besonders exquisiten Fällen ist diese Blasenbildung eine an Grösse und Zahl der Blasen geradezu kolossale, so dass man das Stück einer Blasenmole vor sich zu sehen glaubt." — „Das Auftreten dieses bullösen Ödems beobachtete ich mit Regelmässigkeit dann, wenn es zur Bildung eines Exsudates an einem Genitalorgan in unmittelbarer Nähe der Blase kam; am deutlichsten und imposantesten war die Erscheinung dann, wenn das Exsudat zwischen Blase und Uterus lag. Mehrfach konstatierte ich dieses Ödem auch bei Anlötung einer Pyosalpinx an die Blase. Vielfach war vor der kystoskopischen Untersuchung die Annahme die, dass es sich um ein Neoplasma der Blase handele. Nach Entleerung des Eiters aus dem Genitaltumor verschwand auch das Ödem und mit ihm die Blasenbeschwerden."

Auf andersartige hyperplastische Epithelgebilde, die man bisweilen bei Blasenkatarrhen findet, auf die sogenannte Leukoplakia vesicae hat zuerst Brick[1]) hingewiesen. Man beobachtet in solchen Fällen auf der entzündeten Schleimhaut unbewegliche unregelmässige, wenig prominierende weisse Flecken von der Grösse eines Fingernagels. Lässt man der vorbereitenden Anfüllung der Blase mit Borsäurelösung eine Ausspülung mit einer Pikrinsäurelösung vorausgehen, so färben sich die weisslichen, respektive weissen Flecken intensiv gelb. Mikroskopisch erweisen sich diese Flecken, die den sogenannten „Plaques opalines" der Mundschleimhaut gleich zu stellen sind, als durch gewuchertes, verhorntes Epithel gebildet. In allen derartigen bisher beobachteten Fällen enthielt der Urin grosse Mengen von verhornten Epithelmassen.

Katarrhalisches Sekret findet sich in allen Fällen von Entzündung der Blasenschleimhaut, bietet aber hinsichtlich seiner Menge wie seiner Beschaffenheit die grössten Verschiedenheiten dar.

Bald besteht es vorzugsweise aus den sich reichlich proliferierenden und abstossenden Epithelien, bald ist es mehr aus Eiterkörperchen zusammengesetzt, bei höheren Graden von Entzündung beteiligen sich auch rote Blutkörperchen an seiner Bildung. Infolge ammoniakalischer Zersetzung nimmt das Sekret die bekannte zähe, rotzartige Beschaffenheit an; in solchen Fällen sind ihm oft reichliche Mengen von Salzen in amorpher oder krystallinischer Form beigemischt.

Ausführlich ist oben geschildert worden, wie sehr diese katarrhalischen Beimischungen die Ausübung unserer Untersuchungsmethode erschweren, und wie wir durch Ausspülungen die Verhältnisse bessern können.

Diese auch nach sorgfältiger Spülung in der Blase zurückbleibenden Sekretmassen sind für die kystoskopische Untersuchung von grosser Bedeu-

---

1) Brick, Über Leukoplakia vesicae. Wien. med. Presse. 1896.

tung; haften sie fest an der Wand, so verändern sie je nach Menge und Charakter das Aussehen der betreffenden Schleimhautpartie, mischen sie sich aber während der Untersuchung mit der die Blase erfüllenden Flüssigkeit, so trüben sie letztere und verhindern ein deutliches Sehen.

Ist die Blase in leichteren Fällen von Katarrh sorgsam rein gespült, so sehen wir nach Einführen des Kystoskopes nur hier und da ein vereinzeltes Schleimklümpchen der entzündeten Schleimhaut anhaften. In anderen Fällen ist das Sekret reichlicher; bald stellt es vereinzelte oder in Haufen stehende grössere Flecken dar, bald sind grosse Flächen von dichtgedrängt stehenden derartigen Massen überzogen. Die Farbe dieser Flecken ist eine weissliche, bisweilen eine unbestimmt graue. Oft stellt der katarrhalische Belag eine schneeweisse, kleinflockige Masse dar, bald ist die dunkelrote Schleimhautfläche nur mit einzelnen solcher scharf umschriebenen Flöckchen besetzt, bald sind dieselben dicht gedrängt und stellen ausgebreitete weisse Flächen dar. Sind diese Anhäufungen weisser flockiger Auflagerungen scharf umgrenzt, so können sie, namentlich wenn sie den Gipfel eines Schleimhautwulstes einnehmen, leicht zu Verwechslungen mit flachen Phosphatsteinen Veranlassung geben. In diesem Falle gibt uns die Anwendung der Irrigation Aufschluss. Ein Stein bleibt entweder unbewegt liegen oder wird bei genügend starkem Flüssigkeitsstrom in toto fortbewegt. Die kleinen Eiterflöckchen aber flottieren in dem Flüssigkeitsstrom oder werden einzeln oder in grösseren Häufchen fort gespült. In anderen Fällen bildet das weisse eitrige Sekret längere, mehr wurmförmige oder zottige fadenförmige Gebilde; besonders geschwürige Stellen sind nicht selten mit solchen Massen besetzt.

Oft zeigt das katarrhalische Sekret einen mehr membranösen Charakter, es besteht dann vorwiegend aus Epithelmassen, die sich als Schuppen oder Fusseln oder als grössere Fetzen von der entzündeten Blasenwand abgelöst haben. Derartige einzeln oder in grösserer Anzahl der geröteten Schleimhaut mit zarter Wurzel anhaftende Epithelfetzen sieht man oft von beträchtlicher Grösse und von bizarrer Gestalt mit langen Zipfeln in der Flüssigkeit flottieren. Von dem Licht der nahen Lampe glänzend hell erleuchtet, geben sie oft die zierlichsten Bilder. Von Zeit zu Zeit löst sich ein solcher Fetzen ab, um einem silbernen Flitter gleich durch das Gesichtsfeld zu ziehen.

Ein ganz anderes Bild als diese zarten Epithelfetzen geben die wirklichen Pseudomembranen, die sich in seltenen Fällen von schwer entzündeten Schleimhautpartien bilden; sie zeichnen sich durch grössere Derbheit und oft beträchtliche Grösse aus. Sie bilden dann grössere Fetzen, die teilweise noch mit der Schleimhaut zusammenhängend, mit ihrem freien Teile einem faltigen Tuche vergleichbar, das im Winde hin- und herbewegt wird, in der Blasenflüssigkeit flottieren.

Besonders charakteristisch gestaltet sich der Anblick, wenn man kräftig Flüssigkeit injizieren lässt; in wildem Wirbel sieht man dann die membranösen Massen in der Blasenhöhle umherjagen. In anderen Fällen haftet das missfarbene rotzartige Sekret mit breiter Wurzel auf der Schleimhaut und flottiert zu unförmigen, langgestreckten Massen ausgezogen in der Flüssigkeit. Dieselben ähneln dann in Form und Bewegung oft langgestreckten durch Schlamm verunreinigten Moosen, wie wir sie in langsam fliessenden Gräben in der unreinen Flüssigkeit schwimmen sehen.

Nur selten hüllt ein zartes schmierigweissliches Sekret grössere oder kleinere Partien der Blasenwand mit einem gleichmässigen dünneren oder stärkeren Überzuge ein.

Kommt es in einer katarrhalischen Blase zur Ausscheidung von Erdsalzen, so setzen sich dieselben leicht in den Sekretmassen ˏfest. Letztere werden dann in geringerem oder höherem Grade mit kalkartigen Massen imprägniert und erhalten dadurch ein rein weisses Aussehen, sie werden derber, voluminöser und schwerer und lassen sich nur schwer durch Ausspülung entfernen.

Selbstverständlich gibt es zwischen den verschiedenen oben geschilderten Formen des katarrhalischen Sekretes alle denkbaren Übergänge; oft kommen in derselben Blase verschiedenartige Sekretmassen vor, sei es dicht neben einander, sei es an verschiedenen Stellen. Die durch Ausspülungen nicht entfernten Sekretmassen sind nur selten gleichmässig über die Blaseninnenfläche verteilt, sondern der inselartigen Anordnung der anderen katarrhalischen Veränderungen entsprechend mehr oder weniger auf einzelne Stellen beschränkt. Mit Vorliebe haften sie auf den Gipfeln von Schleimhautwülsten, eine weitere Prädilektionsstelle bildet die Umgebung der inneren Harnröhrenmündung. Da die an dieser Stelle haftenden, zottig vorspringenden, flottierenden Massen infolge der Nähe des Prismas stark vergrössert erscheinen, so liegt hier die Gefahr zu Verwechslungen besonders nahe.

In den bisherigen Ausführungen haben wir uns auf die Schilderung der verschiedenen Erscheinungsformen beschränkt, unter denen sich die drei, den Blasenkatarrh zusammensetzenden pathologischen Processe, die Rötung, Schwellung und Auflockerung der Schleimhaut und endlich die Bildung katarrhalischen Sekretes jedes für sich allein im kystoskopischen Bilde darstellen. Das Aussehen einer katarrhalisch erkrankten Blase hängt nun davon ab, unter welcher von den geschilderten Formen im einzelnen Falle die Rötung und Schwellung der Schleimhaut sowie das katarrhalische Sekret neben einander auftreten. Bei der Vielgestaltigkeit einer jeden dieser drei Komponenten ist es begreiflich, dass die Bilder katarrhalischer Blasen von unendlicher Mannigfaltigkeit sind und die grössten Verschiedenheiten darbieten können.

Im Gegensatz zu dieser Mannigfaltigkeit pflegt allen Bildern, die wir bei der kystoskopischen Untersuchung katarrhalisch kranker Blasen erhalten, eine Eigenschaft gemeinsam zu sein, nämlich die, dass sie mehr oder weniger trübe und lichtschwach oft direkt neblig erscheinen im Gegensatz zu der strahlenden Klarheit, in der wir die Bilder der normalen und auch der pathologischen Blase erblicken, soweit letztere nicht auch zugleich katarrhalisch erkrankt ist. Selbst in Fällen, in denen der Blaseninhalt während der Besichtigung völlig klar ist, lassen die Bilder der katarrhalisch erkrankten Blasenschleimhaut den gewohnten Glanz und die Transparenz vermissen. Es hat das seinen Grund in der oben geschilderten Oberflächenbeschaffenheit der erkrankten Schleimhaut, die ihre Glätte verloren und eine mehr stumpfe sammetartige Beschaffenheit angenommen hat. Damit fällt natürlich der Eindruck des Glanzes und der Transparenz fort, den die spiegelglatte Blasenwand verursacht. Das ist dann in um so höherem Maße der Fall, je mehr die Schleimhaut aufgelockert und von wenig charakteristischen, die Grenze zwischen Blasenwand und Borsäurelösung verwischenden Sekretmassen bedeckt ist. Der Hauptgrund aber für die lichtschwache, trübe, verschwommene Beschaffenheit, die die kystoskopischen Bilder katarrhalischer Blasen darbieten, wird dadurch gegeben, dass die die Blasenhöhle erfüllende Flüssigkeit von vornherein nicht klar ist oder sich doch sehr bald nach der Einführung des Instrumentes trübt. Wir haben oben gesehen, wie ungünstig schon eine geringe Trübung wirkt; je mehr dieselbe zunimmt, um so dichter wird der Nebel, der sich über die Objekte zu legen scheint, bis endlich ein deutliches Sehen überhaupt unmöglich wird. Bei geringer Trübung macht es oft den Eindruck, als ob die Lampe nicht genügend hell glühe. Um in solchen Fällen zu wissen, woran man ist, braucht man nur den Schnabel des Instrumentes so nach oben zu drehen, dass die Luftblase im Gesichtsfelde erscheint. Ist der Blaseninhalt klar, so ist das von der Luftblase reflektierte Bild des Mignonlämpchens bei ungenügender Helligkeit der letzteren wohl lichtschwach, aber klar, während es bei Trübung des Blaseninhaltes trotz aller Helligkeit stets trübe uud verschwommen erscheinen muss.

Aber auch in den Fällen von Blasenkatarrh, in denen anfangs der Blaseninhalt klar war, pflegt er sich meist bald zu trüben; befördert wird das Eintreten einer solchen Trübung durch unrichtiges Hin- und Herbewegen des Instrumentes und oft auch durch unrationelle Anwendung der Irrigation. Namentlich durch letztere können grosse Mengen noch anhaftender Sekretmassen losgerissen werden, die dann alsbald eine starke Trübung der Flüssigkeit bewirken. Nur zu oft ereignet es sich bei der Untersuchung von Kranken, die an Blasenkatarrh leiden, dass die Bilder unmittelbar nach dem Einführen des Instrumentes wohl von genügender Klarheit sind, aber alsbald trüber und trüber werden, so dass man alles wie im dichten Nebel erblickt. Stets finden wir in Fällen von Blasenkatarrh eine geringere oder grössere Menge von Sekretmassen in Form von Flocken und Fetzen in der Flüssigkeit schwimmen.

Von den verschiedensten Gesichtspunkten ausgehend hat man die mannigfachen Formen des Blasenkatarrhs in einzelne Rubriken einzuteilen versucht; man unterscheidet eine Cystitis purulenta, haemorrhagica, eine Cystitis colli und eine Cystitis corporis, eine Cystitis blennorrhoica etc.

Für unsere Zwecke ist die Einteilung in akute und chronische katarrhalische Processe die brauchbarste.

Bei akuten Blasenkatarrhen überwiegt die Gefässinjection, und die Schwellung ist eine geringere; das producierte Sekret pflegt sich verhältnismässig leicht mit der Flüssigkeit zu vermischen. In den leichteren Fällen sehen wir meist inselförmig gerötete Partien, die durch Räume normaler Schleimhaut getrennt sind. Diese geröteten Stellen finden sich am dichtesten am Blasenboden und in der Gegend des sogenannten Blasenhalses; der Blasenkörper und der Vertex können frei sein. Selten ist das Umgekehrte der Fall, dass die obere Partie der Blase erkrankt ist, ihr Boden aber normale Verhältnisse darbietet. Nur hier und da haftet ein Eiterflöckchen, ein Epithelfetzen an der Wandung. Nur bei intensiverer Entzündung zeigen die erkrankten Schleimhautpartien eine gleichmässige hochrote Färbung; an einzelnen Stellen finden sich kleinere oder grössere Ecchymosen. Das Epithel ist in grösserer Ausdehnung abgestossen. An vielen Stellen sieht man einzelne oder in Gruppen stehende Epithelfetzen an der Blasenwand haften; die betr. Partien bieten das oben beschriebene, stumpfe, aufgelockerte Aussehen dar. Wird eine solche Stelle mit dem Schnabel des Instrumentes berührt, so tritt eine Blutung ein; auch ohne einen derartigen Insult wird in Fällen schwerer akuter Entzündung der Blaseninhalt infolge krampfhafter Kontraktionen der Blasenwand bald durch Blutbeimischung rot gefärbt.

Im allgemeinen eignen sich die schwereren Formen von akutem Blasenkatarrh nicht für die kystoskopische Untersuchung. Bei hohen Graden der Entzündung ist sie entschieden zu verwerfen. Schon die vorbereitenden Ausspülungen sind qualvoll und lösen meist die Blutung aus. Nur selten wird eine genügende Ausdehnung der Blasenhöhle ertragen. Das Einführen des Instrumentes ist ebenfalls schmerzhaft. Man sollte in solchen Fällen die Untersuchung stets verschieben, bis die akuten Reizerscheinungen geschwunden sind.

Beim chronischen Blasenkatarrh überwiegt die Schwellung der Schleimhaut; die Rötung tritt mehr zurück, ja kann gänzlich fehlen. Das Sekret ist in den schweren Formen sehr reichlich und oft von zäher, der Blasenwand fest anhaftender Beschaffenheit. In leichten Fällen sind die kystoskopisch wahrnehmbaren Veränderungen unbedeutend. Die Schleimhaut ist nur wenig verdickt, ja kann sogar dünn erscheinen und ist von blasser Farbe. Die einzige charakteristische Erscheinung ist das Fehlen der arteriellen Gefässe; hier und da haften Sekretmassen an der Wandung.

Je schwerer der chronische Katarrh ist, um so stärker pflegt die Schwellung und Wulstung der Schleimhaut zu sein, beide können sehr hohe Grade erreichen. Oft sind sie auf den Blasenboden beschränkt, der Blasenkörper und Vertex kann frei sein. Nur selten ist die ganze Blasenschleimhaut verdickt und gewulstet. Namentlich am Blasenboden finden wir in schweren Fällen plumpe unförmige, einem Tumor ähnliche Schleimhautwülste, auch wohl die oben geschilderten knopf- oder pilzförmigen Wucherungen. Die Farbe der so veränderten Schleimhautpartien ist bisweilen auffallend blass, meist aber zeigen sie ein unreines rosa- oder ein düsterrotes Kolorit. In grosser Ausdehnung sind die Wandung und namentlich die Gipfel der Falten mit dem oben in seiner Vielgestaltigkeit beschriebenen, fest anhaftenden katarrhalischen Sekret bedeckt. In den Nischen zwischen den Falten finden sich auch wohl schwere lose Sekretmassen, die durch die vorbereitenden Spülungen nicht entfernt wurden.

Erleidet eine solche Blase eine akute Exacerbation des katarrhalischen Processes, so ändert sich der Anblick der entzündeten Schleimhaut. An Stelle des missfarbenen Aussehens tritt eine lebhafte Entzündungsröte, die, wenn auch von düstererem Kolorit als bei akuter Entzündung, doch die höchsten Grade erreichen kann. Wieder sind es die Gipfel der Wülste und die die Harnröhrenmündung umgebenden Partien, welche die intensivste Rötung zeigen.

Nicht selten finden sich ausgebreitete Suggillationen. Scharf kontrastiert gegen diese hochrote Basis das reichliche, der Schleimhaut fest anhaftende eitrige Sekret. Auch bei vorsichtiger Handhabung des Instrumentes tritt in solchen Fällen leicht eine Blutung ein; es genügt dazu eine sanfte Berührung der Schleimhaut. Man sieht das Blut scharf gegen das die Blase erfüllende Borwasser abgesetzt, in welligem Strome noch eine Strecke nach abwärts fliessen, ehe es sich mit der Flüssigkeit vermischt.

Tritt in der Blase wie so häufig in veralteten Fällen von Cystitis, eine ammoniakalische Zersetzung des Urins ein, so haftet das rotzartige, zähe Sekret fest an der Blasenwand und lässt sich durch Spülungen nur unvollkommen entfernen. Es sind das Fälle, in denen die ganze Trübung des Urins im Missverhältnis zu den heftigen subjektiven Beschwerden stehen. Solche Massen finden sich häufig in unmittelbarer Umgebung der inneren Harnröhrenmündung. Indem sie sich gleich nach dem Einführen des Kystoskopes zwischen Lampe und Prisma legen, hindern sie von vornherein jedes deutliche Sehen.

Die oben geschilderte villöse Degeneration der entzündeten Schleimhaut und die als Leukoplakia vesicae geschilderte Epithelwucherung werden nur in veralteten Fällen gefunden und sind als Folgeerscheinungen eines lange bestehenden Reizzustandes zu betrachten. Auch tiefere Geschwüre werden nur in den schwersten Formen chronischen Katarrhs beobachtet.

Die auf gonorrhoischer Basis beruhenden Katarrhe sind zwar kystoskopisch nicht mit Sicherheit als solche zu diagnosticieren, bieten aber doch eine grosse Gleichartigkeit der Bilder dar. Chronische Fälle zeichnen sich meist durch die fleckenweise auftretende Entzündung aus; die zwischen den katarrhalisch veränderten Inseln liegende Schleimhaut bietet normale Verhältnisse dar. Die erkrankten Stellen befinden sich besonders am Blasenboden und in der Nähe des orific. urethrae int. Der eigentliche Blasenkörper ist meist frei. Diese entzündeten Stellen sind scharf umschrieben und zeigen eine intensive Rötung und Schwellung der mukosa, meist an verschiedenen Stellen.

Wiederholt konnte ich bei der Untersuchung beobachten, wie durch eine entsprechende Behandlung (Höllenstein-Instillationen) eine erkrankte Stelle nach der anderen wieder ihre normale Beschaffenheit annahm. In seltenen Fällen bewahrte eine Stelle noch lange hartnäckig ihre katarrhalische Beschaffenheit, nachdem die anderen schon längst zur Norm zurückgekehrt waren.

Akute Formen von Cystitis gonorrhoica habe ich nicht untersucht.

Die Untersuchung ist für den Kranken sehr schmerzhaft und kann leicht dauernden Schaden im Gefolge haben. Diese Lücke möge folgende Schilderung Fingers[1]) ausfüllen:

„Die mit dem Endoskop wahrzunehmenden Veränderungen der Schleimhaut der Blase bestanden, je nach der Extensität und Intensität der Processe in einer mehr oder minder bedeutenden, sich besonders am Blasenhalse als unregelmässig hüglige Wulstung kennzeichnende Schwellung der Schleimhaut. Dieselbe war entweder von dendritisch verzweigten, erweiterten, stark mit Blut gefüllten Gefässen durchzogen oder in intensiveren Fällen teils in Flecken, teils über grosse Strecken ausgebreitet diffus dunkelrot. Das Epithel war teilweise in Fetzen abgehoben, die an dünnen Fäden mit der Unterlage zusammenhängend in dem Blaseninhalt flottierten, teils vollständig losgelöst in demselben herumschwammen und mit dem Urin entleert bei mikroskopischer Untersuchung eben als Blasenepithel konstatiert werden konnten“.

In seltenen Fällen bleibt der katarrhalische Process nicht auf die Oberfläche der Schleimhaut beschränkt, sondern ergreift an einzelnen Stellen auch die tieferen Schichten der Blasenwand. Solche Fälle von Cystitis parenchymatosa, bei denen die Blasenwand durch kleinzellige Infiltration oder Narbenbildung verändert ist, verursachen den Kranken bekanntlich heftige Beschwerden; die geringste Anfüllung über ein gewisses Mass pflegt die intensivsten Beschwerden zu verursachen. Besteht in solchen Fällen noch ein ausgedehnter Oberflächenkatarrh, so ist das kystoskopische Bild meist wenig charakteristisch; eine Mitbeteiligung der tieferen Schichten der Blasenwand lässt sich nur unter Berücksichtigung aller sonstigen Erscheinungen vermuten.

Anders in Fällen, in denen der Oberflächenkatarrh gering oder völlig ausgeheilt ist, und nur jener umschriebene, tiefe, die ganze Blasenwand durchsetzende Process zurückgeblieben ist. Bei derartigen Kranken pflegt die geringe Trübung des Urins in auffallendem Gegensatz zu den grossen Be-

---

1) Finger, Wiener med. Presse. 1880. pag. 997.

schwerden zu stehen. Untersucht man eine solche Blase kystoskopisch, so sieht man umgeben von normaler oder nur leicht katarrhalisch veränderter Schleimhaut eine circumscripte unregelmässig geformte, meist gleichmässig tiefrot gefärbte Partie. Diese zeichnet sich durch ihre spiegelglatte, gleichsam lackierte Oberfläche aus, auf der eine oder mehrere schmale riffartige Erhebungen von hochroter oder mehr weisslicher Farbe verlaufen. An den Kanten dieser riffartigen Prominenzen pflegen weissliche membranöse Fetzen zu hängen. Dehnt man eine derartige Blase unter Benutzung des Irrigationskystoskopes mehr und mehr aus, so sieht man nicht selten, wie bei einer gewissen Anfüllung unter heftigen Beschwerden des Kranken die glänzend tiefrot gefärbte Partie an einer Stelle der Länge nach auf eine kurze Strecke einreisst und aus dem Riss eine Blutung erfolgt. In diesem Moment muss natürlich sofort mit dem weiteren Einspritzen von Flüssigkeit aufgehört werden.

Bei der tuberkulösen Erkrankung der Blase muss man in schärferer Weise als das bisher geschehen ist, die Fälle unterscheiden, in denen nur specifische tuberkulöse Veränderungen des Organs Platz gegriffen haben, oder gleichzeitig ein anderer gewöhnlicher bakterieller Katarrh in der Blase entstanden ist. Diese letztere Komplikation ist bekanntlich häufig die Folge von Untersuchungen. Diese mögliche Folge lässt eine jede Untersuchung bei unkomplicierter tuberkulöser Erkrankung als sehr misslich sich gestalten; wissen wir doch, einen wie vorzüglichen Nährboden die etwa eingeschleppten Bakterien in der mit kleinen Geschwüren behafteten tuberkulösen Blasenschleimhaut finden. So sehen wir durch die Untersuchung in jedem Fall den Kranken mit der Gefahr einer Mischinfektion bedroht. Aber auch die Kranken, bei denen diese Mischinfektion bereits erfolgt ist, vertragen eine Untersuchung in der Mehrzahl der Fälle schlecht. Meist verschlimmert sich ihr Zustand nach einer solchen Untersuchung beträchtlich.

Die kystoskopische Untersuchung darf daher bei Kranken, die der tuberkulösen Natur ihres Leidens verdächtig sind, niemals aus blosser Wissbegierde vorgenommen werden, sondern nur dann, wenn man glaubt, auf Grund des Befundes einen lebensrettenden operativen Eingriff vornehmen zu können. Stets muss in allen solchen Fällen mit der äussersten Sorgfalt vorgegangen und keine antiseptische Vorsicht versäumt werden. Weitere Schwierigkeiten erwachsen der kystoskopischen Untersuchung in allen vorgeschrittenen Fällen von Blasentuberkulose dadurch, dass eine beträchtliche oft sehr hochgradige Verringerung der Capacität des Organes besteht.

Die tuberkulöse Erkrankung der Harnblase liefert in frischen Fällen oft sehr charakteristische Bilder. Schon in der ersten Auflage dieses Buches habe ich pag. 173 auf eigentümliche bis linsengrosse, rotbraune geschwürige Flecke aufmerksam gemacht, die ich bei drei Kranken beobachten konnte, die der Tuberkulose dringend verdächtig waren. Ein definitives Urteil über die Natur dieser charakteristischen Flecke glaubte ich damals nicht abgeben zu dürfen.

Folgender Fall, der nicht lange danach in meine Behandlung kam, brachte volle Klarheit. Er betraf einen 24jährigen Lehrer, der als Kind an einer linksseitigen Hüftgelenkentzündung gelitten hatte, die mit Ankylose geheilt war. Sonst war er stets gesund gewesen, hatte namentlich niemals an Blasenbeschwerden gelitten. Auf einer Pfingstreise im Harz begriffen erkrankte er plötzlich an profuser Hämaturie und wurde mir alsbald zur Behandlung zugesandt. Die Blutung bestand bei seiner Ankunft in Berlin noch fort. Der ganzen Natur der Hämaturie nach erschien es mir wahrscheinlich, dass sie von einer Blasengeschwulst herrühre. Ich hielt es daher für das Beste, das Aufhören der Blutung abzuwarten und erst dann die kystoskopische Untersuchung vorzunehmen. In der Tat hörte die Hämaturie nach einigen Tagen auf. Der Urin war völlig klar und gelb. Das nun eingeführte Kystoskop zeigte zu meiner Verwunderung keinen Tumor, sondern zahlreiche zweifellose miliare Tuberkelknötchen und daneben eine Anzahl jener oben erwähnten rotbraunen Flecke, über deren Natur als kleine Geschwüre, die aus dem Zerfall der Tuberkelknötchen entstanden waren, kein Zweifel möglich war; konnte man doch alle Übergänge zwischen beiden beobachten.

War schon durch diesen kystoskopischen Befund allein die tuberkulöse Natur des Processes bewiesen, so wurde der letzte Zweifel durch den Nachweis von Tuberkelbazillen im Urin beseitigt.

Seither habe ich eine Anzahl ähnlicher Fälle zu beobachten Gelegenheit gehabt. Als frühesten Befund sieht man in solchen Blasen auf der sonst normalen Schleimhaut mehr oder weniger zahlreiche kleine halbkuglige, etwa stecknadelkopfgrosse, leicht transparente Knötchen von heller graurötlicher Farbe auftreten. Jedes derselben ist von einem nur bei grosser Nähe des Prismas deutlich sichtbaren schmalen und zarten Gefässkranz umgeben. Später nehmen sie nicht selten ein mehr trübes gelbliches Aussehen an. Bei ihrem Zerfall entstehen endlich kleine Geschwürchen, die sich als dunkelrote Flecke von der Grösse eines Hirsekorns bis zu der einer halben Linse und von unregelmässig rundlicher Form darstellen. Ein jeder dieser oft fast schwarzbraunen Flecke ist von einem hochroten Saum umgeben, der nach aussen mit verwaschenem Rande in die gesunde Umgebung übergeht. Die Knötchen sowie die Geschwüre, die aus ihnen entstehen, liegen meist in herpesähnlicher Anordnung in Gruppen von etwa 5—12 bei einander, jedes von dem anderen durch normale oder nur schwach gerötete Schleimhaut getrennt. In selteneren Fällen stehen mehrere Knötchen dicht bei einander, sind auch wohl perlschnurähnlich angeordnet. Bisweilen liegen mehrere der zu einer Gruppe gehörigen Knötchen in grösserer oder geringerer Entfernung von einander dicht an einem starken Gefässstamm und dessen Verzweigungen wie Beeren, die an einem Ast sitzen. Es entstehen auf diese Weise überaus zierliche Bilder. Solche Gruppen von Tuberkelknötchen können einzeln oder zu mehreren in derselben Blase an den verschiedensten Stellen vorkommen. Stets zeigt die dazwischen liegende Schleimhaut normale Verhältnisse.

Eine Verwechslung solcher tuberkulöser Knötchen mit den früher erwähnten und später ausführlich zu schildernden papillomatösen und vesiculären Gebilden wäre nur bei grober Unaufmerksamkeit möglich. Handelt es sich um einen descendierenden Process bei primärer Nierentuberkulose, so findet man die Knötchen und die Geschwüre, die sie bei ihrem Zerfall bilden, meist in unmittelbarer Nähe der Harnleitermündungen. Die soeben geschilderten Bilder sind so charakteristisch, dass sie keinen Zweifel an der tuberkulösen Natur des Leidens zulassen; sie sind so eigenartig, dass man sie nicht leicht wieder vergisst.

Wesentlich andere Bilder fanden sich bei einem an zeitweiliger Hämaturie leidenden Kranken, bei dem die tuberkulöse Natur des Leidens durch den Befund von Tuberkelbazillen sicher gestellt war. In diesem Falle zeigten sich an verschiedenen Stellen der sonst normalen Schleimhaut mehrere grössere, unregelmässig geformte, teils mehr rundliche, teils streifige Flecke, die nur wenig erhaben, scharf gegen die gesunde Schleimhaut abgegrenzt waren. Sie waren von rosa Färbung und kleinhöckriger Oberfläche, als ob sie aus gleichmässigen, rundlichen Knötchen zusammengesetzt seien. Einzelne dunkelbraune hämorrhagische Flecke auf diesen Plaques zeigten die Stelle an, aus denen die letzten Blutungen erfolgt waren.

Bei einem anderen Kranken, einem kräftigen, bisher gesunden Manne von etwa 50 Jahren, der mich wegen zeitweilig auftretender Hämaturie konsultierte, fand ich bei der kurz nach Erlöschen der Blutung vorgenommenen Kystoskopie an der vorderen Blasenwand etwa 1,5 cm über dem orific. urethrae int. ein dickes, wurmförmiges Blutgerinnsel hängen, das sich auch durch kräftige Irrigation nicht losspülen liess. Es machte den Eindruck, als ob es sich um einen zur Zeit von einem Blutgerinnsel eingehüllten Polypen handle. Auffallend war nur, dass die die Basis des Gerinnsels umgebende Schleimhaut in Form eines schmalen Ringes intensiv gerötet war. Die übrige Blasenwand zeigte normale Verhältnisse.

Bei der einige Zeit nachher wiederholten kystoskopischen Untersuchung war das Bild ein anderes. Das Gerinnsel fehlte und an der Stelle seines Sitzes fand sich ein bohnengrosses, unregelmässig rundliches Geschwür mit unreinem, unebenem, speckigem Grunde. Der jäh abfallende Rand war von hochroter Farbe. Die wallartige, stark verdickte Umgebung zeigte ebenfalls starke Entzündungsröte, die das Geschwür in einem Umfange von 2—3 mm umgebend, diffus in die normale Umgebung überging. Bei der Urinuntersuchung wurden Tuberkelbazillen gefunden.

So sicher man nun auch oft in frischen Fällen auf Grund des kystoskopischen Befundes die Diagnose „Tuberkulose" stellen kann, so schwierig ist dies, wenn der tuberkulöse Process entweder von Anfang an unter dem Bilde eines gewöhnlichen Blasenkatarrhs auftritt oder bei längerem Bestehen dessen Charakter annimmt. Folgender Fall wird diese Verhältnisse erläutern.

Er betrifft einen 45jährigen Mann, der an häufigem Harndrang, zeitweiligen Fieberanfällen und rechtsseitigen Nierenkoliken litt. Die rechte Niere war vergrössert, der trübe Urin enthielt massenhaft Tuberkelbazillen aber keine anderen Bakterien. Proben des steril aufgefangenen Harns auf Gelatine geimpft ergaben keine Kulturen. Kystoskopie: Bei den vorbereitenden Spülungen werden grosse Mengen schleimig eitrigen Sekretes herausbefördert, endlich kommt die Flüssigkeit klar zurück. Das eingeführte Kystoskop zeigt die ganze Blasenschleimhaut geschwollen, überall breite hüglige Erhabenheiten von rosa Farbe. Dieselben sind am Blasenboden am stärksten entwickelt und verdecken die Harnleitermündungen völlig. Ausgedehnte Partien der Blasenwand, namentlich der ganze Vertex sind mit zähem, fest anhaftendem weisslichem Belage bedeckt. Die Bilder waren von vornherein etwas trübe.

Wie man sieht, haben wir hier ein gewöhnliches Bild eines schweren chronischen Katarrhs, obgleich das Leiden, wie das völlige Fehlen anderer Bakterien im Harn zeigte, rein tuberkulöser Natur war.

In solchen Fällen ist es nach meinen Erfahrungen meist unmöglich, kystoskopisch die tuberkulöse Natur des Leidens festzustellen, die Bilder gleichen völlig denen eines einfachen bakteriellen Blasenkatarrhs. Verhältnismässig selten finden sich die charakteristischen Geschwüre. Es fehlt unter diesen Verhältnissen meist jede Möglichkeit, auf das kystoskopische Bild hin ein Urteil über die tuberkulöse Natur des Leidens auszusprechen. Nichts wäre unrichtiger, als in jedem Falle tuberkulöse Geschwüre oder Tuberkelknötchen zu erwarten. Beides kann in derartigen Fällen völlig fehlen.

Die Grösse der Geschwüre schwankt innerhalb weiter Grenzen; man beobachtet solche von Hirsekorn- bis Fünfmarkstückgrösse und darüber. Die kleinen finden sich öfter in grösserer Anzahl, die grösseren meist einzeln. Bisweilen sieht man, wie mehrere kleine, dicht bei einander stehende Geschwüre zusammenfliessen und ein grösseres bilden.

Ein Teil der Geschwüre ist nur oberflächlich, die meisten aber zeigen eine grössere Tiefe und durchsetzen die mukosa in ihrer ganzen Dicke. Der Geschwürsgrund ist von unebener Oberfläche und zeigt oft ein unreines gelbliches, speckiges Aussehen; leichter als bei anderen Geschwüren lässt er sich von anhaftendem Belage befreien.

Der Rand ist meist wallartig erhaben, oft von hochroter Farbe, nicht selten zeigt er sich wie ausgesägt. In der unmittelbaren Umgebung eines Geschwürs ist die Schleimhaut meist verdickt und entzündlich gerötet. Nicht selten finden sich in der Umgebung der Geschwüre kleine rundliche Erhabenheiten, die wohl als Tuberkelknötchen anzusehen sind.

Häufiger als bei anderen Katarrhen werden bei der Tuberkulose Suggillationen der Schleimhaut beobachtet.

III.

Steine und Fremdkörper.

Kleine Objecte lassen sich besser sehen als grosse. — Kystoskopische Bilder der Blasensteine. — Schwierigkeit der Untersuchung bei Blasenkatarrh und Prostata-Hypertrophie. — Eingekapselte Steine. — Kystoskopische Bilder der Fremdkörper.

Steine und Fremdkörper kann man kystoskopisch so deutlich sehen, als ob sie frei vor uns lägen. Die geringe Grösse des Gegenstandes kann niemals die Ursache sein, dass man ihn nicht erblickt. Eine winzige Stecknadel zeigt sich mit grösster Schärfe im Gesichtsfeld, Kopf und Spitze derselben erscheinen in grösster Deutlichkeit. Ja in gewissem Sinne sehen wir kleine Gegenstände besser als grosse. Überschreiten letztere eine gewisse Grösse, so erblicken wir auch bei der grössten Entfernung, in der wir mit dem Prisma von ihnen Aufstellung nehmen können, auf einmal nur einen Teil ihrer Oberfläche. Um auch andere Partien des Objectes zur Anschauung zu bringen, müssen wir in solchen Fällen versuchen, dasselbe bei anderer Stellung des Prismas ins Gesichtsfeld zu bekommen.

Liegt der beobachtete Gegenstand, Stein oder Fremdkörper, nahe am Prisma, so ist die auf einmal erblickte Fläche desselben klein und erscheint uns im inneren Gesichtsfeld in mehr oder weniger starker Lupenvergrösserung. Näher gelegene Objecte zeigen oft eine Neigung, sich so zwischen Prisma und Lampe zu legen, dass die Strahlen der letzteren zu dem Teil des Objectes, der gerade im inneren Gesichtsfeld erscheint, nicht hindringen können; dasselbe erscheint uns dann ganz oder teilweise dunkel. Oft gestalten sich die Verhältnisse so, dass zugleich ein Teil der im Gesichtsfelde erscheinenden Partie des beobachteten Gegenstandes ganz dunkel, der andere mehr nach der Lampe zu liegende in grellem unvermitteltem Contraste auf das glänzendste beleuchtet erscheint. Liegt das Object dem Prisma vollständig auf, so ist das Gesichtsfeld selbstverständlich dunkel.

Der Anfänger wird durch diese Vorkommnisse leicht verwirrt und sucht das Instrument unwillkürlich noch näher an das Object heranzubringen.

Bewegt man es im Gegenteil so, dass der Zwischenraum zwischen Object und Prisma grösser wird, so erhält man sogleich klare Bilder.

Von Steinen habe ich im Laufe der Jahre eine sehr grosse Anzahl kystoskopisch nachweisen und vielen Collegen demonstrieren können. Alle waren überrascht von der Klarheit der Bilder. Bei einigen war der Eindruck ein so lebhafter, dass die nächste Empfindung ein Bedauern darüber war, dass man den wie auf einem Präsentierbrett vor uns liegenden Stein nicht sofort herausziehen konnte. Die Figuren der farbigen Tafel III und Fig. 5 u. 6 Tafel II mögen zeigen, wie deutlich sich die Steine im inneren Gesichtsfeld präsentieren.

Wir vermögen uns durch das Kystoskop über alle Eigenschaften der Steine, über ihre Anzahl, über Form und Grösse auf das vollkommenste zu unterrichten. Wir können sehen, ob der Stein frei und beweglich, ob er eingeklemmt oder eingewachsen ist. Hinsichtlich der chemischen Beschaffenheit eines Steines kann uns die kystoskopische Untersuchung natürlich nur über die Zusammensetzung der äusseren Schicht Aufschluss geben; aber selbst unter dieser Beschränkung muss man die kystoskopischen Bilder mit Vorsicht beurteilen und immer berücksichtigen, dass harnsaure Steine im kystoskopischen Bilde oft auffallend hell, ja direkt weisslich erscheinen können. Ein Blick auf die Figuren 4, 5, 6 der farbigen Tafel III wird diese Verhältnisse veranschaulichen. In allen diesen Fällen handelt es sich, wie die bei der Litholapaxie herausbeförderten Fragmente zeigen, um Steine, die aus Uraten bestanden und demgemäss von gelblich-bräunlicher Farbe waren. Die Ursache für die unerwartete weissliche Farbe, welche harnsaure Steine so oft bei der kystoskopischen Betrachtung zeigen, liegt einerseits in der grellen Beleuchtung, in der sie von der nahen Lampe mit Licht überflutet erscheinen, andererseits in dem Umstande, dass viele Uratsteine in klarem Wasser heller aussehen, als in der Luft.

Nicht selten finden wir endlich, dass die an sich gelblich-bräunlichen Urat-Steine ganz oder teilweise mit einer zarten weisslichen Phosphat-Schicht überzogen sind; man kann das bisweilen bei der Litholapaxie beobachten. Unter den herausgepumpten grösseren Fragmenten finden sich einzelne, an denen die Fläche, die der Aussenfläche der Steine entspricht, auffallend hell und weisslich im Verhältnis zu der Bruchfläche erscheint. Nach dem Trocknen der Fragmente pflegt dieser Unterschied zu verschwinden. In anderen Fällen ist der Stein wirklich mit einer festen dünnen weissen Schicht überzogen. Einen solchen Stein sehen wir in Fig. 3 der farbigen Tafel III abgebildet; an einzelnen Stellen ist die oberflächliche Schicht abgebröckelt und lässt die tiefer gelegene gelblich-bräunliche Masse durchblicken.

Phosphatsteine sehen meist blendend weiss, wie Kreide aus, oxalsaure Steine braun resp. schwärzlich; doch ist zu bemerken, dass gelegentlich auch Phosphatsteine durch Blutfarbstoff ganz oder teilweise bräunlich, ja schwärzlich gefärbt sein können.

Harnsaure Steine sind, wenn sie einzeln, zu zweien und dreien vorkommen, meist von brotförmiger Gestalt (Fig. 5 der photograph. Tafel III). Diese Form ist namentlich für mittelgrosse Uratconcremente charakteristisch. Sind zahlreiche kleine Steine vorhanden, so haben sie oft eine unregelmässige Form und zeigen schöne, durch gegenseitiges Abschleifen bedingte Facetten (Fig. 1 u. 2 der farbigen Tafel III). Oxalate zeichnen sich durch eine stachlige, stechapfelähnliche Gestalt aus. Harnsäure- und Phosphatconcremente besitzen meist eine stumpfe, mehr glatte oder kleinkörnige Oberfläche. Liegen sie aber nahe beim Prisma, so dass die auf einmal erblickte Fläche klein ist und in Lupenvergrösserung erscheint, so kann es den Eindruck machen, als ob sie eine stark höckrige Oberfläche hätten (Fig. 4 u. 6 der farbigen Tafel III). Um ein richtiges Urteil über ihre Beschaffenheit zu erlangen, ist es in solchen Fällen nötig, die Besichtigung bei wechselnder Entfernung vom Prisma vorzunehmen.

Bei aufmerksamer Betrachtung der Oberfläche eines Steines kann man oft den Vorgang beobachten, durch den sein allmähliches Wachstum erfolgt. Man muss sich dabei der Tatsache erinnern, dass ein Stein, wie Ebstein und Posner gezeigt haben, nicht ein einfaches Krystallisationsprodukt ist, sondern von einem organischen Gerüst durchzogen wird, in das sich die steinbildenden Sedimente in feinen Körnchen incrustieren. Die Masse dieses organischen Gerüstes wird durch Blutbestandteile, durch Eiter- und Epithelmassen gebildet. Man sieht nun oft an den Steinen kleine und grosse derartige Sekretmassen und kleine Fetzen haften und kann beobachten, wie sich in ihnen die ausfallenden Salze festsetzen. Anfangs ist die Verbindung mit dem fertigen Stein eine lockere, allmählich wird sie fester und bewirkt dadurch eine Vergrösserung des Steines. Diese dünne Schicht organischer Substanz, die durch allmähliche Incrustation mit Uraten zum Wachstum des Steines beiträgt, ist sicher eine der Ursachen, dass die äusserste Schicht harnsaurer Concremente oft weisslich erscheint.

Kleine Steine geben die schönsten Bilder. In ihrer ganzen Grösse erscheinen sie samt einem Stück der umgebenden Schleimhaut im Gesichtsfelde, deutlich sieht man, wie ihr Schatten bei jeder Bewegung der Lampe Form und Lage wechselt. Man kann sie mit dem Schnabel des Instrumentes perkutieren und hin- und herschieben oder mittelst kräftigen Irrigationsstrahles auf dem Blasenboden hin- und herrollen lassen. Besonders schön gestaltet sich der Anblick, wenn mehrere Steine in der Blase vorhanden sind, die in grösseren oder kleineren Gruppen beieinanderliegen. (Fig. 1, 2, 5 der farbigen Tafel III.)

Beherbergt eine Blase eine grössere Anzahl kleinerer und mittelgrosser Steine, liegen sie in einem grösseren Haufen übereinander, so kann das Bild, das uns die kystoskopische Untersuchung bietet, ein sehr wechselndes sein. Beim Eindringen des Prismas in die Blase sieht man eine Gruppe von Steinen mit facettierter Oberfläche wie Kalkblöcke aufeinander getürmt. Wird das Kystoskop nun langsam um seine Achse gedreht, so wechselt das Bild kaleido-

skopartig, indem der Bau plötzlich zusammenzustürzen scheint, und die Steine
dann wieder in anderer Weise gruppiert daliegen. Bald bilden zwei grössere

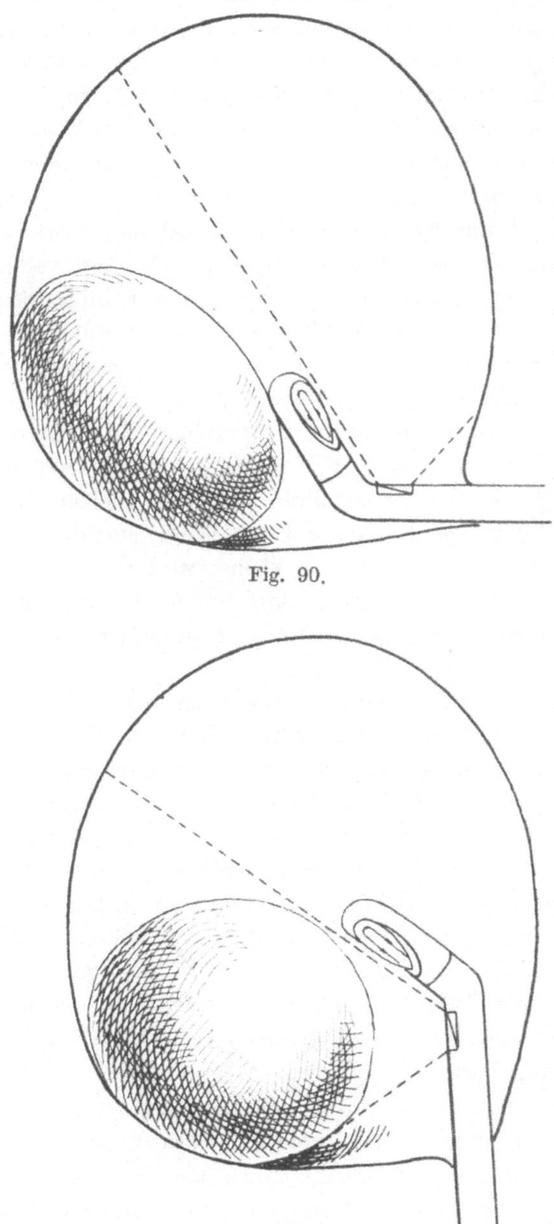

Fig. 90.

Fig. 91.

Concremente eine torförmige Öffnung, durch die man die entzündete Schleimhaut erblickt, im nächsten Moment erfolgt ein jäher Zusammensturz. Bald
endlich legt sich ein Stein auf das Prisma und bewirkt eine völlige Ver-

dunkelung des Gesichtsfeldes. Von grossen Steinen kann man, wie schon oben bemerkt, auf einmal nur einen grösseren oder kleineren Teil ihrer Oberfläche erblicken (Fig. 5 der farbigen Tafel III). Bei einem grossen Stein kann es weiterhin vorkommen, dass man ihn mit dem Schnabel vor sich herschiebt, ohne ihn überhaupt zu Gesicht zu bekommen (Fig. 90). Man fühlt deutlich die Berührung des Instrumentes mit einem harten Körper, kann letzteren aber nicht zur Ansicht erhalten. Man muss in solchen Fällen den Schnabel des Instrumentes nach der Peripherie des Concrementes drängen; es gelingt auf diese Weise wenigstens einen Teil seiner Oberfläche zu besichtigen (Fig. 91).

Unmöglich ist eine kystoskopische Untersuchung, wenn der Stein sehr gross und die Blase so contrahiert ist, dass sie ihn fast völlig umschliesst.

Die grösste Schwierigkeit bietet die richtige Beurteilung der Grösse eines kystoskopisch erblickten Steines. Der Anfänger pflegt meist seine wirkliche Grösse zu überschätzen. In der Tat gehört eine gewisse Erfahrung dazu, um hier ein richtiges Urteil abzugeben. Um das zu können, muss man mit den oben geschilderten optischen Eigenschaften des Kystoskopes vollständig vertraut sein. Ein jeder Stein muss um so grösser erscheinen, je näher er am Prisma liegt, auch ein kleiner Stein kann bei grosser Nähe des Prismas das ganze Gesichtsfeld ausfüllen. Je mehr wir das Prisma von ihm entfernen, um so kleiner wird er uns erscheinen.

Fig. 92 A zeigt uns das Bild eines Steines bei grösserer Entfernung des Prismas vom Stein, Fig. 92 B das Bild desselben Steines bei grosser Nähe des Prismas am Stein (Fig. 92).

Kann man ein Concrement bei verschiedenen Stellungen des Prismas, auch bei grösserer Annäherung des letzteren leicht so einstellen, dass es in seinem ganzen Umfange, ja vielleicht noch mit einem Streifen der Blasenwand umgeben im Gesichtsfelde erscheint, so ist er sicher nur klein. Je grösser der Stein ist, um so schwieriger wird es, ihn so einzustellen, dass wir ihn auf einmal in seiner ganzen Grösse erblicken; man muss zu diesem Zwecke das Prisma um so mehr von ihm entfernen. Um einen gewöhnlichen brotförmigen harnsauren Stein in der mit 150 ccm erfüllten Blase überhaupt noch auf einmal völlig übersehen zu können, dürfte sein grösster Durchmesser, wie Fig. 5 der photogr. Tafel III zeigt, 3 cm nicht überschreiten. Von jedem grösseren Stein kann man auf einmal nur einen Teil seiner Oberfläche zu Gesicht bekommen. Niemals darf man sich bei der Beobachtung von Steinen mit der Betrachtung derselben bei einer einzigen Stellung des Instrumentes begnügen. Bald muss man mit dem Prisma näher an das Concrement herangehen, bald sich weiter von ihm entfernen. Auch die Beobachtung des Schlagschattens, der bei verschiedener Lage der Lampe seine Grösse und Form wechselt, ist für die richtige Beurteilung der Grösse und Form der Steine von Wichtigkeit. Dem Geübten gelingt es auf diese Weise meist leicht, aus der scheinbaren Grösse, in der wir das Concrement im inneren Gesichtsfelde erblicken, auf Grund der bekannten Entfernung vom Prisma, die Grösse des Steines richtig zu bestimmen. Oft habe ich in Gegenwart von Collegen bei

der kystoskopischen Demonstration eines Steines genau angegeben, wie gross
derselbe sein müsse. Die alsbald vorgenommene Messung zwischen den
Branchen eines Lithotriptors zeigte die Richtigkeit meiner Schätzung.

Ihrem specifischen Gewicht entsprechend liegen die Steine in einer
sonst normalen Blase an deren tiefster Stelle am Blasenboden resp. im Fundus,

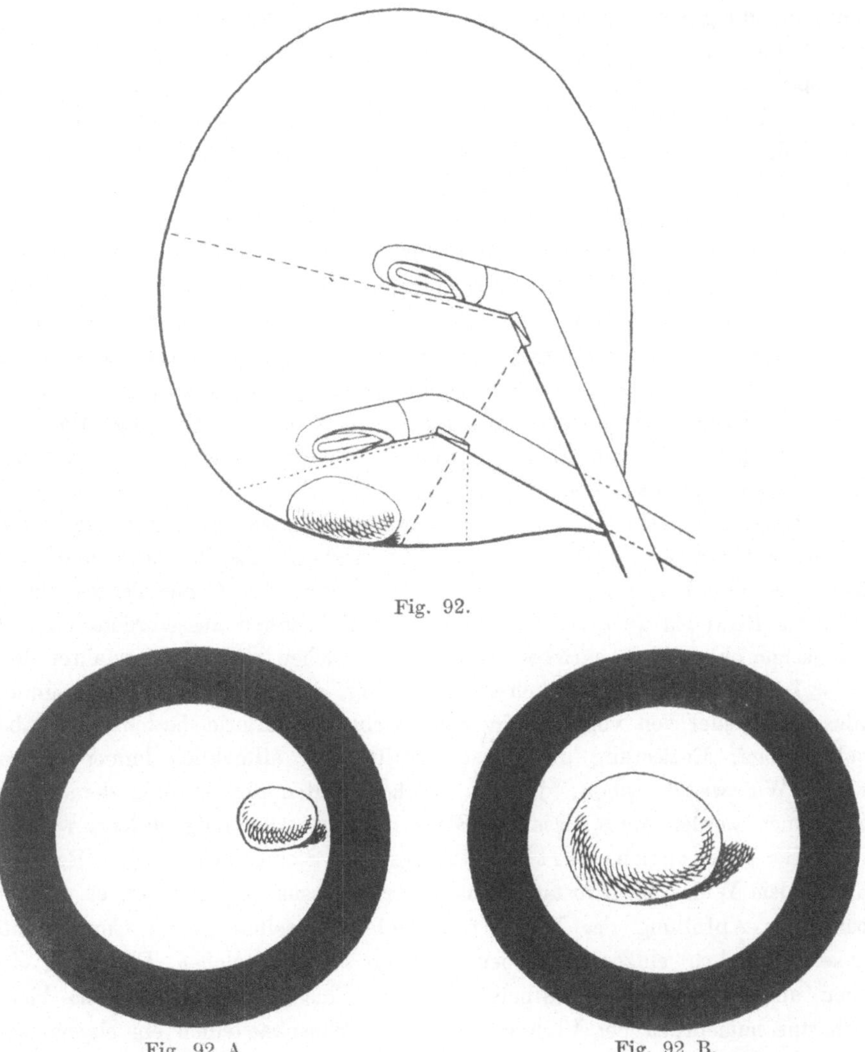

Fig. 92.

Fig. 92 A.   Fig. 92 B.

und zwar mehr nach einer Seite zu. Schiebt man das eingeführte Kysto-
sk p mit nach oben gerichtetem Schnabel hart• auf dem Blasenboden nach
hinten, so erblickt man meist einen Teil des rechts oder links gelegenen
Steines. Um denselben ganz und frei auf der Schleimhaut liegen zu sehen,
muss man den Schnabel des Kystoskopes nach abwärts drehen und das äussere

Ende des Instrumentes nach unten drängen, ihm also die in Fig. 92 abgebildete Stellung geben.

Handelt es sich um frische uncomplicierte Fälle, so bietet die den Stein beherbergende Blase meist keine weiteren Veränderungen dar. Bisweilen aber zeigt die durch die Bewegungen des Steines irritierte Partie der Blasenwand, also namentlich der Blasenboden und die Umgebung der inneren Harnröhrenmündung starke Gefässinjection. Selten beobachtet man an der Stelle des Blasenbodens resp. des Fundus, an der der Stein für gewöhnlich liegt, ein epitheliales Geschwür von gleicher Grösse wie der Stein, das sich von der umgebenden mukosa durch seine stumpfe Oberfläche, entzündliche Röte und dadurch auszeichnet, dass an seinem Rande meist halbabgelöste Epithelfetzen haften.

In seltenen Fällen finden sich in der Blase nicht eigentliche Steine, sondern grössere Mengen harnsaurer Sedimente, die den Blasenboden in grosser Ausdehnung mit einer dünneren oder dickeren Schicht gelblich-rötlichen Sandes bedecken. Man beobachtet dies meist in den Fällen, in denen der Blasenboden einen mehr oder weniger tiefen Recessus zeigt, und die Blase sich nur unvollkommen contrahiert. Lässt man in solchen Fällen kräftig Flüssigkeit durch das Irrigationskystoskop injicieren, so wird die ganze sandige Masse in die Höhe gewirbelt, um alsdann langsam wie ein goldener Regen auf den Blasenboden zurückzufallen.

Liegt der Stein in einer sonst normalen Blase, so bietet die kystoskopische Untersuchung meist keine Schwierigkeit. Leicht kann man sich über das Vorhandensein und alle Eigenschaften des Concrementes unterrichten. Bisweilen aber ist die Blase bei Steinkranken ausserordentlich reizbar; schon oben ist beschrieben, wie man in solchen Fällen zu verfahren hat.

In seltenen Fällen endlich kommt es vor, dass auch bei sonst gesunden Blasen entweder von vorn herein eine leichte Hämaturie besteht, oder bei vollständiger Entleerung der Blase eintritt und allmählich immer stärker wird. Wir wissen schon, dass in solchen Fällen die Spülung derart vorgenommen werden muss, dass die Blase niemals vollständig entleert wird.

Bei Prostatahypertrophie liegen die Steine meist in dem Recessus hinter dem Wulst der Prostata. Ist dieser Recessus eng und tief, so können bei einer Anfüllung der Blase mit 150 ccm selbst grosse Concremente unseren Blicken entzogen bleiben. Lassen wir in solchen Fällen in der oben angegebenen Weise allmählich mehr Flüssigkeit injicieren, so bietet sich uns namentlich bei Vorhandensein von Phosphatsteinen ein eigenartiger Anblick dar, indem der Stein aus der Tiefe plötzlich auftaucht und immer grösser erscheint. Lassen wir dann die Flüssigkeit wieder abfliessen, so fallen die Wände der Blase von allen Seiten kulissenartig zusammen und der bis dahin strahlende Stein verschwindet wie in einer Versenkung (cf. Fig. 86 A u. B u. 87 A u. B).

Wie begreiflich werden bei der Complication mit Prostatahypertrophie bei klarem Blaseninhalt die Bilder der Blasensteine viel mannigfaltiger als in einer sonst normalen Blase. Meist erblickt man zugleich einen Teil des am unteren Umfang der inneren Harnröhrenmündung befindlichen Wulstes (Fig. 5 u. 6 der farbigen Tafel III). In anderen Fällen beleben vorspringende Muskeltrabekel oder kleine Divertikel das Bild.

In seltenen Fällen liegen die Steine bei Prostatikern nicht in der eigentlichen Blasenhöhle, sondern in Divertikeln, wie sie in vorgeschrittenen Fällen ja oft in grosser Anzahl vorkommen. Solche Steine kann man natürlich nur dann wahrnehmen, wenn sie entweder zur Öffnung des Divertikels herausragen, oder wenn die Öffnung des letzteren so gross ist, dass man mit dem Instrument in seine Tiefe hineinleuchten kann. Man sieht in solchen Fällen die Steinchen wie Vogeleier im Neste liegen.

Werden die im Divertikel liegenden Steine grösser, so gross, dass sie den Sack völlig ausfüllen, dass sie in demselben festsitzen und nur mit einem Teil ihres Körpers in die eigentliche Blasenhöhle hineinragen, so spricht man von „eingekapselten Steinen“; gerade in solchen Fällen können wir uns mittelst des Kystoskopes nicht nur über das frei herausragende Stück des Concrementes, sondern auch über die Lage und die Umgebung des Divertikels unterrichten. Was die Kystoskopie in solchen Fällen zu leisten vermag, lehrt der von Schustler[1]) berichtete Fall:

„Es handelte sich um einen 68jährigen Mann, der im August 1885 wegen Harnbeschwerden in der v. Dittelschen Klinik aufgenommen wurde. Die Untersuchung ergab enorme Hypertrophie der Prostata und die Anwesenheit eines grossen Blasensteines. Letzterer wurde durch den Lateralschnitt entfernt, es erwies sich dabei als unmöglich, mit der Fingerspitze bis in die Blase zu dringen. Beim Versuch, den Stein mit der Zange zu fassen, zerbrach das Concrement, es mussten die Fragmente einzeln entfernt werden. In den folgenden Monaten fanden sich bei der Untersuchung mit der Sonde immer noch von Zeit zu Zeit Steine und wurden durch die Perinealwunde extrahiert. Endlich schienen alle Steine entfernt, es liess sich mit der Sonde nichts mehr nachweisen. Da sich aber auch jetzt trotz energischer Behandlung der Blasenkatarrh nicht in befriedigender Weise besserte, wurde am 16. Januar 1886 die Kystoskopie vorgenommen. Dieselbe ergab zur Überraschung aller, welche den Fall mit beobachtet hatten, das Vorhandensein eines Steines, der tief im Blasenfundus in einem Divertikel eingesackt war und nur ganz wenig aus dem Divertikeleingange hervorragte. Das Concrement sass vollständig fest, war bei den wiederholten endoskopischen Untersuchungen, die bald in der Rückenlage, bald in der Knieellenbogenlage des Patienten vorgenommen wurden, immer an derselben Stelle zu finden. Es wurde nun mit den verschiedenartigsten Zangen der Stein zu fassen gesucht, man trachtete mit Sonden von allen möglichen Krümmungen den Stein wenigstens etwas zu lockern, um dadurch eventuell eine Lageveränderung des Concrementes

---

[1]) Schustler, Beiträge zur kystoskopischen Diagnostik. Wiener med. Wochenschr. Nr. 13. 1886.

und vielleicht die Möglichkeit, es dann zu fassen, herbeizuführen, jedoch alles ohne Erfolg."

Ein heftiger Blasenkatarrh erschwert die Untersuchung durch Reizbarkeit der Blase und namentlich durch Neigung der Schleimhaut zu Blutungen, die oft durch die leiseste Berührung mit dem Instrument ausgelöst werden. Das katarrhalische Sekret lässt sich meist genügend fortspülen, um klare Bilder zu erhalten. Man sieht dann den Stein zwischen den hochroten Falten der entzündeten Schleimhaut liegen. Sind letztere noch teilweise mit anhaftenden Sekretmassen bedeckt, so wird die Mannigfaltigkeit und der Reiz der Bilder weiter erhöht, aber auch in den Fällen, in denen es nicht gelingt einen völlig klaren Blaseninhalt zu erzielen, kann man den Stein doch meist noch so deutlich sehen, um wenigstens eine sichere Diagnose „Blasenstein" zu stellen.

Fremdkörper kann man kystoskopisch mit derselben Leichtigkeit und Deutlichkeit sehen, wie Steine. Ein unverändertes Aussehen zeigen sie aber meist nur kurze Zeit nach ihrer Einführung in die Blase. Die meisten werden schnell durch Harnsalze incrustiert, die sie allmählich immer mehr einhüllen, bis schliesslich der Fremdkörper ganz verschwunden ist, und nur die Form des entstehenden Concrementes auf seine Entstehung hinweist. Wie schnell ein solcher Process verlaufen kann, lehrt beistehende Abbildung (Fig. 93) eines von mir mittelst Sectio alta entfernten Phosphatsteines, der sich innerhalb 6 Wochen um ein 6,5 cm langes Glasrohr gebildet hatte, das sich ein junger Mann in die Harnröhre und Blase eingeführt hatte.

Sehr instructiv für den Wert der Kystoskopie bei Fremdkörpern in der Harnblase ist der von Nicoladoni[1]) beschriebene Fall einer Stecknadel in der männlichen Harnblase. Derselbe betrifft einen 18jährigen Burschen, der sich angeblich neun Tage zuvor eine mittelgrosse Stecknadel mit dem Kopfe voran in die Harnröhre einführte. Die Nadel entwischte ihm und kam nicht wieder zum Vorschein. Seit dieser Zeit bestanden Schmerzen, die gegen das Ende der Harnentleerung besonders heftig wurden. Die alsbald vorgenommene Sondenuntersuchung war resultatlos. Über die Untersuchung mit dem Kystoskop schreibt Nicoladoni: „Bei tiefster Senkung des Oculares entdeckte man alsbald die metallisch glänzende Nadel hoch oben im rechten Anteil der vorderen Wand nahe dem Scheitel eingestochen und mit dem Kopfteile nur mehr etwa 2 cm lang hervorragend. Sie war etwas verbogen und warf einen überraschend deutlichen Schatten an die Wand der Blase, deren blasse Schleimhaut von zierlichsten Gefässramificationen durchzogen war. Dieses mir unvergessliche Bild konnte ich bei der ungewöhnlichen Toleranz einem zahlreichen Auditorium von Studenten und Collegen zur allgemeinen Befriedigung demonstrieren." (Fig. 94.)

---

[1]) Nicoladoni, Stecknadel in der männlichen Harnblase. Wiener med. Wochenschr. Nr. 7 und 8. 1886.

Ich selbst habe von Fremdkörpern am häufigsten Seidenfäden und Catgutfäden beobachtet, die nach der Dührssenschen Vesico-Vaginal-Fixation des Uterus oder nach der Sectio alta mit darauf folgender Blasennaht nach der Blasenhöhle zu durchgebrochen war.

Man sieht in solchen Fällen die in der Blasenwand haftenden Fäden überaus deutlich (Fig. 1 u. 2 der photograph. Tafel Vl); dabei macht man stets die interessante Beobachtung, dass die Fadenenden frei in die Blase hineinragen, während der Knoten in der Wand sitzt. Es ist das schwer zu verstehen, da sich doch unmittelbar nach dem Knoten des Fadens die beiden Fadenenden in der Vagina respektive an der Aussenfläche der Blase be-

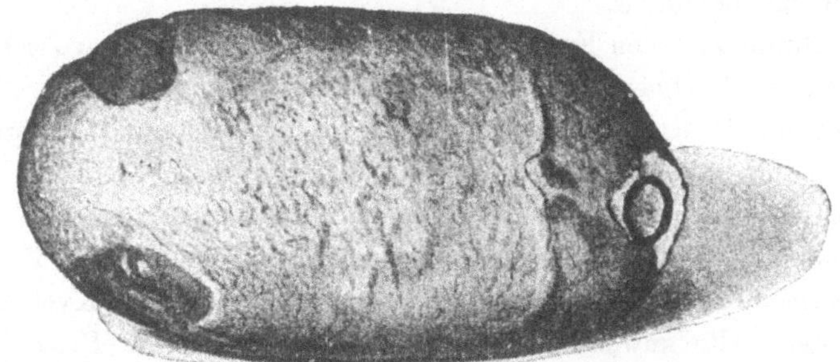

Fig. 93.

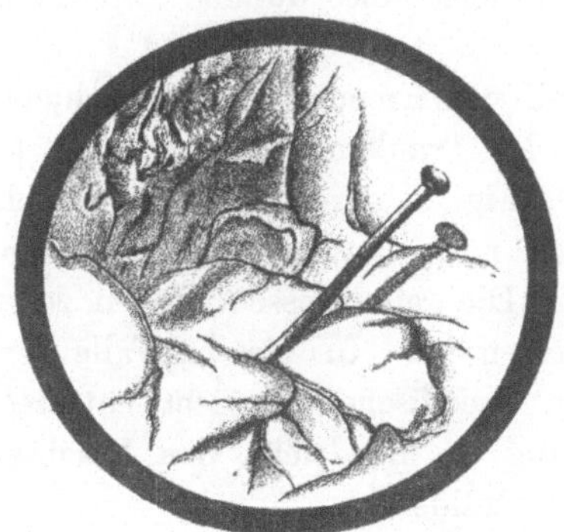

Fig. 94.

fanden. In allen diesen Fällen müssen also die freien Fadenenden von der äusseren Fläche des Organs in dessen Hohlraum hineingewandert sein d. h. eine Umdrehung von 180⁰ um den Knoten gemacht haben.

Bisweilen sieht man nur ein Fadenende frei in die Blasenhöhle hineinragen. Man muss dann annehmen, dass das andere Ende seine Wanderung noch nicht beendet hat und sich entweder noch innerhalb der Blasenwand oder an deren äusserer Fläche befindet. Der Knoten selbst haftet meist auffallend lange innerhalb der Wandung der Blase. Oft sitzt er innerhalb eines kleineren oder grösseren Granulationsknötchens. Incrustieren sich die Fäden, so erscheinen sie im kystoskopischen Bilde rein weiss; später bilden sich um dieselben kleinere oder grössere Steine, die am Faden hängend, überaus zierliche Bilder geben. Fig. 2 der photograph. Tafel VI zeigt das kystoskopische Bild eines derartigen Falles.

Nächst solchen eingewanderten Fäden stellen Haarnadeln die am häufigsten in der Blase beobachteten Fremdkörper dar; sie finden sich natürlich nur bei Frauen. Ich hatte Gelegenheit innerhalb eines halben Jahres bei drei Patientinnen solche Nadeln zu extrahieren. Fig. 4 der photograph. Tafel VI mag eine Vorstellung davon geben, wie schön sich Haarnadeln im kystoskopischen Bilde präsentieren. Die starke Divergenz ihrer beiden Schenkel ist nur eine scheinbare und · dadurch bedingt, dass sich deren freie Enden dicht am Prisma befanden.

Beim Manne kommen Fremdkörper in der Blase seltener zur Beobachtung, am häufigsten noch abgerissene Katheterstücke.

Ich konnte im kystoskopischen Kurs einen Patienten demonstrieren, bei dem während der Stricturbehandlung mittelst des Lefortschen Verfahrens eine Bougie filiforme abgerissen und in der Blase liegen geblieben war. Es war dann ohne weitere Berücksichtigung der verlorenen Bougie die Erweiterung der Strictur so weit fortgesetzt worden, bis man ein Kystoskop einführen konnte. Alle anwesenden Herren sahen den in der Blase liegenden Fremdkörper, der nur wenig incrustiert war, auf das deutlichste. Auf Grund dieser kystoskopischen Orientierung gelang es mir in derselben Sitzung leicht, die abgerissene Bougie mittelst eines dünnen Lithotriptors zu fassen und zu extrahieren.

Einen anderen Fall von Fremdkörper beobachtete ich bei einem jungen Menschen, der sich in der Trunkenheit einen 6 cm langen dünnen Wachsstock eingeführt hatte. Fig. 3 der photograph. Tafel VI zeigt das kystoskopische Bild elf Tage nach diesem Ereignis. Man sieht den zusammengeknickten Wachsstock. Die rein weissen Stellen zeigen die mit Phosphaten incrustierten Teile desselben an. In diesem Falle befand sich der Fremdkörper, seinem geringen specifischen Gewicht entsprechend, im Vertex der Blase. Auch hier gelang es mir leicht, den Wachsstock mit einem eingeführten Lithotriptor zu extrahieren.

Bei Fremdkörpern kann es von praktischer Bedeutung sein, nicht nur ihre Anwesenheit in der Blase mit Sicherheit zu constatieren, sondern auch genau zu wissen, an welchem Punkte der Blaseninnenfläche sie liegen und welche Stellung sie dort einnehmen. Von besonderer Wichtigkeit ist diese Kenntnis bei länglichen Gegenständen, wie Nadeln, Katheterstücken etc. Ist es doch möglich, solche Gegenstände bei genügender Kenntnis ihrer Lage ohne blutigen Eingriff mittelst geeigneter Instrumente zu fassen und durch die Harnröhre herauszuziehen. Vergegenwärtigen muss man sich allerdings stets hierbei die eigentümlichen Verschiebungen, welche durch das Prisma des Kystoskopes bewirkt werden.

Bis zu welcher Sicherheit man nach dieser Richtung durch genügende Übung gelangen kann, mag folgender Fall zeigen, in dem es mir gelang bei einer Frau auf Grund der kystoskopischen Orientierung einen frei in der Blasenwand haftenden kurzen Seidenfaden mit dem Lithotriptor zu extrahieren.

Es handelte sich um eine Dame, bei der ein Ovarialtumor exstirpiert und der Stiel mit zahlreichen Seidenligaturen versenkt war. Nach langem völligem Wohlbefinden stellten sich heftige Blasenbeschwerden ein, wegen deren mich Patientin im August 1887 consultierte. Es fand sich ein Blasenstein, der sich um die in die Blase eingewanderten Seidenfäden gebildet hatte. Die Zertrümmerung bot keine Schwierigkeiten und mit den Fragmenten wurde ein Convolut dicker Seidenfäden entfernt.

Die dann vorgenommene kystoskopische Untersuchung zeigte an der linken Blasenwand festsitzend zwei in die Blasenhöhle hineinragende Fadenenden, deren Knoten in einem roten Granulationspfropf sass. Auf Grund dieses kystoskopischen Befundes gelang es mir alsbald das eine Fadenende mit einem gewöhnlichen flachschnabligen Lithotriptor zu fassen und abzureissen; den anderen Faden in derselben Sitzung in gleicher Weise zu entfernen verbot der aufgeregte Zustand der Patientin. Da dieselbe am nächsten Tage nach Amerika zurückkehren musste, blieb nichts übrig als sie über den Sachverhalt aufzuklären und ihr mitzuteilen, dass sich voraussichtlich um das zurückbleibende Fadenende ein Stein bilden werde. Im November desselben Jahres teilte mir Herr Professor Gross in Philadelphia mit, dass er aus der Blase der Kranken einen kleinen Stein extrahiert habe, der an einem 17 mm langen Seidenfaden hing, an demselben Faden, den ich in der Blasenwand zurücklassen musste. Patientin war nunmehr völlig geheilt.

IV.

Pathologie der Harnleitermündung.

Fehlen einer Harnleitermündung. — Abnorme Lage der Harnleitermündungen. — Andere Abnormitäten, eingeklemmte Steine, Harnleiterblasengeschwulst, heraushängendes Blutgerinnsel. — Kystoskopischer Befund bei Entleerung eitrigen und blutigen Urins aus dem Harnleiter.

Mit Hilfe des Kystoskopes sind wir imstande, exakt festzustellen, ob in einer Blase zwei Harnleitermündungen vorhanden sind, und ob aus beiden Urin herausgespritzt wird. Bei dieser Beobachtung muss man vorsichtig zuwege gehen und aus der Tatsache, dass man zunächst nur eine Harnleitermündung sieht, nicht sogleich den Schluss ziehen, dass auch nur eine vorhanden sei. Wie im Kapitel über die Bilder der gesunden Blase erörtert ist, kann auch unter normalen Verhältnissen die Harnleitermündung so gestaltet sein, dass sie in den Pausen zwischen zwei Harnentleerungen kaum sichtbar ist. Diese Entleerungen aber erfolgen oft nur in langen Pausen; auch kann der Erguss einer geringen Flüssigkeitsmenge übersehen werden. Man muss ferner daran denken, dass eine Harnleitermündung an einer abnormen Stelle liegen kann und sich nicht da zu befinden braucht, wo man sie nach der Lage der anderen, deutlich sichtbaren, vermuten muss. Alles das mahnt zur Vorsicht. Am besten führt man die Untersuchung so aus, dass man sich zunächst davon überzeugt, ob zwei deutlich markierte Harnleiterwülste vorhanden sind. Ist das der Fall, so ist damit das ursprüngliche Vorhandensein zweier Nieren und zweier Harnleiter bewiesen; bei weiterem Suchen wird man auch die Mündungen der letzteren finden.

Schwieriger kann das werden, wenn die Harnleiterwülste schwach entwickelt sind. In einer sonst normalen Blase darf man das Fehlen einer zweiten Harnleitermündung erst dann für erwiesen erachten, wenn eine wiederholte gründliche nach dem Genuss reichlicher Flüssigkeitsmengen vorgenommene Untersuchung ein negatives Resultat ergeben hat, wenn alle Versuche mit dem Harnleiter-Katheter die etwa doch vorhandene Öffnung durch

vorsichtiges Abtasten der betreffenden Blasenpartie zu finden, erfolglos geblieben sind, wenn man trotz langdauernder Beobachtung auf der fraglichen
Seite keine Entleerung von Urin beobachten konnte. Erleichtert wird die
letztere Beobachtung dadurch, dass man den 'Urin in der später noch ausführlich zu besprechenden Weise mit Methylenblau oder Indigo färbt. Er
kommt dann dunkelblau heraus und ist leichter sichtbar.

Auch sonst wohlgebildete Harnleitermündungen können durch die blosse
Schwellung und Auflockerung der umgebenden entzündeten Schleimhaut bis
zur Unsichtbarkeit verdeckt werden, in anderen Fällen sind sie von Schleimhautwülsten überlagert oder verschwinden im Grunde katarrhalischer oder
tuberkulöser Geschwüre. Nicht selten sind es Massen zäh anhaftenden
eitrigen Sekretes, welche die Harnleitermündung der Besichtigung entziehen.
In allen diesen Fällen kann man ihr Vorhandensein und die Stelle ihrer
Mündung nur an dem von Zeit zu Zeit herausquellenden Urin erkennen.
Bisweilen wird die Stelle der selbst unsichtbaren Harnleitermündung dadurch
markiert, dass ihr ein grösserer Sekretfetzen aufliegt, der beim jedesmaligen
Herausspritzen von Urin in die Höhe bewegt wird.

Bei lange bestehender Prostatahypertrophie bietet das Trigonum wie
der ganze Blasenboden nicht selten eine grosse Anzahl von Nischen und
Spalten dar, die Harnleitermündungen ähnlich sehen können; in anderen
Fällen sind die Öffnungen eines oder beider Ureteren von vorspringenden
Muskelbalken überlagert. Sitzen gutartige Neubildungen auf einem Harnleiterwulst dicht hinter der Mündung, so wird letztere oft völlig von den
herabhängenden Zotten der Geschwulst verdeckt; gelingt es in solchen Fällen,
die Zotten durch geschickte Irrigation in die Höhe zu wirbeln, so kommt
die bis dahin verborgene Harnleitermündung zur Ansicht. Infiltrierende
bösartige Geschwülste, die auf dem Blasenboden ihren Sitz haben, können
das untere Ende eines Ureters comprimieren, ja völlig umfassen, so dass seine
Mündung innerhalb der knolligen Geschwulstmassen verschwindet; in hochgradigen Fällen kann diese Compression so stark werden, dass eine Harnentleerung unmöglich wird. Auch Steine können eine Harnleitermündung,
auf der sie gerade liegen, verbergen. Um letztere sichtbar zu machen, genügt
meist eine Lageveränderung des Kranken, durch die der Stein auf die andere
Seite rollt. Schwieriger ist dies bei Anwesenheit mehrerer, respektive vieler
Steine in der Blase. Man muss dann den Kranken eventuell in Bauch-
lage untersuchen.

In allen Fällen, in denen man trotz genauen Suchens an der gewöhnlichen Stelle des Blasenbodens keine zweite Harnleitermündung findet, muss
man an die Möglichkeit denken, dass sie an einer abnormen Stelle sitzen
könne, und auf Grund der vorliegenden Casuistik die betreffende Partie des
Blasenbodens absuchen.

Fälle von überzähligen Harnleitermündungen finden sich in der Literatur
in ziemlicher Anzahl; meist beobachtete man nur auf einer, selten auf beiden
Seiten zwei Öffnungen. Gewiss kann man solche überzähligen Harnleiter

kystoskopisch leicht diagnosticieren, namentlich, wenn sich Urin aus ihnen entleert. Immerhin ist eine gewisse Vorsicht notwendig; leicht kann ein zufälliges Grübchen für eine Harnleitermündung gehalten werden. Mir wenigstens wurden wiederholt von erfahrenen Collegen Kranke zugeführt, welche die fragliche Abnormität darbieten sollten; ich konnte nur zwei Ureteren finden. Notwendig ist, dass man aus einer solchen überzähligen Harnleitermündung deutlich Urin herausspritzen sieht, oder dass man einen Harnleiterkatheter tief in sie einführen kann. In seltenen Fällen finden wir wohl zwei gut ausgebildete Harnleitermündungen, sehen aber nur aus einer derselben Flüssigkeit herauskommen; wie oft und wie lange wir auch die andere beobachten, kein Tropfen Urin dringt heraus. Dabei kann das Verhalten des unteren Harnleiterendes ein verschiedenes sein, indem es bald lebhafte kräftige Contractionen zeigt — man spricht dann von einem „Leergehen des Ureters" — bald keine Spur von Bewegung darbietet. Auf die grosse praktische Bedeutung solcher Befunde werden wir im dritten Abschnitt dieses Buches zurückkommen.

Nach Exstirpation einer Niere findet man den entsprechenden Harnleiterwulst samt seiner Harnleitermündung oft noch lange Zeit von unveränderter Form; es fehlen nur die Harnentleerungen. Wohl erscheint nach längerer Zeit der Harnleiterwulst der Seite, deren Niere exstirpiert wurde, schwächer entwickelt als auf der gesunden Seite; das hat aber seinen Grund weniger in der Atrophie des ersteren als in einer Hypertrophie des letzteren, der entsprechend der grösseren vicariierenden Leistung seiner Niere gleichfalls an Volumen zunimmt.

Eine wirkliche Inactivitätsatrophie des Harnleiterwulstes und der Harnleitermündung nach Nierenexstirpation tritt erst nach langer Zeit ein. So fehlte in dem Falle Posners, auf den wir gleich zurückkommen werden, bei einer Kranken, der die linke Niere vor 14 Jahren exstirpiert worden war, der betreffende Harnleiterwulst völlig; es fand sich als einziger Rest der früheren Ureterenmündung nur eine punktförmige Einziehung.

Andererseits habe ich erst vor kurzem eine Kranke untersucht, bei der ich vor 10 Jahren eine Niere wegen essentieller Nierenblutung exstirpiert hatte. Bei der kystoskopischen Beobachtung zeigten beide Harnleiter-Wülste und -Mündungen das gleiche Aussehen. Zu meiner grossen Verwunderung führte der Harnleiter, dessen Niere exstirpiert war, noch deutliche und charakteristische Bewegungen aus, die allerdings seltener und langsamer waren, wie auf der gesunden Seite.

Einen eigenartigen Anblick gewährt die Beobachtung des Harnleiterwulstes in den seltenen Fällen, in denen das untere in der Blasenwand gelegene Ende eines Harnleiters bei jeder Harnentleerung durch den gewaltsam herausgespritzten Urin zu einem dünnwandigen Sacke aufgebläht wird. Aus dem eben noch glatten Blasenboden sieht man kystoskopisch plötzlich ein blasenartiges Gebilde aufsteigen, das von der dahinter befindlichen Lampe durchleuchtet, einem roten, von innen erhellten Ballon ähnelt. Allmählich wird die Cyste wieder kleiner, bis sie endlich ganz verschwunden ist, um bei der nächsten Harnentleerung wieder aufs neue aufzusteigen.

Dieses Phänomen kommt dadurch zustande, dass sich der herausgespritzte Urin nicht direct in die Blase entleert, sondern sich zunächst im unteren Harnleiterende ansammelt, dessen obere Wand er je nach seiner Menge zu einer grösseren oder kleineren Cyste ausdehnt. Erst ganz allmählich fliesst dann die Flüssigkeit durch die kleine Öffnung des Sackes, die die eigentliche Harnleitermündung darstellt, in die Blase hinein. In dem

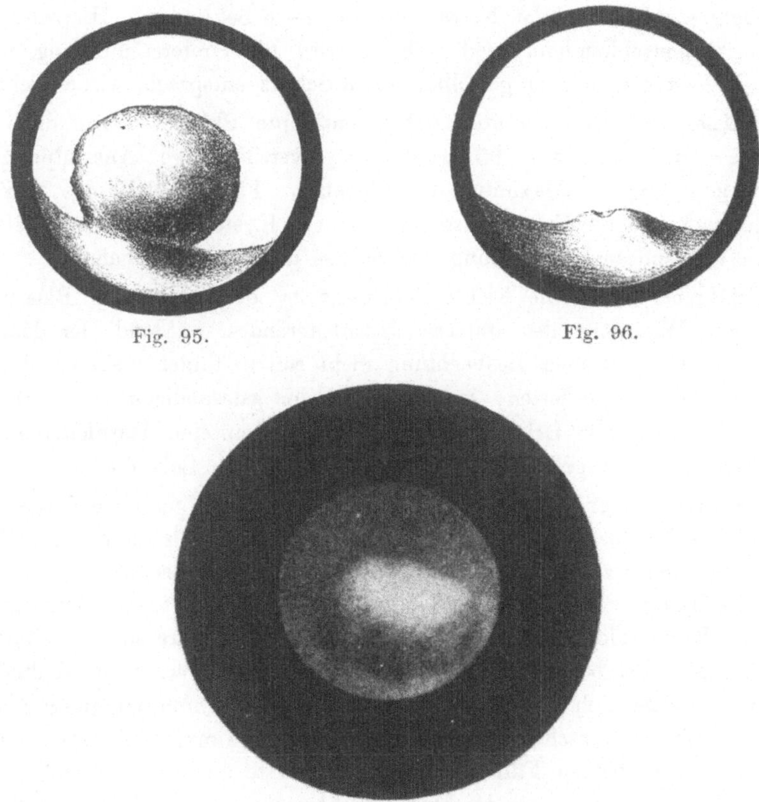

Fig. 95.   Fig. 96.

Fig. 97.

Maße, in dem diese Entleerung erfolgt, fällt der Sack dann wieder in sich zusammen, bis er endlich ganz geschwunden ist. Da der Tonus der dünnwandigen Harnleitercyste gering ist, muss auch die Entleerung des Urins aus ihr ohne alle Kraft erfolgen; es fehlt daher in diesem Falle der bei der Harnentleerung sonst so charakteristische Flüssigkeitswirbel; man kann den aus der Harnleitercyste herausquellenden Urin meist nur dann deutlich wahrnehmen, wenn er concentriert oder künstlich gefärbt ist.

Am häufigsten wird das eben geschilderte Phänomen in Fällen beobachtet, in denen bei enger Harnleitermündung auf der betreffenden Seite grosse Urinmengen mit starker Kraft entleert werden. Am schönsten sah ich es bei der schon erwähnten Patientin von Posner, bei der seit 14 Jahren die gesamte Urinmenge durch den rechten Harnleiter in die Blase entleert war. Bei der kystoskopischen Untersuchung dieser Kranken, über die Lippmann-Wulf ausführlich berichtet hat[1]), zeigte die Umgebung der rechten Harnleitermündung „eine periodisch wiederkehrende Ausstülpung und bucklige Erhebung in der Grösse etwa einer Haselnuss. Die Ureterenmündung lag hierbei auf der dem Beschauer abgewandten Seite der Vorbuchtung, so dass die Contraction desselben nicht zu beobachten war. Diesem Stadium der Elevation folgte ein Stadium der Retraction von 5—6 Sekunden. Hierbei flachte sich die Blasenschleimhaut wieder ab; es wird die Ureterenmündung, welche in der Ruhe einem schräg gestellten roten Schlitz entsprach, wieder sichtbar."

Beistehende der genannten Arbeit entlehnte Skizzen mögen diese Verhältnisse erläutern. Fig. 95 zeigt die divertikelartige Ausstülpung der Ureterenmündung im Maximum der Elevation, Fig. 96 stellt das Minimum der Retraction dar; Fig. 97 ist nach einem Kystophotogramm angefertigt, das ich während praller Füllung des Sackes aufgenommen habe.

Während man eine leichte Vorbuchtung der gegen die Blasenhöhle gerichteten Wandung des unteren Harnleiterendes während der Harnentleerung bei aufmerksamer Beobachtung nicht selten findet, gehören Befunde, wie die soeben geschilderten, in denen bei der jedesmaligen Harnentleerung der herunterspritzende Urin die obere Wand des unteren Harnleiterendes zu einer kleineren oder grösseren Blase aufbläht, zu den Seltenheiten.

Während aber in diesen Fällen die plötzlich gebildete Cyste durch allmähliches Herauslassen des in sie ergossenen Urins bis zur nächsten Harnentleerung wieder zusammenfällt, habe ich zwei Fälle beobachtet, in denen jedenfalls infolge Schlaffheit ihrer Wandungen diese Cyste eine dauernde war und eine beträchtliche Grösse erreichte. Diese Fälle betrafen eine Frau und ein Mädchen. Bei beiden bestanden sehr grosse Beschwerden, die dadurch bedingt waren, dass sich die Cysten vor die innere Harnröhrenmündung legten und das Urinieren erschwerten respektive unmöglich machten. Unter starkem Drängen trat in beiden Fällen ein Teil der Cyste als praller bläulich roter Sack zur vorderen Öffnung der Harnröhre heraus. Allmählich schwoll dann die Cyste so weit ab, dass der Urin, wenn auch schwierig, entleert werden konnte, worauf dann die Cyste wieder in die Blase zurückschlüpfte. Bei der kystoskopischen Untersuchung fand ich auf der einen Seite des Blasenbodens eine normale Harnleitermündung, auf der anderen aber einen grossen eiförmigen Tumor, der dem Blasenboden mit kurzem dicken Stiele aufsass und von dem Lichte des Kystoskopes diaphanoskopisch durchleuchtet in rotem Lichte erstrahlte. Abwechselnd schien eine Verkleinerung und Vergrösserung der Geschwulst einzutreten; erstere erfolgte allmählich, letztere plötzlich. Eine Öffnung oder

<hr>

1) Lippmann-Wulf, Beobachtungen bei einer vor 14 Jahren Nephrectomierten. Centralbl. f. d. Krankheiten d. Harn- u. Sexualorgane. 1899. Heft 9.

ein Herausfliessen von Flüssigkeit aus der Geschwulst konnte nicht beobachtet werden; eine Harnleiteröffnung liess sich auf der Seite des Tumors nicht nachweisen. Bei der Frau gelang es mir leicht, den grössten Teil der Cyste mittelst der glühenden Platinschlinge abzutragen (Fig. 4 der farbigen Tafel V). Der Rest des Sackes zog sich schnell zusammen und ähnelte nun einer unregelmässigen Zipfelmütze, von der fast die Hälfte abgetragen war. Man konnte so in den Boden ihrer Höhle hinein- und dort die Harnleitermündung sehen, aus der von Zeit zu Zeit Urin herausspritzte. Der zipfelförmige Rest des Sackes wurde in zwei weiteren Sitzungen entfernt. Bei dem Mädchen machte ich die Sectio alta und fand dann in der Blase eine über walnussgrosse dickwandige Cyste, deren Wandungen ich hart am Blasenboden abschnitt. Beide Kranke sind geheilt und frei von Beschwerden.

Noch seltener als die soeben geschilderte cystische Erweiterung des unteren Harnleiterendes, von der ich im Laufe der Jahre eine Anzahl von Fällen beobachtet habe, ist der Prolaps des Harnleiters. Ich habe bisher nur einen solchen Fall kystoskopisch beobachten können. Das Bild erinnerte unwillkürlich an den Mastdarmvorfall eines Kindes. In der Ruhelage bildete die prolabierte Schleimhaut des Harnleiterendes eine plattkuglige Masse, die in der Mitte eine tiefe Grube zeigte, von der unregelmässige Falten nach der Peripherie zogen; im Momente der Harnentleerung eröffnete sich die mittlere Vertiefung, um den Urin herausspritzen zu lassen; zugleich vergrösserte sich die ganze Geschwulst vorübergehend dadurch, dass ein grösserer Teil der Harnleiterschleimhaut heraustrat, um sich nach erfolgter Harnentleerung teilweise wieder zurückzuziehen. Jedenfalls infolge der Compression durch die eigentliche Harnleitermündung zeigte die Geschwulst eine lividrötliche Farbe. Dieser Fall betraf eine 50jährige Dame, die an Nierencarcinom mit starken Blutungen litt. Diese profusen, in die Blase herabbeförderten Blutmassen hatten jedenfalls den Vorfall der Harnleiterschleimhaut bewirkt.

In anderen Fällen wird als Folge des häufigen Durchpressens grösserer, aber weicher Körper eine Erweiterung der Harnleitermündung beobachtet; meist sind es Blutcoagula, die eine solche Veränderung bewirken; in einem anderen Falle (von Posner) Echinococcenblasen.

Weitklaffend findet man nicht selten eine Harnleitermündung nach intravesicalen Geschwulstoperationen, wenn in ihrer Nähe ausgedehnte und tiefe Kauterisationen der Schleimhaut stattgefunden haben; die darauffolgende Narbencontraction kann dann eine dauernde Erweiterung der betreffenden Harnleitermündung bewirken. Kystoskopisch erscheint sie auf der glatten glänzenden Narbenfläche wie ein schwarzes, mit dem Locheisen ausgeschlagenes Loch, das weder bei der Harnentleerung noch in der Ruhe irgend welche Veränderung erleidet. Selbstverständlich wird durch eine solche Erweiterung die Schlussfähigkeit der Harnleitermündung aufgehoben. Trotz der Häufigkeit derartiger Fälle konnte ich noch niemals einen ungünstigen Einfluss dieser Veränderung auf die Funktion der Nieren beobachten.

Über die Arrosion der Harnleitermündung, die man bisweilen bei descendierenden tuberkulösen Processen findet, ist schon oben gesprochen worden. Die Falte der Harnleitermündung sieht in solchen Fällen wie angenagt aus, während die Umgebung mehr oder weniger charakteristische Bilder der tuberkulösen Cystitis darbietet.

Die Folge einer mechanischen Verletzung einer Harnleitermündung beobachtet man nicht selten nach dem gewaltsamen Durchgang eines grösseren und rauhen Nierensteines. Nimmt man die Untersuchung bald nach dem Passieren des Concrementes vor, so zeigt die Mündung oft tiefe Einrisse, deren frische Entstehung durch das blutig-rote Aussehen der Rissfläche erwiesen wird. In einem meiner Fälle konnte ich tief in die weitklaffende Harnleitermündung hineinsehen, die von blutig tingierter, suggillierter Schleimhaut ausgekleidet war.

Wiederholt habe ich Kranke kystoskopiert, bei denen während noch bestehender Nierenkolik spindelförmige Steine so in die Harnleitermündung eingekeilt waren, dass ihre Spitze frei in die Blasenhöhle hineinragte; Versuche, diese Concremente durch Kunsthilfe aus dem Harnleiter mittelst des Operationskystoskopes zu extrahieren, unterblieben, da sie meist bald nach der Untersuchung von selbst ausgestossen wurden.

Passieren grössere Nierensteine den Harnleiter, so kann es vorkommen, dass sie im unteren Teile unmittelbar vor der Mündung, die ja meist die engste Stelle des Kanales darstellt, stecken bleiben; sie können dann das untere Ende des Harnleiters so gegen die Blasenhöhle vordrängen, dass bei der kystoskopischen Besichtigung ein Tumor vorgetäuscht wird. In einem solchen Falle war von einem sehr erfahrenen Collegen auf Grund des kystoskopischen Befundes die Diagnose auf eine Blasengeschwulst gestellt und dem Kranken die Operation mittelst sectio alta vorgeschlagen worden. Als ich den Kranken kurze Zeit darauf untersuchte, fand ich einen frei auf dem Blasenboden liegenden Stein, und an der Öffnung des betreffenden Harnleiters Verletzungen, die von dem gewaltsamen Durchtritt des Concrementes herrührten.

Bisweilen bleiben Nierensteine, die den Harnleiter bis an sein unteres Ende passiert haben, in der unmittelbar vor seiner Mündung befindlichen Erweiterung desselben liegen, vergrössern sich dort allmählich und bewirken damit zugleich eine Erweiterung des unteren Harnleiterendes. Kommt es dann noch zu einem mechanischen Hindernis für die Entleerung des Urins, so compliciert sich der Zustand noch mit cystischer Erweiterung des unteren Harnleiterendes. Ich habe zwei derartige Fälle beobachtet. Der erste betraf einen mir von Herrn Geheimrat Marc in Wildungen zugewiesenen, sonst gesunden, kräftigen 35 jährigen Herrn. Derselbe klagte seit längerer Zeit über schmerzhaften Harndrang; zeitweilig war der Urin auch bluthaltig. Diese Erscheinungen machten das Vorhandensein eines Steines wahrscheinlich; doch ergab die Untersuchung mit der Sonde ein negatives Resultat. Die nunmehr vorgenommene Kystoskopie zeigte auf der linken Seite des

Blasenbodens einen über walnussgrossen, mit breitem Stiel aufsitzenden Tumor von buckliger, aber sonst glänzend glatter Oberfläche. Von der hinter ihm befindlichen Lampe durchleuchtet, erschien sein Gipfel halbtransparent, in rosigem Lichte strahlend. Eine aufmerksame Beobachtung zeigte weiter, dass der Tumor intermittierend sein Volumen wechselte, sich bald bis zur Hälfte vergrösserte, um sich nach einem gewissen Intervall wieder zu verkleinern. Die Vergrösserung erfolgte ziemlich plötzlich, die Verkleinerung mehr allmählich. Während dieses letzteren Stadiums konnte ich wiederholt konstatieren, wie aus einer am Gipfel befindlichen dunklen Stelle, die sich dadurch als eine Öffnung charakterisierte, Flüssigkeit aus dem Tumor herausquoll. Letzterer musste also wenigstens teilweise durch eine Cyste gebildet werden; ich versuchte nun, die Geschwulst intravesical mittelst des operationskystoskopischen Schlingenträgers im ganzen oder stückweise abzutragen. Das gelang aber nicht, da die Schlinge stets an der glatten Oberfläche des Tumors abglitt. In einer zweiten Sitzung benutzte ich einen Galvanokauter und brannte mit demselben wiederholt tief in den Tumor hinein. Wenige Stunden später entleerte Patient unter heftigen Schmerzen einen 1,5 cm langen, 1 cm breiten brotförmigen harnsauren Stein. Derselbe hatte in der Cyste verborgen gelegen und war nunmehr durch eine der mit dem Galvanokauter erzeugten Öffnungen herausgedrungen. Eine erneute kystoskopische Untersuchung zeigte die Cystenwand collabiert; leicht gelang es in mehreren Sitzungen Stücke derselben mit der Schlinge abzuschneiden, bis auch der letzte Rest der Cyste entfernt war. Mikroskopisch zeigte die Wandung aussen einen Belag mit Blasenephitel, innen von Harnleiterepithel; zwischen beiden befand sich eine Bindegewebsschicht.

Der zweite Fall betraf einen Herrn, der über die gleichen Beschwerden klagte, wie der erste Kranke. Die kystoskopische Untersuchung zeigte auf der linken Seite des Blasenbodens einen teilweise leicht transparenten Tumor, in welchem man bei aufmerksamer Beobachtung deutlich drei dunkle Schatten unterscheiden konnte. Es gelang mir leicht, die obere Kuppe der Cyste wie einen Deckel abzuschneiden, worauf alsbald vor meinen Augen 3 Phosphatsteine in die Blase hineinrollten. Beide Kranke sind geheilt und frei von Beschwerden.

Über einen analogen Fall berichtet Freyer[1]); er fand bei der kystoskopischen Untersuchung in der Gegend der rechten Harnleitermündung eine walnussgrosse, breitgestielte Cyste. Nach hoher Eröffnung der Blase und Unterbindung des Stieles wurde dieselbe abgetragen; in ihr fanden sich Eiter und 2 Steine im Gewichte von 3 Gramm.

Einen sehr seltenen Befund zeigt Fig. 3 der photograph. Tafel V, die das Photogramm einer aus dem Harnleiter in die Blase hineingewucherten Geschwulst wiedergibt. Dieser Fall betraf eine 63 jährige Dame, bei der das ganze linke Nierenbecken nebst Harnleiter mit colossalen Mengen grösserer und

---

1) Freyer, Ein zwei Blasensteine enthaltender Blasentumor. Lancet 1897. 12. Nov.

kleinerer Papillome angefüllt waren. Die Blase selbst war bis auf die durch
die erweiterte Harnleitermündung in sie hineingewachsene Geschwulst frei.

Oben sind ausführlich die kystoskopischen Bilder geschildert, die man
bei Beobachtung der Harnentleerung erhält, wenn normaler Urin in die gesunde mit klarer Flüssigkeit erfüllte Blase hereingespritzt wird. Strömt der
klare Urin bei Cystitis in den durch katarrhalische Beimischung stärker getrübten Blaseninhalt herein, so sieht man ihn einer klaren Quelle ähnlich,
die sich in einen trüben Bach ergiesst, durch den unklaren Blaseninhalt hinfliessen. Wie stellt sich nun umgekehrt das Herausspritzen trüben mit Eiter
vermischten Urins in die mit klarer Borsäurelösung erfüllte Blase dar?
Naturgemäss verschieden, je nach dem Grade der Trübung des eiterhaltigen
Urins, und je nachdem derselbe von gleichmässiger Beschaffenheit ist, oder
mehr oder weniger reichlich grössere oder kleinere bröcklige Eiterbeimischungen
enthält. Kommen doch hier alle Übergänge vor, von der eben noch wahrnehmbaren Trübung der Flüssigkeit bis zu reinem, dicken, zähen Eiter.

Zunächst sei erwähnt, dass die Trübung des herausspritzenden Urins
schon einen gewissen, nicht unbeträchtlichen Grad erreichen muss, um kytso-
skopisch wahrgenommen zu werden; erleichtert wird die Beobachtung
nur wenig getrübten Urins, wenn derselbe zugleich kleinere corpusculäre
Elemente, Eiterpfröpfchen etc. enthält, und wenn die Entleerung in einen
sonst völlig klaren Blaseninhalt erfolgt. Auf meine Anregung hat Rothschild[1]) diese Verhältnisse näher geprüft und festgestellt, welches die geringste
durch Eiterbeimischung bewirkte Trübung des Urins ist, die man am Phantom
beim Hineinspritzen durch die künstlichen Harnleiter noch mit Sicherheit
wahrnehmen kann. Als Grundlage für die Bestimmung des Trübungsgrades
diente ihm die Posnersche[2]) Methode, die bekanntlich so ausgeführt wird,
dass man ein Becherglas auf bedrucktes Papier stellt und von dem zu
prüfenden Urin allmählich so viel hineingiesst, bis beim Hindurchsehen von
obenher die Buchstaben eben verschwinden. Den Massstab bildet dann die Höhe
der im Becherglas befindlichen Flüssigkeitssäule. Rothschild stellte auf
diese Weise fest, dass ein durch Eiterbeimischungen getrübter Urin, durch
den bei einer Flüssigkeitsschicht von 3,5 bis 4 cm eben der letzte Schein
der Snellenschen Sehprobebuchstaben Nr. XX schwindet, die geringste
Trübung darstellt, die sich beim Herausspritzen aus dem Harnleiter noch
sicher wahrnehmen lässt. Wie man sieht, ist eine solche Trübung nicht
unbeträchtlich, sie entspricht nach Posners Untersuchungen einer Leuko-
cytenzahl von 6000—8000 pro ccm. Nach Hottinger und Goldberg
steht ein so hoher Gehalt an Eiterkörperchen im Harn an der Grenze von
leichtem und mittelschwerem Katarrh.

---

[1]) Rothschild, Experimentelle Untersuchungen über die Grenzen der kystoskopischen Diagnose renaler Pyurie und Hämaturie. Centralbl. f. d. Krankh. d. Harn-
u. Sexualorgane. 1899. pag. 227.

[2]) Posner, Über Harntrübung. Deutsche med. Wochenschrift. 1897. Nr. 40.

Bei dem oben angegebenen geringen, kystoskopisch eben wahrnehmbaren Grade der Trübung kommt die trübe Beschaffenheit des aus dem Harnleiter herausspritzenden Urins als solche nicht zur endoskopischen Erscheinung; die Trübung macht sich vielmehr nur durch einen leichten, aber deutlichen Schatten bemerkbar, der im Moment des Herausspritzens des Urins über den Blasenboden dahinhuscht. Dieses Phänomen ist so charakteristisch, dass es für den geübten Untersucher jeden Zweifel an der abnormen Beschaffenheit des herausspritzenden Harns ausschliesst. Je stärker die Trübung wird, um so charakteristischer gestaltet sich das kystoskopische Bild. Immer schärfer hebt sich der trübe Urin gegen den klaren Blaseninhalt ab; deutlich kann man beobachten, wie die trübe Flüssigkeit in dünnem Strahl zur Harnleitermündung heraustritt, um sich bald rauchartig auszubreiten und aufzulösen. Enthält die trübe Flüssigkeit auch bröcklige Eiterklümpchen beigemengt, und sind die Contractionen des Harnleiters von genügender Kraft, so gleichen die Harnentleerungen dem Ausbruch eines Miniaturkraters; mit grosser Gewalt scheinen die im kystoskopischen Bilde vergrösserten weissen und grauen Massen gegen das Prisma geschleudert zu werden.

Bei noch stärkerem Eitergehalt zeigt der aus der Harnleitermündung herausdringende Urinstrahl eine immer dichtere Beschaffenheit und rein weisse Farbe. Man erhält dann Bilder, wie in Fig. 5 der farbigen Tafel V und Fig. 6 der photograph. Tafel VI nach Originalphotogrammen wiedergegebenen. Man sieht, wie der unmittelbar nach dem Austritt aus dem Ureter dichte weisse Strahl sich beim Herabsinken gegen den Fundus allmählich mehr und mehr auflöst.

In den schwersten Formen von Pyelitis, in denen fast reiner Eiter entleert wird, dringt derselbe nicht als Flüssigkeit, sondern in Gestalt geformter Massen zur Harnleitermündung heraus. Ist ein längeres wurstförmiges Ende herausgepresst, so reisst es ab und sinkt in den Fundus, worauf alsbald wieder ein neues Stück hervorquillt. Ein gelungenes Photogramm eines solchen Vorganges zeigt uns Fig. 5 der photograph. Tafel VI. Man sieht oben die aus dem Harnleiter quellenden wurstförmigen eitrigen Massen und unten ein abgerissenes Stück derselben. Ist die Entleerung eine reichliche und der Eiter von besonders zäher Beschaffenheit, so dringt er aus der Harnleitermündung wie aus einer Miniaturwurstmaschine als endlose wurstförmige Masse heraus und legt sich am Blasenboden zu grösseren oder kleineren Haufen über einander. Von Zeit zu Zeit wird dann ein solcher Haufen von dem Harnstrahl der anderen Seite weggeschwemmt, worauf die Bildung eines neuen Haufens beginnt.

Die Entleerung eiterhaltigen Urins aus dem Harnleiter lässt sich in allen Fällen leicht und deutlich wahrnehmen, in denen kein Blasenkatarrh besteht, und die Blase vor der Untersuchung genügend klar gespült worden ist. Ja man kann das Phänomen meist mehrere Male hintereinander beobachten, und das selbst in Fällen, in denen die jedesmalige Entleerung eiterhaltiger Flüssigkeit eine beträchtliche ist. Erst allmählich trübt sich der Gesamtinhalt der Blase so, dass ein weiteres deutliches Sehen unmöglich wird.

Schwieriger liegen die Verhältnisse, wenn zugleich ein starker Blasenkatarrh vorhanden ist. Dann trübt sich der Blaseninhalt schon bald nach Beginn der Untersuchung; eine geringe Trübung des aus dem Harnleiter hervorquellenden Urins entzieht sich der Beobachtung bei starkem Blasenkatarrh; starke Eiterbeimischung aber kann man meist auch unter ungünstigen Verhältnissen wahrnehmen.

Nicht selten finden wir, dass bei Kranken, die an renaler Pyurie leiden und eben noch stark eiterhaltigen Urin entleerten, nach erfolgter Klarspülung und Einführung des Kystoskopes trotz sorgfältigster und lange fortgesetzter Beobachtung der kranken Seite kein Austritt von Urin zu beobachten ist. Es hat das seinen Grund einerseits in der veränderten Körperlage des Kranken, und andererseits in der bei schwerer Pyelitis nicht seltenen Lähmung des Nierenbeckens und des Harnleiters. In derartigen Fällen fehlt die Contraction des Nierenbeckens und des Harnleiters und jede intermittierende Entleerung des Urins. Findet eine solche zurzeit überhaupt statt, so erfolgt sie in gleichmässiger Weise; als Triebkraft dient entweder die Schwere des Eiters oder die Überfüllung des Nierenbeckens. Meist gelingt es bei derartigen Kranken durch Druck auf die betr. Nierengegend oder dadurch, dass man den Kranken aufrichten lässt, den Eiterabfluss wieder in Gang zu bringen. In anderen Fällen kann es nützlich sein, den Kranken erst einige Stunden liegen zu lassen und dann, ohne dass er vorher herumgeht, sogleich die Untersuchung vorzunehmen. Man erzielt dadurch eine starke Anfüllung des Nierenbeckens.

Von fast noch grösserer Bedeutung als bei renaler Pyurie ist die kystoskopische Beobachtung des aus dem Harnleiter herausspritzenden Urins in den Fällen, in denen er mit Blut vermischt ist.

Das Bild gestaltet sich auch hier verschieden, je nachdem die Blutbeimischung geringer oder stärker ist. Ist sie unbedeutend, so nimmt man nur einen schwachen schmutzig rötlichen Hauch wahr; ist sie stark, so kann die herausspritzende Masse wie reines Blut aussehen; sie zeigt bei akuter arterieller Blutung eine hochrote, bei venöser und parenchymatöser eine braunrote Farbe.

Im Gegensatz zur Pyurie genügt bei Hämaturie infolge der stark färbenden Eigenschaft des Blutes eine geringe Beimischung desselben zum Urin, um kystoskopisch wahrgenommen zu werden. Selbstverständlich aber gibt es nach dieser Richtung auch für die renale Hämaturie eine unterste Grenze.

So characteristisch das kystoskopische Bild des aus einem Harnleiter herausspritzenden blutigen Urins ist, so gehört doch eine gewisse Übung dazu die Erscheinung richtig zu deuten; kann es sich doch sonst ereignen, dass irrtümlich der Harnleiter der gesunden Seite als die Quelle des blutigen Urins betrachtet wird.

Bei der grossen praktischen Bedeutung dieser Frage erscheint es notwendig, diese Verhältnisse ausführlicher zu besprechen. Untersuchen wir einen zur Zeit an starker renaler Hämaturie leidenden Kranken kystoskopisch und stellen zunächst den Harnleiter der gesunden Seite ein, so sehen wir, dass plötzlich das helle Gesichtsfeld mit der Harnleitermündung in der Mitte, aus dem wir vielleicht eben noch klaren Urin herausquellen sahen, von einer mehr oder weniger blutig gefärbten Masse überschwemmt wird. Dieselbe sinkt dann allmählich nach unten gegen den Fundus, worauf das Gesichtsfeld wieder klar wird. Diese Beobachtung erweckt bei dem unerfahrenen Untersucher leicht den Eindruck, dass der blutige Urin, mit dem er das Gesichtsfeld plötzlich überschwemmt sah, aus dem beobachteten Harnleiter selbst stammt. Das ist aber nicht der Fall. Es ist diese blutige Masse vielmehr unmittelbar vorher aus dem anderen Harnleiter herausgeschleudert worden und weiterhin sich allmählich verbreiternd über den Blasenboden nach der Richtung der von uns beobachteten Harnleitermündung herübergeflossen, wobei dann das ganze Gesichtsfeld vorübergehend mit der roten Flüssigkeit bedeckt erschien. Um sicher zu sein, dass das Blut aus dem beobachteten Harnleiter stammt, muss man vielmehr deutlich gesehen haben, wie die dunkle bluthaltige Flüssigkeit aus der Harnleitermündung der engen Öffnung entsprechend in dünnem, concentriertem Strahle herausdringt und sich erst bei dem weiteren Vordringen in der Blasenflüssigkeit allmählich verbreitert und endlich auflöst ganz in derselben Weise, wie wir das beim Rauch beobachten, der aus einem engen Schornstein bei Windstille emporsteigt.

Den Anblick, den bluthaltiger, aus einer Harnleitermündung herausspritzender Urin in der Blase darbietet, kann man dadurch nachahmen und studieren, dass man den dünnen Ansatz einer mit blutigem Urin gefüllten Spritze in ein Wasser enthaltendes Waschbecken taucht und dann unter wechselndem Druck eine grössere oder geringere Menge des bluthaltigen Urins in die klare Flüssigkeit einspritzt. Hier, wie bei der Beobachtung in der Blase, ist das Bild, je nach der geringeren oder grösseren Menge der auf einmal entleerten blutigen Flüssigkeit, je nach der Gewalt, mit der sie herausgespritzt wird, und je nachdem die einzelne Entleerung kürzere oder längere Zeit dauert, ein verschiedenes; stets aber dringt die dunkle Flüssigkeit in dünnem, dichtem conischem Strahl aus der Mündung heraus und breitet sich erst beim Vordringen in die die Blase erfüllende Borsäure aus. Ist die Menge des auf einmal entleerten blutigen Urins nur gering, so sieht man denselben nach völligem Austritt aus dem Harnleiter als eine zusammenhängende conische Masse über den Blasenboden hinübergleiten; das dünne Ende ist dabei nach der kranken Seite gerichtet. Bei reichlicher Entleerung dauert das Herausspritzen des blutigen Urins noch an, nachdem das vordere rauchähnlich verbreiterte Ende der conischen rotbraunen Flüssigkeitsmasse schon den Harnleiter der gesunden Seite überschritten hat.

War der Blaseninhalt bei Beginn der Untersuchung klar, so kann man das Herausspritzen blutigen Urins aus einem Harnleiter auch bei starker Blutung meist zu wiederholten Malen mit voller Deutlichkeit beobachten. Es wird das dadurch ermöglicht, dass bei ruhigem Halten des Instrumentes der bluthaltige Urin nur geringe Neigung zeigt, sich mit der Borsäurelösung zu vermischen. Zunächst wird der aus der Harnleitermündung mit vitaler Kraft herausspritzende blutige Harn nach der anderen Seite hinübergeschleudert; ist die vitale Kraft erschöpft, so sinkt das Blut, seiner grösseren Schwere entsprechend, in den Fundus und bildet dort einen roten Nebel, der sich bei jeder neuen Entleerung vergrössert. Noch nach wiederholtem Herausspritzen blutigen Urins zeigt sich die Gegend der Harnleitermündungen klar. Allmählich werden aber auch sie von dem immer dichter und stärker werdenden bräunlichen Nebel bedeckt. Dreht man jetzt den Schnabel des Kystoskopes nach oben, so erscheinen die höher gelegenen Teile, die vordere Blasenwand

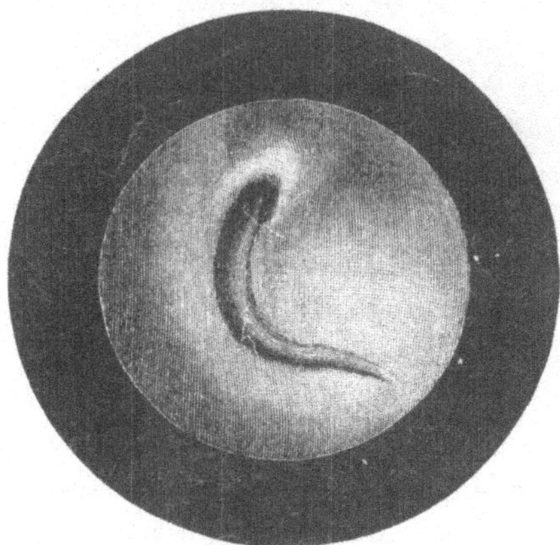

Fig. 98.

und der Vertex noch in unveränderter Klarheit; erst nach weiteren Blutentleerungen nimmt der ganze Blaseninhalt eine rote Farbe und entsprechende Trübung an.

Untersucht man Kranke, die an renaler Hämaturie leiden, kurz nach dem Aufhören einer Blutung, so sieht man bisweilen ein kürzeres oder längeres Blutgerinnsel aus einer Harnleitermündung heraushängen. Ein solcher Befund ist von der grössten Bedeutung. Das kystoskopische Bild eines solchen Falles, den ich mit Excellenz von Bergmann zu beobachten Gelegenheit hatte, ist in beistehender Figur 98 wiedergegeben. Es handelte sich um einen 65jährigen Herrn, der seit mehreren Monaten an zeitweiligen Anfällen von Hämaturie litt. Die in einer blutfreien Zeit vorgenommene kystoskopische Untersuchung hatte in der Blase normale Verhältnisse ergeben. Längere Zeit hindurch waren alle unsere Bemühungen, während einer bestehenden Blutung blutigen Urin aus dem Harnleiter in die Blase hineinfliessen zu sehen, erfolglos. Wie das so oft bei renaler Haematurie beobachtet wird, waren dieselben von so kurzer Dauer und von solcher Unzuverlässigkeit, dass der Kranke, der eben noch blutigen Urin gelassen hatte, kurz darauf, wenn die Untersuchung vorgenommen werden sollte, wieder klaren Urin entleerte. Alle Beteiligten, Patient wie Ärzte, waren schon entmutigt, da zeigte eine neuerliche kystoskopische Untersuchung zwar keine Blutentleerung, wohl aber das Heraushängen eines Blutgerinnsels aus einem Harnleiter. Damit war die lokale Diagnose gesichert. Die freigelegte Niere war der Sitz eines grossen Neoplasmas und wurde von Excellenz von Bergmann exstirpiert.

Notwendig ist allerdings, sich in solchen Fällen exact zu überzeugen, dass das Blutgerinnsel wirklich in der Harnleitermündung sitzt und ihr nicht etwa nur zufällig anliegt. Mittelst der Irrigation gelingt es leicht diese Frage in eindeutigem Sinne zu entscheiden. Ein frei in der Blase liegendes Blutgerinnsel wird schon von einem schwachen Flüssigkeitsstrom fortgespült, während ein aus dem Harnleiter heraushängendes wohl mit seinem freien Ende lebhaft flottiert, sonst aber an seiner Stelle bleibt oder plötzlich abreisst.

Besonders deutlich kann man sich, wie schon oben erwähnt, das Herausspritzen des Urins aus der Harnleitermündung dadurch machen, dass man den Harn färbt (Kutner). Man lässt den Kranken zu dem Zwecke eine Stunde vor der geplanten Untersuchung 0,1—0,2 Gramm Methylenblau nehmen. Man kann dann auf das deutlichste wahrnehmen, wie der dunkelblau-grün gefärbte Urin in dünnem Strahle in die Blase hineinspritzt. Diese Beobachtung kann meist mehrere Male gemacht werden, ehe die Blasen-Flüssigkeit so stark gefärbt ist, dass ein weiteres Hineinspritzen der blauen Flüssigkeit nur unklar wahrgenommen wird. Übrigens ist die Wirkung von Methylenblau nicht ganz zuverlässig, da es nicht selten vorkommt, dass ein Teil der innerlich genommenen Farbe reduciert als Leukobase im Urin erscheint, der dann farblos ist und erst durch erneute künstliche Oxydation wieder die blaue Farbe annimmt. Man hat deshalb nach Farbstoffen gesucht, die bei gleicher Anwendung die geschilderte Nebenwirkung nicht haben, und zwar scheint das Indigokarmin in der Tat die gewünschte Färbekraft vollkommen zu besitzen (Völker und Joseph).

V.

Prostatahypertrophie.

Veränderungen der das orific. urethr. int. umgebenden Falte, torförmige Öffnung,
mittlerer Lappen. — Recessus am Blasenboden. — Secundäre Veränderungen, Hypertrophie der Harnleiterwülste, Balken- und Divertikelblase. — Untersuchung durch
eine suprapubische Blasenfistel.

Die bei der Prostatahypertrophie vorkommenden Veränderungen der
hinteren Harnröhre, die Schwierigkeiten, die sie der Ausübung unserer Untersuchungsmethode bereiten, und endlich die Regeln, nach denen wir bei der
Untersuchung von Prostatikern zu verfahren haben, um eine erfolgreiche Kystoskopie zu ermöglichen, sind oben (Abschnitt I Kap. V) geschildert worden.

In diesem Kapitel haben wir es nur mit den kystoskopischen Bildern,
die wir bei diesem Leiden beobachten, zu tun. Es sei hier noch einmal
hervorgehoben, dass man sich in allen diesen Fällen eines Irrigationskystoskopes bedienen muss und in schwierigen Fällen des „Führungskystoskopes“,
bei dessen Anwendung die störenden Blutungen aus der Urethra am leichtesten vermieden werden.

Es ist klar, dass man von den mannigfachen primären und sekundären
Veränderungen der Prostatahypertrophie nur diejenigen kystoskopisch wahrnehmen kann, die sich nach der Blasenhöhle zu entwickeln. Zunächst handelt es sich da um abnorme Wulstungen und Verdickungen in der das
orific. urethr. int. umgebenden Falte. Ein weiteres Object der kystoskopischen
Beobachtung bilden die Difformierung des Blasenbodens, die bei längerer
Dauer des Leidens nur selten vermisst wird, und die sekundäre Veränderung
der Blasenwand, die unter der Bezeichnung Balken- und Divertikelblase bekannt sind.

Das kystoskopische Bild, das wir oben von der das orific. urethr. int.
umgebenden Falte entworfen haben, finden wir bei dem als Prostatahypertrophie bezeichneten Leiden dadurch verändert, dass die im jugendlichen wie
im Mannesalter zarte, scharfrandige Falte dicker und rigider wird und grössere
oder kleinere bucklige Einlagerungen und Vorsprünge zeigt. Diese Ver-

änderungen werden in keinem Falle von Prostatahypertrophie vermisst; im Beginn des Leidens bilden sie oft den einzigen pathologischen Befund.

Nur selten findet sich eine gleichmässige Verdickung der Falte; ihr freier Rand stellt dann einen derben halbcylindrischen Ring dar. Meist handelt es sich um einzelne mehr oder weniger hervorragende Buckel, die eine beträchtliche Grösse erreichen können. Solche Buckel, die die Falte der inneren Harnröhrenmündung durchsetzen und gegen die Blasenhöhle vorbuchten, sind bald so klein, dass sie nur eben wahrzunehmen sind, bald von beträchtlicher Grösse; in seltenen Fällen ist nur ein Buckel vorhanden, meist zeigt die Falte mehrere bucklige Einlagerungen; diese sind dann entweder von gleicher oder von verschiedener Grösse, stossen dicht an einander oder sind durch Strecken normaler oder nur gleichmässig verdickter Falte des orific. urethr. int. von einander getrennt. Bei einem Kranken ist die Wulstung auf einen kleinen Teil der Falte beschränkt, während sie in anderen Blasen einen grossen, den grössten Teil, ja fast den ganzen Umfang des orific. urethr. int. einnimmt. Dabei können die grossen Buckel wieder durch seichte oder tiefere Einschnitte, die aber nicht bis auf das frühere Niveau des ursprünglichen Schleimhautsaumes reichen, abgeteilt werden. Meist sind die Wülste und Buckel glatt, in anderen Fällen von höckriger oder drüsiger oder blasiger Oberfläche. (Siehe Fig. 1 bis 6 der photograph. Tafel II.) Nicht selten sitzen den Buckeln kleine cystenartige Gebilde auf. Dieser Mannigfaltigkeit der wulstförmigen Bildungen entspricht die Mannigfaltigkeit der Bilder, die wir bei der kystoskopischen Untersuchung von Prostatikern beobachten. Drehen wir das Instrument in solchen Fällen unter steter Beobachtung der Falte um seine Achse, so sehen wir die Buckel und die Einsenkungen zwischen ihnen wie Berg und Tal mit einander wechseln. Dabei erscheinen die endoskopischen Bilder der veränderten Falte noch viel characteristischer, als man nach dem Anblick entsprechender anatomischer Präparate erwarten sollte, und bieten oft ein geradezu groteskes Aussehen dar. Es hat das seinen Grund einerseits in der grösseren Succulenz der lebenden Teile, dann aber besonders darin, dass wir die Buckel und Wulstungen der Falte infolge ihrer Nähe am Prisma beträchtlich vergrössert erblicken.

So mannigfach nun aber auch die kystoskopischen Bilder sind, die uns die Falte der Harnröhrenmündung in Fällen von Prostatahypertrophie darbietet, so gibt es doch einzelne typische, besonders oft wiederkehrende Formen.

Ein häufig beobachtetes typisches Bild finden wir bei nach oben gerichtetem Kystoskopschnabel in Fällen von doppelseitiger symmetrischer oder asymmetrischer Hypertrophie der Seitenlappen, wir meinen die sogenannte „torförmige Öffnung" (siehe Fig. 3 der photogr. Tafel II und Fig. 3 der farbigen Tafel I), die dadurch zustande kommt, dass hier die beiden hypertrophischen Wülste in der Mitte zusammenstossen oder doch nur durch eine kurze Strecke normaler Falte getrennt sind. Diese bei aller Mannigfaltigkeit der einzelnen Bilder typische Figur ist mit der Öffnung nach oben gerichtet; ihre geschlossene untere Seite entspricht dem normalen Rande der Falte. Ihre Höhe wird durch die Dicke der hypertrophischen Wülste bedingt und ist um so grösser, je weiter dieselben in das Blasencavum hervorragen. Sind sie von besonderer Mächtigkeit, so kann die Höhe der torförmigen Öffnung so gross werden, dass sie im kystoskopischen Bilde keinen Platz findet und es nicht gelingt, ihre Basis und ihr offenes Ende zugleich zu übersehen. Indem man das Instrument von dem Moment, in welchem eben das untere Ende der torförmigen Öffnung verschwindet, vorsichtig so weit vorschiebt, bis das obere Ende das innere Gesichtsfeld verlässt, kann man exact messen, wie weit die Wülste in die Blase hineinragen. Je weiter der Abstand der beiden hypertrophischen Wülste von einander ist, um so breiter ist auch die torförmige Öffnung. Die untere Begrenzung desselben wird dann durch eine gerade Linie gebildet, die dem Rest der normalen das orific. urethr. int. umgebenden Falte entspricht (Fig. 4 der photograph. Tafel II).

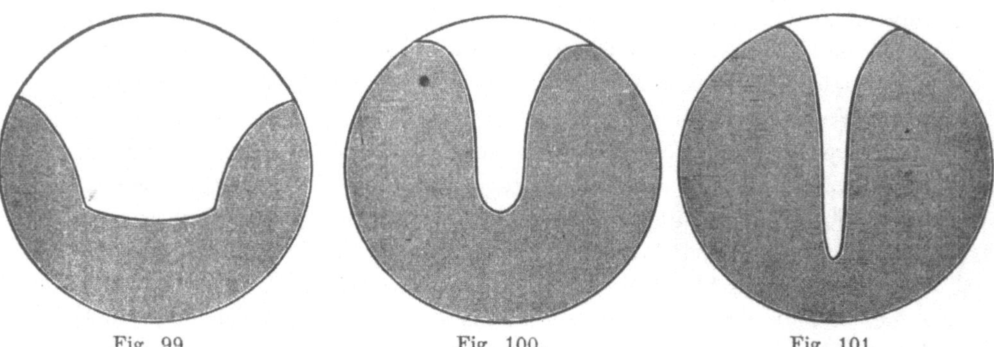

Fig. 99.   Fig. 100.   Fig. 101.

   Ist der Abstand der hypertrophischen Wülste von einander grösser als die Breite des Prismas, so kann das kystoskopische Bild einer torförmigen Öffnung überhaupt nicht zustande kommen. Hält man das Instrument in solchen Fällen so, dass sich das Prisma gerade mitten zwischen beiden Wülsten befindet, so erscheint nur der Rest der normalen oder wenig verdickten Falte im Gesichtsfelde; drehen wir aber das Kystoskop in dieser Haltung ein wenig nach rechts oder links, so erblicken wir auf jeder Seite den hypertrophischen Wulst. Hat man in solchen Fällen Gelegenheit, die kystoskopische Untersuchung in grösseren Pausen zu wiederholen, so kann man oft direct beobachten, wie die seitlichen Wülste sich allmählich vergrössern, näher aneinander rücken und den unten vorhandenen Rest der normalen Falte mehr und mehr zum Schwund bringen. Dann wird die torförmige Öffnung immer schmaler, schliesslich U- oder V-förmig und kann endlich einen schmalen Spalt darstellen.

   Die schematischen Figg. 99, 100, 101 mögen zeigen, wie sich die kystoskopischen Bilder verändern, wenn die hypertrophischen Wülste sich mehr vergrössern und einander nähern.

Ist die torförmige Öffnung eng, so pflegt oft in ihrem Winkel ein Schleimklümpchen zu haften. In dem Raume zwischen den beiden Wülsten erscheint uns ein entsprechend grosser Teil der vorderen Blasenwand.

Die beiden Wülste, welche die torförmige Öffnung begrenzen, können verschiedene Grösse und Form haben; in einem Falle sind sie glatt, in anderen zeigen sie eine wellige und höckrige drusige Oberfläche. Je nachdem die Hypertrophie beider Wülste eine mehr gleichmässige ist oder mehr die des einen oder anderen überwiegt, finden wir die torförmige Öffnung in der Medianebene oder mehr nach rechts oder links verzogen. Drehen wir, von der torförmigen Öffnung ausgehend, das Instrument nach der einen oder anderen Seite herum, bis der Schnabel nach unten gerichtet ist, so sehen wir den seitlichen hypertrophischen Wulst sich entweder gleichmässig um die seitliche Peripherie der Harnröhrenmündung herumziehen, bis er am unteren Umfang gegen den mittleren Lappen mehr oder weniger scharf abgesetzt endet oder ohne Grenze in den letzteren übergeht, oder wir sehen ihn durch einen oder mehrere seichtere oder tiefere Einschnitte in einzelne selbstständige Wülste und Buckel zerlegt. Nur in ganz seltenen Fällen finden wir, dass sich am oberen Umfang des orific. urethr. int. selbst ein beträchtlicher nicht mit dem seitlichen Prostata-Lappen in Zusammenhang stehender Wulst gebildet wird.

Ein weiteres typisches Bild bietet uns bei Prostatikern oft die Besichtigung des unteren Umfanges der Harnröhrenmündung. Unter normalen Verhältnissen finden wir, wie oben geschildert, die Grenze zwischen der gerade gestreckten Harnröhre und dem Blasenboden durch die stumpfe Kante gebildet, in der beide zusammenstossen. An der Stelle dieser Blasenboden und Harnröhre trennenden Kante erhebt sich nun in vielen Fällen von Prostatahypertrophie ein Wulst, der zuerst unbedeutend, beim Fortschreiten des Leidens kolossale Grade erreichen kann. Infolge der Umkehrung, die das Bild im Spiegel erleidet, erblicken wir diesen Wulst im inneren Gesichtsfelde von oben herabhängend. Je nach seiner Form und Mächtigkeit erscheint er bald als breite dicke Barrière, bald zungenförmig, bald von gleichmässiger, bald von höckriger Oberfläche; in anderen Fällen zeigt er eine mehr hahnenkammähnliche Gestalt.

Die Figg. 4, 5, 6 der photogr. Tafel II stellen verschiedene Bilder eines derartigen am unteren Umfang der Harnröhrenmündung befindlichen Prostata-Wulstes dar. Infolge der schrägen Beleuchtung, welche seine Oberfläche durch die dahinter befindliche Lampe erleidet, zeigt sich dieselbe oft auch in Fällen, in denen kein Katarrh besteht, hochrot gefärbt.

Verfolgen wir einen solchen Prostata-Wulst durch entsprechende Drehung des Kystoskopes nach den seitlichen Partien der Harnröhremündung, so sehen wir, dass er sich entweder gleichmässig auf die seitliche Peripherie herum erstreckt, oder auf einer der beiden Seiten durch einen mehr oder weniger tiefen Einschnitt gegen die lateralen, oft ebenfalls gewulsteten Teile der Falte abgesetzt ist. Sind diese Einschnitte tief und der

Wulst selbst von rundlicher Beschaffenheit, so entsteht ein charakteristisches nach beiden Seiten scharf abgegrenztes Gebilde, das man als mittleren Prostata-Lappen bezeichnet. In seltenen Fällen kann dieser Lappen sich noch mehr abgrenzen und dann, wie ich in einem Falle beobachtete, einen gestielten Tumor darstellen. Derselbe war von kugliger Gestalt, hatte 5 cm im Durchmesser und sass mit einem 3 cm langen, bleistiftstarken Stiele am unteren Umfange des orific. urethr. int., das er bei der Harnentleerung in ventilartiger Weise verlegte. Über alle diese Verhältnisse konnten wir uns kystoskopisch in der vollkommensten Weise unterrichten. Der Tumor wurde exstirpiert und zeigte sich dann bei der mikroskopischen Untersuchung seiner Entstehung entsprechend, von der dünnen ihn bedeckenden Schleimhaut abgesehen, aus Prostatagewebe bestehend.

Verhältnismässig selten fehlt in Fällen ausgeprägter Prostatahypertrophie der geschilderte Wulst, und beschränkt sich die Wulstung und Verdickung der Harnröhrenfalte auf deren obere und seitliche Circumferenz.

Bisweilen sehen die Wülste so weiss aus, dass man einen umschriebenen derartigen Wulst auf den ersten Blick für einen Stein halten kann, oft aber erscheinen sie gerötet. Das kann durch einen diaphanoskopischen Effekt Zustande kommen (wobei von katarrhalischen Veränderungen abgesehen ist) und durch erweiterte Gefässe. Solche finden sich bisweilen nur vereinzelt und zeigen durch ihre unbestimmten Conturen, dass sie in tieferen Schichten liegen. In anderen Fällen aber liegen sie, wie ihr präcise gezeichnetes Bild zeigt, nahe der Oberfläche. Nicht selten beobachten wir solche Gefässe in bündelweiser Anordnung. Man sieht dann deutlich, wie sie aus der Urethra gegen die Blasenöffnung hinziehen und oft dicht vor deren Höhlung in zierlichen Schleifen in einander übergehen. Solche Gefässbündel nehmen in seltenen Fällen scheinbar einen selbständigen Charakter an und können namentlich zwischen grösseren Wülsten umschriebene Teile der an der Grenze von Harnröhre und Blase gelegenen Schleimhaut als Prominenzen vortreiben, die durch ihre dunkle trübrote Farbe gegen die hellen Prostatawülste abstechen. Diese (wie man nie vergessen darf, im inneren Gesichtsfelde vergrösserten) Gefässe haben einen zwischen dem arteriellen und venösen stehenden Charakter. Sie sind einesteils viel breiter als die sonstigen arteriellen Gefässe der Blase, während sie andererseits nicht die Farbe gewöhnlicher Venen zeigen.

Auf die Schwierigkeit, welche die Besichtigung des hinter dem unteren Prostatawulst gelegenen Recessus dann darbietet, wenn derselbe zugleich tief und eng ist, ist schon auf Seite 160 hingewiesen, ebenso auf den grossen Nutzen, den uns in derartigen Fällen das Irrigationskystoskop gewährt.

Füllen wir eine solche Blase in der gewöhnlichen Weise mit 150 ccm Flüssigkeit an und drehen dann das eben mit dem Prisma eingedrungene Kystoskop nach abwärts, so erblicken wir im inneren Gesichtsfeld oben den nach unten herunterhängenden Prostatawulst und unter demselben einen Teil der hinteren Blasenwand. In den Recessus selbst hineinzusehen, ist unmöglich.

Lassen wir aber unter stetem Hindurchsehen mehr und mehr Flüssigkeit in die Blase hineinspritzen, so weichen ihre Wände kulissenartig aus einander; immer mehr hebt sich der Boden des Recessus in die Höhe, immer grösser wird der Teil des Blasenbodens, den wir im inneren Gesichtsfelde erblicken; endlich erscheinen auch die Harnleiterwülste und -mündungen. Es ist das ein sicheres Zeichen, dass wir auf den Grund des Recessus hinabblicken. Niemals darf man die Anfüllung der Blase beenden, bevor man die Harnleiterwülste zur Ansicht bekommen hat. Wohl verwehrt bisweilen auch dann noch der Gipfel des Prostatawulstes den Anblick der unmittelbar hinter ihm liegenden mittleren und vorderen Teile des Blasenbodens; es hat das aber nichts zu bedeuten; ein Übersehen einer pathologisch wichtigen Veränderung ist nunmehr ausgeschlossen (siehe Fig. 86 A u. 87 A).

Zugleich mit dem Blasenboden kommen natürlich auch etwaige auf ihm befindliche Gebilde, Steine, Geschwüre etc. zur Anschauung. Namentlich grössere, weisse Phosphatconcremente bieten bei diesem allmählichen Emporrücken einen eigenartigen reizvollen Anblick dar. Ist der Recessus von grosser Tiefe, so kann selbst ein grosser Stein bei einer Anfüllung der Blase mit 150 ccm dem Blick entzogen bleiben; wird die Blase dann durch Injection von Flüssigkeit langsam mehr ausgedehnt, so sieht man den strahlenden Gipfel des Concrementes allmählich aus der Tiefe auftauchen; immer grösser wird die Partie des Steines, die man erblickt, bis er endlich frei in seiner ganzen Grösse auf dem Blasenboden liegend zu sehen ist. Lassen wir dann die Flüssigkeit wieder abfliessen, so fallen von allen Seiten die Wände zusammen und der strahlende Stein verschwindet wieder wie in einer Versenkung.

Die Harnleiterwülste pflegen in Fällen von hochgradiger Prostatahypertrophie ebenfalls zu hypertrophieren und stellen dann kräftig modellierte Gebilde dar, die sich durch ihre massige, oft plumpe Form von der gewöhnlichen Gestalt der Harnleiterwülste unterscheiden (siehe Fig. 1 u. 2 der photogr. Tafel III). Auch sonst bietet der Blasenboden Veränderungen dar: das unter normalen Verhältnissen glatte Trigonum kann in schweren Fällen Nischen und Einsenkungen darbieten, die selbst Harnleitermündungen vortäuschen können. Im eigentlichen Fundus, in der Regio postureterica, finden wir stark hervortretende, meist quer verlaufende Falten; bei längerer Dauer des Leidens springen diese Muskelbäuche als schmale hohe Balken vor, zwischen denen sich tiefe, engere oder weitere spaltartige Taschen bilden.

Auch die übrige Innenfläche der Blase erleidet bei lange bestehender Prostatahypertrophie sekundäre Veränderungen, die in schweren Fällen beträchtliche Grade erreichen können und mit aktenmässiger Deutlichkeit von dem Kampf und dem endlichen Unterliegen des Detrusors gegen das übergrosse an der Harnröhrenmündung entstandene Hindernis Zeugnis geben. Als erstes sichtbares Zeichen der gesteigerten Arbeit sehen wir die inneren Detrusorenbündel, die unter normalen Verhältnissen nur schwach angedeutete Erhabenheiten bilden, kräftig vorspringen; die Blasenwand zeigt dann wohl eine

Oberfläche, die Ähnlichkeit mit einem Flechtwerk hat. (Siehe Fig. 1 u. 6 der photogr. Tafel II.) Bei stärkerer Entwicklung bilden die hypertrophischen Muskelbündel ein schön modelliertes Gitterwerk. In anderen Fällen zeigen sich zunächst auf der sonst glatten Schleimhaut vereinzelte, stärker vorspringende Detrusorenbündel, die, in verschiedener Richtung hinziehend, sich durch schlanke riffförmige Gestalt und zierliche Modellierung auszeichnen. Mit der weiteren Entwicklung des Leidens, oft erst im Verlaufe von Jahren, werden diese prominierenden Muskelbündel zahlreich und nehmen namentlich auch an Stärke zu, bis sie endlich mächtige, die Schleimhaut hoch überragende Balken bilden. Indem sich dieselben unter den verschiedensten Winkeln kreuzen, entstehen unregelmässige grössere oder kleinere vertiefte Felder, von denen die grösseren nicht selten durch ein System feiner Balken in Abteilungen und Unterabteilungen geteilt werden. Oft sieht man diese dünnen Bündel von einem grösseren Felde über die begrenzenden dicken Muskelbündel in ein benachbartes Feld hinüberziehen.

Je kräftiger die Balken, um so plastischer der Anblick der so veränderten Schleimhautpartien. Je nachdem die Muskelbündel von gleicher oder ungleicher Stärke sind, je nachdem sie gerade oder gekrümmt verlaufen, je nachdem sie ungeteilt dahinziehen oder sich gablig teilen, entsteht eine grosse Mannigfaltigkeit der Bilder. Die kräftige, stark profilierte Modellierung, die solche Fälle von sogenannter Balkenblase, vessie à colonnes, darbieten, wird in späteren Jahren noch dadurch gesteigert, dass die zwischen den stärksten Balken liegenden Felder, deren Wandung verdünnt ist, infolge des dauernd gesteigerten intravesicalen Druckes mehr zurücksinken und flachere oder tiefere Gruben darstellen.

Werden diese Nischen und Einstülpungen tiefer, so entstehen wirkliche Divertikel, deren dunkle Öffnungen auf der Schleimhaut schwarzen, wie mit dem Locheisen ausgeschlagenen Defecten gleichen. Meist sind sie von starken Balken des hypertrophischen Detrusors begrenzt und bilden sich mit Vorliebe in den Winkeln, in denen diese zusammenstossen. Anfangs ist ihre Form eine unregelmässige und wird durch die Lage der Muskelbündel bedingt, zwischen denen sie sich bilden; später sind die Eingangsöffnungen meist rundlich oder oval. Solche Divertikel werden in vorgeschrittenen Stadien bei Prostatikern häufig und bisweilen in grosser Anzahl beobachtet. Sind sie klein, ist namentlich ihre Öffnung eng, so sieht man nur ihre Mündung; glatt oder in radiäre Falten gelegt biegt die Schleimhaut am Rande des Divertikeleinganges in die Tiefe um. Ist die Öffnung des Divertikels weit, so kann man das Kystoskop hineinführen und seinen Boden zur Ansicht bekommen. Die Figuren 1, 2, 3 der farbigen Tafel II werden einen annähernden Eindruck von der Mannigfaltigkeit und Eigenart solcher mit Trabekeln und Divertikeln besetzten prostatischen Blase geben.

Am stärksten pflegen die geschilderten Veränderungen an den hinteren unteren Partien der seitlichen Wände ausgebildet zu sein. Die vordere Wand zeigt sich meist nur wenig verändert, auch der Vertex pflegt sich nur in geringem Maße an der Veränderung der übrigen Blasenwand zu beteiligen.

Die Schleimhaut erscheint bei vorgeschrittenen Prostatikern meist blass und so dünn, dass die zierlichen Conturen der Muskelbalken durch sie kaum beeinflusst werden. Die blasse, oft fast weisse Farbe der Wandung kann stellenweise und namentlich in den Vertiefungen einer rötlichen Platz machen, wenn das Instrument so gehalten wird, dass die Lampe die Wände der Zellen diaphanoskopisch von hinten durchleuchtet.

Für gewöhnlich findet man nur spärliche arterielle Gefässe; gelegentlich sieht man ein solches um den Rand eines Divertikels in die Tiefe umbiegen. Öfters als bei normaler Blase beobachtet man, namentlich am Blasenboden stark erweiterte venöse Gefässe.

Auffallend ist oft die starke Pulsation der prostatischen Blasenwand, namentlich an den unteren Partien der seitlichen Wände; es hat das wohl seinen Grund darin, dass die vergrösserte Vorsteherdrüse den Puls der Beckengefässe besser fortleitet.

Bei einem grossen Teil der Fälle von Prostatahypertrophie besteht neben dieser Erkrankung noch ein mehr oder weniger beträchtlicher Blasenkatarrh, den man jedoch keineswegs zu den directen Folgeerscheinungen der Prostatahypertrophie rechnen darf. Diese beiden Erkrankungen haben nur insofern mit einander zu tun, als die durch die Prostatahypertrophie in der Blase entstehenden Veränderungen Verhältnisse schaffen, welche für die Entwicklung und das hartnäckige Persistieren einer gelegentlich übertragenen Cystitis günstig sind. Daher der grosse Ernst einer jeden intravesicalen Untersuchung von Prostatikern.

Je nach der Intensität der Cystitis sind natürlich die Bilder verschieden; ist der Katarrh chronisch, so kann die Rötung völlig fehlen, ja die Schleimhaut auffallend blass erscheinen. Bei gelegentlichen Exacerbationen beobachtet man dann Rötung, die sich in leichten Fällen auf die prominentesten Partien und die Umgebung des Blasenhalses beschränkt und von dort weiter ausbreitet. Der eigentliche Blasenkörper bleibt meist frei.

Natürlich leidet je nach der Intensität des Katarrhs die Klarheit der Bilder. Ein leichter Katarrh, wie wir ihn so häufig bei Prostatikern finden, die sich regelmässigen Blasenspülungen unterziehen, bei denen der Urin von saurer Reaction und nur leicht getrübt ist, stört allerdings die Untersuchung wenig. Nur das Fehlen der Gefässfiguren an den betroffenen Stellen, hier und da ein hängengebliebener Sekretfetzen und die immer zahlreicher werdenden glänzenden Partikel, die in der Flüssigkeit herumschwimmen, zeigt das Vorhandensein einer Cystitis an.

Anders bei vorgeschrittenen Fällen. Infolge der bei lange bestehender Prostatahypertrophie eintretenden räumlichen Veränderungen lässt sich die Blase oft nicht völlig klarspülen. Nicht nur im Recessus hinter dem hypertrophischen mittleren Lappen der Prostata, sondern auch in Einsenkungen zwischen den hypertrophischen Balken des Detrusors sitzen die zähen und

namentlich bei Imprägnierung mit Kalksalzen schweren Sekretmassen oft so
fest, dass sie durch Spülungen nicht zu entfernen sind. Kommt auch das
Spülwasser endlich klar heraus, so finden wir nach Einführen des Kystoskopes in den Taschen und Aussackungen noch reichliche Sekretmassen haften,
die bei unvorsichtiger Bewegung des Instrumentes den Blaseninhalt alsbald
verunreinigen und trüben. Besonders ungünstig für unsere Untersuchung
liegen die Verhältnisse in den Fällen, in denen ein oder mehrere grössere
Divertikel bestehen, die katarrhalisch erkrankt sind. Kann in solchen Fällen
auch die eigentliche Blasenhöhle leidlich klar gespült werden, so gelingt das
doch bei den Divertikeln nicht. Sogleich nach dem Einführen des Kystoskopes sieht man dann trübe Massen aus der Divertikelöffnung in die Blase
hereinströmen und den Inhalt trüben.

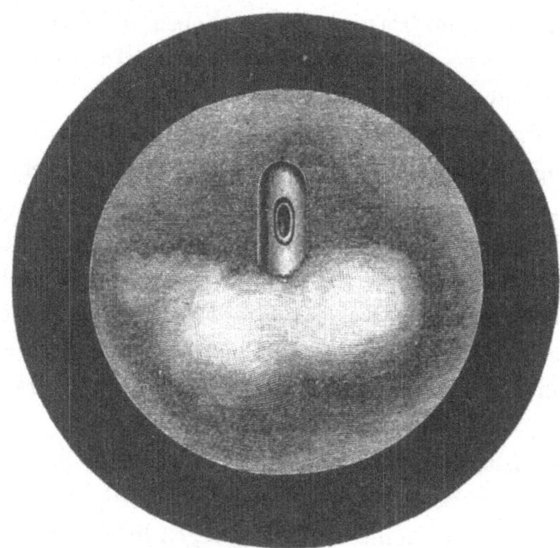

Fig. 102.

Gerade bei Prostatahypertrophie beobachtet man häufig die rotzige Beschaffenheit des Sekretes. Dann kann die Untersuchung sehr grosse Schwierigkeiten darbieten. Fest eingekeilt in die lange Urethra posterior, mit dem
Schloss den Penis in sich zusammendrückend, ist das Instrument so schon
schwer zu handhaben; dazu kommt noch die Neigung zu Blutungen und
die Beschaffenheit des Sekretes. In solchen Fällen wird man nur bei vollständiger Beherrschung der Technik darauf rechnen können, die Kystoskopie
mit Erfolg auszuführen.

Wie schon oben erwähnt, können wir gelegentlich bei Prostatikern die
kystoskopische Untersuchung durch eine seit längerer oder kürzerer Zeit
bestehende suprapubische Blasenfistel vornehmen. Man erblickt dann die
innere Harnröhrenmündung in grösster Vollkommenheit und in derselben Weise,
wie sich diese Teile an anatomischen Präparaten zeigen, wenn man an der
herausgenommenen ausgedehnten und in Alkohol gehärteten Blase den oberen

Teil des Blasenkörpers entfernt hat. Fig. 102 zeigt ein auf solche Weise gewonnenes Bild und zwar neben dem eingeführten Mercier-Katheter einen breiten höckrigen, mit kleinen Bläschen besetzten Wulst, der den unteren und den seitlichen Umfang des orific. urethr. int. umgibt.

In vielen Fällen von Prostatahypertrophie kann es vorteilhaft sein, den mit dem Kystoskop I erzielten Befund durch eine Besichtigung mittelst des retrograden Kystoskopes zu vervollständigen. Man bedient sich zu diesem Zwecke, um die nochmalige Einführung eines Kystoskopes zu vermeiden, des auf Seite 52 geschilderten combinierten Instrumentes und benutzt dasselbe zunächst mit zurückgezogenem optischen Apparat als Kystoskop I und dann mit ganz eingeschobenem optischen Mandrin als Kystoskop III (Fig. 40).

Bemerkt muss allerdings werden, dass die mit Kystoskop I gewonnenen, soeben ausführlich geschilderten Befunde viel wertvoller sind als die mit dem retrograden Instrument erzielten. Das gilt wenigstens für den erfahrenen Untersucher, der nie vergisst, dass er bei Benutzung des Kystoskopes I die die Harnröhrenmündung umgebenden Teile infolge ihrer Nähe am Prisma stets vergrössert erblickt, und der das Gesehene leicht auf seine Grösse richtig beurteilen kann. Er wird sich namentlich über die Dickenverhältnisse des Gesehenen in der Richtung von vorn nach hinten ein viel vollkommeneres Urteil bilden als mit Kystoskop III. Letzteres zeigt die das orific. urethr. int. umgebenden Teile. Man sieht an der dem Trichterknopf zugekehrten Seite des inneren Gesichtsfeldes die obere Fläche des frei in die Blase hineinragenden Teiles des Kystoskopschaftes und nach der hinteren Seite zu die ihm anliegenden Teile des orificium. Man sieht so auf einmal etwa $1/3$ des Harnröhrenumfanges. Der Schaft des Instrumentes zeigt dabei, wie schon oben erwähnt, kein silberfarbenes Aussehen, sondern infolge der Spiegelung die rosa Farbe der ihn umgebenden Teile. Sehr deutlich sieht man mit diesem Instrument die Einschnitte, in denen grössere Buckel aneinanderstossen.

VI.

Blasengeschwülste.

Schwierigkeit der Untersuchung je nach Sitz und Grösse der Geschwulst. — Die kystoskopischen Bilder der Blasengeschwülste in aseptischen Blasen; villöse Geschwülste, infiltrierende Neoplasmen. — Die kystoskopischen Bilder bei Complication mit Blasenkatarrh. — Incrustierte Tumoren.

Ihre grössten Triumphe feiert die Kystoskopie in der Diagnose der Blasentumoren, die wir mit unübertrefflicher Klarheit erblicken. Mit Recht sagt v. Dittel, dass sie oft geradezu entzückend schöne Bilder darbieten. Besonders gewisse Formen villöser Geschwülste, deren lange schmale Zotten gleich den Blättern von Wasserpflanzen in der Flüssigkeit flottieren, liefern einen prächtigen Anblick.

Bei der Neigung der Blasengeschwülste zu starken spontanen Blutungen sollte man erwarten, dass sie bei jeder Berührung mit dem Kystoskop bluten würden, dass schon während der Vorbereitung solcher Kranker durch das Einführen des Katheters, durch die wiederholten Ausspülungen etc. eine Hämorrhagie erzeugt werden müsste. Wäre das der Fall, so würde die kystoskopische Besichtigung einer Blasengeschwulst natürlich grosse Schwierigkeiten darbieten. Die Praxis hat uns aber eines anderen belehrt und gezeigt, dass **es selbst in ungünstigen Fällen meist gelingt, den Tumor in voller Klarheit zur Ansicht zu bekommen.** Zum Verständnis dieser auffallenden Tatsache muss man sich daran erinnern, dass die zeitweiligen Anfälle von Hämaturie, welche das characteristische und oft für lange Zeit das einzige Symptom bilden, das auf eine Blasengeschwulst hinweist, nicht durch mechanische Einflüsse hervorgerufen werden, sondern spontan ohne alle nachweisbare Veranlassung auftreten. Die Resultate unserer Untersuchungsmethode haben uns gerade bewiesen, dass auch die villösen Geschwülste eine kräftige Berührung mit dem Kystoskop meist ohne Schaden ertragen, ja dass selbst die durch eine wirkliche Verletzung bewirkten Blutungen verschwindend gering gegen die spontan auftretenden zu sein pflegen.

Die Vorbereitung eines Kranken, bei dem der Verdacht auf eine Blasengeschwulst vorhanden ist, muss eine verschiedene sein, je nachdem wir es mit einer aseptischen Blase zu tun haben, und der Urin zur Zeit klar ist, oder neben dem Tumor ein Katarrh vorliegt, oder endlich eine geringere oder stärkere Blutung besteht. Ist der Urin klar und die Blase genügend angefüllt, so verzichtet man am besten auf die vorherige Entleerung der Blase mittelst des elastischen Katheters, begnügt sich mit der Eucainisierung der Urethra und führt das Kystoskop in die mit klarem Urin erfüllte Blase ein.

Während des Bestehens einer sehr profusen Hämaturie soll man keine Untersuchung vornehmen. Ist die Blutung aber mässigen Grades, hat der Urin keine blutrote, sondern eine mehr bräunliche Farbe, so kann man, wenn es sein muss, sogleich kystoskopieren; sorgt man dafür, dass bei den Spülungen die Blase nie ganz leer wird, so gelingt es meist bald einen klaren Blaseninhalt zu erzielen.

Beim Bestehen eines Katarrhs muss bis zur Klärung des Blaseninhaltes gespült werden; eine mässige Blutbeimischung erfordert dabei keinen Aufschub der Untersuchung; ein solcher ist nur bei starker Blutung notwendig.

Selbstverständlich müssen die vorbereitenden Spülungen gerade bei Blasengeschwülsten besonders vorsichtig ausgeführt werden; namentlich ist jedes unnötige Hin- und Herschieben des Katheters zu vermeiden. Fliesst der Blaseninhalt gut ab, so soll man den Katheter ruhig in seiner Lage lassen. In anderen Fällen aber kommt es vor, dass nach Einführen des Katheters das Abfliessen plötzlich stockt, weil sich eine Tumorzotte vor dessen Öffnung gelegt hat. Man muss dann den Katheter unter sanftem Einspritzen von Flüssigkeit so weit vorschieben, dass seine Öffnung frei wird. Die eigentliche Untersuchung muss so ausgeführt werden, dass der Tumor durch das Kystoskop nicht verletzt wird, ja mit demselben kaum in Berührung kommt. Das wäre leicht zu vermeiden, wenn wir vorher wüssten, wo die Geschwulst sitzt, das ist aber nur ausnahmsweise der Fall. Meistens besitzen wir nach dieser Richtung hin keinen Anhalt und werden darauf vorbereitet sein müssen, den Tumor an jeder beliebigen Stelle der Blasenwand zu finden, vielleicht gerade da, wo wir ihn am wenigsten vermuten.

Wir müssen in jedem Fall mit der Möglichkeit rechnen, dass die vermutliche Geschwulst in unmittelbarer Nähe des orific. urethr. intern. sitzt und das Instrument mit grösster Zartheit einführen, um nicht etwa durch unsanfte Berührung der Geschwulst eine Blutung auszulösen.

Hat sich nach dem Eintritt des Prismas in die Blase nichts Verdächtiges an der oberen Circumferenz der inneren Harnröhrenmündung gezeigt, so suchen wir einen Teil der Blasenwand nach dem anderen nach dem vermuteten Tumor ab. Um letzteren vor Berührung zu bewahren, befolgen wir die Regel, niemals einen Teil der Blaseninnenfläche mit dem Instrument zu berühren, bevor wir ihn gesehen und als gesund befunden haben. Indem wir uns bei der weiteren Ableuchtung der Blasenhöhle mit dem Schnabel des Instrumentes immer nahe an solchen schon erblickten gesunden Partien halten, werden wir am sichersten eine Berührung des Tumors und eine etwaige Blutung vermeiden. Es liegt auf der Hand, dass wir bei dieser Untersuchung in jedem einzelnen Fall verschieden, streng individualisierend, verfahren müssen, dass hier eine allgemeine Regel nicht aufgestellt werden kann.

Die oben ausführlich geschilderte schulgemässe Untersuchung ist bei Verdacht auf Blasentumor zunächst nicht am Platz; sie könnte sogar nachteilig sein. Erst wenn wir vergeblich in gründlicher Weise nach dem Tumor gefahndet haben, kann es vorteilhaft sein, sich zum Schluss durch Ausübung der schulgemässen Bewegungen mit mathematischer Sicherheit zu überzeugen, dass uns keine Stelle der Blaseninnenfläche entgangen ist.

Von Einfluss auf die grössere oder geringere Schwierigkeit der Untersuchung ist weiterhin die Grösse des Tumors. Unter sonst gleichen Verhältnissen geben kleine Geschwülste die schönsten Bilder.

Überschreitet die Neubildung eine gewisse Grösse, so lässt sie sich nicht mehr mit einem Blick in ihrer ganzen Ausdehnung übersehen; man sieht dann von ihr auf einmal nur eine mehr oder weniger grosse Partie im inneren Gesichtsfeld. Die Verhältnisse liegen hier ebenso wie bei den Steinen, so dass ich auf das bei diesen Gesagte verweisen kann.

Sehr grosse Tumoren können bei der Ausübung der Kystoskopie bedeutende Schwierigkeiten bereiten; es ist dann kaum möglich, eine Berührung mit dem Schnabel des Instrumentes zu vermeiden. Haben wir in solchen Fällen das Kystoskop so weit eingeführt, dass sich der Tumor im Gesichtsfeld befindet, so legt sich die weit in die Blasenhöhle vorspringende Geschwulstmasse oft so eng an Lampe und Prisma, dass man nichts erkennen kann. Füllt endlich die Neubildung die Blase ganz oder zum grössten Teil aus, oder befinden sich mehrere grosse Geschwülste an verschiedenen Stellen der Blasenwand, so kann auch bei vorsichtigem Einführen des Kystoskopes eine Blutung erfolgen, die von vornherein ein deutliches Sehen unmöglich macht. Sind mehrere grössere Geschwülste in der Blase, so kann es vorkommen, dass Lampe und Prisma so dicht von den zottigen Massen umgeben sind, dass man im inneren Gesichtsfeld zunächst nur eine diffus rot gefärbte Fläche erblickt. Lässt man in solchen Fällen vorsichtig irrigieren, so ändert sich das Bild; durch den Flüssigkeitsstrom werden die zottigen Massen von Lampe und Prisma weggewirbelt und sind dann deutlich sichtbar.

Für den Anfänger möchte ich noch eine eigentümliche Erscheinung erwähnen, der man bei mittelgrossen Tumoren nicht selten begegnet, und die bei mangelhafter Erfahrung schwer zu deuten ist. Nehmen wir an, dass wir eine Blase zu untersuchen haben, an deren rechter Wand ein walnussgrosser Tumor in der Nähe der Harnleitermündung seinen Sitz hat; führen wir in solchem Falle das Kystoskop tief in die Blase ein und legen den Schnabel etwas nach der rechten Seite herum, so sehen wir eine zottige Masse, die der hinteren Fläche des Tumors angehört. Ziehen wir hierauf das Instrument, ohne es um seine Achse zu drehen, langsam heraus, so wird das eben noch so glänzend erhellte Gesichtsfeld fast völlig dunkel und erscheint nunmehr diffus dunkelrot gefärbt. Im ersten Augenblick macht es den Eindruck, als ob das Prisma sich schon in der Harnröhre befinde. Dass dem nicht so ist, davon können wir uns leicht überzeugen, wenn wir den Schnabel des Instrumentes nach links drehen; wir erblicken dann den vorderen Teil der linken Blasenwand in schönster Beleuchtung. Was ist also geschehen? — Es hat sich beim weiteren Vorziehen des Instrumentes die Geschwulstmasse zwischen Prisma und Lampe gelegt, worauf sich das Gesichtsfeld natürlich alsbald verdunkelt.

Dass dem wirklich so ist, davon können wir uns dadurch überzeugen, dass wir das äussere Ende des Instrumentes nach der rechten Seite des Kranken zu drängen: Durch diese Bewegung wird das innere Ende des Kystoskopes mit dem Prisma vom Tumor entfernt. Die Strahlen der Lampe können die nunmehr vom Prisma weiter entfernten Zotten wieder genügend beleuchten; letztere erscheinen in hellstem Lichte.

Dieses oft so hindernde Dazwischentreten von Geschwulstmassen zwischen Prisma und Lampe ereignet sich um so leichter, je grösser die Geschwulst ist, und je weiter vorn sie sitzt. Unter solchen Verhältnissen ist eine Berührung des Tumors mit dem Schnabel des Kystoskopes oft nicht zu vermeiden. Bei der nötigen Schonung tritt aber trotzdem meist keine Blutung ein.

Ist es mir doch wiederholt gelungen, in Fällen, in denen das orific. urethr. int. allseitig von grossen villösen Geschwulstmassen umgeben war, das Instrument mitten durch den Tumor hindurchzuführen, ohne dass derselbe zu bluten begann. Es ist erstaunlich, wie schwer oft ein Tumor blutet. Aber selbst wenn bei Berührung der Geschwulst mit dem Instrument eine geringe Blutung erfolgt, ist damit die Untersuchung noch nicht vereitelt. Meist hat man die gewünschte Aufklärung erhalten, ehe das Blut sich mit der injicierten Flüssigkeit so vermischt hat, dass das Sehen unmöglich wird.

Die grössten Schwierigkeiten, denen wir bei der kystoskopischen Untersuchung von Kranken, die an Blasengeschwülsten leiden, begegnen, werden nicht durch den Sitz und die Grösse der Geschwulst, auch nicht durch ihre Neigung zur Blutung bedingt, sondern dadurch, dass sich bei vielen unserer Kranken schon ein infectiöser Blasenkatarrh eingenistet hat.

Dieser Blasenkatarrh ist meistens die Folge einer zu diagnostischen oder therapeutischen Zwecken vorgenommenen Einführung eines Instrumentes in die Blase. Diese Complication übt auf den Zustand der Kranken nach jeder Richtung hin den nachteiligsten Einfluss aus. Während der Kranke vorher über keinerlei Beschwerden zu klagen hatte, während der Urin in den oft monatelangen blutfreien Pausen klar und von gelber Farbe war, besteht jetzt häufiger qualvoller Harndrang, der Urin bleibt auch in der blutfreien Zeit trübe, die Blutungen werden häufiger, oft besteht dauernd eine mehr oder weniger bedeutende Blutbeimischung zum Urin.

Unter solchen Verhältnissen begegnet natürlich die Ausübung unserer Untersuchungsmethode wesentlich grösseren Schwierigkeiten als vorher. Während sonst die Berührung eines Tumor mit einem elastischen Katheter ohne schädliche Folgen vertragen wurde, tritt jetzt auch bei der schonendsten Vorbereitung infolge der krampfhaften Contraction der Blasenwand leicht eine Blutung ein. Oft sind zahlreiche Ausspülungen notwendig, ehe das Spülwasser klar zurückkommt; bisweilen ist es überhaupt nicht möglich, einen völlig klaren Blaseninhalt herzustellen.

Zum Studium der kystoskopischen Bilder von Blasengeschwülsten eignen sich zunächst Fälle, bei denen keine Cystitis besteht. Die Schleimhaut zeigt dann auch in unmittelbarer Umgebung der Geschwulst normale Verhältnisse, in grösster Schärfe hebt sich letztere von der gesunden Blasenwand ab.

Am schönsten präsentieren sich die gutartigen papillomatösen Gebilde, mit deren kystoskopischen Bildern wir uns zuerst beschäftigen wollen. Während uns die zottigen Geschwülste nach hoher Eröffnung der Blase als unförmige Klumpen erscheinen, bieten sie im kystoskopischen Bilde mit ihren zierlichen, in der Flüssigkeit flottierenden Zotten einen überaus reizvollen Anblick dar, der oft an gewisse niedere Seetiere, deren zierliche Formen wir in Aquarien bewundern, an Seerosen etc. erinnert. Der bei verschiedenen Stellungen des Schnabels wechselnde Schlagschatten, der sich scharf von der hellen Schleimhaut abhebt, gibt diesen Geschwulstformen ein auffallend körperliches Aussehen.

Meistens zeichnen sie sich vor der normalen Schleimhaut durch eine mehr rosa Färbung aus. Selten und wohl nur bei Congestionszuständen sind sie mehr hochrot, auch wohl blaurot gefärbt. Ganz kleine, eben im Entstehen begriffene zottige Gebilde zeigen oft ein transparentes, fast gelatinöses Aussehen und können so zart sein, dass man sie nur mit Mühe wahrnimmt; wir finden solche kleinen zottigen, kaum sichtbaren Gebilde namentlich in den Fällen, in denen eine Neigung der Blasenschleimhaut zu allgemeiner papillomatöser Degeneration besteht, oft an vielen Stellen der Blasenwand und können dann bei wiederholter Untersuchung beobachten, wie diese winzigen zarten Gebilde bei weiterem Wachstum allmählich fester und derber werden und schliesslich wohl ausgebildete Geschwulstmassen darstellen.

Die Grösse der papillomatösen Geschwülste wechselt von eben wahrnehmbaren bis zu solchen, die die ganze Blasenhöhle erfüllen. Meist ist nur eine Geschwulst vorhanden, in anderen Fällen finden sich mehrere, selten viele; ja es kann die ganze Blasenwand von zahlreichen zottigen Massen eingenommen sein. Die meisten Geschwülste finden sich im unteren Teil der Blase. Die unbedingte Prädilectionsstelle, namentlich der gutartigen Geschwülste ist die Gegend unmittelbar nach hinten und aussen von den Harnleitermündungen; es kommt nicht selten vor, dass auf jeder der beiden Harnleiterklappen ein Tumor seinen Sitz hat. Ein weiterer Teil der Papillome sitzt in unmittelbarer Umgebung des orific. urethr. intern. Der Rest befindet sich auf den anderen Teilen der Blaseninnenfläche.

Die Form der Papillome ist verschieden, je nachdem sie gestielt sind oder mit ihrer Basis einen grösseren Teil der Schleimhaut einnehmen. Im letzteren Falle stellen sie rasenartige oder auch halbkuglige unregelmässige Gebilde dar. Gestielte Tumoren zeigen mehr kuglige, eiförmige Formen, die oft durch tiefe Einschnitte oder Lappungen mehr unregelmässigen Bildungen Platz machen.

Alle villösen Geschwülste sind aus einer grossen Masse gleichmässiger oder ungleichmässiger Zotten zusammengesetzt. Von der Form derselben, von ihrer mehr lockeren oder festen Zusammenfügung hängt das kystoskopische Bild ab. Es entsteht so eine grosse Mannigfaltigkeit der Formen. Bald sind die Zotten lang und schmal, bald mehr blattförmig, bald kurz keulenförmig. Oft zeigt die Geschwulst eine blumenkohlähnliche Oberfläche, mitunter erinnert sie in ihren Faltungen an die Morcheln, in einem anderen Falle an ein mehr oder weniger dicht gebundenes Bukett von schlanken Gräsern oder längeren Wasserpflanzen; häufig zeigt sich eine lockere, moosähnliche Anordnung. Vermehrt wird die Mannigfaltigkeit der Bilder noch dadurch, dass die einzelnen Teile der Geschwulst oft durch verschieden geformte Zotten gebildet sind.

Tiefe Einschnitte können endlich die Geschwulst in verschiedene Lappen und Abteilungen sondern. Je nach der Dichtigkeit der Zusammenfügung und der Zartheit und Länge der Zotten gewinnt die Geschwulst ein mehr derberes Aussehen oder ist von lockerer, leicht beweglicher Oberfläche. Besonders characteristisch ist das Bild von Geschwülsten, die aus langen und schmalen Zotten zusammengesetzt sind, wenn sie ihren Sitz auf einem Harnleiterwulst haben. Von Zeit zu Zeit sieht man ihre langen herabhängenden Zotten, die eben noch die Harnleitermündung verdeckten, durch den herausspritzenden Urin in lebhafter Weise in die Höhe wirbeln, um dann langsam wieder zurückzusinken. Dieses Spiel wiederholt sich bei jeder Harnentleerung. Liegen einzelne lange Zotten dicht am Prisma, wie das besonders bei Geschwülsten vorkommt, die auf der Falte der orific. urethr. int. sitzen, so erscheinen sie stark vergrössert; wie mit Lupenvergrösserung erblickt man die zierlichen Gefässe, die die halbtransparenten Zotten bis zu ihrer Spitze hin- und zurück durchziehen. Oft sieht man die Geschwulst im ganzen regelmässige, den Pulsschlag isochronische pulsierende Bewegungen ausführen; es ist das ein Zeichen von grossem Gefässreichtum.

Nicht selten finden wir an villösen Geschwülsten einzelne Zotten, ja ganze Zottenmassen bei erhaltener normaler Form von schwarzer oder dunkelrotbrauner Farbe. Es handelt sich da um Infarcte der betreffenden Geschwulstteile, die dadurch nekrotisieren, sich früher oder später abstossen und dann die Veranlassung zu Blutungen geben können. Bei gewissen, aus langen Zotten zusammengesetzten Geschwülsten zeigen die äussersten Enden der Zotten nicht selten eine rein weisse Farbe, die Geschwulst erscheint dann wie mit kurzen weissen Haaren oder Federspitzen bedeckt. Diese weissen Gebilde bestehen aus nekrotischen Epithelzellen, die noch mechanisch mit den Spitzen des lebenden Zottengewebes verbunden sind. In seltenen Fällen werden solche nekrotischen Zottenspitzen zum Ansatzpunkt für Harnsalze. So sah ich einmal eine grosse Geschwulst mit zahlreichen kleinen runden gelben Uratsteinchen besetzt, die über die ganze Geschwulst verteilt, wie zierliche Perlen an den freien Zottenenden hingen. Ihr Anblick erinnerte unwillkürlich an die sogenannte Korallenpflanze, die bekannte moosartige Zierpflanze, die dicht mit kleinen roten runden Früchten besetzt ist. In diesem Falle waren mehrere der erwähnten Uratsteinchen mit dem Urin abgegangen und hatten zur Diagnose Lithiasis Veranlassung gegeben.

Eine grosse Anzahl der zottigen Geschwülste sitzt der Blasenwand mit einem mehr oder weniger langen Stiel auf. Letzterer ist aber nur dann leicht sichtbar, wenn er besonders lang ist. Je länger der Stiel ist, um so grösser pflegt die Beweglichkeit der Geschwulst zu sein. Ich erinnere mich eines später mittelst Sectio alta operierten Falles, in dem eine aus zahlreichen Zotten zusammengesetzte himbeergrosse Geschwulst an einem rabenfederkielstarken 5 cm langen Stiele am unteren Umfange des orific. urethr. int. haftete. Die geringste Bewegung der Flüssigkeit genügte, die Geschwulst hin- und her zu wirbeln. Bei jeder Harnentleerung aus dem rechten Harnleiter wurde sie nach links, bei der aus dem linken nach rechts hinübergeworfen und blieb so in dauernder zierlicher Bewegung. Im allgemeinen kann man aus einer grösseren Beweglichkeit der Gesamtgeschwulst mit Sicherheit schliessen, dass sie langgestielt ist, auch wenn man den Stiel selbst nicht sieht. Meist ist derselbe übrigens kurz und durch herabhängende Zotten so verdeckt, dass man ihn nicht ohne weiteres sehen kann. Um ihn zur Ansicht zu bekommen, muss man die Irrigation zur Hilfe nehmen. Zu dem Zwecke gibt man dem Kystoskop eine solche Stellung, dass sich das Prisma nahe am medianen Rande der Geschwulst befindet, und der Schnabel dem Blasenboden fest anliegt. Lässt man nun plötzlich durch das Instrument in scharfem Strahl Flüssigkeit einspritzen, so wirbelt dieselbe die Zotten, die bisher den Stiel verbargen, in die Höhe, so dass man ihn nunmehr schön sehen kann.

Besteht kein Katarrh, so zeigt die Blasenwand und namentlich auch die die Geschwulst umgebende Schleimhaut meist normale Verhältnisse. In anderen selteneren Fällen sehen wir ein oder mehrere arterielle Gefässe von einer oder von verschiedenen Seiten oft aus grösserer Entfernung her gegen die Basis der Geschwulst hinziehen. Diese Arterien zeichnen sich meist durch ihr beträchtliches Kaliber und den geschlängelten, der Arteria temporalis alter Leute ähnlichen Verlauf, ja durch deutliche Pulsation aus; sie ragen bisweilen so weit über die Schleimhaut heraus, dass sie bei tiefer Stellung der Lampe einen deutlichen Schatten geben. Von der Geschwulst ausgehende Venen sind seltener; auch sie fallen durch ihr grosses Kaliber auf, verlaufen aber meist nur eine kurze Strecke frei auf der Oberfläche, um bald in die Schleimhaut einzudringen, durch die sie zunächst noch mit bläulich-grauer Farbe durchscheinen; dann aber verschwinden sie ganz in der Tiefe. Namentlich bei kleinen Geschwülsten macht es in solchen Fällen den Eindruck, als ob sie an diesen Gefässen wie Früchte an Zweigen hingen.

Beobachtet man eine villöse Geschwulst während einer bestehenden nicht zu starken Hämaturie, so kann man meist deutlich sehen, wie das Blut stossweise oder gleichmässig aus einem oder mehreren Zottenenden herausquillt. Erst ganz allmählich wird die Geschwulst in einen dichten roten Nebel eingehüllt und damit ein weiteres Sehen unmöglich.

Die soeben nach ihren kystoskopischen Bildern geschilderten villösen Geschwülste gehören der Mehrzahl nach zu den gutartigen papillomatösen Neubildungen; doch gibt es auch Geschwülste, die, äusserlich von villösem Aussehen, in ihrer tieferen Schicht einen carcinomatösen Charakter zeigen.

In der Mehrzahl der Fälle aber stellen die malignen Tumoren, Carcinome, Adenome, Sarcome entweder massige, knollige, breit über die Schleimhaut hervorragende Gebilde oder umschriebene Infiltrate dar, die sich nur wenig über die Umgebung erheben. Die knolligen Formen sind scharf gegen die gesunde Schleimhaut abgesetzt und bestehen aus einer grösseren oder geringeren Anzahl verschieden grosser unregelmässiger, halbkugeliger, kolbiger Knoten und Wülste. Es können so sehr grosse Geschwulstmassen entstehen, die Formen von unregelmässig gebauten höckrigen Kartoffeln ähneln können. Die Oberfläche kann glatt sein; oft ist sie höckerig oder von warziger Beschaffenheit. In anderen Fällen zeigt sie eine zerklüftete, auch rauhe zottige Oberfläche. Meist sind aber die Zotten klein, weniger zierlich geformt, wie bei gutartigen Geschwülsten; oft findet man nur einzelne Teile der Geschwulst mit zottigen Massen besetzt, während andere das eben geschilderte Aussehen zeigen.

Die Farbe ist zunächst ein zartes Rosa; später kann die ganze Geschwulst oder ein Teil derselben eine dunkelrote, auch wohl bräunlich rote Farbe annehmen. Bisweilen ist ein Teil der Oberfläche oder diese in ihrer ganzen Ausdehnung mit einem fest anhaftenden gleichmässigen weissen Belag, der aus nekrotischen Epithelmassen besteht, bedeckt und kann auf den ersten Blick einem weissen Phosphatstein ähneln. Nicht selten finden sich auf den knolligen Massen geschwürige Stellen, die mit fest anhaftenden blutigen und nekrotischen Massen bedeckt sind.

Meist ist nur ein grösserer Tumor vorhanden; oft sieht man in seiner Umgebung, entweder in seiner unmittelbaren Nähe oder in geringerer Entfernung neue kleine halbkugelige oder warzige Knoten auftauchen, die dann bei gegenseitigem weiteren Wachstum mit der Hauptgeschwulst verschmelzen.

Die mehr flachen, infiltrierenden Neoplasmen werden meist aus kleinen, kolbigen, keulen- und beerenförmigen, oder auch rundlichen, in frischen Fällen rosa gefärbten Excrescencen gebildet. Schon früh entsteht ein kraterförmiges, durch anhaftende Blutgerinnsel und nekrotische Fetzen verunreinigtes Geschwür, aus dem wieder neue, halb transparente Granulationsknötchen entstehen können. (Siehe Fig. 2 der photograph. Tafel V.) Gegen die umgebende gesunde Schleimhaut setzen sich diese flachen Neoplasmen mit unregelmässigem Rande scharf ab.

Wie sich aus dieser Schilderung ergibt, ist es bei uncomplicierten Fällen meist leicht zu sagen, ob es sich um eine gutartige oder bösartige Geschwulst handelt. Ebenso schwierig, ja unmöglich kann diese Entscheidung bei Complication mit schwerem Katarrh sein.

Ganz eigenartige kystoskopische Bilder geben die seltenen Blasengeschwülste von Kindern. Es handelt sich da bekanntlich meist um kleinzellige Sarkome. In vorgeschrittenen Fällen sieht man die ganze Innenfläche der Blase in zierlichster Weise mit traubigen Gebilden besetzt, deren jedes an Farbe und Transparenz einer länglichen gelblichen Weinbeere gleicht. An einzelnen Stellen der Blasenwand, mehr gesondert und getrennt der Schleimhaut aufsitzend, finden sie sich an anderen dicht gedrängt, ja können Anhäufungen stark prominierender traubiger Bildungen darstellen, die Hydatidenmolen ähneln. Wer das wunderbare kystoskopische Bild, das solche Tumoren darbieten, einmal gesehen hat, wird es nicht wieder vergessen. (Siehe Fig. 1 u. 2 der farbigen Tafel IV.)

Über einen Fall von gestieltem Tumor, der aus Prostatagewebe bestand, ist schon oben berichtet worden.

In der oben geschilderten Weise sieht man die verschiedenen Formen der Blasengeschwülste in allen Fällen von aseptischer Beschaffenheit der Blase, sofern nicht eine Blutung eine erfolgreiche Untersuchung erschwert oder unmöglich macht. Wie sich die Verhältnisse bei bestehender Blutung gestalten, ist schon erörtert worden; aber auch eine vor längerer Zeit abgelaufene stärkere Hämaturie kann die Untersuchung vereiteln, trotzdem der Urin schon seit einer Reihe von Tagen wieder völlig klar und gelb geworden ist, und zwar durch die noch nicht aufgelösten Blutgerinnsel. Noch nach Wochen sieht man bisweilen grosse Coagula den Blasenboden bedecken und die uns interessierenden Gebilde den Blicken entziehen. In anderen Fällen ist ein Tumor ganz oder teilweise in ein Blutgerinnsel eingehüllt. Auf diese Weise können namentlich kleine Geschwülste völlig im Blutcoagulum verschwinden.

Erleidet die Blase, die der Sitz eines Tumors ist, eine katarrhalische Infection oder bildet sich eine Blasengeschwulst in einer vorher katarrhalisch erkrankten Blase, so verlieren die kystoskopischen Bilder ihr klares charakteristisches Aussehen. Einerseits wird die Geschwulst meist auch von dem katarrhalischen Process ergriffen; sie zeigt dann ein wesentlich anderes Aussehen; andererseits wird durch einen schweren Katarrh der umgebenden Schleimhaut die scharfe Grenze, die in aseptischen Blasen die Geschwulst von der normalen Schleimhaut scheidet, verwischt. Schliesslich können die katarrhalischen Wulstungen der Schleimhaut, wie oben schon ausgeführt, so beträchtliche Massen bilden, dass sie selbst einen Tumor vortäuschen. In seltenen Fällen wird nur der Tumor von der katarrhalischen Infection ergriffen, während die Blasenschleimhaut unverändert bleibt.

Wenden wir uns nun zunächst zu den Veränderungen, die die villösen Geschwülste durch den katarrhalischen Process erleiden, so finden wir in leichteren Fällen von Katarrh die Geschwulst in einem Grade, wie das bei „gesunden" Prostatikern nicht beobachtet wird, mit weissen nekrotischen Gewebsfetzen besetzt. Die Umgebung der Geschwulst ist gerötet und nicht so scharf abgegrenzt; immerhin aber ist die Beurteilung noch leicht, ein Blick durch das Kystoskop belehrt uns, dass wir es mit einer zottigen Geschwulst zu tun haben. Je mehr der Katarrh aber zunimmt, um so schwieriger gestalten sich die Verhältnisse. Die schöne rosa Farbe der Geschwulst geht verloren. Sie ist mit einer mehr oder weniger dicken nekrotischen eitrigen Masse überzogen, aus der oft lange fetzige, wurmförmige velamentöse Massen in die umgebende Flüssigkeit flottierend hereinragen. Die ganze Geschwulst erhält dadurch eine plumpe, unförmige Gestalt. Nur an den Stellen, an denen durch reichliche Spülungen der geschilderte Belag entfernt ist, sieht man auf grösseren oder geringeren Strecken die eigentliche Geschwulstmasse frei zutage liegen. Sie sieht oft dunkel gerötet aus und neigt bei der leisesten Berührung zu Blutungen. Öfters als bei nicht katarrhalisch erkrankten Geschwülsten finden sich grosse infarcierte, dunkelbraun gefärbte Stellen, wodurch der Eindruck des Ganzen noch buntscheckiger wird. Zeigt der Urin alkalische Reaction, so kann die ganze Geschwulst in eine zähe rotzige Masse eingehüllt sein.

Noch ungünstiger liegen die Verhältnisse, wenn ein malignes infiltrierendes Neoplasma mit schwerem Blasenkatarrh compliciert ist. Hier fehlt von vornherein die in aseptischen Blasen so scharfe Grenze zwischen der Neubildung und der umgebenden Schleimhaut. Erstreckt sich, wie das meistens der Fall ist, der katarrhalische Process auch auf die Geschwulst, so ist dieselbe stets mit geringeren oder grösseren Secretmassen bedeckt. Zugleich nimmt der Tumor eine mehr plumpe Gestalt an, die freien Partien seiner Oberfläche erscheinen dunkel oder livid gerötet. Das Ganze erhält ein unreines, nicht charakteristisches Aussehen. In schweren Fällen dieser Art kann die Beurteilung der im kystoskopischen Gesichtsfelde erblickten Bilder schwierig werden; oft ist es unmöglich, zu sagen, wo der Tumor aufhört, und wo die katarrhalische Wulstung der Schleimhaut beginnt.

Häufiger als in aseptischen Blasen finden sich bei Complication mit Cystitis, sowohl bei dem eben erwähnten prominierenden, als bei den mehr flächenhaft infiltrierenden malignen Tumoren tief greifende Ulcerationen, die meist mit zähem, fest anhaftendem Secret bedeckt sind. Andere von Secret freie Stellen zeigen eine grosse Neigung zu Blutungen.

Bei schwerem, lang andauerndem Blasenkatarrh kommt es bei gutartigen wie bei bösartigen Geschwülsten bisweilen zu einer Incrustation der Geschwulst mit Erdsaizen. Ein solcher Process ergreift zunächst nur einzelne und zwar die prominentesten Partien, kann aber später die ganze Geschwulst mit einer Steinschicht überziehen, die in einzelnen Fällen rein weiss, in anderen durch Blutbeimischung verunreinigt mehr bräunlich schokoladenfarbig aussieht. Fig. 2 auf der farbigen Tafel V zeigt das Bild eines Teils einer so incrustierten malignen Geschwulst. Dasselbe stammt von einem 60 jährigen Manne, dessen Beschwerden an einen Stein denken liessen. In der Tat ergab die eingeführte Steinsonde alsbald den erwarteten Anschlag. Nichtsdestoweniger erschien mir die Sachlage nicht aufgeklärt; namentlich fiel es mir auf, dass die Blutung trotz der angeordneten dauernden Bettruhe nicht aufhörte. Die kystoskopische Untersuchung zeigte einen grossen malignen Tumor, der zum Teil mit einer dicken Schicht von Erdsalzen incrustiert, zum Teil dicht mit kleinen und grösseren unregelmässig geformten Phosphatconcrementen besetzt war; hier und da konnte man zwischen ihnen eine kleine Partie der Geschwulst erblicken.

Wie in allen Fällen von Blasenkatarrh, so zeigen natürlich auch bei geschwulstkranken katarrhalischen Blasen die Bilder von vornherein einen Mangel an Klarheit; in schweren Fällen kann man bisweilen schon unmittelbar nach dem Einführen des Kystoskopes nur undeutlich sehen; infolge schneller Abstossung von Secretmassen werden die Bilder bald trübe und unverständlich. In anderen Fällen wiederum macht die sogleich eintretende Blutung von vornherein jedes Sehen unmöglich.

VII.

Varia.

Difformierung der Blasenhöhle bei Blasenlähmung. — Hypertrophie des Detrusors bei Stricturen. — Balkenblase bei Tabes und anderen centralen Leiden. — Angeborene Divertikel. — Abnorme Farbe der Schleimhaut. — Exantheme. Lues. — Cystenbildung, Ecchymosen. — Soor der Harnblase. — Arterien bei Herzfehlern, arterielle Hyperämie. — Blasenhämorrhoiden. — Vicariierende und andere Blutungen. — Verletzungen der Blasenwand a) durch stumpfe Gewalt: Suggillationen bei Rectalpalpation und Sondenuntersuchung. b) Schnittwunden. c) Brandwunden. Ulcus kystoskopicum. d) Narben der Blasenwand, Granulationsgeschwülste. — Veränderungen der Blasenwand bei Geschwulstbildung und Entzündungsprocessen in ihrer unmittelbaren Umgebung. — Fisteln. — Ulcus simplex vesicae. — Parasiten; Distomum haematobium, Echinokokken.

Verschiedenartige krankhafte Veränderungen der Blase sind es, die wir in diesem Kapitel zu besprechen haben, Processe, die in den Rahmen der anderen Kapitel nicht hineinpassen, die ausser Acht zu lassen aber ihre Wichtigkeit verbietet.

Auch bei normaler Blase kommt es, wie oben geschildert, vor, dass ihre Wandung bei einer Anfüllung von 150 ccm Flüssigkeit ihren Inhalt nicht prall umschliesst, vielmehr in grösseren oder kleineren Buckeln in deren Höhlung vorspringt. In höherem Maße ist das bei gelähmten Blasen der Fall. Dieselben können dann ihrer unregelmässigen Form nach Ähnlichkeit mit schlaffen Gummiblasen erlangen, die mit einer ungenügenden Flüssigkeitsmenge angefüllt sind. Je mehr Borsäurelösung man in solche gelähmten Blasen injiciert, um so mehr weichen die sich nach innen vorbuchtenden Teile der Wandung zurück, um so mehr erweitern sich die Nischen, bis die Blase endlich bei einer genügenden Anfüllung eine gleichmässige, völlig ausgerundete Höhle darstellt. Übrigens sind solche Fälle seltener als man annehmen sollte; meist umschliessen auch atonische Blasen ihren Inhalt gleichmässig.

Der bei Prostatahypertrophie als sekundäre Veränderungen der Blasenwand auftretenden Balken- und Divertikelbildung ist in dem betreffenden Kapitel ausführlich gedacht. Auch bei anderen Erkrankungen der Blase und der Harnröhre beobachten wir nicht selten eine beträchtliche

17*

Hypertrophie des Detrusors, eine ausgebildete Balkenblase. Das ist zunächst bei allen Blasen der Fall, deren Muskulatur längere Zeit gegen ein übergrosses Hindernis anzukämpfen hatte. Dementsprechend finden wir in Fällen lange bestehender Strictur nach genügender Erweiterung derselben die Blase auffallend kräftig modelliert, mit scharf vorspringenden Muskelbündeln versehen. Sorgt man dafür, dass die Strictur genügend weit bleibt, so kann man sich durch von Zeit zu Zeit vorgenommene Untersuchungen davon überzeugen, dass die Hypertrophie sich zurückbildet, und die Blaseninnenfläche wieder die normale glatte Beschaffenheit annimmt.

Schwieriger sind eine Reihe anderer Fälle zu erklären, in denen ebenfalls eine beträchtliche Hypertrophie des Detrusors mit Bildung einer Balkenblase besteht, in denen aber kein Hindernis für die Harnentleerung vorliegt, sondern der Blasenmuskel geschwächt oder gelähmt und der Aufgabe, den Harn durch die normale Urethra zu entleeren, nicht gewachsen ist. Namentlich in Fällen von Tabes dorsalis werden oft schön entwickelte Blasenbalken gefunden, die den ausgeprägtesten Befunden bei Prostatahypertrophie gleichen, ebenso bei anderen centralen Leiden, die mit Blasenschwäche, respektive Blasenlähmung verbunden sind.

Analoge Befunde erhob Goltz, der bei Kaninchen infolge Durchschneidung des Rückenmarks völlige Blasenlähmung erzeugte, so dass die Blase zur Entleerung des Urins regelmässig exprimiert werden musste. Bei der Obduction dieser Tiere wurde stets eine beträchtliche Hypertrophie der Blasenmuskulatur gefunden.

Ich glaube als erster auf diese Verhältnisse aufmerksam gemacht zu haben, und habe Herrn Dr. Hirt[1]) veranlasst, diese Befunde ausführlich zu bearbeiten. Es bietet in zweifelhaften Fällen, in denen noch keine atactischen Erscheinungen bestehen, in denen eventuell die Patellarreflexe noch vorhanden sind, und die Blasenschwäche das einzige Symptom ist, der kystoskopische Befund einer ausgeprägten Balkenblase ohne mechanisches Hindernis am orific. urethr. int. ein wichtiges diagnostisches Hilfsmittel, dass es sich in der Tat um ein centrales Leiden handelt.

Auf der dünnen atrophischen Wandung von Greisenblasen beobachtet man nicht selten schmale, scharf vorspringende Muskelbündel, die einander kreuzend der Oberfläche ein netzartiges Aussehen verleihen.

Ausser den oben im V. Kapitel des II. Abschnittes „Prostatahyperthrophie" beschriebenen sekundären Divertikeln, die wir so häufig in vorgeschrittenen Fällen von Balkenblase beobachten, die, wenn sie in grosser Anzahl vorkommen, der Blase den Charakter einer Zellenblase geben, kommen seltener auch primäre angeborene Divertikel vor. Sie finden sich meist einzeln, seltener zu mehreren, oder in grösserer Anzahl vor. Ihr Lieblingssitz ist die Partie etwas aussen und hinten von den Harnleitermündungen. Ihre Öffnungen

---

[1]) W. Hirt, Beiträge zur Pathologie der Harnblase bei tabes dorsalis und anderen Rückenmarkserkrankungen. Cbl. f. Krankh. d. Harn-Sexualorg. Bd. XIII. Heft 3.

sind meist weiter als die der sekundären, bei Prostatahypertrophie vorkommenden; man kann infolgedessen meist leicht eine Strecke weit in ihre Höhle hineinsehen. Im Gegensatz zu den prostatischen Divertikeln pflegt in Blasen, die angeborene Divertikel enthalten, die Schleimhaut völlig eben zu sein; glatt ohne Falten schlägt sie sich um den Rand des Divertikels in dessen Tiefe um (siehe Fig. 5 der photogr. Tafel V). Bisweilen erreichen die Aussackungen eine beträchtliche Grösse und können vollständige Nebenblasen darstellen, die mit der eigentlichen Blase durch eine verhältnismässig enge Öffnung communicieren. In einem solchen Falle gelang es mir leicht, das Kystoskop aus der eigentlichen Blasenhöhle in das colossale links gelegene Divertikel einzuführen und seine Höhle abzuleuchten. Zunächst wurde die Öffnung des Divertikels aufgesucht und der Schnabel des Kystoskopes in dieselbe eingeführt. Dass dies gelungen war, erkannte man daran, dass das eben noch so helle Gesichtsfeld plötzlich verdunkelt wurde. In diesem Moment war die Lampe schon in die Nebenhöhle eingedrungen, während das Prisma sich noch in der eigentlichen Blase befand. Im nächsten Augenblick wurde das Gesichtsfeld wieder hell; jetzt war auch das Prisma in das Divertikel eingedrungen, dessen Wandung man nun leicht besichtigen konnte.

Eine abnorme Farbe der gesamten Blaseninnenfläche beobachtete Viertel bei sogenannten Narbenblasen, weiblichen Blasen, in denen post partum die Schleimhaut in toto als Sack necrotisch ausgestossen war. Nach Regeneration derselben zeigte sie dann stets einen rein schwach citronengelben Farbenton ohne jede Beimischung von rot. Bei anämischen Individuen und bei Greisen ist die Schleimhaut oft rein weiss.

Den Exanthemen der äusseren Haut und der sichtbaren Schleimhäute zu vergleichende Veränderungen werden in der Blase nur selten beobachtet. Auffallend ist das Fehlen von syphilitischen Ausschlägen, von Roseola-Flecken, Plaques muqueuses; sie könnten der kystoskopischen Untersuchung nicht entgehen. Man muss demnach annehmen, dass derartige intra vitam so deutlich wahrnehmbare luetische Veränderungen in der Blase nicht vorkommen. Damit soll aber nicht gesagt sein, dass die Blasenschleimhaut sich niemals an den syphilitischen Processen beteiligt; schon im Jahre 1887 hat Virchow luetische Ulcerationen und Narben in der Harnblase einer Frau beschrieben. Tarnowski fand in der Blase eines syphilitisch inficierten Kindes zweifellos luetische Geschwüre; Fenwick endlich teilt den Sectionsbericht eines 23 jährigen Mannes mit, bei dem neben einem Ulcus durum am Penis und Schwellung der Inguinaldrüsen auf der Harnblasenschleimhaut erhabene Flecke gefunden wurden, die Condylomen ähnlich sahen.

Eine sehr fleissige Zusammenstellung aus der älteren Literatur verdanken wir Proksch[1]); er konnte, den Virchow'schen und den Tarnowski'schen Fall inbegriffen, nur 6 Fälle von syphilitischen Erkrankungen

---

[1]) Proksch, Zur Geschichte und Pathologie der syphilitischen Ulcerationen der Harnblase. Vierteljahrschr. f. Dermat. u. Syph. 1879. p. 55.

der Blase finden, die den heutigen wissenschaftlichen Anforderungen entsprechen. Es handelte sich stets um geschwürige Processe; in einem Falle hatten dieselben zur Perforation der Blase geführt; in 2 Fällen fanden sich Narben.

In neuerer Zeit haben Grinzow[1]) und Crzellitzer[2]) Fälle von schwerer Cystitis beschrieben, die sie für syphilitischer Natur hielten, weil das hartnäckige Blasenleiden, das bisher jeder Behandlung gespottet hatte, nach Anwendung einer aus anderen Gründen eingeleiteten antisyphilitischen Behandlung von selbst schwand.

Kystoskopisch ist aber bis jetzt noch niemals ein syphilitischer Process in der Blase constatiert worden. Man wird in Zukunft in geeigneten Fällen daran denken müssen, da die obigen Angaben zeigen, dass die Blase doch nicht völlig immun gegen das luetische Gift ist.

Namentlich bei Frauen beobachten wir nicht selten auf dem Trigonum und in der Umgebung der Harnröhrenmündung mehr oder weniger schlanke conische Papillen, die teils einzeln, teils zu mehreren respektive vielen, immer in den vorderen Partien am dichtesten, nach hinten zu mehr vereinzelt stehen. Sie sind bald ganz flach, bald mehr erhaben, von der Grösse einer kleinen Linse, entweder blass von der Farbe der Schleimhaut, oder gerötet, wobei meist der Vertex stärker gefärbt ist.

Schon früher haben wir der kleinen blasigen Gebilde gedacht, die bisweilen bei Katarrh beobachtet werden; ähnliche Dinge finden sich, wenngleich selten, in völlig gesunden Harnblasen. In vielen Fällen sind sie wohl aus den eben geschilderten conischen Gebilden durch Transsudation unter das Epithel entstanden. Diese Bläschen sind oft so zart und von so klarem Inhalt, dass man sie nur bei sorgsamer Besichtigung und hellstem Licht wahrnimmt; in anderen Fällen ist ihre Membran derber, ihr Inhalt trüber, mehr gelatinös. Sie können dann bei gewissen Stellungen der Lampe rötlich durchleuchtet oder von mehr opaler Beschaffenheit erscheinen. Nicht selten ergiesst sich Blut in die Bläschen, das sich dann allmählich in der üblichen Weise verändert. Einige Bläschen können platzen; es hängen dann noch lange Zeit die dünnen Wandungen zwischen den hohl erhaltenen Blasen. Es kann auf diese Weise eine grosse Mannigfaltigkeit der Bilder entstehen.

Meist finden sich diese Bläschen vereinzelt, oft in einer Blase überhaupt nur eine einzige; besonders häufig werden sie auf dem Trigonum und an der Falte der inneren Harnröhrenmündung beobachtet. Bei letzterem Sitz erscheinen sie infolge der Nähe am Prisma stets vergrössert und können dann den Eindruck von erbsengrossen halbkugeligen Gebilden hervorrufen. So auffallend ein solcher Befund auch dem unerfahrenen Beobachter erscheinen mag, so ist er doch ohne jede weitere Bedeutung.

---

[1]) Grinzow, 2 Fälle von syphilitischer Cystitis. Monatsber. f. d. Krankh. des Harn- und Sexualapparates. Bd. IV. Heft 8.

[2]) Crzellitzer, Ein Fall von Cystitis luetica. Centralbl. f. d. Krankh. d. Harn- u. Sexualorgane. 1901. p. 6.

Hierher gehört auch ein Fall von Suarez[1]), der bei einer Frau von 45 Jahren eine grosse Menge halbkugeliger Blasen von der Grösse einer halben Erbse fand; sie sassen an der vorderen Wand so dicht gedrängt, dass sie einer Weintraube ähnelten, und keine Schleimhaut zwischen sich sehen liessen. Nach der seitlichen und hinteren Wand zu nahm ihre Zahl ab, bis sie schliesslich durch 3—5 cm breite Schleimhautstreifen von einander getrennt standen. Die Schleimhaut zeigte völlig · normale Verhältnisse; nirgends eine Spur von Katarrh oder Hyperämie. Die Beschwerden der Kranken bestanden in häufigem Harndrang; der Urin war trübe, zeitweilig blutig gefärbt. Durch Instillationen von 1%igen Argentum nitr. Lösungen wurde in 3 Monaten Heilung erzielt.

Neben diesen rein epithelialen Gebilden werden in ganz seltenen Fällen auch grössere Cysten beobachtet, deren Wandung unterhalb der Epithelschicht noch eine dünne Mucosa zeigt. Einen solchen Fall, der wegen der Grösse der Cyste wohl ein Unicum darstellt, hatte ich zu beobachten Gelegenheit. Die Cyste hatte die Grösse einer mittleren Walnuss, sass am oberen Umfang des orific. urethr. int. und hatte dem Kranken dadurch grosse Beschwerden verursacht, dass sie sich bei den Mictionen vor die Harnröhrenmündung legte und dieselbe ventilartig verschloss.

Wiederholt habe ich an Peliosis rheumatica leidende Kranke beobachtet, die zugleich über mässige Blasenbeschwerden klagten und einen leicht blutigen Urin entleerten. Bei der kystoskopischen Untersuchung fanden sich charakteristische streifige und punktförmige Suggillationen auf der sonst normalen Schleimhaut. Den gleichen Befund erhielt ich in einem Fall von Reizung der Blase nach dem Gebrauch von Urotropin und bei einem Kranken, der neben Blutergüssen unter die Haut und im Munde auch an häufigem Harndrang und trübem blutigem Urin litt. Ähnliche Bilder werden wohl die Fälle geben, in denen während oder nach schweren Allgemeinleiden (Typhus, Skorbut etc.) eine vesicale Hämaturie beobachtet wird.

Auch Viertel fand bei Blutanomalien die Blase mit Blutpunkten von Mohnkorn- bis Erbsengrösse gesprenkelt. Bei einem 40 jährigen sehr kachectischem Luetiker konnte er eine solche Blutung beobachten, die nach einer 4 wöchentlichen Milchkur und auf Jodeisen völlig zurückging.

Wohl einzig in seiner Art ist der von v. Frisch[2]) mitgeteilte Fall von Soor der Harnblase. Er betraf eine 64 jährige Frau, die unter den Erscheinungen einer heftigen akuten Cystitis erkrankt war; neben trübem Urin bestand beträchtliche Pneumaturie. Im Urin fanden sich grosse Mengen hanfkorngrosser, rundlicher, weisser, körniger Gebilde, die wesentlich aus Pilzmycelien bestanden; daneben spärliche Eiterkörperchen und Epithelien.

„Bei der kystoskopischen Untersuchung zeigt die Schleimhaut in ihrer ganzen Ausdehnung eine fleckige Rötung, und hier und da haften an leb-

---

1) Suarez, Dégénérance polykystique de la muqueuse vésicale. Ann. des mal. des org. génito-urin. Bd. XVIII. H. 2.

2) v. Frisch, Soor der Harnblase. Wien. klin. Wochenschr. 1898. Nr. 39.

haft geröteten Inseln, namentlich in der Gegend der Ureterenmündungen, hanfkorngrosse weissliche Massen, welche nicht den Eindruck der bekannten eitrigen Beläge geschwüriger Flächen machen, sondern sich durch ihre Form sowie durch ihre blendende Weisse davon in charakteristischer Weise unterscheiden."

Während sich normalerweise nur spärliche und zarte arterielle Gefässe in Form der geschilderten zierlichen Gefässfiguren auf der Schleimhaut zerstreut vorfinden, sind dieselben bisweilen sehr vermehrt und oft von beträchtlichem Kaliber; schliesslich kann die ganze Blasenfläche oder ausgedehnte Teile derselben, und dann namentlich der Blasenboden, mit einem engen Maschennetz arterieller Gefässe bedeckt sein. Aus grösserer Entfernung betrachtet, kann in solchen Fällen die Schleimhaut gleichmässig gerötet erscheinen, während man bei grösserer Annäherung des Prismas an die Schleimhaut deutlich sieht, dass die Rötung nur durch die stark vermehrten makroskopischen Gefässe bedingt ist, und die Lücken zwischen denselben eine normale Farbe darbieten.

Oft kann man bei hochgradiger Gefässinjection, ähnlich wie bei der entzündeten Conjunctiva, deutlich zwei über einander liegende Gefässlagen, eine tiefere, meist sehr starkstämmige und eine obere, deren Gefässe feiner sind, unterscheiden.   Dieser Zustand, der mit Katarrh nichts zu tun hat und auch nicht als notwendiger Vorläufer eines solchen zu betrachten ist, findet sich in Fällen von gereizten empfindlichen Blasen. Bei klarem Urin besteht häufiger Harndrang; als Ursachen des Leidens werden Erkältungen, Genuss frischen Bieres etc. angegeben.

Auch unter normalen Verhältnissen kann es, wie schon oben erwähnt ist, vorkommen, dass grössere arterielle Gefässstämme deutliche Pulsation zeigen. Häufiger wird das bei Kranken, die an Mitralinsufficienz leiden, beobachtet.

Stärker erweiterte Venen, welche als „Blasenhämorrhoiden" zu bezeichnen wären, hat Viertel wiederholt in der Umgebung des Sphinkter ves. int. gefunden. Auch Zuckerkandl fand bei der kystoskopischen Untersuchung einer Frau, die sich am Ende der Schwangerschaft befand, neben stark dilatierten geschlängelten Venen einen veritablen Varixknoten an der hinteren Blasenwand. Es scheint demnach eine Erweiterung der den Blasenhals umgebenden Venen zu einem häufigeren Befunde bei Schwangeren zu gehören.

Bei Männern und bei nichtschwangeren Frauen gehören Blasenhämorrhoiden zu den grössten Seltenheiten; ganz aber wird man ihr Vorkommen nicht leugnen können. Gibt es doch vereinzelte, von zuverlässigen Autoren herrührende Beobachtungen, nach denen bei der Obduktion oder bei Vornahme der Sectio alta an Lebenden venöse Knoten am Blasenboden gefunden wurden. Der erste derartige Fall gehört Morgagni, der bei der Section eines alten, seit langer Zeit blasenleidenden Mannes die Gefässe des Blasengrundes und des Blasenhalses so geschwollen fand, dass sie den Anblick von Hämorrhoiden boten. Weitere Beobachtungen sind von Chopart, Langenbeck, Dittel und anderen gemacht worden.

Dass solche Varicen zu starken Blutungen führen können, lehren Fälle von Guyon, Baraduc und anderen. Guyon[1] fand bei der Obduction eines an Hämaturie verstorbenen Kranken sehr stark entwickelte Varicen am Blasenhals. Eine derselben war in grosser Ausdehnung ulceriert und die Quelle der Blutung. Trendelenburg[2] musste bei einem 44jährigen an Strictur leidenden Kranken wegen lebensgefährlicher Hämaturie die Sectio alta ausführen und fand nach Ausräumung des Gerinnsels als Ursache der Blutung „an der hinteren Blasenwand im Verlauf dicker geschlängelter Venen mehrere deutlich blutende Punkte". Verschorfung mit dem Paquelin; Heilung.

Bei der kystoskopischen Untersuchung alter Prostatiker sah ich wiederholt zu beiden Seiten des Blasenbodens dicht hinter dem Prostatawulst nach aussen ziehende Stränge, die aus regenwurmförmigen, knotigen Gebilden zusammengesetzt schienen und sicher als Convolute erweiterter venöser, unter der Schleimhaut liegender Gefässe zu betrachten sind. Vor kurzem endlich fand ich bei einem Kranken, der an einer Blasengeschwulst litt, eine gänsefederkielstarke, mehrfach geschlängelte Vene, die, mit verdünnter Schleimhaut überzogen, mit dem grösseren Teile ihres Umfanges als cylindrischer Strang über die Umgebung hervorragte. An einzelnen Stellen fanden sich charakteristische varicöse Erweiterungen, welche die Bezeichnung der betreffenden Stellen als Hämorrhoiden rechtfertigen.

Bei einem Kranken, der an zeitweiliger Hämaturie litt, sah Bruni[3] mit dem Kystoskop im Fundus der Blase stark erweiterte und dilatierte Venen. Da sie aber zur Zeit nicht bluteten, ist nicht erwiesen, dass sie die Ursache der Hämaturie gewesen sind. Blutende Hämorrhoidalknoten kystoskopisch zu beobachten, habe ich bisher keine Gelegenheit gehabt. Auch von anderer Seite sind nur spärliche derartige Beobachtungen mitgeteilt worden. Es sind ihrer im ganzen nur drei, zwei bei Frauen und einer bei einem Manne. Dabei muss meiner Ansicht nach noch der erste 1890 von Boisseau du Rocher[4] erblickte ausgeschieden werden, und zwar auf Grund der eigenen Zeichnung des Verfassers; so können Blasenhämorrhoiden unmöglich ausgesehen haben. Es handelte sich um eine an Hämaturie leidende Frau, bei der Boisseau du Rocher kystoskopisch die Diagnose

---

1) Guyon, Varices du col de la vessie. Ulcération variqueuse. Bull. Soc. Anat. de Paris. 1854. p. 286.

2) W. Meyer, Über die Nachbehandlung des hohen Steinschnittes etc. Arch. f. klin. Chir. 1885. p. 519.

3) Bruni, Ein Fall von Blasenhämorrhoiden und seine Diagnose durch das Kystoskop. Monatsschr. f. Harn- u. Sexualkrankheiten. Bd. II. Heft 9.

4) Boisseau du Rocher, Mégaloskopie vésicale. Annal. d. malades génit.-urin. 1890. p. 91.

auf blutende Blasenvaricen stellte und Péan daraufhin die betreffende Stelle der Blasenwand, jedenfalls durch die Harnröhre, auskratzte.

Zweifellos dagegen' wurde in einem kürzlich von Le Fur[1]) mitgeteilten Fall aus der Guyonschen Klinik bei einer Frau kystoskopisch eine Blutung aus erweiterten Venengeflechten beobachtet.

Bei der von Kreps[2]) mitgeteilten Untersuchung eines 52jährigen an zeitweiligen Anfällen von Hämaturie leidenden Kranken war es zunächst nicht klar, ob die Blutung aus einer der deutlich sichtbaren erweiterten, stellenweise knotenförmig verdickten Vene, oder aus den Harnleitern erfolgte. Nachdem Kreps in beide Harnleiter Katheter eingelegt und aus beiden klaren blutfreien Urin gewonnen hatte, suchte er „die dicke geschlängelte Vene wieder auf und erblickte nochmals die blutende Stelle". Eine Vervollständigung dieser Operation durch Obduction oder Operation fehlt.

Sogenannte vicariierende Blutungen sind selten; Viertel hatte zweimal Gelegenheit, prämenstruelle Hämaturien zu beobachten. Das Blut quoll aus der sonst normalen Schleimhaut Tropfen für Tropfen hervor.

Andersartige Blutungen aus der Blasenwand oder aus auf ihr befindlichen pathologischen Producten zeigen meist einen parenchymatösen Charakter; seltener blutet ein arterielles oder venöses Gefäss.

Arterielle Blutungen werden am häufigsten bei Verletzungen beobachtet; man sieht dann das Blut stossweise aus den Arterien in die Blase hineinspritzen. Dabei kann es vorkommen, dass das Blut sogleich bei seinem Austritt aus dem Gefäss gerinnt und lange dünne Blutgerinnsel bildet, wie sie sonst nur beim Durchtritt von Blut durch die Harnleiter entstehen. Bei Gelegenheit einer nach dem Abschneiden eines Geschwulststückes mit der Platinschlinge eintretenden 'Blutung aus einem grösseren Gefäss konnte ich die Bildung eines zusammenhängenden, etwa 2 cm langen, dünnen, wurmförmigen Blutgerinnsels beobachten und meinen Zuhörern demonstrieren.

Bei Blutungen aus der inneren Harnröhrenmündung sieht man das Blut oft in starkem, scharf contouriertem, welligem Strome über den Blasenboden gegen den Fundus herabfliessen.

Wiederholt ist schon hervorgehoben, dass das Blut eine geringe Neigung hat, sich mit der die Blase erfüllenden Flüssigkeit zu vermischen. Es können ausgedehnte Partien des Blasenbodens mit einer blutigen Masse bedeckt, Blasengeschwülste zum Beispiel von einer dicken Blutschicht umgeben sein, ohne dass dadurch die Besichtigung anderer Teile der Blasenwand unmöglich wird.

Von Wichtigkeit ist das kystoskopische Verhalten von Blutgerinnseln. Frisch haben sie das bekannte braunrote Aussehen. Auffallend ist die Festigkeit, mit der sie oft an ihrem Entstehungsorte haften; sie können dort so fest sitzen, dass auch eine kräftige Irrigation nicht imstande

---

1) Le Fur, Des ulcérations vésicales etc. Paris 1901. p. 602.
2) Kreps, Weitere Beobachtungen über den Katheterismus der Ureteren. Zentralblatt f. d. Krankh. d. Harn- u. Sexualorgane. 1900. p. 173.

ist, sie los zu spülen. Enthält die Blase grosse oder zahlreiche Blutgerinnsel, so können sie die kystoskopische Untersuchung erschweren, ja unmöglich machen. Werden die Coagula längere Zeit in der Blase zurückgehalten, so werden sie consistenter, ihr Farbenton wird ein mehr bräunlicher, auch wohl weisslicher; sie nehmen mehr und mehr ein leberähnliches Aussehen an. Es kann sogar eine gewisse Ähnlichkeit mit Steinen oder Geschwülsten eintreten. Schutz vor Verwechslung liefert wieder die Irrigation, die die Gerinnsel, so weit sie nicht festgeklebt sind, mit grosser Leichtigkeit in der Blase herumwirbelt.

Auffallend ist, wie lange sich solche Gerinnsel in der Blase erhalten können, ich habe sie noch 4—5 Wochen nach einer stärkeren Blutung beobachtet; nur ganz allmählich zerfallen sie in immer kleinere Teile und werden dann mit dem Urin entleert.

In ganz seltenen Fällen können sie den Ansatzpunkt für Steinbildung abgeben. Ich habe bei einem hochgradigen Prostatiker mittelst Sectio alta zahlreiche kleinere und grössere facettierte Steine entfernt, die in dünner Schale eine dunkelbraune musartige Masse, alte Blutcoagula, enthielten.

Die kystoskopischen Bilder von Verletzungen der Blasenwand müssen verschieden sein, je nachdem der Insult von der äusseren oder inneren Oberfläche aus erfolgt, je nachdem die Verletzung mit scharfen oder mit stumpfen Instrumenten gemacht oder durch Verbrennung erzeugt ist.

Nach intensiver Rectalpalpation habe ich wiederholt an der hinteren Blasenwand umfangreiche suggillierte, je nach der Zeit, die seit der Untersuchung verflossen war, rote oder bräunlich gefärbte Flecken beobachtet. Es erinnert das an einen Fall von Volkmann, bei dem die Section ebenfalls Suggillationen an dem Schleimhautgewebe als Folge der vorgenommenen Rectalpalpation ergab.

Nach ungeschickt ausgeführtem Katheterismus sowie nach unzarter Untersuchung mit der Steinsonde beobachtet man gelegentlich oberflächliche Verletzungen, die sich als strichförmige oder streifige rote Flecken darstellen.

Auch nach sachgemäss und schonend ausgeführter Litholapaxie findet man die Schleimhaut des Blasenbodens in geringerer oder grösserer Ausdehnung gerötet und stellenweise dicht mit weissen Flöckchen, dem bei der Operation abgekratzten Epithel, bedeckt. Dieser Insult ist wohl nicht durch das Instrument, sondern durch die scharfen Kanten der Steinfragmente erzeugt worden. Schwerere, mit dem Instrument erzeugte Verletzungen werden sich wegen der damit verbundenen Blutung der sofortigen Besichtigung entziehen. Von anderer Seite sind Fälle beschrieben und die betreffenden kystoskopischen Befunde abgebildet worden, in denen bei der Lithotripsie eine Schleimhautfalte zwischen den Branchen des Instrumentes gefasst war. Man sieht an der betreffenden Stelle einen stark prominierenden riffförmigen, etwa 2 cm langen Schleimhautwulst, der stark gerötet, deutliche Eindrücke der Zähne des

Lithotriptors zeigte. Ich habe nach den von mir ausgeführten Lithotripsien ähnliche Befunde nicht beobachten können.

Verletzungen der Blaseninnenfläche durch scharfe Instrumente wird man kaum Gelegenheit haben zu beobachten; bei völliger Durchtrennung der Blasenwand, wie bei Sectio alta, kann man die Schnittstelle vor Bildung einer festen Narbe nicht wohl kystoskopisch zur Ansicht bekommen.

Weit häufiger als die durch mechanische Kräfte verursachten Verletzungen der Blasenwand werden Wunden und Geschwüre der Schleimhaut beobachtet, die auf kaustischem Wege dadurch erzeugt werden, dass bei der kystoskopischen Untersuchung die heisse Lampe längere Zeit fest gegen eine Schleimhautpartie angedrängt und letztere verbrannt wird. Es entsteht dann ein „Ulcus kystoskopicum".

Bei der grossen Häufigkeit solcher arteficiellen Geschwüre, bei der grossen Mannigfaltigkeit ihrer Erscheinungsform und der dadurch ermöglichten Verwechslung mit anderen Processen, ist es von Wichtigkeit, die Bilder kennen zu lernen, unter denen uns solche Geschwüre in ihren einzelnen Stadien im Kystoskop erscheinen. Ihr häufigster Sitz ist, wie ja nach ihrer Entstehung begreiflich ist, der Blasenboden, namentlich die Mitte des Trigonum, dann auch die unteren Teile der seitlichen Wände; sie können aber selbstverständlich auch an anderen Stellen der Blasenwand auftreten. Ihre Grösse kann die eines Markstückes erreichen, ja überschreiten. Am meisten charakteristisch sind die Bilder der Brandgeschwüre in sonst gesunden Blasen, in denen kein Katarrh vorliegt. Je nach der Zeit, die seit der verhängnisvollen Untersuchung verflossen, ist der Befund ein verschiedener. Einige Tage nach der Verbrennung sieht man, je nach deren Intensität eine mehr oder weniger grosse, mit dünnerem oder dickerem anhaftenden Schorf bedeckte Stelle, die teilweise weiss, teilweise schwarz sich scharf gegen die umgebende Schleimhaut abhebt. Die unmittelbare Umgebung pflegt schon stärker gerötet zu sein. In ganz leichten Fällen macht es den Eindruck, als ob auf einem geröteten Schleimhautfleck eine dünne Schicht fest anhaftender Milch läge. Bald lösen sich die oberflächlichen Schorfschichten, meist vom Rand beginnend, ab und bilden längere oder kürzere, weisse oder schwärzliche Fetzen, die mit einem Ende oft noch lange an dem festsitzenden Rest des Schorfes hängen. Das kystoskopische Bild ist in dieser Zeit so charakteristisch, dass man es dem Kranken auf den Kopf zusagen kann, dass er vor einer gewissen Zeit von anderer Seite kystoskopiert worden ist.

Während nun die Rötung in der Umgebung des Schorfes zunimmt, stösst sich letzterer fetzenweise oder auch wohl in grösseren Stücken ab, wobei nicht selten eine stärkere Blutung erfolgt. Auf der vom Schorf entblössten Geschwürsfläche schiessen alsbald Granulationspfröpfchen auf, die einander an Form und Grösse fast gleich, kleinere oder grössere Geschwülste von himbeerartiger Oberfläche bilden können. Das einzelne Granulationspfröpfchen zeigt meist eine keulenförmige Gestalt und ein halb transparentes getrübt rötliches Aussehen. Grössere Brandgeschwüre können zu einer gewissen Zeit ihres Bestehens dadurch eine Mannigfaltigkeit ihres Bildes darbieten, dass die verschiedenen Stadien neben einander vorkommen. Meist finden wir die Granulationsmassen zunächst in der Peripherie, während der Schorf im Centrum noch festhaftet. Weisse und schwärzliche nekrotische Fetzen ragen dann zwischen den Granulationsmassen heraus und flottieren in der Flüssigkeit. Das kystoskopische Bild kann in solchen Fällen eine grosse Ähnlichkeit mit dem maligner Tumoren erlangen. In Wochen, ja Monaten stösst sich endlich der ganze Schorf ab. Dann schiessen auch im Centrum Granulationen auf, während sich die zuerst an der Peripherie aufgetretenen schon völlig zurückgebildet haben. Endlich ist der ganze Schorf, sind die letzten Granulationen geschwunden, die Schleimhaut scheint zur Norm zurückgebildet, soweit sie nicht teilweise in Narbengewebe verwandelt ist.

Eine Narbe der Blasenschleimhaut, gleichgültig durch welchen Process sie entstanden ist, ob sie nur einen schmalen Strich darstellt, oder eine ausgedehnte Fläche einnimmt, zeigt in der ersten Zeit ein gleichmässiges, hellrotes Aussehen; nirgends findet sich in ihrem Bereich ein makroskopisches Gefäss. Allmählich blasst sie mehr und mehr ab und erscheint endlich rein weiss. Lineare Narben, wie sie nach Sectio alta mit folgender Blasennaht entstehen, sind schon kurze Zeit nach der Operation nur undeutlich sichtbar; meist erkennt man sie nur daran, dass die zu beiden Seiten verlaufenden normalen arteriellen Gefässe an ihr enden und keine Verbindungszweige über sie hinwegsenden.

Flächenhafte Narben zeichnen sich durch ihren Glanz und die weisse Farbe aus; sie sehen wie lackiert aus; oft findet man auf ihnen rippförmige Hervorragungen. Gefässe fehlen auf ihnen völlig. Sitzen die Narben in der Nähe der Harnleitermündungen, so können letztere durch die Narbencontraction bedeutende Veränderungen erfahren. Oft stellen sie dann weitklaffende Öffnungen dar, die sich auch in den Pausen zwischen der Harnentleerung nicht schliessen.

Durch Narbencontraction kann auch die benachbarte gesunde Blasenschleimhaut beeinflusst werden; man sieht sie bisweilen in grosser Ausdehnung regelmässige oder unregelmässige mehr oder weniger erhabene Falten bilden, die fächer- oder sternförmig gegen das Narbencentrum gerichtet sind. Mit ihrem äusseren breiten Ende gehen diese Falten allmählich in die glatte Schleimhaut über.

In seltenen Fällen kommt es nach Verletzung, wenn der Reiz ein dauernder ist, zur Bildung kleinerer oder grösserer Granulationsknoten. Namentlich Fäden sitzen bisweilen in einem solchen Granulationspfropf. Gelegentlich kann der durch einen Faden bedingte Reiz zur Bildung einer wirklichen kleinen Granulationsgeschwulst führen, wie ich das bei einer Patientin des Herrn Dr. Weinrich beobachten konnte, bei der nach Vornahme der Vagino-fixation des Uterus ein Faden nach der Blasenhöhle durchgebrochen war. Diese Geschwulst hatte die Grösse einer kleinen Haselnuss und sah, wie Fig. 1 der farbigen Tafel V zeigt, einem papillomatösen Tumor ähnlich, erwies sich aber bei der mikroskopischen Untersuchung als aus Granulationsgewebe bestehend.

Oben ist schon erwähnt, dass namentlich schlaffe Blasen durch aufliegende gefüllte Darmschlingen in ihrer Form verändert werden können. Das muss natürlich auch der Fall sein, wenn pathologische Processe, wie Carcinome, entzündliche Infiltrate, Abscesse etc. neben der Blase liegen und auf letztere einen Druck ausüben. Sind es maligne Tumoren oder Processe entzündlicher Natur, die der Blase anliegen, so bleibt es nicht bei einem blossen Vordrängen der Blasenwand. Dieselbe erleidet vielmehr, insoweit sie dem krankhaften Herde anliegt, infolge der Lymphstauung und des fortgeleiteten Entzündungsreizes weitere charakteristische Veränderungen, die man nach dem Vorgange von Kolischer meist als bullöses Ödem bezeichnet. Ihre höchste Entwicklung erreicht diese Degeneration, wenn der ursächliche Process, das Carcinom, das entzündliche Infiltrat etc. mit der Blase verlötet ist oder gar auf deren Wandung übergegriffen hat. In solchen Fällen erleidet die Schleimhaut in grösserer oder geringerer Ausdehnung eine sulzige Verdickung und Wulstung; zugleich schiessen hanfkorn- bis erbsengrosse, wasserhelle oder rötlich durchscheinende Bläschen auf.

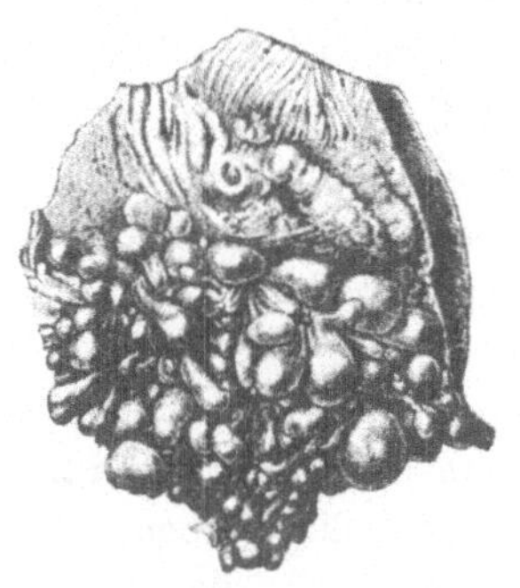

Fig. 103.

Die einem Aufsatz von Zechmeister und Matzenauer[1]) entlehnte Figur 103 gibt eine gute Vorstellung von den in Frage stehenden anatomischen Veränderungen der Schleimhaut. Sie stellt ein Herrn von Frisch gehörendes Präparat dar, welches von einer an Uteruscarcinom verstorbenen Frau stammt. Man sieht namentlich in der Mitte des Stauungsbezirkes die ödematös gequollenen bläschenförmig verdickten Zotten schön entwickelt.

Da die veranlassenden pathologischen Vorgänge, welche die geschilderten Veränderungen der Blasenschleimhaut zur Folge haben, sich besonders häufig bei Frauen finden, ist es begreiflich, dass die meisten Schilderungen des bullösen Ödems weibliche Blasen betreffen. Die erste derartige kystoskopische Beobachtung rührt, wie oben bereits mitgeteilt, von Kolischer[2]) her.

Über einen ähnlichen Fall berichtet Viertel: „In einem Falle, wo ein vergessener kleiner Tampon in der Nähe der linken Hinterwand der Blase einen Abscess hervorgerufen hatte, der später die Blase perforierte, war diese ganze Partie in ein über Fünfmarkstück grosses wogendes Feld von Papillen mit zahlreichen transparenten Blutgefässschlingen verwandelt, so dass

---

[1]) Zechmeister u. Matzenauer, Cystitis colli proliferans oedematosa. Centralblatt f. d. Krankh. d. Harn- u. Sexualorgane. 1901. Heft 1.

[2]) Kolischer, Das bullöse Ödem der weiblichen Blase. Centralbl. f. Gynäkol. 1895. Nr. 27.

weder von der Schleimhaut, noch von der mit einbezogenen Ureteröffnung etwas zu sehen war. Nachdem die Perforation und Elimination des Fremd-körpers vor sich gegangen war, war einige Wochen darauf die Schleimhaut vollständig zur Norm zurückgekehrt, die Papillen verschwunden und auf der normal gefärbten glatten Fläche jedes einzelne kleine Blutgefäss, sowie die wieder sichtbar gewordene Ureteröffnung zu erblicken, so dass der Befund in nichts darauf hindeutete, dass sich hier vor kurzer Zeit ein krankhafter Process abgespielt hatte. Nur eine kleine Perforationsöffnung mit glatten, nicht aufgeworfenen Rändern zeugte davon."

Selbstverständlich findet sich das bullöse Ödem auch in der männ-lichen Blase, sobald in deren nächster Umgebung die gleichen ursächlichen Processe, Carcinome und entzündliche Infiltrationen auftreten. Es ist das bekanntlich beim Manne seltener der Fall, als bei der Frau.

Bei beiden Geschlechtern endlich können Erkrankungen der Blasen-wand selbst zum Aufschiessen blasiger Gebilde führen, die denen des bullösen Ödems gleich zu setzen sind, meist allerdings nur eine geringe Ausdehnung erreichen. Man findet derartige kolbige und blasige Prominenzen besonders häufig in der Umgebung von Carcinomen. Auch aus der Tiefe carcinoma-töser Geschwüre sieht man sie aufspriessen; oft kann es schwierig sein zu sagen, wo das Carcinom aufhört und das bullöse Ödem beginnt. In anderen Fällen nimmt bei gleicher Veranlassung der Process einen anderen Charakter an und erscheint nicht unter dem Bilde von Bläschen, sondern in mehr gleichmässiger, hirsekornförmiger, sulzig-ödematöser Infiltration der Schleimhaut.

Fisteln, die die Blasenhöhle mit der Aussenfläche des Körpers oder mit benachbarten Hohlorganen verbinden, bilden keinen seltenen Befund. Je nach ihrer Grösse und Anzahl, je nach dem Vorhandensein oder Fehlen eines Katarrhs geben sie verschiedenartige Bilder. Grosse Fisteln, die man nicht genügend zuhalten kann, lassen die injicierte Flüssig-keit sofort wieder abfliessen, so dass eine genügende Ausdehnung der Blase und damit die kystoskopische Untersuchung überhaupt unmöglich wird. In der Mehrzahl der Fälle sind die Fistelöffnungen selbst klein und befinden sich meist in der Tiefe flacherer oder tieferer kraterförmiger Einziehungen der Schleimhaut, die vom Rande des Trichters in unregelmässigen, meist plumpen Falten gegen dessen Spitze sich zusammenlegt. Öfters finden sich mehrere solcher kraterartigen Vertiefungen; sie sind meist von unregelmässiger Gestalt, stossen auch wohl mit einem grösseren oder kleineren Teil ihres Umfanges zusammen, so dass complicierte Bildungen entstehen. Besteht zugleich ein Blasenkatarrh, so pflegt derselbe in der Umgebung der Fisteln am stärksten zu sein; die den Krater bildenden Schleimhautfalten zeigen dann eine be-sonders plumpe Form. Oft sind die Wandungen des Trichters in geringerer oder grösserer Ausdehnung mit fest anhaftenden, vielgestaltigen, eitrigen und epithelialen Massen bedeckt.

Grössere Fisteln sind, sofern kein stärkerer Katarrh besteht, meist leicht sichtbar. Sie zeigen sich dann als dunkle, von den erwähnten Schleim-hautfalten begrenzte Löcher, aus denen man gelegentlich eitrige Massen herausdringen sieht. Einmal konnte ich die umgekehrte Beobachtung machen und deutlich sehen, wie ein an der Trichterwand haftender Sekretfetzen plötz-lich in die Fistelöffnung hineinschlüpfte.

Sind die Fisteln klein, so sind sie als solche oft nicht zu sehen; oft sind es Schleimhautwülste, die sie bedecken, bald sind sie durch Sekret ver-legt. Fast stets verborgen bleiben die Fistelöffnungen, wenn zugleich ein schwerer Katarrh besteht. In manchen derartigen Fällen macht sich die Öffnung durch ein heraushängendes wurstförmiges Gerinnsel bemerkbar, in anderen sieht man eitrige oder fäculente Massen herausdringen. Niemals habe ich auffallenderweise bei der kystoskopischen Untersuchung von Kranken, die an Blasendarmfisteln litten und oft grosse Mengen von Darm-gasen durch die Harnröhre entleerten, den Austritt von Luft aus einer Fistel beobachtet. Dringen dünne eitrige Sekretmassen heraus, so hüllen sie bald nicht nur die Fistel und ihre kraterförmige Umgebung, sondern auch die ganze benachbarte Partie der Blasenwand in einen dichten Nebel ein.

Nur selten fehlen die kraterförmigen Bildungen; die Schleimhaut zeigt sodann an der Stelle, wo die Blasenfisteln sitzen, normale Verhältnisse oder bietet, wenn ein Katarrh vorhanden ist, das gleiche Aussehen wie andere Stellen der Blaseninnenfläche. Einen solchen Fall konnte ich bei einem 50jährigen Manne beobachten, bei dem sich ohne nachweisbare Veranlassung und ohne alle Beschwerden zwischen Blase und unterem Teil des Dickdarms Fistelgänge gebildet hatten. Die betreffende Partie der Blasenschleimhaut war von glatter normaler Beschaffenheit; nur undeutlich sah man auf ihm mehrere in siebartiger Anordnung bei einander stehende kleinste, wenig markierte Öffnungen. Nachdem aber Milch in das Rectum gespritzt war, konnte man alsbald beobachten, wie dieselbe in gekästem Zustande in wurm-förmiger Gestalt durch die einzelnen kleinen Fistelöffnungen in die Blase hereinquoll. Nebenbei sei noch bemerkt, dass in diesem Fall auch die Section des nach längerer Zeit an einer Pneumonie verstorbenen Kranken über die Entstehung der Fisteln keine Auskunft gab; man fand nur das betreffende Darmstück mit der Blase verlötet; die Ursache dieser Veränderung konnte nicht festgestellt werden; auszuschliessen waren jedenfalls Carcinom und Tuberkulose.

Ausser den oben geschilderten katarrhalischen, tuberkulösen, carcinoma-tösen, traumatischen Geschwüren der Blasenschleimhaut werden in seltenen Fällen noch Ulcerationen beobachtet, die ohne eines der genannten ätiologi-schen Momente entstehen und ihrem ganzen Charakter nach eine grosse Ähnlichkeit mit den runden Magengeschwüren haben und als Ulcus vesicae simplex bezeichnet werden. Die Ansichten über das Vorkommen und die Häufigkeit solcher primären Blasengeschwüre sind ausserordentlich verschieden; die meisten Autoren erwähnen sie gar nicht.

Vergeblich sucht man in Werken über pathologische Anatomie nach analogen Befunden; hervorragende Pathologen haben mir auf mündliche Anfrage erwidert, dass sie nichts Ähnliches gesehen hätten. Und doch lässt sich das, wenn auch seltene Vorkommen eines Ulcus vesicae simplex nicht leugnen. Einwandsfreie Beobachtungen, die durch Obduction oder Operation beglaubigt sind, stellen seine Existenz ausser Zweifel. Als Beispiel möge der Castaigne sche[1] Fall dienen: Ein 36jähriger gesunder Mann erkrankte plötzlich an heftigen Schmerzen im Unterleibe und abundanter Blasenblutung. Es stellten sich bald peritonitische Erscheinungen ein, denen Patient am 7. Tage erlag. Bei der Obduction fand sich an der hinteren Wand nahe dem Vertex eine ovale perforierende Ulceration mit scharfen Rändern und grauer Färbung. Sie war von varicösen Venen umgeben. Die übrige Blasenschleimhaut zeigte normale Verhältnisse, keine Spur von Blasenkatarrh.

Eine erschöpfende Zusammenstellung in der Literatur zerstreuter analoger Fälle findet sich in dem umfangreichen Werke von Le Fur[2], in dem er die Frage der Blasengeschwüre und speciell des Ulcus vesicae simplex einer überaus gründlichen literarischen und experimentellen Bearbeitung unterzogen hat. Das grosse Verdienst, das sich Le Fur durch sein Werk erworben hat, wird dadurch nicht vermindert, dass er in der Liebe zu seinem Thema oft zu weit geht; liest man sein Buch, so könnte man meinen, dass das Ulcus vesicae simplex eine häufige Blasenkrankheit sei. Das ist nicht der Fall. Von allen Autoren verfügt nur Fenwick über eine grössere Anzahl analoger Beobachtungen. Er muss nach seinen Mitteilungen[3] schon im Jahre 1896 mindestens 10 Fälle von Ulcus vesicae simplex kystoskopisch beobachtet haben. Mir ist diese grosse Zahl rätselhaft, wenn ich bedenke, dass ich bei den zahlreichen kystoskopischen Untersuchungen, die ich täglich vorzunehmen habe, bei der grossen Anzahl von Blasenleidenden, die ich seit mehr als 20 Jahren zu beobachten Gelegenheit hatte, noch keinen Fall von Ulcus vesicae simplex gesehen habe. Sollte vielleicht das primäre Blasengeschwür, wie manche anderen Krankheiten, wie Gicht, wie „irritable Bladder", wie früher Blasensteine, in England häufiger vorkommen als bei uns? Bei dem Mangel eigener Erfahrung muss ich mich begnügen, den Befund anderer Autoren kurz zu referieren. Nach Fenwick[3] ist der Symptomencomplex ein klarer, und die Diagnose bei Ausschluss von Tuberculose leicht zu stellen. Das Leiden betrifft jugendliche Individuen, oft von 20 Jahren, und wird bei Männern und Frauen beobachtet. Es beginnt mit häufigem Harndrang; bald treten zeitweilig Hämaturien ein; bei Männern soll constant Schmerz im Penis,

---

[1] Castaigne, Ulcère simple de la vessie; hématuries très abondantes et perforations vésicales. Bull. d. la Soc. anat. de Paris. Mars 1899. p. 230.

[2] Le Fur, Des ulcérations vésicales et un particulier de l'ulcère simple de la vessie. Paris 1901.

[3] Fenwick, Lecture of the clinical significance of the simple solitary ulcer. of the bladder. Brit. med. Journ. 1896. Tome I. p. 11—33.

namentlich an der Stelle des Penis-scrotalwinkels vorkommen. Fenwick unterscheidet drei Stadien des Leidens. Im ersten fehlt ein stärkerer Blasenkatarrh; vom Geschwür selbst abgesehen ist die Blase völlig gesund und zeigt nur unbedeutende katarrhalische Veränderungen. Die Geschwüre sitzen im Fundus und betreffen meist die Gegend des Ligam. interureteric., sind oberflächlich mit rotem Rande. Im zweiten Stadium besteht eine schwere Cystitis und eine grosse Neigung des Geschwüres zur Incrustation mit Phosphaten, die so beträchtlich sein kann, dass die Ulceration mit dicken, Austernschalen ähnlichen, festanhaftenden Kalkkrusten bedeckt ist. Teile der letzteren stossen sich von Zeit zu Zeit ab und bilden freie Concremente, die entweder mit dem Urin entleert werden, oder sich in der Blase weiter vergrössern.

Im dritten Stadium kommt es zur Narbenbildung in den zerstörten Schleimhautpartien. Die Blase stellt dann eine kleine, nicht ausdehnbare Tasche dar. Dieses dritte Stadium wird übrigens nur in seltenen Fällen erreicht, da die Kranken schon vorher an Pyelo-Nephritis zugrunde gehen.

Es ist auffallend, dass dieser nach Fenwick so gleichmässige und von ihm so häufig beobachtete Symptomencomplex in keiner der von anderen Autoren mitgeteilten Krankengeschichten gefunden wird, die Le Fur mit so grossem Fleisse zusammengestellt hat. Bei diesen allen besteht eine grosse Ähnlichkeit mit dem anatomischen Befund bei den verschiedenen Formen der Magengeschwüre. Wie bei diesen ist der Verlauf des primären solitären Magengeschwüres bald ein chronischer, bald ein acuter; wie bei diesem gibt es perforierende Formen. Letztere pflegen meist im oberen Teil der hinteren Wand ihren Sitz zu haben. Verschieden ist weiterhin die Grösse und Tiefe der Geschwüre. Nach ersterer Richtung sind solche von grösster Kleinheit bis zur Grösse eines silbernen Fünfmarkstückes beobachtet; oft sind sie oberflächlich, in anderen Fällen greifen sie tief bis auf die Muscularis und noch tiefer. Der Boden ist von glatter oder höckriger Beschaffenheit und meist von roter Farbe mit spärlichem oder reichlichem Secret bedeckt. Die Form ist meist eine unregelmässige, rundliche oder ovale, in anderen Fällen eine unregelmässig ausgezackte; bei einem Kranken von Desnos war das Geschwür ganz schmal und langgestreckt. Der Rand der Ulceration ist meist erhaben, oft von wallartiger Beschaffenheit und hochrotem Aussehen. Vergrössert wird die Verschiedenheit der einzelnen Fälle noch je nach dem Fehlen oder nach dem Vorhandensein eines mehr oder weniger intensiven Katarrhs. Hinsichtlich weiterer Details über die bisher beobachteten Fälle von Ulcus vesicae simplex sei nochmals auf das Werk von Le Fur verwiesen.

Erwähnt sei hier noch ein Fall von Salomin[1]), der bei der Obduction einer an Morbus Brightii verstorbenen Frau in der Blase ein umschriebenes Amyloid fand. Während die übrige Wand völlig intact war,

---

[1]) P. Salomin, Über lokales circumscriptes Amyloid in der Harnblase. Prager med. Wochenschr. 1897. Nr. 1 u. 2.

zeigte ein ausgedehnter Teil derselben ein exulceriertes amyloides Infiltrat, das die Mucosa, Submucosa und Muscularis durchsetzte.

Von den Parasiten der Blase nehmen zunächst die als Distomum haematobium oder Bilharzia bezeichneten Eingeweidewürmer unser Interesse in Anspruch. Sie hausen in den Venen des Unterleibes und lagern Eier in colossalen Mengen in den Venen der Blasenwand ab, in der es dadurch zu Stauungen und partiellen Necrosen kommt. Symptomatisch macht sich das Leiden in mehr oder weniger heftigen Blasenbeschwerden und Blutbeimischungen zum Urin bemerkbar. Trotzdem ich Gelegenheit hatte, vier solche an sogenannter „Cap-Hämaturie“ leidende Kranke zu beobachten, habe ich mich nur bei einem derselben, dessen Urin als Erinnerung an frühere Untersuchungen zahlreiche Bakterien zeigte, entschliessen können, zu kystoskopieren. Ist doch bei diesen Kranken die Blase zweifellos mit vielen kleinen wunden Stellen bedeckt, und infolge dessen für eine bakterielle Infection besonders disponiert.

Wie uns die pathologische Anatomie lehrt, finden sich in solchen Blasen Haemorrhagien und Ecchymosen und in vorgeschrittenen Fällen infolge des dauernden Reizes der als Fremdkörper wirkenden Eier Gewebsneubildungen, die kleinere oder grössere prominierende Tumoren bilden können. Diesem Obductionsbefunde entsprechend hat Fenwick[1]) in einem Falle kystoskopisch die Schleimhaut des Blasenbodens geschwollen und mit fleckigen Hämorrhagien besetzt gefunden. Bei einem zweiten Falle fand er die Blase angefüllt mit knotenartigen Geschwulstsmassen, die an den Seitenwänden der Blase ihren Sitz hatten. Curtis[2]) fand bei einem 29jährigen Manne, der vor Jahren in Cairo lebte und seit 6 Jahren an Hämaturie litt, bei der kystoskopischen Untersuchung einen neben der rechten Harnleitermündung gelegenen Tumor. Nach hoher Eröffnung der Blase zeigten sich in der Umgebung der Ureterenmündung knotenartige Infiltrationen, die eine Ähnlichkeit mit Sarcomen darboten. Einzelne Knoten waren mit unverletztem Epithel bedeckt, andere exulceriert, sie wurden exstirpiert; in ihrem Gewebe fanden sich zahlreiche Bilharzia-Eier. Es erfolgte Heilung.

Bei dem immer reger werdenden Verkehr mit jenen Gegenden, in denen das Bilharzia-Leiden endemisch ist, wird man in gegebenen Fällen bei Vorhandensein einer Hämaturie stets an die Möglichkeit des parasitären Ursprungs derselben denken müssen.

Fälle von Nierenechinokokken, in denen mit dem Urin characteristische Blasen entleert werden, sind in grosser Anzahl beobachtet worden. Einen solchen Kranken konnte Posner[3]) kystoskopisch untersuchen. Es handelte

---

1) Fenwick, Lancet 1887.

2) Curtis, Partial resection of the bladder for ulcer caused by the Distoma haematobium. Brit. med. Journ. 1897.

3) Manasse, Echinokokken in den Harnwegen. Centralbl. f. d. Krankh. d. Harn- u. Sexualorgane. 1898. Bd. 9. p. 597.

sich um einen 62jährigen Mann, der seit langer Zeit blasige Gebilde entleerte und im rechten Hypochondrium einen grossen Tumor darbot. „Bei der Kystoskopie stellte sich als markanteste Erscheinung die Veränderung der rechten Ureterenmündung heraus; sie war auf nahezu Fingerdicke ausgeweitet und zeigte nur ganz träge, lang gezogene Contractionen; die linke Ureterenmündung erschien normal und arbeitete regelmässig.

Am Blasenboden sah man neben Bruchstücken von Hydatidencysten wohl erhaltene Blasen. Der Durchtritt von Echinokokken durch die Ureterenmündung konnte trotz mehrfach wiederholter Kystoskopie nicht beobachtet werden; auch ein beträchtlicher Druck auf die Gegend des Tumors änderte daran nichts. Die Zahl der täglich entleerten Blasen schwankte zwischen 30—100; die kleinsten waren stecknadelkopf-, die grössten haselnussgross; noch grössere kamen nur in geplatztem Zustande zur Beobachtung.“

Von wahren Echinokokken der Harnblase selbst sind bis jetzt nur 2 Fälle, der von Ainsworth und der von Eldridge bekannt; eine kystoskopische Untersuchung wurde nicht vorgenommen.

III. ABSCHNITT.

DIE BEDEUTUNG DER KYSTOSKOPIE.

FÜR DIE

DIAGNOSTIK UND THERAPIE DER HARN- UND BLASENLEIDEN.

I.

Die Bedeutung der Kystoskopie für die Diagnostik der Blasenleiden.

Allgemeine Vergleichung der Kystoskopie mit anderen Untersuchungsmethoden der männlichen Harnblase. Anamnese, Status praesens, Harnuntersuchung. Combinierte Rectalpalpation nach v. Volkmann, Untersuchung mit der Stein-Sonde, Thompsonsche Digitalexploration, Sectio alta, anderweitige diagnostische Kunstgriffe. — Die Kystoskopie ist allen anderen Untersuchungsmethoden durch Klarheit des Befundes und Schonung des Kranken überlegen. — Die Anwendbarkeit der Kystoskopie ist enger begrenzt als die der anderen Methoden. Das Verhältnis der verschiedenen Untersuchungs-Methoden zur Diagnostik der einzelnen Blasenkrankheiten. — Unterscheidung zwischen Blasen- und Nierenkrankheiten. — Divertikel. — Blasenkatarrh. — Steine und Fremdkörper. — Blasengeschwülste.

Wir wollen in diesem Abschnitt untersuchen, **welche Stellung die moderne Kystoskopie**, deren Wesen und **Leistungsm**higkeit wir soeben ausführlich beschrieben haben, in der Diagnostik der Harnblasen- und Nierenkrankheiten einzunehmen berufen ist.

Der Weg, auf dem wir uns über die krankhaften Veränderungen der Harnorgane Aufschluss zu verschaffen suchen, ist der gleiche wie bei den Krankheiten anderer Organe; der Anamnese folgt die Feststellung des Status praesens, an die sich die weitere Beobachtung des Kranken anschliesst.

Ein sorgsames und richtig geleitetes Krankenexamen ist für die Erkenntnis der Harnkrankheiten von der grössten Bedeutung und gibt uns oft einen überraschenden Einblick in das Wesen der pathologischen Veränderungen. Es ist hier nicht der Ort, nach dieser Richtung hin praktische Winke zu geben; je mehr man Gelegenheit hat, mit derartigen Kranken zu verkehren, je liebevoller man sich in die Symptomatologie ihrer Leiden versenkt und sein Wissen durch sorgsames Studium von Krankengeschichten bereichert, um so mehr wird man den hohen Wert einer richtig geleiteten Anamnese schätzen lernen.

Die Aufnahme des Status praesens zerfällt in die Feststellung der subjectiven und der objectiven krankhaften Symptome, die der Kranke zur Zeit darbietet. Die subjectiven Symptome, die Klagen über Schmerzen, Harndrang etc. bieten weniger diagnostischen Anhalt als bei anderen Krankheiten, ja sind oft nur zu geeignet, nicht nur den Leidenden selbst, sondern auch den Arzt über den Sitz der Krankheit zu täuschen. Nierensteine kündigen sich nicht selten durch intensive Blasenkrämpfe an, Kranke mit Blasensteinen verlegen den Schmerz meist in die Glans penis.

Anders steht es mit den sogenannten objectiven Symptomen, welche die wichtigste Grundlage für die Diagnose darbieten. Sache des Arztes ist es, die einzelnen krankhaften Erscheinungen mit objectivem, durch keine Voreingenommenheit getrübten Sinne zu sammeln und nach kritischer Sichtung des Wesentlichen vom Unwesentlichen zu einem einheitlichen Krankheitsbilde zu vereinigen. Dabei ist besonders Wert darauf zu legen, die pathologischen Veränderungen der Harnorgane nicht losgelöst vom übrigen Körper, sondern unter sorgsamster Berücksichtigung des Zustandes aller Organe, ja des gesamten Organismus zu betrachten. Es stünde schlecht um den Specialisten, der sich dieses Umstandes nicht stetig erinnerte! Wie wichtig ist es oft, über den Zustand der Lunge unterrichtet zu sein, welche wertvollen Winke kann uns bei Verdacht auf tuberkulöse Cystitis eine Narbe, das Residuum einer früheren Caries, geben! Hand in Hand mit der sorgfältigsten Untersuchung der einzelnen Organe geht eine Berücksichtigung der allgemeinen Körperverhältnisse, des Ernährungszustandes, der Temperatur, sowie etwaiger Constitutionsanomalien.

Die objectiven Krankheitssymptome, welche durch pathologische Veränderungen der Harnblase bedingt werden, finden ihren Ausdruck in erster Linie in den Störungen der Funktion dieses Organes, in Abnormitäten der Harnentleerung. Der Arzt darf sich hinsichtlich dieser wichtigen Verhältnisse nicht auf die oft unklaren Angaben des Kranken verlassen, sondern muss sich, soweit das möglich ist, durch eigene Beobachtung über die Störungen dieser Funktion unterrichten. Es würde den Rahmen dieser Arbeit weit überschreiten, wollte ich näher auf diese wichtigen Verhältnisse eingehen; hier mögen einige Winke genügen. Wir haben zunächst zu erforschen, ob das Bedürfnis der Harnentleerung gesteigert ist, ob häufiger Harndrang besteht, und werden weiterhin zu erfahren suchen, ob dieses häufigere Bedürfnis, die Blase zu entleeren, gleichmässig besteht, oder am Tage respective in der Nacht in verstärktem Maße eintritt. Die direkte Beobachtung wird uns belehren, ob der Strahl stark oder dünn, ob er kräftig oder schwach, ob er gleichmässig oder mit Unterbrechung erfolgt. Wir werden zugleich beobachten können, ob der Kranke dabei Schmerzen empfindet, ob dieselben zu Anfang oder am Ende der Harnentleerung am heftigsten sind. Indem wir die während der einmaligen Harnentleerung herausbeförderte Urinmenge in mehreren Gläsern auffangen, werden wir bei Verschiedenheit der zuerst und der später entleerten Urinprobe wichtige Schlüsse über die Natur des Leidens ziehen können. Von besonderer pathognostischer Bedeutung erweist sich die Beimischung von Blut zum Urin; es ist in solchen Fällen von grosser praktischer Bedeutung, direkt zu beobachten, ob schon die zuerst entleerte Partie bluthaltig ist, oder ob die Blutbeimischung erst am Ende der Miction, bei fast ganz entleerter Blase erfolgt.

Die Bedeutung der mikroskopischen und chemischen Untersuchung des Urins für die Diagnostik der Harn- und Blasenleiden ist bekannt; sie ist oft imstande für sich allein die Diagnose zu sichern. Sie würde noch wertvoller sein, wenn sie neben der Feststellung der im Urin vorhandenen krankhaften Produkte auch entscheiden könnte, an welcher Stelle des harnleitenden Kanales die Zumischung derselben erfolgt. Das ist leider nur selten möglich. In der Harnblase, dem gemeinsamen Reservoir, vereinigen sich die normalen und krankhaften Produkte der Nieren, der Nierenbecken und Harnleiter, sowie der Harnblase, ja unter gewissen Verhältnissen auch des prostatischen Teiles der Harnröhre und werden dann innig mit einander vermischt zusammen entleert. Nichts gibt uns bei der Untersuchung des aus so verschiedenem Material gemengten pathologischen Harnes Kunde, woher die einzelnen abnormen Beimischungen stammen; weder den Blut- noch den Eiterkörperchen kann man ansehen, ob sie von der Niere oder der Blasenschleimhaut abgesondert wurden. Eine Ausnahme machen eigentlich nur die Beimischungen der Niere, die als Abgüsse der Tubuli recti jeden Zweifel über ihre Herkunft ausschliessen. Sonst haben sich bisher alle Mittel, auf mikroskopischem oder chemischem Wege über die Herkunft geformter oder flüssiger krankhafter Beimischungen zum Urin Aufklärung zu gewinnen, als unzuverlässig erwiesen; eine Illusion nach der anderen ist zerstört worden; längst ist, um nur ein Beispiel zu erwähnen, gezeigt worden, dass man die Epithelien der Nierenbecken an ihrer Form nicht erkennen kann, dass das polymorphe Blasenepithel in seinen tieferen Schichten durchaus ähnliche, spindelförmige Zellen beherbergt.

Bereitet uns so die Harnuntersuchung hinsichtlich der Diagnostik der Blasenkrankheiten manche Enttäuschung, lässt sie oft auch die Fragen unbeantwortet, die uns am meisten am Herzen liegen, so darf sie deshalb doch nicht minder sorgsam und ausdauernd geübt werden; ist sie doch eine von den wenigen Untersuchungen, welche dem Kranken keinerlei Unbequemlichkeiten verursachen.

Auf dem eben flüchtig skizzierten Wege, durch ein richtig geleitetes Krankenexamen, durch sorgfältige Berücksichtigung der krankhaften Symptome, durch ausdauernde Harnuntersuchung gelingt es in der überwiegenden Mehrzahl aller Blasen- und Nierenkrankheiten ohne eine weitere lokale Untersuchung eine sichere Diagnose zu stellen.

Andererseits aber bleiben noch eine nicht geringe Anzahl von Fällen übrig, in denen es auch dem Erfahrensten nicht möglich ist, mit den geschilderten

Mitteln zur vollen Klarheit über das Wesen des krankhaften Processes zu kommen. Auch bei sorgfältigster Erwägung aller Verhältnisse gelingt es uns oft, nur eine Wahrscheinlichkeits-Diagnose zu stellen, in anderen Fällen bleiben bei Stellung der Diagnose per exclusionen zwei oder drei verschiedene krankhafte Processe übrig, auf die der bisher erzielte Befund in gleicher Weise passt.

In solchen Fällen können wir zu einer definitiven Diagnose nur durch eine lokale Untersuchung gelangen, welche die krankhaften Veränderungen der Blase unserer direkten sinnlichen Wahrnehmung zugängig macht.

Diese direkte Wahrnehmung können wir uns durch Vermittlung des Tastsinnes, des Gehörs oder des Auges verschaffen. Einige Untersuchungs-Methoden gestatten gleichzeitig die Wahrnehmung durch mehrere Sinne, z. B. zugleich durch das Gefühl und das Gehör.

Die Untersuchung selbst können wir von der äusseren Körperfläche aus oder vom Mastdarm aus vornehmen, wir können zu dem Zwecke Instrumente durch die unverletzte Harnröhre in die Blase einführen, wir können uns endlich durch eine chirurgische Explorativoperation durch die Boutonnière oder durch Sectio alta einen Weg in die Blase bahnen.

Der Tastsinn belehrt uns über Veränderungen der Consistenz, über Grösse und Form derberer pathologischer Produkte; wir bedienen uns entweder des Fingers, oder sofern derselbe nicht bis an den Sitz des Leidens dringen kann, der Sonde, des „verlängerten Fingers" (Thompson). Mit dem Gehör nehmen wir das Geräusch wahr, das beim Anschlagen einer Sonde gegen feste Körper entsteht; der dabei entstehende dumpfere oder hellere Ton belehrt uns über die Härte des percutierten Gegenstandes. Mit dem Auge blicken wir entweder direkt oder vermittelst besonderer Instrumente in die Blasenhöhle hinein.

Ausser durch die Verschiedenheit der Sinne, durch deren Vermittlung wir uns Kunde von den krankhaften Veränderungen der Blase verschaffen, unterscheiden sich die einzelnen Untersuchungs-Methoden noch dadurch, dass bei den einen das unverletzte Organ von seiner äusseren Fläche aus der Untersuchung unterworfen wird, während man bei anderen mit sondenförmigen Instrumenten durch die Harnröhre, per vias naturales, in die Blasenhöhle eindringt, oder sich endlich bei einer dritten Reihe durch eine chirurgische Voroperation einen Weg in das Blasencavum bahnt. Die erste Art der Untersuchung kann entweder von der Bauchwand oder vom Mastdarm aus vorgenommen werden. Von der Bauchwand aus können wir uns durch Percussion und Palpation über die Verhältnisse der Blase informieren, vom Rectum aus ist das nur mittelst des Tastsinnes möglich. Durch die uneröffnete Harnröhre führen wir sondenartige Instrumente in die Blase, um deren Innenfläche abzutasten, um uns durch Percussion über die Consistenz der in ihr liegenden Objekte zu informieren, um endlich ihren Inhalt dem Auge zur

Anschauung zu bringen.   Durch eine chirurgische Explorativoperation bahnen wir uns einen Weg, entweder mittelst der Boutonniere vom Damme aus oder durch die Sectio alta von der vorderen Fläche des Bauches aus.   Zu diesen, wenn ich mich so ausdrücken darf, typischen Untersuchungs-Methoden treten noch einige andere Encheiresen, über die bald ausführlicher zu sprechen sein wird.

Um zu untersuchen, welche Stellung die Kystoskopie unter diesen eben genannten Untersuchungs-Methoden einnimmt, müssen wir dieselben etwas eingehender besprechen.

Die Palpation und Percussion der Blase über der Symphyse kann uns nur über massige Veränderungen des Organes Aufschluss geben.   Sie ist ceteris paribus um so wirksamer, je magerer der Kranke, je schlaffer die Bauchdecken sind; man kann in solchen Fällen oft tief hinter die Symphyse in das kleine Becken hineingreifen.   Je fetter die Individuen, je straffer die Bauchwandungen gespannt sind, um so ungünstiger gestalten sich die Verhältnisse.   Selbst bei einer Anfüllung mit 500 ccm und mehr kann die Blase nicht selten weder durch Percussion noch durch Palpation festgestellt werden; es ist das namentlich bei den schlaffen Blasen alter Prostatiker der Fall.   Bei sehr bedeutender Anfüllung macht sich die Blase oft schon dem Auge als ein zur Körperachse parallel gestellter eiförmiger Tumor durch die Bauchdecken hindurch bemerkbar; man sieht dann den Vertex unmittelbar unter dem Nabel flach kuppelförmig hervorragen.

Auch die einfache Untersuchung per rectum liefert hinsichtlich der Blase nur wenig wertvolle Resultate.   So geeignet diese Untersuchung ist, um uns Aufschlüsse über die Beschaffenheit der Prostata zu liefern, so wenig genügt sie für die Harnblase, deren Fundus man mit dem Finger meist eben noch erreichen kann.

Ergiebigere Resultate liefert diese Untersuchungs-Methode als sogenannte combinierte Rectal-Palpation, unter welcher Bezeichnung sie von v. Volkmann zu einem hohen Grade der Leistungsfähigkeit ausgebildet ist.

Dem tief narkotisierten Kranken werden Zeige- und Mittelfinger einer Hand möglichst hoch in den Mastdarm eingeführt.   Wird nun mit der anderen Hand die vorher entleerte Blase durch gleichmässigen Druck über der Symphyse den im Rectum befindlichen Fingern entgegengedrückt, so gelingt es, grössere, derbere Tumoren, harte Infiltrationen der Wandung, Steine etc. als festere und resistentere Partien in der sonst gleichmässig weichen Masse des collabierten Organes durchzufühlen.   Erschwert wird diese Untersuchung bei Prostata-Hypertrophie, die bei höheren Graden der Vergrösserung auch dem längsten Finger das Erreichen der Blase unmöglich machen kann.

Aber auch, wo dieses Hindernis nicht besteht, ist das Ergebnis der Rectaluntersuchung oft ein unbefriedigendes.   Weiche Tumoren entziehen sich auch bei ziemlicher Grösse der Untersuchung, und selbst grössere Steine bieten, wie ich mich wiederholt zu überzeugen Gelegenheit hatte, nicht jenes präcise Gefühl dar, das man a priori erwarten sollte.

Ich möchte hier noch auf einen bisher nicht erwähnten Umstand aufmerksam machen, durch den, wie ich glaube, bei dieser Methode nicht selten Irrtümer hervorgerufen werden. Ich wurde auf diese Verhältnisse durch folgenden Vorfall aufmerksam: Ein hervorragender Chirurg, der durch seine besondere Begabung für die Palpation bekannt ist, bat mich vor längerer Zeit, mit ihm einen Kranken kystoskopisch zu untersuchen, bei dem er mittelst Rectalpalpation in bestimmtester Weise an der linken Blasenwand, nahe dem Vertex, einen kirschengrossen Tumor gefühlt zu haben glaubte. Wider Erwarten war trotz vollster Klarheit der Bilder von einer solchen Geschwulst nichts zu sehen; es war zweifellos keine vorhanden. Wie sollte man sich nun den Befund erklären, den der erfahrene Untersucher mit so grosser Präcision mit dem tastenden Finger wahrgenommen hatte? Wir einigten uns bald in der Ansicht, dass jene Täuschung nur dadurch hervorgerufen sein könne, dass durch den Reiz des tastenden Fingers eine umschriebene Partie der Blasenmuskulatur in Contraction geraten und so eine kirschengrosse Härte in der sonst gleichmässig weichen Masse der collabirten Blase dargeboten habe. Dass diese Erklärung eine nicht unbegründete ist, davon konnte ich mich wiederholt bei Ausübung der Sectio alta überzeugen. Fährt man nach Eröffnung der Blase mit dem Finger kräftig über eine Partie der Blasenwand, so nimmt die betreffende Stelle nicht selten eine auffallend harte Beschaffenheit an. In einem meiner Fälle von Blasentumor war diese Härte so auffallend, dass ich zunächst an eine die Schleimhaut infiltrierende Fortsetzung des Neoplasmas dachte. Eine nach kurzer Zeit wiederholte Palpation zeigte dieselbe Partie der Blasenwand wieder von normaler schlaffer, weicher Beschaffenheit.

Die am häufigsten zur Untersuchung Blasenkranker angewandte Methode ist die Abtastung ihrer Höhle mittelst einer per urethram eingeführten festen Sonde. Wie der Chirurg der guten alten Zeit keine Wunde sehen konnte, ohne sogleich eine Sonde einzuführen, so entgeht heutzutage kaum ein an pathologischen Processen der Harnwege leidender Kranker der Untersuchung mit der Steinsonde. Es ist kaum glaublich, mit welcher Kritiklosigkeit diese Untersuchung ausgeübt wird. Heilen die Beschwerden eines Blasenkranken unter den üblichen Mitteln nicht in der gewünschten Zeit, wird der Patient ungeduldig, so wird ohne jede bestimmte Indication, oft nur, um überhaupt etwas zu tun, die Sonde, ein fester Katheter eingeführt und mit demselben in der Blase, mag sie nun leer oder angefüllt sein, herumgetastet. Findet man nichts, so wird die Sonde mit doppelter Befriedigung herausgezogen, als ob man nun klüger wäre als vorher. Dass der Kranke sich nach einer solchen Sondenuntersuchung meist viel schlechter befindet, als vorher, ist belanglos.

Was vermag nun die Sonde in kundiger Hand zu leisten, welche Grenzen sind dieser Untersuchungs-Methode gezogen?

Wir fühlen mit der Sonde den Widerstand, dem ihr Schnabel bei Bewegungen in der Blasenhöhle begegnet, wenn er an die normale Blasenwand oder an pathologische Produkte anstösst, mögen letztere nun frei im Cavum liegen oder der Wandung aufsitzen. Dieses Gefühl des Widerstandes wird um so deutlicher sein, je härter der betreffende Gegenstand ist, es wird um so schwächer empfunden, je weicher das Gebilde ist, an das die Sonde anstösst. Es muss nach letzterer Richtung eine Grenze geben, über die hinaus auch die feinfühligste Hand keine deutliche Empfindung eines Widerstandes mehr wahrzunehmen imstande ist. Diese Grenze ist enger, als man a priori erwarten sollte. Es hat das seinen Grund darin, dass wir die Sonde nicht mit voller Freiheit bewegen können, dass die Feinheit des Gefühls, welches die tastende Sonde unserer Hand mitteilt, durch die Reibung beeinträchtigt wird, welche das Instrument in der langen, sie eng umschliessenden Harnröhre bei jeder Bewegung erleidet.

Ausser durch die Consistenz des berührten Gegenstandes wird die Deutlichkeit des Gefühls auch durch dessen Grösse bedingt. Ein kleiner weicher Körper, der mit der Sonde nicht gefühlt werden konnte, wird bei zunehmendem Wachstum schliesslich eine mehr oder weniger dumpfe Empfindung eines Widerstandes darbieten. Die für die Sondenuntersuchung günstigsten Objekte sind Steine, die denn auch das eigentliche Gebiet der Sondenuntersuchung bilden und, wie wir später sehen werden, unter gewisser Einschränkung auch in Zukunft bilden werden.

Geben die bisher beschriebenen Untersuchungs-Methoden auch in vielen Fällen wichtige Aufschlüsse, so bleibt doch immer noch eine nicht geringe Anzahl dunkler Fälle von Blasenleiden übrig, die auch durch sie nicht in genügender Weise aufgeklärt werden. Diese Tatsache auf der einen Seite und die glänzenden Resultate der Simonschen Digitaluntersuchung der weiblichen Harnblase andererseits mussten den Wunsch nahe legen, auch beim Manne die Blase in ähnlicher direkter Weise mit dem Finger abtasten zu können, wie wir das bei der Frau zu tun gewohnt sind. In Erfüllung dieses Wunsches haben unabhängig von einander v. Volkmann und Thompson eine Methode angegeben, die in einer Reihe veröffentlichter Fälle recht befriedigende Resultate ergeben hat.

Dem chloroformierten Kranken wird in der Pars membranacea urethr. ein Einschnitt gemacht, eben gross genug, den Zeigefinger des Untersuchenden hindurch zu lassen. Bei genügend tiefer Narcose dringt der Finger ohne Schwierigkeit durch die operativ verkürzte Urethra in die Blase und kann deren Innenfläche in mehr oder weniger grosser Ausdehnung abtasten, wenn sie durch einen gleichmässigen Druck über der Symphyse dem tastenden Finger entgegengedrückt wird.

Übrigens liegen die Verhältnisse bei der Ausübung dieser Untersuchungs-Methode doch nicht so günstig, als man erwarten sollte. Durch die Boutonnière wird zunächst nur eine Verkürzung der Harnröhre erreicht; es bleibt noch ein wesentlicher Unterschied zwischen den Verhältnissen beim Manne und der Frau bestehen, der bei ersterem die Digital-Exploration schwieriger gestaltet. Während bei der Frau der Finger nur die kurze, von muskulösen, leicht dehnbaren Wänden umgebene weibliche Urethra zu passieren braucht, muss er beim Manne einen längeren Canal durchdringen, der von rigiden Wänden, rings von der derben Masse der Prostata umgeben ist.

Die besten Resultate gibt die Digital-Palpation bei noch jugendlichen und bei mageren Individuen. In solchen Fällen gelingt es in der Tat, mit dem frei beweglichen Finger alle Teile der Blasenwand in der befriedigendsten Weise abzutasten. Je älter aber das Individuum, je grösser die Prostata, je stärker die Fettanhäufung am Damme ist, um so ungünstiger gestalten sich die Verhältnisse. Immer mehr verliert der eingeführte Finger die freie Beweglichkeit, die so wichtig für eine erfolgreiche Palpation ist. Fest in dem relativ langen und engen Canal eingezwängt, nur mit seiner äussersten Spitze in das Blasenlumen eindringend, wird die Rolle des Fingers eine mehr und mehr passive und immer ungenügender für die Gefühlsperception, die er von dem Zustande der mechanisch an ihm vorbeigedrängten Blasenwandung erhält. Bei noch höheren Graden dieser Hindernisse gelingt es nicht mehr, den für pathologische Verhältnisse so wichtigen Fundus abzutasten; endlich ist es überhaupt nicht mehr möglich, die Fingerspitze bis in die Blasenhöhle vorzuschieben.

So dürfen wir uns nicht wundern, so manche Klage über Undeutlichkeit des Gefühls zu hören. Schwer ist es insbesondere, kleine Tumoren von Blutgerinnseln zu unterscheiden, und wie leicht kleine Steine in den Falten der Schleimhaut dem untersuchenden Finger entgehen, wissen wir ja vom tiefen Steinschnitt her. Auch tüchtige Operateure haben hier bisweilen abgesplitterte Stücke übersehen. Grosse Schwierigkeit verursacht endlich nicht selten die richtige Deutung der gefühlten Veränderungen.

Während nun diese Methode von den Einen als die letzte Offenbarung verkündet wird, wird sie von anderen ebenso Berufenen, dem französischen Chirurgen G u y o n an der Spitze, als Explorativoperation vollständig verworfen und in dringenden Fällen der hohe Blasenschnitt auch als diagnostisches Hilfsmittel an ihre Stelle gesetzt. Auch in Deutschland hat T r e n d e l e n - b u r g seine gewichtige Stimme für die Berechtigung der Sectio alta als Explorativoperation erhoben.

Es ist das der radicalste Eingriff, der, wie leicht verständlich, für die Diagnose die günstigsten Verhältnisse setzt. Haben wir die Blase über der Symphyse durch einen grossen Schnitt eröffnet, so können wir eine jede Stelle ihrer Wand in der bequemsten Weise mit dem Finger abtasten. Auch dem Auge lässt sich jede Stelle zugänglich machen, wenn auch nicht mit der Leichtigkeit, wie man erwarten sollte. Ohne Anwendung künstlichen Lichtes bleibt die Blasenhöhle selbst bei grosser Öffnung noch schlecht beleuchtet. Eine befriedigende Beleuchtung der Blaseninnenfläche wird am besten dadurch erzielt, dass man ihre Wandungen mittelst Spatel aus einander hält und ein Mignon-Lämpchen in ihre Höhle einführt, mit dem man dann einen Teil der Wand nach dem anderen ableuchtet.

Diese Möglichkeit, eine jede Stelle der Blasenwand sowohl mit den Fingern abtasten als auch mit dem Auge besichtigen zu können, macht die Sectio alta zu der vollkommensten Untersuchungs-Methode für die Erkenntnis dunkler Blasenkrankheiten. Wenn sonst keine Bedenken gegen sie vorlägen, würde sie alle anderen Methoden überflüssig machen.

Neben diesen bewährten, wohl ausgebildeten und vielfach geübten Untersuchungs-Methoden sind noch einige Encheiresen zu erwähnen, die ebenfalls zur Erkenntnis dunkler Harnkrankheiten vorgeschlagen und angewendet sind. Ich beschränke mich auf die Besprechung einiger weniger dieser Vorschläge und Kunstgriffe. Die meisten derselben sind für besonders geartete und seltene Fälle erdacht, andere bezwecken die künstliche Gewinnung von Material für die mikroskopische Untersuchung, eine dritte Kategorie sucht zu entscheiden, an welcher Stelle der harnleitenden Wege die Quelle abnormer Urinbestandteile ihren Sitz hat oder über den Zustand einer resp. beider Nieren Aufschlüsse zu gewinnen. In ersterer Hinsicht ist der Vorschlag Madelungs zu erwähnen, der im Anschluss an einen Fall rät, bei Kranken, die charakteristische Steinbeschwerden darbieten, in deren ganz contrahierter Blase sich aber mit den üblichen Untersuchungs-Mitteln kein Stein nachweisen lässt, dicht über der Symphyse lange dünne Nadeln in verschiedener Richtung wiederholt durch den Blasenkörper zu stechen, um in ähnlicher Weise vermittelst Probepunction die Anwesenheit eines Concrementes zu constatieren, wie man das bei Verdacht auf Nephrolithiasis mit der blossgelegten Niere macht. Um die Diagnose bei Verdacht auf Blasentumor zu sichern, hat man vielfach versucht, sich mittelst eines Lithotriptors oder durch besonders angegebene scharfkantige Instrumente Material für die mikroskopische Untersuchung zu gewinnen.

Mit diesen ihrem Wesen wie ihrer Leistungsfähigkeit nach soeben kurz geschilderten Untersuchungs-Methoden der Harnblase tritt die moderne Kystoskopie in Concurrenz.

Zwei Momente bedingen den Wert einer Untersuchungs-Methode: erstens die Ergiebigkeit und Zuverlässigkeit des durch sie erzielten Befundes, und zweitens die Schonung, die ihre Anwendung dem Kranken gewährt.

Wie steht es zunächst in letzterer Hinsicht? Es leuchtet ein, dass bei den soeben geschilderten Untersuchungs-Methoden ein grosser Unterschied besteht. Welche Verschiedenheit hinsichtlich der Gefahr und der Belästigung des Kranken zwischen der einfachen zarten Abtastung des Abdomen oberhalb der Symphyse und einer grösseren Operation, wie der Sectio alta! Wie bekannt, steht aber leider die Genauigkeit des Befundes zur Gefahr der Untersuchung im umgekehrten Verhältnis. Wie verhält sich nach dieser die Richtung die Kystoskopie zu anderen Untersuchungs-Methoden?

Dass die Palpation und Percussion der Blasengegend über der Symphyse und die einfache Rectalpalpation völlig harmlose und den Patienten kaum belästigende Eingriffe und für den Kranken schonender als die Kystoskopie sind, liegt auf der Hand. Schon die combinierte Rectaluntersuchung aber muss als ein schwererer Eingriff betrachtet werden, weil der Kranke zu ihrer Ausführung chloroformiert werden muss. Ich verweise auf ein von v. Volkmann[1]) in dankenswerter Weise veröffentlichtes Sectionsprotokoll, aus dem zu ersehen ist, welche Spuren die Finger in der Blasenwand nach combinierter Untersuchung zurückgelassen hatten.

Die Untersuchung mit der Sonde und die Kystoskopie haben das Gemeinsame, dass durch die Harnröhre ein Instrument in die Blase eingeführt wird. Damit ist, wie oben ausführlich erörtert, für beide die Gefahr gegeben, dass durch sie ein Blasenkatarrh erzeugt werden kann; ja es ist unbedingt zuzugeben, dass bei der Kystoskopie infolge der weniger glatten Beschaffenheit der Instrumente diese Gefahr etwas grösser ist, als bei Anwendung der Sonde. Wir werden auf diese Frage noch wiederholt zurückzukommen haben. Auch die Belästigung des Kranken durch die kystoskopische Untersuchung ist wohl etwas grösser als durch die Sondenuntersuchung und zwar deshalb, weil bei ersterer die Vorbereitung länger und für den Kranken aufregender ist. Die Untersuchung selbst erscheint allerdings bei der Kystoskopie schonender als eine vorsichtige Sondenuntersuchung. Müssen wir doch bei letzterer, wenn sie ausgiebig ausgeübt werden soll, den Schnabel mit jeder Stelle der Blasenwand in Berührung bringen, während das ungleich schonendere Princip der Kystoskopie dahin lautet, dem, was man sehen will, nicht zu nahe zu kommen.

Dass die Thompsonsche Digital-Untersuchung und Sectio alta einen gewaltigeren Eingriff darstellen, liegt auf der Hand. Hier handelt es sich wirklich um eine chirurgische Operation mit allen ihren Schrecken und Gefahren für den Kranken. Mit Unrecht wird von den Vertretern dieser beiden Explorations-Operationen darauf hingewiesen, dass diese chirurgischen Eingriffe nur wenig gefährlich seien; als ob die Sache damit erledigt sei, dass der Kranke mit dem Leben davon kommt, als ob die Aufregung, das lange Krankenlager mit seinen durch keine Antisepsis ganz zu verhütenden Gefahren, als ob endlich die Möglichkeit einer unvollständigen Herstellung mit Incontinenz, mit Fistel, mit Pyelitis für nichts zu achten seien. Es wird hier zweifellos mit dem Kranken oft wenig scrupulös umgegangen. Wie muss dem Operateur zu Mute sein, der, wie es doch schon wiederholt vorgekommen ist, nach Ausführung der Sectio alta eine völlig normale Blase

---

[1]) v. Volkmann, Exstirpation eines stark citronengrossen polypösen Myoms aus der Harnblase. Arch. f. klin. Chir. Bd. 19. 1876.

findet. Selbst wenn man mittelst der Boutonnière oder der Sectio alta schwere pathologische Veränderungen in der Blase entdeckt, wäre es wohl richtiger gewesen, denselben Befund durch die für den Kranken viel schonendere Kystoskopie zu erzielen. Dass die anderen noch erwähnten Manipulationen sich nicht durch besondere Zartheit auszeichnen, braucht wohl kaum besonders hervorgehoben zu werden.

So erweist sich denn die Kystoskopie auch hinsichtlich der Schonung des Kranken allen anderen Untersuchungs-Methoden überlegen. Bei genügender Zartheit der Ausführung verursacht sie dem Kranken keine nennenswerten Beschwerden, unter Anwendung von Eucain lässt sie sich schmerzlos ausführen.

Die Bedeutung dieser grösseren Zartheit unserer Untersuchung beruht nicht nur darin, dass sie dem Kranken unnötige Schmerzen erspart, sondern in noch höherem Grade darin, dass sie dem Kranken selbst weniger abschreckend erscheint, dass sich der Kranke der kystoskopischen Untersuchung, die ihm keine grösseren Beschwerden als das Einführen eines Katheters verursacht, zu einer Zeit willig unterwirft, in der er jene blutigen Explorativ-Operationen, die allein imstande sind, mit der Kystoskopie zu concurrieren, weit von sich weist. Denn von allen den mannigfachen oben erwähnten Methoden, die zur Untersuchung des Blaseninnern angegeben sind, liefert nur die Abtastung der Blase mit dem Finger nach vorausgeschickter Boutonnière oder Sectio alta vergleichbare Resultate. Ehe sich aber ein Kranker zu einer solchen blutigen Explorativ-Operation entschliesst, müssen die Qualen den höchsten Grad erreicht haben; unterdessen ist nur zu oft die für eine erfolgreiche Operation günstige Zeit längst verflossen. Zur Kystoskopie dagegen kann man verständige Kranke leicht unmittelbar nach den ersten beunruhigenden Erscheinungen, z. B. bei Blasentumoren nach der ersten Blutung, bewegen. Wir werden noch wiederholt Gelegenheit haben, darauf hinzuweisen, welche grossen Vorteile die durch unsere Untersuchungs-Methode in früher ungeahnter Weise ermöglichte Frühdiagnose vieler schweren Blasenleiden für deren erfolgreiche Behandlung darbietet.

Wie verhält sich nun die Leistungsfähigkeit der Kystoskopie im Vergleich zu der der oben kurz geschilderten anderen Untersuchungs-Methoden?

Ich brauche wohl nur auf den Inhalt des zweiten Abschnittes dieses Lehrbuches zu verweisen, um ohne Widerspruch zu behaupten, dass wir mit Ausnahme der Sectio alta durch keine andere Untersuchungs-Methode, ja durch alle anderen zusammen nicht ähnlich erschöpfende Kenntnisse über die pathologischen Veränderungen der Blase erlangt hätten, als durch die Kystoskopie. Bei näherer Betrachtung der Verhältnisse kann das auch nicht Wunder nehmen. Sehen wir von der, wie eben ausgeführt, nebensächlichen Mitwirkung des Gehörs ab, so sind alle anderen Untersuchungs-Methoden auf das Gefühl basiert. Von diesen auf den Tastsinn begründeten Untersuchungs-Methoden aber zeichnet sich die Kystoskopie durch die Exactheit ihres Befundes aus. Welch ein Unterschied zwischen der Untersuchung mit der Sonde, mit der man, auf der Innenfläche der Blase hintastend, auf einmal nur eine punktförmige Stelle berührt, und der mit dem Kystoskop, das uns mit einem Blicke ein Stück der entfalteten Schleimhaut von der Grösse eines silbernen Fünfmarkstückes in grösster Deutlichkeit zur Anschauung bringt! Man muss sich nur klar machen, wie die Harnblase, die gesunde wie die erkrankte, ganz besonders für die endoskopische Untersuchung geeignet ist. Hier handelt es sich nicht, wie in der gynäkologischen Diagnostik, in der der Digitus eruditus seine Triumphe feiert, um Veränderungen, die tief unter der uns zugängigen Schleimhautfläche an massigen Organen vor sich gehen. Im Gegensatze zu diesen Verhältnissen spielen sich hier alle krankhaften Processe auf der Innenfläche der Blase ab, deren Dicke kaum in Betracht kommt. Wohl gibt es eine parenchymatöse Cystitis, doch ist das keine selbständige Krankheit, sondern der Endausgang verschiedener schwerer Blasenleiden und selbst keiner Behandlung fähig. Die anderen Affectionen, die den Arzt in erster Linie interessieren, die Katarrhe, die Geschwüre und Neubildungen, die Steine und Fremdkörper, haben ihren Sitz auf der flächenhaften Ausbreitung der Blasenschleimhaut. Auch die infiltrierenden Carcinome brechen, worauf schon v. Dittel aufmerksam macht, zweifellos zu einer frühen Zeit ihres Bestehens nach der Blasenhöhle durch, ja es fragt sich, ob sie vor erfolgter Ulceration und dadurch bedingter Berührung der Geschwürsfläche mit dem Urin überhaupt Erscheinungen darbieten.

Für die Beurteilung krankhafter Processe, die sich auf der flächenhaften Ausbreitung eines Organes abspielen, ist aber das Auge zweifellos das Sinnesorgan, das uns die vollständigsten Aufschlüsse gibt, vorausgesetzt, dass man die Fläche in ihrer ganzen Ausdehnung mit Leichtigkeit übersehen kann. Das ist bei der Blase in vollkommenster Weise der Fall. Bildet doch die Wand derselben bei einer bestimmten Anfüllung einen einfachen, uns in allen seinen Verhältnissen bekannten Hohlraum.

Indem wir mit dem Kystoskop die oben geschilderten schulgemässen Bewegungen ausführen, müssen wir in wenigen Sekunden eine jede Stelle der Blasenwand zur Ansicht bekommen, und auch in den seltenen Fällen, in denen die Blasenwand tiefe Divertikel darbietet, in die wir nicht hineinblicken können, gibt uns das Kystoskop doch über das Vorhandensein dieser Schlupfwinkel Auskunft.

Diese mathematische Sicherheit, mit der wir uns in kürzester Zeit die gesamte Blaseninnenfläche zur Anschauung bringen können, in Verbindung mit der Möglichkeit, mit einem Blick ein ausgedehntes Stück der entfalteten, glänzend beleuchteten Blasenwand zu übersehen, bildet die Stärke der modernen Kystoskopie im Gegensatz zu der alten Désormeaux'schen, mittelst deren man nur einen beschränkten Teil der Blasenwand und immer nur eine kleine Stelle auf einmal übersehen konnte. Erst durch das Prinzip der Einführung der Lichtquelle in das ausgedehnte Hohlorgan, erst durch den optischen Apparat, der eine Erweiterung des Gesichtsfeldes bewirkt, konnten auch die Ergebnisse der Kystoskopie jenen Grad der Exactheit erhalten, der bei anderen Organen der Untersuchung mit dem vollkommensten Sinne, dem Auge, eigentümlich ist.

Nur nebenbei sei bemerkt, dass man sich des Kystoskopes auch als Sonde bedienen kann, wenn man sich über die Consistenz eines erblickten Gegenstandes durch das Gefühl unterrichten will. Man kann weiterhin Steine unter Leitung des Auges mit dem Kystoskop wie mit einer Steinsonde percutieren, um sich nach der Höhe des entsprechenden Schalles ein Urteil über ihre Härte zu bilden; ein Zerspringen des Lämpchens ist nicht zu befürchten.

Wenn oben gesagt wurde, dass nur die Sectio alta der Kystoskopie überlegen sei, dass wir uns nach hoher Eröffnung der Blase ein noch vollständigeres Urteil über die pathologischen Veränderungen bilden können, so gilt das nur deshalb, weil sie neben der Inspection zugleich die denkbar vollkommenste Palpation ermöglicht. Berücksichtigen wir nun die Resultate der Besichtigung, so sind die Bilder, die uns die Kystoskopie von der Blasenschleimhaut liefert, unverhältnismässig klarer und schöner als diejenigen, welche wir nach hoher Eröffnung der Blase erhalten.

Man kann ohne Übertreibung sagen, dass die Klarheit der endoskopischen Bilder in den für unsere Untersuchungs-Methode geeigneten Fällen eine unübertreffliche ist. An Stelle dieser so klaren Bilder den entsprechenden pathologischen Process zu setzen, ist die Aufgabe des Arztes, die bald eine geringe, bald eine grosse Erfahrung erfordert. Wenn ein gestielter, mit flottierenden Zotten besetzter Polyp der Blasenwand aufsitzend gefunden wird, so kann die Deutung des endoskopischen Bildes kaum einem Zweifel unterliegen. Oft aber bietet die Deutung des kystoskopischen Befundes recht bedeutende Schwierigkeit dar und stellt an die Übung und Erfahrung des Untersuchenden die höchsten Ansprüche. So kann, um nur ein Beispiel zu wählen, unter gewissen Verhältnissen die Entscheidung, ob wir es mit einer Geschwulst oder mit den Produkten einer intensiven, chronischen Entzündung der Blasenschleimhaut zu tun haben, sehr schwierig sein. Auch ein umschriebener, verschleppter Katarrh vermag zu starker Wulstung der Schleimhaut und zur Produktion eines filzig aufsitzenden oder in der Flüssigkeit flottierenden Belages von Eiter und necrotischen Gewebsfetzen Anlass zu geben und Bilder zu liefern, die gewissen, mehr flächenhaft aufsitzenden Neubildungen sehr ähnlich werden. Es bedarf in solchen Fällen der reiflichsten Erwägung aller Verhältnisse und vor allem einer grossen Erfahrung, um nicht falsche und für den Kranken verderbliche Schlüsse zu ziehen.

Als warnendes Beispiel mag hier der folgende, von Schustler mitgeteilte Fall [1]) aus der v. Dittelschen Klinik dienen.

---

1) Wiener med. Wochenschr. 1886. Nr. 22.

Der 41 jährige Kranke wurde von continuirlichem, enorm schmerzhaftem Harndrang gequält. Die Diagnose war in diesem Fall völlig unklar, ein längeres exspectatives Verhalten bei dem Zustande des Patienten nicht zu rechtfertigen, die furchtbaren continuierlichen Schmerzen geboten dringend eine sofortige Massnahme. Am 27. Dezember 1885 Kystoskopie. Man sieht rechts vom Trigonum zwei flache, in schiefer Richtung nach aussen und oben parallel verlaufende, durch eine Rinne von einander getrennte und selbst wieder gefurchte Wülste. Die Schleimhaut der Blase in toto hyperämisch, über den genannten Protuberanzen besonders gerötet. Nach diesem endoskopischen Bilde wurde die Diagnose auf ein flaches, infiltrirendes Carcinom der Harnblase gestellt. v. Dittel legte eine perineale Blasenfistel an und konnte dann die Innenfläche der Blasenwandung ohne Schwierigkeit abtasten. Durch die Digitalexplororation wurde der endoskopische Befund vollständig bestätigt. Man fühlte an der rechten Blasenwand zwei derbe, leichthöckrige, kleinfingerdicke Infiltrate, welche von der Gegend des Trigonum schief nach aussen und oben parallel laufen. Nun erschien die Diagnose eines Carcinoms über jeden Zweifel erhaben und wir erwarteten das baldige Ende des sehr herabgekommenen Patienten. Wider Erwarten erholte sich der Patient nach einigen Wochen, die Cystitis besserte sich zusehends, die Perinealwunde heilte, die Schmerzen verschwanden und Patient war vollständig gesund. Eine Mitte März vorgenommene Kystoskopie ergab eine ganz normale Harnblase, von den mehrfach erwähnten Wülsten war auch nicht eine Spur zu entdecken.

Hier war die Diagnose „Blasencarcinom", zu der, was besonders hervorgehoben zu werden verdient, der kystoskopische Befund und der durch Abtasten der Blase erhaltene in voller Übereinstimmung geführt hatte, zweifellos eine falsche.

Diese zuletzt erwähnte Schwierigkeit, die in einer Anzahl von Fällen die richtige Deutung der erhaltenen Bilder darbietet, ist keine Eigentümlichkeit der Kystoskopie; sie teilt dieselbe mit anderen und sogar mit den als besonders vollkommen gepriesenen Untersuchungs-Methoden: Ist es etwa immer leicht, mit dem Vaginalspeculum, mit dem Kehlkopfspiegel die durch chronisch entzündliche Processe bewirkten Veränderungen von beginnenden Neubildungen, den gutartigen Polypen vom Carcinom zu unterscheiden? Und doch sind das Disciplinen, an deren Ausbildung Generationen mit Fleiss und Begeisterung gearbeitet haben!

Da die Kystoskopie nach dem eben Ausgeführten, sowohl hinsichtlich der Ergiebigkeit und Zuverlässigkeit des Befundes, als auch hinsichtlich der Schonung, die sie dem Kranken gewährt, allen Untersuchungs-Methoden überlegen ist, muss sie als die vollkommenste Untersuchungs-Methode der männlichen Harnblase bezeichnet werden. Vergleicht man die Verhältnisse mit denen anderer Organe, so kann man getrost behaupten, dass die Kystoskopie für die Diagnose der Harnleiden dieselbe Bedeutung besitzt, wie die Laryngoskopie für die Diagnose der Kehlkopfleiden, wie die Ophthalmoskopie für Augenkrankheiten.

In der Tat ist die Kystoskopie in den letzten Jahren bei der Feststellung von Blasenleiden die bevorzugte Untersuchungs-Methode geworden.

Vielfach wird sie als letzte Instanz bezeichnet, an die man appellieren müsse. Dieser Ausdruck ist unrichtig, sie sollte nicht die letzte, sie sollte die erste Instanz sein, an die man sich in all den Fällen wendet, in denen eine genügend sichere Diagnose ohne physikalische Untersuchung nicht möglich ist. Nichts ist unrichtiger, als zunächst bei einem solchen Kranken einen Katheter, eine Sonde einzuführen unter dem Vorbehalt, wenn man dadurch keine Klarheit. erhielte, später noch die Kystoskopie vorzunehmen. Wir dürfen nie vergessen, dass auch durch das schonendste, sachgemässe Einführen eines wie immer gearteten Instrumentes in die Blase, durch Einschleppen eines Katarrhs, die Verhältnisse, die vorher für die Vornahme unserer Untersuchung durchaus günstig waren, sich verändern können, so dass nunmehr eine erfolgreiche Kystoskopie nur mit Schwierigkeit oder gar nicht mehr möglich ist.

Das ist ja bekanntlich die Achilles-Ferse der Kystoskopie, dass ihrer Anwendung engere Grenzen gesteckt sind, als der anderer Untersuchungs-Methoden, dass sie in manchen schweren Fällen nicht mit Erfolg ausgeführt werden kann. Die Untersuchung per rectum wie die Thompson sche Digital-Untersuchung werden nur bei sehr vergrösserter Prostata resultatlos angewandt, mit der Sonde kann man auch die leere, die mit Blut und Eiter erfüllte Blase abtasten; die Digitalexploration nach Sectio alta endlich lässt sich unter allen Verhältnissen ausführen, wenn sie auch je nach den Umständen verschiedene Schwierigkeiten darbieten kann.

Anders bei der Kystoskopie, die zu ihrer erfolgreichen Ausführung einer gewissen Blasencapacität, einer genügenden Klarheit des Blaseninhaltes und freier Durchgängigkeit der Urethra bedarf. Wo diesen Bedingungen nicht zu genügen ist, ist die Kystoskopie nicht am Platze; wer sie in solchen Fällen trotzdem versucht, mag die unausbleibliche Enttäuschung nicht der Methode, sondern sich selbst zuschreiben. Nach dieser Richtung wird sicher zurzeit vielfach gesündigt, werden viele Kranke zwecklos gequält.

Bei genügender Übung und Erfahrung wird man übrigens auch in schwierigen Fällen meist zum Ziel kommen und nur wenige Kranke als für die Vornahme unserer Untersuchungs-Methode ungeeignet zurückzuweisen brauchen. Im ersten Abschnitt dieses Buches habe ich ausführlich dargelegt, wie man in solchen Fällen zu verfahren hat, was man durch Abwarten, durch diätetische Massnahmen, durch innere Medication, durch locale Behandlung, durch Ausspülungen etc. erzielen kann. Ein grosser Teil der Misserfolge kommt dadurch zustande, dass man ohne Berücksichtigung und Kenntnis der einschlägigen Verhältnisse sofort zur Vornahme der Untersuchung schreitet. Ausführlich habe ich oben auseinandergesetzt, wie wichtig es ist, sich vorher über die Reizbarkeit der Blase, über ihre Capacität, über die Länge der Urethra und viele andere wichtige Punkte zu unterrichten und nach erzielter, möglichst vollkommener Kenntnis zu erwägen, wie weit man imstande ist, die Verhältnisse für die Ausführung der Kystoskopie günstiger zu gestalten. Das wird zur Zeit fast stets unterlassen. Wie kann man sich da über einen Misserfolg wundern! Erlebt man doch oft die unglaublichsten Dinge, dass bei acutem Katarrh untersucht, dass das Kystoskop in die noch mit trübem Inhalt angefüllte Blase eingeführt wird. Wollte sich doch jeder College, der nach missglücktem kystoskopischem Versuch im begreiflichen Ärger darüber, dass er den Kranken vergeblich gequält hat, der kystoskopischen Untersuchungs-Methode schmäht, in ernster Selbstprüfung fragen, ob er nicht selbst an dem Misserfolg schuldig ist, ob bei mehr Geschicklichkeit, bei mehr Vorsicht und Überlegung, ob bei einer sachgemässen Vorbereitung sich nicht ein besseres Resultat hätte erreichen lassen!

Aber auch die Fälle, bei denen schliesslich mit unserer Untersuchungs-Methode wirklich kein Erfolg mehr zu erzielen ist, in denen das Blasen-cavum geschwunden ist, in denen eine continuierliche Blutung oder die Absonderung profusen eitrigen Secretes eine auch nur vorübergehende Klärung des in der Blase enthaltenen Mediums unmöglich machen, auch diese Fälle sind nicht von Anfang an der endoskopischen Untersuchungs-Methode verschlossen gewesen. Alle diese Patienten datieren ihre Leiden eine lange Zeit, oft viele Jahre zurück und hatten schon zu einer Zeit Beschwerden, in der der Urin wenigstens zeitweilig klar und auch sonst eine endoskopische Untersuchung wohl möglich war. Es ist nur zu spät für eine erfolgreiche Kystoskopie, zu spät aber dann leider auch oft für eine erfolgreiche Behandlung. Sehr selten wird es vorkommen, dass sich Kranke zur kystoskopischen Untersuchung ungeeignet erweisen, denen noch niemals ein Instrument in die Blase eingeführt wurde. Die Schwierigkeit für die Ausübung der Kystoskopie wird fast regelmässig durch den arteficiellen bacteriellen Katarrh bedingt, der die Folge des zu diagnostischen oder therapeutischen Zwecken erfolgten Einführens von Instrumenten in die Blase ist. Man muss daraus den Schluss ziehen, dass vor der kystoskopischen Untersuchung jedes Einführen von Instrumenten in die Blase zu vermeiden ist.

Freilich dürfen wir nicht hoffen, dieses praktisch so wichtige Ziel schnell zu erreichen; nur ganz allmählich wird sich die Überzeugung von der Schädlichkeit eines kritiklosen Einführens eines Katheters, einer Sonde bei Blasenkranken Bahn brechen; unsere Aufgabe wird es sein, durch anhaltende Belehrung, durch immer neuen Hinweis den Collegen die Überzeugung von der Schädlichkeit aller dieser Massnahmen beizubringen.

Wie haben wir nun auf Grund obiger Erörterungen vorzugehen, um bei einem Patienten, der an einem Harn- resp. Blasenleiden erkrankt ist, in einer möglichst schonenden und sicheren Weise zu einer Diagnose zu gelangen, wie und in welcher Reihenfolge werden wir uns der einzelnen Untersuchungs-Methoden zur Aufklärung dunkler Fälle bedienen?

Zunächst ist nochmals darauf hinzuweisen, dass jede intensive locale Untersuchung, namentlich eine solche, bei der ein Instrument in die Blase eingeführt wird, für den Kranken keinen unbedenklichen Eingriff darstellt. Mit Recht sagt Thompson: „Ich halte ein Instrument per se für ein Übel, ein kleines oder grosses, je nachdem es gehandhabt wird, und bin erst dann für den Gebrauch, wenn Grund vorhanden ist, zu glauben, dass ein grösseres Übel damit vermindert oder geheilt werden kann."

Keine der oben geschilderten Untersuchungs-Methoden darf vorgenommen werden, bevor wir uns durch sorgfältige Anamnese, durch kritische Analyse aller subjectiven und objectiven krankhaften Symptome, durch ausdauernde Urinuntersuchung soweit über den Zustand unterrichtet haben, dass wir nicht mehr völlig im Dunklen tasten, sondern wenigstens bis zu einer Wahrscheinlichkeitsdiagnose gelangt sind, oder auf dem Wege der Ausschliessung die Möglichkeit der pathologischen Processe bis auf wenige eingeschränkt haben. Eine instrumentelle Untersuchung der Blase ist nur dann erlaubt, wenn wir zu einer bestimmten Fragestellung gelangt sind, auf die uns die Untersuchung mit einem präcisen Ja oder Nein antworten muss.

Dass in all den Fällen, die eine locale Untersuchung notwendig erscheinen lassen und die erforderlichen drei Vorbedingungen darbieten, in Zukunft die Kystoskopie vorzunehmen ist, braucht wohl nach dem vorher Ausgeführten nicht weiter erörtert zu werden; die Überlegenheit ihres Befundes, wie die Schonung des Kranken sichern ihr für alle Zeiten den ersten Platz unter den Untersuchungs-Methoden der Harnblase. Die anderen Methoden treten erst in ihr Recht, wenn die Kystoskopie aus irgend welchen Gründen, sei es persönlichen, sei es sachlichen, nicht ausgeführt werden kann.

Nur eine Ausnahme glaube ich bestehen lassen zu sollen und stehe nicht an, sie ausführlich zu begründen, um nicht den Schein zu erwecken, als ob ich in blinder Voreingenommenheit für die von mir begründete Methode befangen wäre. So unbedingt ich unter allen anderen Verhältnissen die Untersuchung mit der Sonde vor Ausübung der Kystoskopie verurteile, so halte ich sie doch bei begründetem Verdacht auf Stein für erlaubt. Ich lege den Nachdruck auf „begründet" und werde später noch auseinandersetzen, in wie hohem Grade man schon vor einer localen Untersuchung durch Verwertung aller krankhaften Symptome imstande ist, auf die Anwesenheit eines Steines zu schliessen. Unter diesen später noch bestimmter zu formulierenden Bedingungen will ich der Benutzung der Sonde gern das Wort reden; im Übrigen glaube ich ihre Anwendung auf das Schärfste verurteilen zu sollen und zwar auch in den Fällen, die für die Vornahme der Kystoskopie nicht geeignet sind.

Dass die Ausübung der Thompsonschen Digital-Untersuchung und die Sectio alta als Explorativ-Operation in all den Fällen zu verwerfen sind, in denen eine erfolgreiche Kystoskopie vorgenommen werden kann, bedarf keiner weiteren Erörterung; ihre Vornahme unter solchen Verhältnissen muss heutzutage geradezu als Kunstfehler, als ein leichtfertiges Spiel mit der Gesundheit des Kranken betrachtet werden. Sie treten erst in ihr Recht, wenn eine erfolgreiche Vornahme der Kystoskopie unmöglich ist.

Von diesen beiden rivalisierenden Explorativ-Operationen wird wohl die Sectio alta mehr und mehr die bevorzugte werden. Dank der hohen Vervollkommnung der Operationstechnik ist ihre Gefahr kaum grösser als die der Digital-Exploration, während ihre Befunde kaum mit einander zu vergleichen sind. Dass die anderen oben angeführten, zu diagnostischen Zwecken vorgenommenen Encheiresen mit der Kystoskopie nicht concurrieren können, liegt schon in ihrer beschränkten Anwendbarkeit; von ihnen wird noch bei Besprechung der einzelnen Krankheiten die Rede sein.

Wie steht nun das Verhältnis der Kystoskopie und der anderen physikalischen Untersuchungsmethoden zur Diagnostik der einzelnen Blasenkrankheiten?

Zunächst hat uns erst die Kystoskopie über die Beschaffenheit der normalen Blase unterrichtet; erst durch sie haben wir die Farbe der Schleimhaut, die Anordnung der Gefässe, die Bewegungen der Harnleiterwülste usw. kennen gelernt.

Die Muskelbalken der Vessie à colonnes werden mit der Sonde in genügender Deutlichkeit gefühlt; anders steht es mit den verschiedenen Formen von Divertikeln, die man bisher wohl in einzelnen Fällen vermuten, aber doch nicht mit Sicherheit diagnosticieren konnte. Sagt doch selbst Thompson[1]): „In der Mehrzahl der Fälle, wo Aussackungen (Divertikel) bestehen, kenne ich kein Hilfsmittel, diese Tatsache bei Lebzeiten genau festzustellen." Nun, mit dem Kystoskop ist das mit der grössten Leichtigkeit und Sicherheit möglich. Erst das Kystoskop lehrt uns auch die relativ so grosse Häufigkeit der Divertikel kennen.

Sehen wir zunächst von der Möglichkeit einer Verwechslung von Cystitis mit Pyelitis ab, so lässt sich die Anwesenheit von katarrhalischen Veränderungen schon durch blosse Betrachtung des Urins feststellen. Eine sorgfältige Anamnese, eine kritische Analyse der Beschwerden des Kranken wird uns oft noch weitere Aufschlüsse geben und eine instrumentelle Untersuchung überflüssig erscheinen lassen.

Wenn ein Kranker, der seit einigen Wochen an Blennorrhoe leidet, nach einer Erkältung, nach Excessen in Baccho oder Venere plötzlich die Symptome häufigen schmerzhaften Harndranges und trüben Urins bekommt, so wissen wir ohne weitere Untersuchung, dass er an einem blennorrhoischen Blasenkatarrh leidet und brauchen diese Diagnose nicht mit dem Kystoskop zu bestätigen. Die Anwendung desselben ist in solchen Fällen zu verwerfen. Ähnlich liegen die Verhältnisse, wenn ein alter Prostatiker, der die Blase

---

1) H. Thompson, Lithotomie und Lithotripsie. Deutsch von Dr. Goldschmidt. 1883. S. 198.

nicht spontan entleeren kann und den Katheter anwendet, trüben Urin absondert. Auch hier wird uns die Sachlage ohne weitere Untersuchung verständlich sein.

Aber auch bei gewöhnlichem Katarrh kann uns nur die kystoskopische Untersuchung genaue Auskunft über seine Ausdehnung, seinen Sitz geben, Dinge, die für eine erfolgreiche locale Behandlung von Wichtigkeit sind.

Eine grosse Bedeutung beansprucht die Kystoskopie für die Erkenntnis frischer tuberkulöser Eruptionen auf der Blasenschleimhaut. Beweist auch der Befund von Tuberkelbazillen im Urin, dass innerhalb der Harnwege ein tuberkulöser Process besteht, so zeigt uns doch nur die Kystoskopie, ob die Blase ergriffen ist und in welcher Ausdehnung das der Fall ist. Leider ist aber, wie oben schon ausführlich geschildert, bei solchen Kranken jedes Einführen von Instrumenten bedenklich, so dass auch die diagnostisch hier so wertvolle Kystoskopie nur vorgenommen werden darf, wenn man gewillt ist, dem diagnostischen Befund einen entsprechenden operativen Eingriff etwa mittelst des Operationskystoskopes folgen zu lassen.

Die wertvollsten Aufschlüsse gibt uns das Kystoskop bei Kranken, die an Prostatahypertrophie leiden, und zwar auch in Fällen, in denen durch die Rectalpalpation noch keine Vergrösserung oder sonstige Veränderung der Drüse wahrzunehmen ist. Es kann bekanntlich trotzdem schon der völlig ausgeprägte Symptomencomplex der Prostatahypertrophie vorhanden sein. Da zeigt uns nun das Kystoskop, dass die Ursache der Beschwerden in der Tat in der Verdickung und Wulstung der Falte des orific. urethr. int. zu suchen sei.

Noch wichtiger ist dieser Befund bei den Kranken, bei denen noch keine Schwierigkeit der Harnentleerung, kein Residualharn besteht, bei denen das Leiden vielmehr mit Reizbarkeit der Blase, vermehrtem Harndrang, Plötzlichkeit des Harnbedürfnisses etc. beginnt. Es ist bekannt, wie schwierig in diesem Stadium oft eine sichere Diagnose zu stellen ist. Da gibt dann die kystoskopische Untersuchung Sicherheit, indem sie die im zweiten Abschnitt dieses Buches ausführlich geschilderten Veränderungen an der Falte des orific. urethr. int. zeigt. Schritt für Schritt können wir dieselben dann kystoskopisch von den ersten Anfängen bis zu den mächtigsten Wulstungen verfolgen und ebenso das allmähliche Auftreten der sekundären Veränderungen, die Balkenblase und die Divertikelbildung, beobachten.

Auf das Vorhandensein eines Fremdkörpers in der Blase wird man in einzelnen Fällen mit Sicherheit auf Grund der Angaben und der Beschwerden des Kranken schliessen können. Diese Fälle aber, in denen schon durch die Anamnese die Gegenwart eines fremden Körpers gesichert ist, bilden auffallenderweise durchaus nicht die Mehrheit. Oft haben wir es mit Personen zu tun, die der Simulation verdächtig sind, oft leugnen Kranke aus begreiflichem Schamgefühl auf das Hartnäckigste, sich einen Fremdkörper in die Blase eingeführt zu haben. Alle die Frauen und Mädchen, bei denen ich eine Haarnadel in der Blase fand, hatten angeblich keine Ahnung, wie dieselbe hineingekommen war.

In anderen Fällen ist es die unbegreifliche Sorglosigkeit, die die Kranken das Hineingelangen resp. Liegenbleiben eines abgebrochenen Katheterendes übersehen lässt. Von den von mir operierten Steinkranken, bei denen ich als Kern des Steines ein abgebrochenes Katheterstück fand, konnte sich keiner an das für ihn so verhängnisvolle Ereignis erinnern. Kurz in vielen Fällen wird nur die physikalische Untersuchung Aufschluss geben. Die Palpation über der Symphyse und per rectum kann naturgemäss nur grosse und harte Gegenstände und auch diese nur undeutlich fühlen lassen; auch die Sonde erweist sich in vielen Fällen und bei weichen Gegenständen stets wirkungslos; mehr Erfolg verspricht die Untersuchung mit dem Lithotriptor. Die sicherste Untersuchungsmethode auf Fremdkörper ist aber selbstverständlich die Kystoskopie. Nur sie vermag mit mathematischer Sicherheit festzustellen, ob die Blasenhöhle einen Fremdkörper enthält, sei derselbe auch so klein wie eine Stecknadelspitze; nur sie vermag uns auf das Genauste über die Lage des Fremdkörpers zu unterrichten.

Nur wo die Kystoskopie wegen Contraction der Blasenwand, wegen schweren Katarrhs oder Blutung nicht ausführbar ist, kommt die Sectio alta resp. beim Manne die Boutonnière, bei der Frau die Erweiterung der Urethra mit Abtasten der Blase in Betracht; bei diesem Eingriffe kann dann zugleich der Fremdkörper extrahiert werden.

Die Diagnose auf Blasenstein kann in vielen Fällen schon auf Grund der Anamnese und einer sorgfältigen Berücksichtigung der subjectiven und objectiven Krankheitssymptome mit grosser Wahrscheinlichkeit gestellt werden. Die instrumentelle Untersuchung, so notwendig sie ist, die Anwesenheit des Concrementes durch directe sinnliche Wahrnehmung über jeden Zweifel zu erheben, dient meist nur dazu, die schon vorher wahrscheinliche Diagnose zu sichern. Es kann hier nicht meine Aufgabe sein, den Symptomencomplex der Blasensteine eingehender zu besprechen; ich will nur bemerken, dass die Angaben, wie wir sie in den meisten Lehrbüchern finden, wenig genügen. Eine Schilderung der Beschwerden, die einen Blasenstein vermuten lassen, wird immer mangelhaft ausfallen; ein richtiges Verständnis lässt sich nur durch jahrelange Übung und durch Beobachtung zahlreicher derartiger Kranker erwerben. Nur selten wird sich der erfahrene Praktiker in der Annahme eines Concrementes irren; man wird niemandem einen Vorwurf machen dürfen, der mit der Sonde ein kleines Fragment übersieht; wer aber oftmals Kranke auf Stein untersucht, deren Blase kein Concrement enthält, wird sich dem Vorwurfe nicht entziehen können, dass er entweder die Untersuchung leichtfertig, ohne vorherige sorgsame Erwägung aller krankhaften Erscheinungen vorgenommen hat, oder dass ihm die nötige Erfahrung und Urteilsfähigkeit fehlt.

Ich habe schon oben erwähnt, dass die Kystoskopie die Sonde in der Diagnostik der Blasensteine nicht verdrängen wird, dass wir uns der letzteren

auch in Zukunft in vielen Fällen mit Vorteil bedienen werden. Die Sondenuntersuchung ist schnell ausgeführt und wird ängstliche Patienten weniger
aufregen, als die umständlichere Kystoskopie. Bei enger Harnröhrenmündung
oder Strictur lässt sich die dünne Sonde im Gegensatz zum Kystoskop oft
ohne vorhergehende Erweiterung einführen. Endlich scheint die Sondenuntersuchung in allen den Fällen indiciert, in denen wegen Neigung zu
Blutungen die Anwendung der Kystoskopie wenigstens nicht sogleich, sondern
erst nach längerer Vorbereitung des Kranken, Bettruhe etc. möglich wäre.
Stets aber darf die Sondenuntersuchung nur dann vorgenommen werden, wenn
der Verdacht auf Concrement „genügend begründet" ist. Ist statt des Steines
ein Tumor, ein tuberkulöser Blasenkatarrh etc. vorhanden, so wird dem
Kranken aus der resultatlosen Untersuchung oft beträchtlicher Schaden erwachsen.

Auch die Rectalpalpation ist zur Diagnose von Blasenstein vorgeschlagen
worden. Sie gibt jedoch auch nur combiniert und in Narkose ausgeführt
brauchbare Aufschlüsse, ist also für den Kranken angreifender als die Sondenuntersuchung und die Kystoskopie. Um so wertvoller ist sie bei Kindern,
bei denen man ja ohnehin nicht gern Instrumente durch die Harnröhre einführt. Für diese kleinen Patienten ist die Rectalpalpation bei Verdacht auf
Stein zweifellos die beste Untersuchungsmethode.

Sehr anschaulich schildert v. Volkmann, wie deutlich man bei Kindern
Steine vom Mastdarm aus mit dem Finger fühlt; es ist kaum möglich, dass
einem ein solcher von Bohnengrösse entgeht.

Die Thompsonsche Digitaluntersuchung kommt für die Diagnose
von Concrementen kaum in Betracht. Bei normalen räumlichen Verhältnissen wird die Kystoskopie und die Sondenuntersuchung Klarheit schaffen.
Bei abnormen räumlichen Verhältnissen, namentlich in Fällen hochgradiger
Prostatahypertrophie, in denen der Stein tief im engen Recessus eingezwängt
ist, wird es oft dem durch die verlängerte Pars prostatica urethrae eingeführten
Finger schwer, ja unmöglich sein, den Recessus abzutasten. Dass die Sectio
alta keine geeignete Explorativoperation für die Diagnose von Steinen ist,
braucht wohl nicht besonders angeführt zu werden. Nachahmenswert erscheint der Seite 287 erwähnte Vorschlag Madelungs; doch dürften ähnliche Fälle wohl zu den grössten Seltenheiten gehören.

So sicher es nun ist, dass nicht zu kleine Steine mit der Sonde oder
mittelst der Rectalpalpation meist leicht erkannt werden, ebenso sicher ist es
andererseits, dass eine nicht unbeträchtliche Anzahl von Steinen bei diesen
Untersuchungsmethoden übersehen wird. Und das ist nicht nur der Fall,
wenn die Untersuchung von ungeübten Ärzten vorgenommen wird, sondern
ereignet sich auch, wenngleich seltener, wenn die Untersuchung von berufener Hand, von hervorragenden Specialisten und Chirurgen ausgeführt
wird. Ich habe eine ganze Reihe von Steinkranken operiert, die von hoch-
geschätzten Kollegen mit negativem Resultat sondiert waren. Es haftet eben
jeder Sondenuntersuchung etwas Zufälliges an; wie oft ist es nicht schon

vorgekommen, dass Chirurgen einen Stein nicht zu demonstrieren vermochten, den sie kurz vorher mit Leichtigkeit gefühlt hatten; ist es nicht bekannt, wie wenig selbst geübte Untersucher auf eine einmalige negative Untersuchung mit der Sonde geben? Dieser Unsicherheit steht die Exactheit wohltuend gegenüber, die unserem Gesichtssinn eigentümlich ist. Sofern die kystoskopische Untersuchung nicht durch zu starke Trübung des Blaseninhaltes und durch Blutung unmöglich wird, kann man die Blasenhöhle in wenigen Sekunden mit Sicherheit so ableuchten, dass auch nicht die kleinste Stelle dem Auge entgeht; in diesen Fällen können wir die Frage, ob die Blase einen Stein beherbergt oder nicht, mit absoluter Sicherheit beantworten; ein Irrtum ist bei richtiger Ausübung der Untersuchung völlig ausgeschlossen. Dabei ist es gleich, ob der Stein gross oder klein ist; ja gerade die letzteren, die der Sonde so leicht entgehen, geben mit dem Kystoskop die schönsten Bilder. Ein Übersehen des Steines ist nur dann möglich, wenn derselbe tief in einem Divertikel sitzt, ohne an dessen Öffnung zu reichen oder in einer engen Aussackung hinter der Prostata seinen Sitz hat, wenn es nicht gelingt, diese Aussackung durch Borsäurelösung auszugleichen. In diesen Fällen muss er selbstverständlich unseren Blicken entzogen bleiben. Dann sind wir aber überhaupt an der Grenze menschlicher Erkenntnis angelangt. Selbst unter diesen schwierigen Verhältnissen verleugnet unsere Methode nicht die ihr eigentümliche Exactheit, indem sie uns die Winkel und Aussackungen direct zur Anschauung bringt, in deren Tiefe das vermutete Concrement seinen Sitz hat. Auf Grund dieser Kenntnis wird es dann oft möglich sein, in diesen Aussackungen mit mehr Erfolg eine Exploration mit dem Schnabel der Sonde anzuschliessen, als das ohne die vorausgeschickte kystoskopische Orientierung der Fall wäre.

Wie im zweiten Abschnitt dieses Buches ausführlich geschildert ist, gibt uns die Kystoskopie über alle Eigenschaften der Steine so vollkommen Aufschluss, wie das durch keine andere Untersuchungsmethode möglich ist. Wir können sie zählen, sehen ihre Formen, als ob sie direct vor uns lägen. Nur die richtige Schätzung der Grösse des Steines bietet gewisse Schwierigkeiten; der wenig Geübte wird sich leicht irren und meist geneigt sein, die Grösse des Steines zu überschätzen. Endlich können wir aus der Farbe und Oberflächenbeschaffenheit des Steines auf seine chemische Zusammensetzung oder wenigstens die seiner äusseren Schicht schliessen, was manchmal von praktischer Bedeutung sein kann.

In Fällen von eingekapselten Steinen ist allein das Kystoskop imstande, uns die nötige Aufklärung zu geben. Es zeigt uns den Sitz des Concrementes, es lehrt uns, wie weit dasselbe aus dem Divertikel herausragt, gibt uns Aufschluss über die Beschaffenheit der Umgebung, ob dieselbe glatt ist oder infolge trabeculärer Muskelhypertrophie Unebenheiten und Vorsprünge darbietet.

Auch Steine, die noch im Harnleiter steckend eben aus dessen Öffnung herausragen, sind nur kystoskopisch festzustellen.

Irrtümer sind bei der kystoskopischen Untersuchung auf Stein in allen den Fällen ausgeschlossen, in denen kein Blasenkatarrh besteht. Hier ist ein Übersehen eines vorhandenen Steines ebenso unmöglich, als das Sehen eines nicht vorhandenen, was Ungeübten bei bestehendem schweren Katarrh allerdings vorkommen kann. Hier täuscht manchmal eine umschriebene Eiteransammlung auf dem Gipfel eines katarrhalischen Wulstes einen Phosphatstein vor. Auch incrustierte Tumoren können einem Stein zum Verwechseln ähnlich sehen. Siehe Fig. 2 u. 3 der farbigen Tafel V.

Die Diagnose der Blasengeschwülste bot vor der Erfindung des Kystoskopes grosse Schwierigkeiten dar; namentlich eine Frühdiagnose dieses Leidens gehörte zu den grössten Seltenheiten. Diese Tatsache ist auffallend; ist doch der Symptomencomplex, den die Blasengeschwülste darbieten, ein so klarer und typischer, wie das nur bei wenigen anderen Harnkrankheiten der Fall ist. Es ist das Verdienst Guyons und seiner Schule, diesen Symptomencomplex von allem Nebensächlichen entkleidet und in seiner einfachen Klarheit hingestellt zu haben. Das characteristische Symptom, das oft für lange Zeit das einzige Zeichen des Leidens darstellt, das allein schon genügt, um die Diagnose „Blasentumor" wahrscheinlich zu machen, bilden eigentümliche Anfälle von Hämaturien, deren Characteristik, wenn ich mich so ausdrücken darf, eine wesentlich negative ist. Sie kommen unerwartet ohne Vorboten, sie verursachen meist keinerlei Beschwerden; sie verschwinden nach längerer oder kürzerer Zeit wieder ohne nachweisbare Veranlassung, wie sie ohne eine solche eingetreten sind. Solche Anfälle von Hämaturie pflegen sich dann von Zeit zu Zeit zu wiederholen und meist in ganz gleichmässiger Weise zu verlaufen. In den blutfreien Pausen, die bald länger bald kürzer, Monate, ja Jahre lang dauern können, pflegen die Patienten keinerlei krankhafte Erscheinungen darzubieten.

Nur in seltenen Fällen fehlen die Blutungen ganz, und zeigt sich die Geschwulst zuerst durch Behinderung der Harnentleerung an, die dadurch zustande kommt, dass sich die Geschwulstmasse ventilartig vor das orific. urethr. int. legt. Bei den fast stets malignen Tumoren der Kinder pflegen Blutungen zu fehlen.

Die überwiegende Mehrzahl der Fälle von Blasengeschwülsten aber verhält sich so, wie oben geschildert. Jeder Anfall von Hämaturie, der ohne Veranlassung oder ohne Beschwerden auftritt, muss stets den Verdacht auf Blasengeschwulst erwecken. Aber noch weiter zu gehen und zu sagen, dass die beschriebenen Blutungen genügen, um die Diagnose eines Blasentumors sicher zu stellen, ist unrichtig. Es gibt zweifellos Anfälle von Hämaturie, die ganz dieselbe Characteristik zeigen, wie den Blasengeschwülsten eigentümliche und doch durch andere Processe bedingt werden. Das ist bei gewissen Nierenkrankheiten, bei Neubildungen, Tuberkulose, Lithiasis der Fall; darüber wird später noch ausführlich zu sprechen sein. Aber auch andere Blasenkrankheiten können ähnliche Anfälle von Blutungen darbieten und Blasengeschwülste vortäuschen. Da sind zunächst die Blutungen in frischen

Fällen von Blasentuberkulose zu nennen. Hier können alle Beschwerden fehlen und der Urin völlig klar sein, bis nach erfolgtem Zerfall der Tuberkelknötchen eine Blutung das erste sichtbare Symptom darstellt, wie das im folgenden bereits oben Seite 209 zitierten Fall geschah:

Ein junger Lehrer machte im Harz eine mehrtägige Erholungstour, als er plötzlich in vollem Wohlbefinden von einer profusen Hämaturie befallen wurde, die noch bestand, als er bald darauf zur Untersuchung zu mir kam. Ich zweifelte keinen Augenblick, dass ein Tumor vorlag und verschob die Untersuchung, bis die Blutung aufhörte. Nach einiger Zeit war der Urin wieder blutfrei; das eingeführte Kystoskop zeigte wider Erwarten das characteristische im zweiten Abschnitte dieses Buches geschilderte Bild frischer Tuberkel und der bei ihrem Zerfall entstehenden Geschwüre.

Auch bei Blasenstein können alle Beschwerden fehlen und die Blutungen so in den Vordergrund treten, dass sie den bei Blasenneubildungen auftretenden sehr ähnlich werden. Man beobachtet das in Fällen, in denen die Blase abnorm unempfindlich ist.

Einen solchen Kranken beobachtete ich mit Herrn Kollegen Kalischer. Der 50jährige intelligente Patient gab in bestimmtester Weise an, dass die erste Erscheinung seines Leidens in zeitweiligen Blutungen bestanden habe, die ohne Veranlassung aufgetreten seien. Beschwerden fehlten lange und stellten sich erst ein, nachdem nach einer resultatlosen Sondenuntersuchung ein Katarrh entstanden war. Der Urin war leicht getrübt; das Sediment zeigte zahlreiche, auffallend grosse polymorphe Zellen. Die Anamnese, namentlich der Eintritt der Blutungen, das Fehlen aller subjectiven Beschwerden, das negative Resultat der früheren Sonderuntersuchung, endlich die äusserst verdächtigen Zellen, mussten den Verdacht auf eine Blasengeschwulst nahe legen. Das eingeführte Kystoskop sollte uns eines anderen belehren und zeigte uns einen grossen harnsauren Stein, den ich leicht mittelst Litholapaxie entfernte.

Sind somit die oben geschilderten Blutungen wohl geeignet, uns auf die Wahrscheinlichkeit einer Blasengeschwulst hinzuweisen, aber nicht genügend, eine sichere Diagnose zu stellen; so bieten die subjectiven Empfindungen und Beschwerden des Kranken meist schon deshalb keinen diagnostischen Anhalt, weil sie in der Mehrzahl der Fälle lange, oft Jahre lang fehlen, oder nur dann auftreten, wenn sich während einer stärkeren Blutung grössere Gerinnsel bilden, deren Austreibung durch die Harnröhre dem Kranken dann natürlich Beschwerden verursachen kann.

Man sollte a priori meinen, dass die Bildung so grosser Gerinnsel wenigstens dafür spräche, dass die Quelle der Blutung in der Blase sitzt; dem ist aber nicht so. Auch bei starken Nierenblutungen können sich in der Blase grosse Gerinnsel bilden, deren Austreibung durch die Harnröhre die grösste Schwierigkeit verursacht; ja es kann zu voller Harnverhaltung kommen. Das Blut hat dann den langen Harnleiter noch flüssig passiert und ist erst in der Blase geronnen; es kann dabei jede Empfindlichkeit der betr. Nierengegend fehlen.

Namentlich bei Nierengeschwülsten habe ich diese Verhältnisse häufig beobachtet; die Gerinnsel in der Blase waren wiederholt so gross, dass selbst Frauen sie nicht durch ihre weite kurze Harnröhre entleeren konnten und Tage hindurch im Liegen urinieren mussten, wobei die Gerinnsel im Fundus liegend die Harnröhrenmündung nicht verstopfen konnten.

Sonst fehlen, wie schon gesagt, in Fällen von Blasengeschwülsten lange Zeit alle weiteren Beschwerden; das ist namentlich bei allen gutartigen Blasengeschwülsten der Fall. Bei malignen dagegen, namentlich bei infiltrierenden Carcinomen, stellen sich nicht selten neben den Blutungen schon frühzeitig Schmerzen und häufiger Harndrang ein. Dann können die Symptome denen bei Blasenstein sehr ähnlich werden, namentlich wenn die Beschwerden durch körperliche Erschütterungen gesteigert werden.

In den meisten Fällen von Blasengeschwülsten treten nennenswerte Beschwerden erst dann auf, wenn zu diagnostischen oder therapeutischen Zwecken Instrumente in die Blase eingeführt werden, und dadurch ein infectiöser Blasenkatarrh erzeugt wird. Dieser Blasenkatarrh ist es, der die oft so grossen Beschwerden verursacht, von denen die meisten unserer Kranken in den späteren Stadien ihres Leidens gepeinigt werden.

Wie steht es nun mit dem Resultat der Urinuntersuchung? Gibt sie uns nicht bei genügender Ausdauer und Sachkenntnis sicheren Aufschluss über die Anwesenheit eines Tumors? Liest man die Lehrbücher, so sollte man meinen, dass nichts einfacher sei, als die Diagnose „Blasentumor" auf Grund des Urinbefundes zu stellen, da man bei sorgsamer Untersuchung des Harns fast regelmässig dem Tumor angehörige Bestandteile findet.

Man muss hier streng unterscheiden, ob die zur mikroskopischen Untersuchung geeigneten Gewebsteile spontan mit dem Urin abgehen oder bei Gelegenheit einer instrumentellen Untersuchung gewonnen werden, sei es, dass sie zufällig im Auge des Katheters hängen blieben, sei es, dass sie absichtlich abgerissen wurden. Nur im ersten Fall, bei spontanem Abgang, erweist sich der Befund dadurch von der höchsten Bedeutung, dass er es ermöglicht, ohne eine instrumentelle Untersuchung die Diagnose auf die Anwesenheit eines Neoplasmas zu stellen. Der Entfernung mittelst eines in die Blasenhöhle eingeführten Instrumentes dagegen ist keine Bedeutung zuzuerkennen. Führen wir überhaupt Instrumente in die Blase ein, so können wir uns jetzt in der überwiegenden Mehrzahl der Fälle vermittelst des Kystoskopes ohne jede Schädigung des Kranken ein viel vollkommeneres Urteil über die Anwesenheit und die Eigenschaft einer Blasengeschwulst bilden, als das auf Grund eines abgerissenen Gewebsfetzens möglich ist.

Die von einem Tumor herrührenden Derivate, denen wir bei der Untersuchung des Urins begegnen können, sind nun dreierlei Art; entweder wir finden gut entwickeltes Zottengewebe, oder wir finden Zellen, teils einzeln, teils zu Gruppen angeordnet, die sich durch Gestalt und Anordnung als von einer Neubildung herrührend kennzeichnen, oder drittens nekrotische, bis zur Unkenntlichkeit ihrer Structur veränderte Gewebsteile, in die eigentümliche

Kristalle eingelagert sind. Ultzmann hat zuerst auf die diagnostische Bedeutung dieser letzteren Gebilde für die Diagnose von Blasengeschwülsten
aufmerksam gemacht. Neben den bekannten, sich durch ihre charakteristische
Form auszeichnenden Hämatoidin-Krystallen, die wir überall in necrotischen
hämorrhagischen Geweben finden, beschreibt er rosettenartige Gebilde, in denen
er eine aussergewöhnliche Krystallisationsform des oxalsauren Kalkes erblickt.
Gewiss werden bei Blasengeschwülsten noch am häufigsten Fetzen von necro-
tischem mit Hämatoidin-Krystallen durchsetzten Gewebe entleert; gleiche
Massen finden sich bisweilen aber auch bei anderen pathologischen Processen
im Harn; ich selbst habe wiederholt bei chronischem Blasenkatarrh in entleerten Gewebsfetzen Hämatoidinkrystalle gefunden. Über den gleichen Befund berichtet Guyon. Die rosettenartigen, von Ultzmann geschilderten
Gebilde habe ich bisher nur bei Blasengeschwülsten gefunden; übrigens sind
sie verhältnismässig selten.

Lose Zellen, mögen sie nun einzeln oder zu Haufen angeordnet sein,
sind diagnostisch kaum zu verwerten, auch dann nicht, wenn sie sich durch
unregelmässige Form und grossen Kern auszeichnen. Das Blasenepithel beherbergt selbst polymorphe Zellen, die bei Reizzuständen z. B. bei Anwesenheit eines Steines den berüchtigten, grosskernigen, geschwänzten Zellen sehr
ähnlich werden können. Solche Zellen haben nur dann eine gewisse diagnostische Bedeutung, wenn sie in sehr grosser Anzahl auftreten und sich durch
auffallend gleichmässige und dabei characteristische Formen auszeichnen.

Der Befund von gut erhaltenem Zottengewebe ist viel seltener als man
es gewöhnlich annimmt, häufiger wird mehr oder weniger verändertes morte-
ficiertes Gewebe entleert, dessen Wesen als Papillom auch der Kundige nur
schwierig erkennen kann. In der bei weitem grössten Mehrzahl der Fälle
gelingt es uns trotz unermüdlichen Suchens nicht im Urin spontan abgehendes
characteristisches Gewebe aufzufinden.

Wertvoller für die mikroskopische Untersuchung als die spontan gelegentlich entleerten Geschwulstteile sind natürlich diejenigen, die mittelst
Instrumenten, die zu diagnostischen oder therapeutischen Zwecken in die
Blase eingeführt werden, absichtlich oder unabsichtlich vom Tumor abgelöst
und mit dem Urin oder im Auge des Katheters nach aussen befördert werden.
Bei zarter Ausführung der genannten Manipulationen wird das nur selten
der Fall sein.

Um nun mit grösserer Sicherheit von dem vermuteten Tumor Gewebs-
stücke abzulösen, die zur mikroskopischen Untersuchung geeignet sind, hat
man verschiedene Wege eingeschlagen. Thompson riet, durch einen in die
Blase eingeführten Nélatonkatheter forcierte Wasserinjection zu machen und
durch den scharfen Flüssigkeitswirbel Teile der Geschwulst abzureissen; Küster
wendet seinen Löffelkatheter, einen starken Katheter mit grosser, ovaler,
scharfrandiger Öffnung an. Ohne Zweifel wird es bei Anwesenheit von papillomatösen Massen in der Blase mittelst dieser Encheiresen meist gelingen,
Material für die mikroskopische Untersuchung zu gewinnen, andererseits aber

wird man zugeben müssen, dass diese Methoden wenig zart und durch die Möglichkeit, einen Katarrh zu erzeugen für den Kranken nicht ungefährlich sind.

Aber selbst wenn spontan oder nach instrumentellen Manipulationen eine schön entwickelte Zotte entleert wird, muss man in der Annahme einer Blasengeschwulst doch noch sehr vorsichtig sein. Ich habe im II. Abschnitt dieses Buches bei Besprechung der endoskopischen Bilder der katarrhalischen Veränderungen darauf hingewiesen, dass man in Fällen schweren chronischen Katarrhs bisweilen eine eigentümliche Veränderung ausgedehnter Partien der Blasenschleimhaut findet, die mit vereinzelten oder dicht gedrängten papillären Excrescenzen besetzt sind, welche sowohl makroskopisch wie mikroskopisch durchaus ähnliche Bilder geben, wie die von einem Papillom herrührenden Zotten. Es liegt nahe, dass in solchen Fällen bei Benutzung des Löffelkatheters derartige Zotten herausbefördert werden können, welche dann direkt zu diagnostischen Irrtümern Veranlassung geben müssen. Dass solche Fälle wirklich vorkommen, zeigt ein Fall von Czerny[1]), sowie eine von Küster[2]) mitgeteilte Krankengeschichte.

Im ersten Falle sprach für Papillom eine im Katheter haften gebliebene Gefässschlinge mit Cylinderepithelbelag. Nach vollführter Sectio alta und Beleuchtung mittelst Reflektor zeigte sich bei günstigen Verhältnissen ausser stärkerer Rötung der Schleimhaut nichts Krankhaftes. In dem Falle von Küster wurde mit dem Löffelkatheter ein Gewebsfetzen herausbefördert, der sich mikroskopisch als eine kleine Zotte erwies. Hier ergab die bald darauf vorgenommene Section statt der vermuteten Neubildung ein tiefes Geschwür des Blasenbodens.

Schliesslich beweist das Vorkommen von Zottengewebe im Urin noch gar nicht, dass ein Blasentumor vorhanden sei. Wie vorsichtig man nach dieser Richtung hin sein muss, mag folgender Fall von Tuchmann[3]) lehren, in dem die auf Blasengeschwulst lautende Diagnose auf Grund der sorgfältigsten Untersuchung über jeden Zweifel erhaben erschien und sich bei der Section doch als falsch herausstellte.

Tuchmann schreibt: „Vor einigen Jahren wurde ich aufgefordert, in Guy's Hospital einen Patienten im mittleren Lebensalter zu untersuchen, der an häufiger schmerzhafter Harnentleerung und zeitweiliger Hämaturie litt. Die Exploration der Blase mit der Sonde und vom Rectum aus veranlassten mich, eine in der Blase am Boden derselben, nahe dem orificium urethrae int., gelegene Geschwulst anzunehmen, welche Diagnose dadurch ihre volle Bestätigung zu finden schien, dass der Patient mit seinem Urin dünne, fetzige Massen wie papillomatöse Excrescenzen entleerte. Und doch war, wie es sich bei der Section ergab, die Diagnose unrichtig; der Mann hatte eine mässige Prostatahypertrophie und ausserdem ein dem linken Nierenbecken aufsitzendes faustgrosses Sarcom, von dessen ulcerierter und zerklüfteter Oberfläche jene Excrescenzen in die Blase herabgeschwemmt worden waren."

Aber wenn auch wirklich das im Urin gefundene Zottengewebe nachweislich der Blase entstammt, so ist damit doch nur die Anwesenheit eines

---

1) Ebenau, Zur Chirurgie der Harnblase. Deutsche med. Wochenschr. Nr. 27/28.

2) E. Küster, Über Harnblasengeschwülste und deren Behandlung. Volkmanns Sammlung klinischer Vorträge. Nr. 84. S. 43. 1886.

3) Tuchmann, Die Diagnose der Blasen- und Nierenkrankheiten mittelst der Harnleiterpincette. Berlin 1887. S. 22.

villösen Blasentumors gesichert, alle die so wichtigen Fragen über seine Grösse, seinen Sitz etc. harren noch der Beantwortung.

Da somit in der Mehrzahl der Fälle von Blasengeschwülsten weder durch Anamnese, noch durch eine sorgfältige Analyse aller krankhaften Erscheinungen, noch durch eine lange Zeit mit Eifer fortgesetzte Urinuntersuchung eine genügend sichere Diagnose gestellt werden kann, ist eine lokale Untersuchung nicht zu entbehren.

Als unschädlichste kommt zunächst die Rectalpalpation in Betracht, deren Ausübung nicht, wie die gleich zu besprechenden Sonden- und kystoskopischen Untersuchungen für den Kranken mit der Möglichkeit der Einschleppung eines Blasenkatarrhs verknüpft ist. Leider ist es vollständig unmöglich, selbst mit der in Chloroformnarkose vorgenommenen combinierten Rectalpalpation weiche zottige Geschwülste festzustellen, selbst wenn dieselben eine beträchtliche Grösse erlangt haben; ich muss der Behauptung, dass man in solchen Fällen wenigstens den Stiel durchfühlen könnte, auf das allerbestimmteste widersprechen. Bei Kindern lassen sich zwar die bei diesen fast ausschliesslich vorkommenden sarkomatösen Geschwülste gut fühlen, immerhin muss man sich vor der Verwechslung mit Stein hüten.

Beim Manne kann uns die Rectalpalpation, die ganz seltenen Fälle von Myomen abgerechnet, nur über die infiltrierenden malignen Neoplasmen unterrichten. Wie wichtig sie in solchen Fällen ist, werden wir noch wiederholt zu besprechen haben.

So können wir denn in den meisten Fällen zur Erzielung einer für unser therapeutisches Vorgehen, namentlich für einen chirurgischen Eingriff, genügend sicheren Diagnose der weiteren Untersuchung nicht entbehren. Dieselbe wird dann fast ausschliesslich mittelst eines in die Blase eingeführten Instrumentes vorgenommen; in einer allerdings geringen Anzahl von Fällen, in denen es sich dann meist um ganz verschleppte und verzweifelte Krankheitsbilder handelt, ist die Diagnose endlich nur durch eine directe Explorativ-Operation möglich.

Es ist das sicher im Interesse des Kranken zu bedauern; bedingt doch jede Einführung von Instrumenten in die Blase, namentlich bei Kranken, die an Geschwulst leiden, die Gefahr der Entstehung eines artificiellen Blasenkatarrhs. Ein Kranker, der einer Blasengeschwulst verdächtig ist, wird sich jedoch zur Sicherung der Diagnose einer lokalen Untersuchung trotz der damit verbundenen Übelstände nicht entziehen können. Er wird aber mit Recht verlangen können, dass eine Untersuchung vorgenommen wird, die bei möglichster Schonung völlige Klarheit liefert. Da muss nun zunächst gesagt werden, dass die Sonde zur Untersuchung auf Blasengeschwülste nicht geeignet ist. Die weichen polypösen Geschwülste können mit der Sonde nicht gefühlt werden. Ich habe das in früherer Zeit, als ich solche Geschwülste noch mittelst Sectio alta entfernte, oft auf das präciseste zeigen können, indem ich in der Narkose vor Eröffnung der Blase eine Sonde in dieselbe einführte; weder ich noch die anderen anwesenden Ärzte waren dann imstande, die Geschwulst zu fühlen, obgleich wir über deren Sitz und Eigenschaft durch die vorhergegangene kystoskopische Untersuchung völlig unterrichtet waren. Bei ganz grossen weichen Geschwülsten mag man vielleicht auf der betreffenden Seite einen undeutlichen Widerstand fühlen. Immerhin ist derselbe zu wenig ausgeprägt, um sichere Schlüsse zu gestatten. Wie oft glaubt man nicht auch in der normalen Blase hier und da einer solchen Behinderung der Bewegung des Sondenschnabels zu begegnen, die wohl durch eine plötzliche umschriebene Contraction der Blasenwand bewirkt wird.

Bei härteren Geschwülsten liegen die Verhältnisse natürlich anders; sie wird man mit der Sonde fühlen und abgrenzen können, wenn sie frei und scharf markiert über das Niveau der umgebenden Wand hervorragen. Ich selbst habe vor Jahren einmal einen Kranken beobachtet, von dessen linker Blasenwand, ziemlich weit nach unten und hinten, ein knolliger Tumor so in das Blasencavum hervorragte, dass man ihn mit dem Schnabel einer Thompson schen Steinsonde mit grösster Leichtigkeit von hinten her festhaken und nach vorn ziehen konnte. Wiederholte Untersuchungen gaben stets denselben Befund. Aber schon die Seltenheit derartiger Publicationen zeigt, dass die Verhältnisse nur ausnahmsweise so günstig liegen. Es hat das darin seinen Grund, dass Blasengeschwülste, je mehr sie polypös als umschriebene Tumoren in das Blasencavum vorspringen, um so mehr aus weichen zottigen Massen zusammengesetzt sind, während sie andererseits um so mehr die Neigung haben, flache ausgebreitete Infiltrationen der Blasenwand darzustellen, je derber ihre Consistenz ist.

Während somit bei den stark prominierenden Formen die weiche Beschaffenheit eine deutliche Wahrnehmung mit der Sonde verhindert, wird eine solche bei derberen Geschwülsten dadurch erschwert, dass dieselben nur wenig über die umgebende Schleimhaut hervorragen. Gerade die nicht seltenen infiltrierenden Carcinome entziehen sich daher der Sondenuntersuchung fast regelmässig.

Während also die Sondenuntersuchung nur in den seltensten Fällen imstande ist eine Blasengeschwulst nachzuweisen, ist ihre Vornahme andererseits für den Kranken oft im höchsten Grade nachteilig. Nur zu oft entwickelt sich im unmittelbaren Anschlusse an sie ein infectiöser Blasenkatarrh mit allen seinen qualvollen Leiden für den Kranken. Erst jetzt beginnen die Beschwerden, die vorher fast ganz fehlten; es stellt sich quälender Harndrang ein; der Urin, der früher in den oft so langen blutfreien Pausen von normaler klarer Beschaffenheit war, bleibt dauernd trübe, die Blutungen werden reichlicher; sie, die früher nur als seltene, kurz dauernde Anfälle auftraten, nehmen einen mehr gleichmässigen Charakter an, oft bleibt die blutige Färbung des Urins eine dauernde. Man muss nur viele solcher Kranken gehört haben, mit welcher Erbitterung sie erzählen, wie es ihnen früher ganz gut gegangen sei, wie sie sich an die Blutungen gewöhnt, ja dieselben als hämorrhoidale mit Freuden begrüsst hätten; da seien sie eines Tages halb gegen ihren Willen von ihrem Arzte mit der Sonde untersucht worden und seither datierten ihre Beschwerden. Leider haben die meisten dieser Kranken nur zu recht, wenn sie ihre Qualen als durch den ärztlichen Eingriff verursacht betrachten!

Bei dieser Sachlage muss die Sondenuntersuchung beim Verdacht auf Blasentumor als verwerflich, ihre Anwendung als Kunstfehler verurteilt werden.

Was die Kystoskopie in allen für ihre Ausübung geeigneten Fällen zu leisten vermag, ist im zweiten Abschnitt dieses Buches gezeigt worden. Unter günstigen Verhältnissen ist es kaum denkbar, vollkommenere Aufschlüsse über Anzahl, Grösse und Form, über Sitz und Stielverhältnisse, über Gefässreichtum etc. der Neubildung zu erlangen. Dabei kommen gerade die kleinsten Geschwülste am schönsten zur Anschauung. Dieser wichtige Umstand, sowie die geringe Belästigung des Kranken, machen die Kystoskopie besonders zur Frühdiagnose geeignet.

Nur bei malignen Geschwülsten bleibt eine Lücke in der Erkenntnis. Von der Blasenhöhle aus können wir kystoskopisch natürlich nur den Umfang der Geschwulst feststellen, soweit sie nach der Blasenhöhle durchgebrochen, dort frei zutage liegt. Über die Ausdehnung des Carcinoms unter der normalen Schleimhaut gibt das Kystoskop keinen Aufschluss. Diese Lücke wird durch die combinierte Rectalpalpation ausgefüllt, die uns den Gesamtumfang des Tumors erkennen lässt.

Wenn soeben gesagt ist, dass die Kystoskopie bei günstiger Sachlage befriedigende Befunde liefert, so sind damit alle Fälle gemeint, in denen kein Blasenkatarrh besteht; nur ganz selten wird bei besonders massigen Geschwülsten oder ungewöhnlich schwierigen Verhältnissen in der Pars prostatica einmal eine Untersuchung infolge sofort auftretender Blutung erfolglos bleiben, sonst werden wir stets unser Ziel erreichen.

Eine Verwechslung der Geschwulst mit anderen Processen ist, eine gewisse Übung in der Kystoskopie vorausgesetzt, beim Fehlen eines Katarrhs völlig ausgeschlossen. Auch die Frage, ob wir es mit einer gutartigen oder bösartigen Neubildung zu tun haben, wird auf Grund des endoskopischen Bildes meist richtig entschieden werden. Bei infiltrierenden, breit aufsitzenden Geschwülsten werden wir kaum irren, wenn wir sie für bösartig halten. Andere zeigen so ausgeprägt ihren papillären Bau, sind so deutlich gestielt, dass man sich nicht irren wird, sie für gutartige polypöse Bildungen anzusprechen. Nur in seltenen Fällen wird man im Zweifel sein. Jedenfalls ist die Sicherheit in der Beurteilung der Frage, ob ein erblickter Tumor gutartiger oder bösartiger Natur ist, bei den Blasengeschwülsten nicht geringer, wie bei denen anderer, dem Gesichtssinne zugängiger Organe, wie des Kehlkopfes, der Portio vaginalis und anderer. Ein glänzender Beweis dafür sind meine intravesical operierten Fälle von Blasengeschwülsten, über die später ausführlich zu berichten ist. Die Zahl derselben beträgt über 150. In allen diesen Fällen habe ich die Operation natürlich im Glauben unternommen, dass die Geschwulst gutartig sei. Von diesen 150 Fällen habe ich mich höchstens in 3 Fällen geirrt. Dass die übrigen wirklich gutartiger Natur waren, dafür bestehen die vollsten Beweise, die Kranken leben, soweit sie nicht an andersartigen Leiden gestorben sind, alle noch. Die mikroskopischen Präparate lassen über die gutartige Natur der Geschwulst keinen Zweifel.

Ungünstiger, als bei den eben geschilderten Fällen, in denen die Geschwülste sich in einer sonst gesunden Blase befinden, liegen die Dinge, wenn zugleich ein Blasenkatarrh besteht und zwar um so ungünstiger, je schwerer und chronischer derselbe ist. Es ist schon im zweiten Teil dieses Buches gezeigt worden, wie schwierig sich dann die Untersuchung selbst gestaltet, wie die Bilder der Geschwulst mehr und mehr ihr characteristisches Aussehen verlieren. Dann ist eine Verwechslung schwer katarrhalischer umschriebener Schleimhautwülste mit Tumoren möglich. Es ist aber auch gezeigt worden, dass in solchen Fällen oft überhaupt keine volle Klarheit zu schaffen ist. Dann muss man sich als ultimum refugium einer Explorativoperation bedienen.

Auch darauf ist hingewiesen, dass inkrustierte Tumoren Steine vortäuschen können. Ganz besonders misslich aber steht es mit der Verwechslung mit gewissen Formen der als Ulcus kystoskopicum bezeichneten Artefacte. Von der gewöhnlichen Geschwürsform abweichend, können solche verbrannten Stellen weit in das Blasencavum vorspringende, mit langen Zotten besetzte Gebilde darstellen, die gewissen Formen katarrhalisch erkrankter Neoplasmen zum Verwechseln ähnlich sind. Ich selbst könnte mich nicht verpflichten im einzelnen Falle diese verschiedenen Dinge zu unterscheiden.

Gegen diese Behauptung, dass, von seltenen Ausnahmen abgesehen, Blasengeschwülste durch Anamnese, Status praesens und Urinuntersuchung im Verein mit der Rectalpalpation und der Sondierung nicht mit genügender Sicherheit zu diagnosticieren sind, scheint so manche Tatsache zu sprechen. Werden doch jetzt nicht selten von verschiedenen Seiten Fälle mitgeteilt, in denen Blasentumoren operiert wurden, ohne dass vorher andere diagnostische Mittel als die genannten zu Rate gezogen waren. So sehr ich diese Mitteilungen für richtig und wahr halte, so sprechen sie doch nicht gegen meine Behauptung. Man muss hier zweierlei unterscheiden. Auf der einen Seite handelt es sich um weit vorgeschrittene Fälle, in denen die lokalen Erscheinungen so weit entwickelt waren, dass allerdings kaum noch ein Zweifel bestehen konnte; diese Fälle pflegen dann meist den sehr schweren pathologischen Veränderungen gemäss einen ungünstigen Ausgang zu nehmen. In der zweiten Reihe ist einfach die Eröffnung der Blase nur auf eine Wahrscheinlichkeits-Diagnose hin vorgenommen. Zu einer solchen genügt ja, wie oben ausgeführt, die Anamnese völlig. Selbst wenn man bloss auf Grund der charakteristischen Blutungen die Blase eröffnen würde, dürfte in mehr denn Neunzehntel der Fälle der erwartete Tumor gefunden werden! Ist ein solcher vorhanden, so wird der Fall veröffentlicht; findet sich nichts, so wird die

Wunde wieder geschlossen, der Kranke kommt nach langem Krankenlager mit dem Leben davon. Diese letzteren Fälle werden selbstverständlich nicht veröffentlicht und auch mit Recht nicht; wem sollte man denn zumuten, einen einzelnen derartigen Fall zu publicieren; das kann man doch nur dann verlangen, wenn eine zusammenhängende Reihe derartiger Operationen veröffentlicht wird. Geschieht letzteres, was der Natur der Sache nach nur selten der Fall ist, so sehen wir regelmässig, wie es meine Ausführungen verlangen, unter der Zahl der Fälle, in denen die Diagnose stimmt, einen oder mehrere Fälle, in denen der gesuchte Tumor vermisst wurde. Sehen wir eine derartige Zusammenstellung, in der aus der Bonner Klinik über 29 Fälle berichtet wird, bei denen aus verschiedenen Ursachen der hohe Blasenschnitt vorgenommen wurde, näher an, so finden wir auch hier einen Fall, in dem sich nach hoher Eröffnung der Blase in der Blasenhöhle bis auf leichten Katarrh nichts, absolut nichts Krankhaftes vorfand.

Ich glaube weiterer Ausführung enthoben zu sein. Es ist klar, dass wir zur Sicherung der Diagnose „Blasentumor" in der Mehrzahl der Fälle eine andere Untersuchungs-Methode, als die eben erwähnten, anwenden müssen. Dass in den Fällen, die überhaupt für ihre Anwendung geeignet sind, die Kystoskopie durch die Ergiebigkeit ihres Befundes und durch die Schonung des Kranken in Zukunft die einzig berechtigte Untersuchungsmethode sein wird, dürfte nicht mehr bestritten werden. Bemerkt mag nur nochmals werden, dass anfangs alle Fälle von Blasengeschwülsten für unsere Untersuchung geeignet sind und meistens so lange bleiben, bis durch Einführen von Instrumenten in die Blase ein infectiöser Katarrh erzeugt wird.

II.

Technik des Harnleiterkatheterismus.

———

So wichtig auch die oben geschilderte kystoskopische Beobachtung der Harnleitermündung und des herausspritzenden Urins für die Diagnostik der Blasen- und Nierenleiden geworden ist, so ist damit doch die Bedeutung der Kystoskopie noch nicht erschöpft. Sie ermöglicht es auch, beim Manne wie bei der Frau mit gleicher Leichtigkeit elastische Katheter in den Harnleiter einzuführen.

Mit der diagnostischen und therapeutischen Bedeutung dieses Eingriffes, mit seinem Verhältnis zu anderen Untersuchungsmethoden werden wir uns im dritten Kapitel dieses Abschnittes im Zusammenhang zu beschäftigen haben.

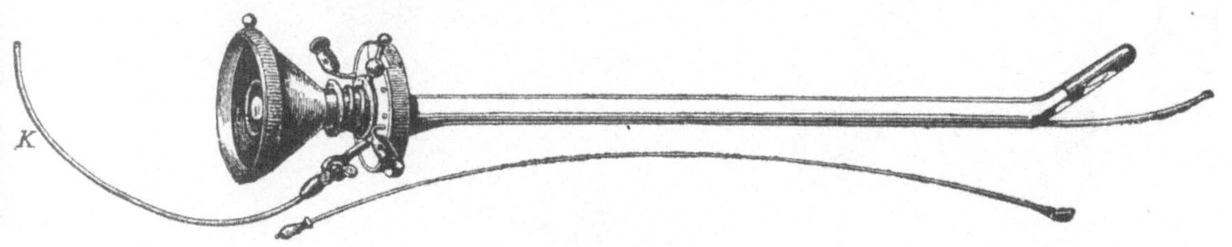

Fig. 104.

Hier wollen wir nur die Technik des Harnleiterkatheterismus besprechen und einige Beobachtungen schildern, die sich bei seiner Ausübung darbieten.

Brenner war wohl der erste, dem es gelang mit Hilfe der kystoskopischen Besichtigung einen elastischen Katheter in den Harnleiter einzuführen. Sein Instrument[1]) ist eine von ihm zu dem genannten Zwecke angegebene Modifikation (Fig. 104) meines zum Geradeaussehen bestimmten Kystoskopes II. An seiner unteren Fläche verläuft der ganzen Länge des Instrumentes entsprechend ein dünnes Rohr, durch das der Harnleiterkatheter zunächst in die Blase und weiterhin in den Ureter eingeführt wird. Die Anwendung des Instrumentes ist eine einfache, die Einführung des Katheters in den Harnleiter gelingt bei der Frau meist leicht. Beim Manne dagegen misslangen Brenner alle Versuche; erst im Jahre 1896 ist es Zuckerkandl ge-

———

[1]) Brenner, Leiters Catalog. Wien 1887.

glückt, mit dem Brennerschen Instrument den Harnleiterkatheterismus
auch beim Manne mit Erfolg auszuüben; immerhin aber dürfte das nur unter
besonders günstigen Verhältnissen gelingen.

Ich selbst wurde im Jahre 1891 durch einen besonderen Fall veranlasst, der Frage des Harnleiterkatheterismus näher zu treten. Es handelte
sich um eine Frau mit Harnleiterscheidenfistel, bei der zu entscheiden war,
ob der unverletzte Harnleiter von der Blase aus durchgängig sei. Zu dem
Zweck musste man versuchen, von seiner Blasenöffnung aus eine dünne
Bougie in ihn einzuführen. Sieht man die Harnleitermündung mit dem
Kystoskop so klar vor sich liegen, so scheint nichts leichter zu sein, als eine
neben dem Kystoskop eingeführte Sonde in den Ureter einzuschieben. Wider

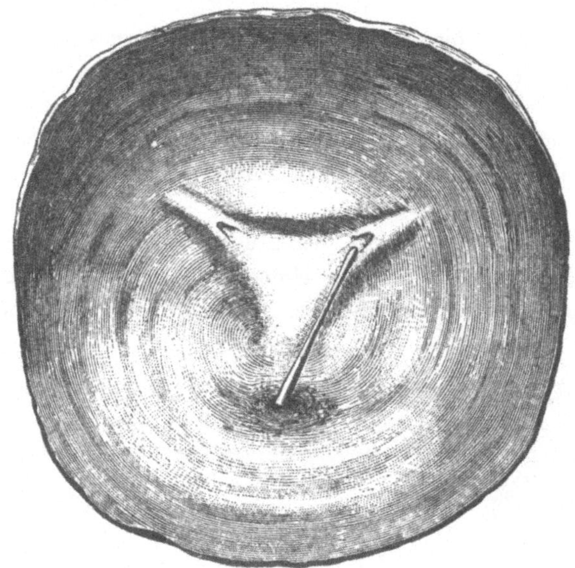

Fig. 105.

Erwarten erwies sich aber dieser Eingriff schwieriger. Es gelang wohl leicht,
die Spitze der Sonde mit der Harnleitermündung in Berührung zu bringen;
sobald man sie aber in letzterer vorschieben wollte, bohrte sich die Spitze
gegen das hintere Labium der Harnleitermündung zu ein und war nicht zu
bewegen, in letztere einzutreten. Der Grund für diese Schwierigkeit sollte
mir bald klar werden. Fig. 105 mag diese Verhältnisse veranschaulichen. Eine
in die Blase eingeführte starre dünne Sonde ist von der inneren Harnröhrenmündung aus gegen die Harnleitermündung gerichtet und berührt letztere
mit der Spitze. Wie man sieht, bildet die Sonde bei dieser Lage mit der
Richtung, die der Harnleiter bei seinem Durchtritt durch die Blasenwand
einschlägt, einen stumpfen Winkel. Würden wir das Instrument in der in
Fig. 105 dargestellten Richtung weiterschieben, so müsste bei Anwendung

einer grösseren Gewalt am oberen Labium der Harnleitermündung eine Verletzung erzeugt werden. Nie würde es auf diese Weise gelingen, sie in den

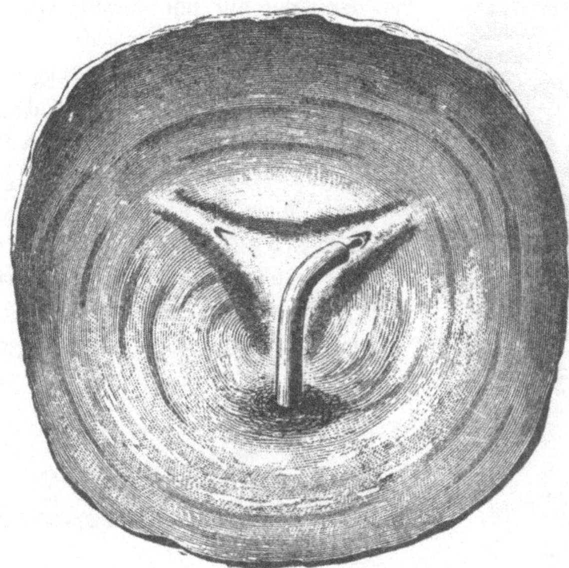

Fig. 106.

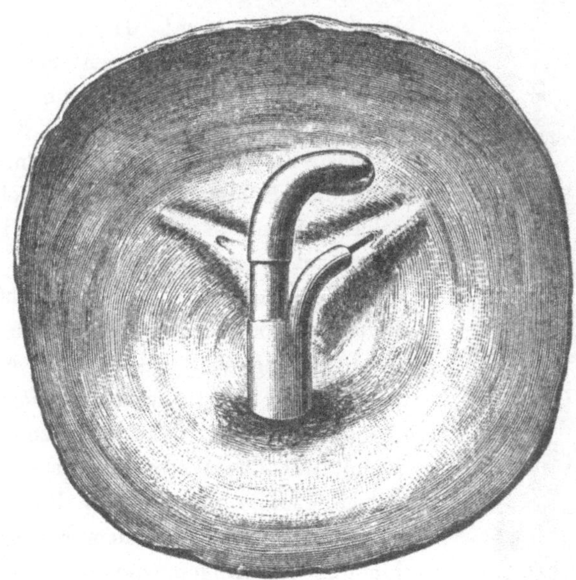

Fig. 107.

Harnleiter eintreten zu lassen. Das ist nur dann möglich, wenn man der
Sonde eine Richtung gibt, die dem Durchgang des Harnleiters durch die

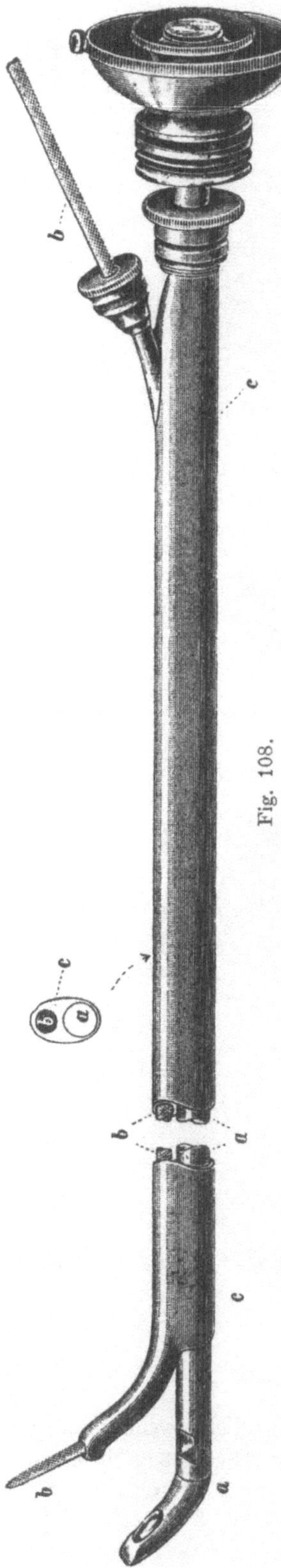

Fig. 108.

Blasenwand besser entspricht. Zu diesem Zwecke muss man das äussere Ende der Sonde entsprechend nach der anderen Seite drängen, was bei der Frau nur mit Gewalt, beim Manne aber gar nicht möglich ist.

Ein kleiner Kunstgriff sollte bald unser Problem und damit überhaupt die Frage des Harnleiterkatheterismus in endgültiger Weise lösen. Man braucht nur dem in die Blase eingeführten elastischen Katheter vor dem Eindringen in den Harnleiter durch eine mechanische Vorrichtung eine Richtung zu geben,

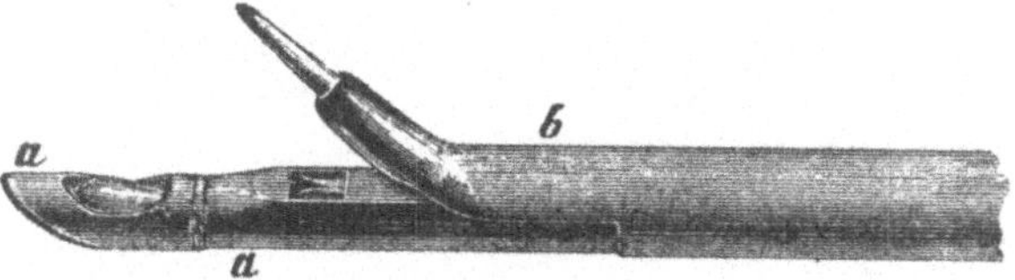

Fig. 108 a.

die derjenigen des Ureters bei seinem Durchtritt durch die Blasenwand entspricht, um denselben mit Leichtigkeit einschieben zu können. Ich führte zu dem Zwecke neben dem Kystoskop ein dünnes, an seinem vesicalen Ende leicht gekrümmtes Röhrchen ein und schob durch dasselbe eine elastische Bougie. Wie Figur 106 zeigt, hat letztere dann bei ihrem Austritt aus dem Röhrchen eine solche Richtung, dass sie weiterhin vorgeschoben, leicht in den Harnleiter hineingleitet. In der Tat gelang es mir bei unserer Patientin nunmehr leicht, die Durchgängigkeit des betr. Harnleiters zu demonstrieren. Damit war das Wesen der neuen Methode gegeben. Man brauchte das Röhrchen nur in geeigneter Weise mit einem Kystoskop in Verbindung zu bringen, um mit gleicher Leichtigkeit beim Manne wie bei der Frau den Harnleiterkatheterismus ausführen zu können. In Fig. 107 sieht man das vesicale Ende des ersten nach diesem Principe construierten Harnleiter-

kystoskopes, mit dem ich oft in Gegenwart von Collegen den Ureter beim
Manne katheterisiert habe. Dieses Instrument ist auf dem internationalen
medicinischen Congress zu Rom im Jahre 1894, auf dem deutschen Chirurgencongress und sonst vielfach demonstriert worden, und war den Fachcollegen wohl bekannt.

Wie man sieht, war das Princip meiner Methode des Harnleiterkatheterismus ein durchaus neues und von den bisher angewandten Verfahren abweichendes. Alle Autoren, die sich bis dahin mit dem Problem, den Harnleiter unter Leitung des Auges zu katheterisieren, beschäftigt hatten, suchten seine Mündung durch ein gerades Rohr hindurchsehend zur Ansicht zu bekommen, wobei sich Grünfeld und andere eines einfachen Tubus, Brenner

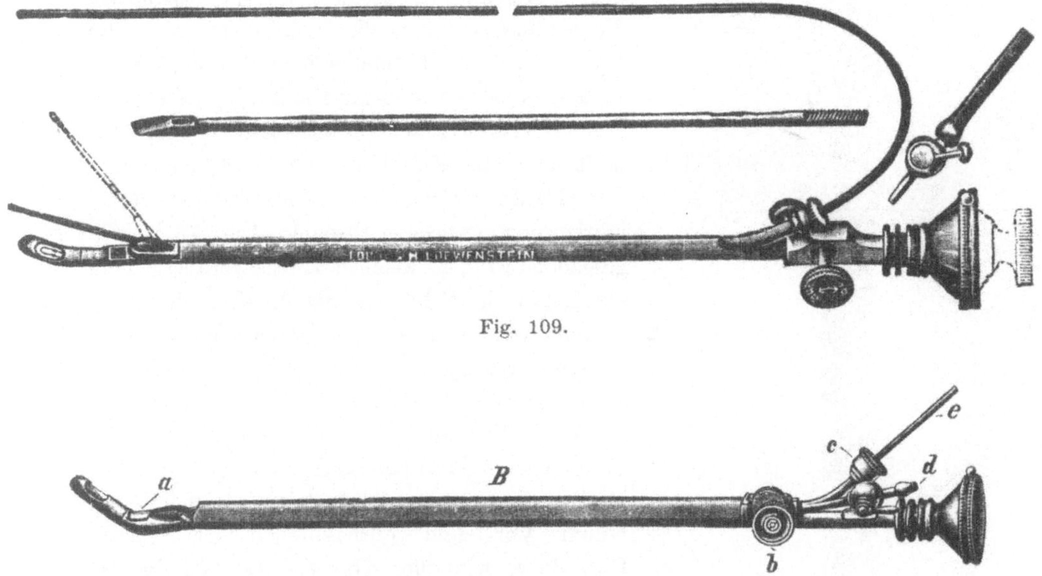

Fig. 109.

Fig. 110.

aber meines Kystoskopes II bedienten. Sie alle suchten die Bougie einfach
geradeaus in das vorher eingestellte Lumen einzuschieben. Bei meiner
Methode aber wird das mit einem Prisma versehene Kystoskop I benutzt,
durch das man die Harnleitermündung und ihre Umgebung von oben,
gleichsam aus der Vogelperspective erblickt. Dem elastischen Katheter aber
wird bei seinem Austritt aus dem Instrument eine für den Eintritt in den
Ureter geeignete Biegung gegeben.

Durch die Anwendung dieses neuen Princips ist der Katheterismus der
Harnleiter beim Manne wie bei der Frau ein leicht auszuführender Eingriff
geworden. Auf demselben Principe basieren alle seither zur Vornahme des
Harnleiterkatheterismus construierten Instrumente, soweit sie sich auch durch
die mechanischen Mittel unterscheiden mögen, durch welche die Krümmung
des elastischen Katheters erzielt wird. Auch meine eigenen Instrumente

haben sich im Laufe der Zeit verändert. Die Figuren 108 und 108a zeigen je ein aus dem in Fig. 107 abgebildeten Originalinstrument durch Verjüngung der zu unförmigen Teile entstandenes, viel benutztes Modell; Fig. 109 endlich das jetzt zum Harnleiterkatheterismus gebrauchte Instrument, dem wir schon früher als Irrigationskystoskop begegnet sind, in das es sich in leichtester Weise durch Auswechslung der in den Kanal einzuschiebenden Vorrichtung Fig. 36 B umwandeln lässt.

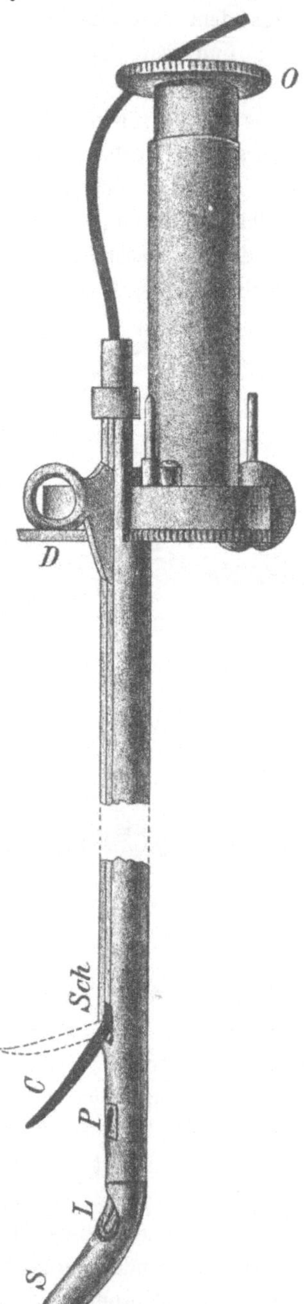

Bei diesem Instrumente benutzte ich nach dem Vorgange von Albarran eine hebelartige Vorrichtung, durch die man dem aus dem Kystoskop heraustretenden Teile des elastischen Katheters jede gewünschte Richtung geben kann. Auf der oberen Fläche unseres Instrumentes verläuft ein weiter Kanal, in den behufs Ausübung des Harnleiterkatheterismus der mit der Hebelvorrichtung versehene Streifen, Fig. 36 A, eingeschoben wird, zu welchem Zweck vorübergehend die Lampe im Schnabel um 180⁰ nach unten gedreht werden muss. Ist letztere dann wieder in seine richtige Lage gebracht, so wird der eingeschobene Streifen durch Anziehen der Schraube, Fig. 35 d, befestigt, und endlich der zu benutzende Harnleiterkatheter eingeführt. Die Muffe, Fig. 35 b, dient dabei als Dichtung. Durch Vor- und Zurückdrehen des Rades, Fig. 35 e, wird der Hebel, der sich in der visceralen Öffnung des Metallstreifens befindet, aufgerichtet oder gesenkt und damit dem austretenden Ende des elastischen Katheters jede gewünschte Richtung erteilt.

Neben diesem soeben beschriebenen Ureter-Kystoskop sind zur Zeit noch zwei andere im Gebrauch, das Albarran sche (Fig. 110) und das Casper sche (Fig. 111 u. 111a). Dem ersteren sind wir schon bei der Besprechung des Irrigationskystoskopes begegnet, in das es sich ebenso wie das Meinige leicht umwandeln lässt. Zum Ureteren-Kystoskop wird es dadurch, dass man auf das einfache Kystoskop (Fig. 42 A) eine Vorrichtung aufschiebt, die es ermöglicht, den Harnleiterkatheter auf der oberen Fläche des Kystoskopes in die Blase einzuschieben und ihm dort durch Aufrichtung des Hebels die gewünschte Krümmung zu geben. Von meinem Instrument unterscheidet es sich, von Nebendingen abgesehen, dadurch, dass bei ersterem der zum Durchtritt des Harnleiterkatheters dienende Kanal fest mit dessen Schaft verbunden ist, während er bei letzterem erst durch das Aufschieben der betr. Vorrichtung erzeugt wird.

Bei dem Casperschen Instrument (Figg. 111 u. 111 a) ist die Lampe nach der Lohnsteinschen Anordnung zwischen Prisma und Schnabelansatz im Ende des Schaftes angebracht; der Katheter wird durch ein auf der oberen Fläche des Kystoskopes angebrachtes Rohr eingeführt, dessen obere Wand durch einen verschiebbaren Deckel gebildet wird, der, von der Breite des Rohres, etwas über die Hälfte seines Umfanges einnimmt. Wesentlich für diesen wichtigen Teil des Instrumentes ist die von Rehfisch gegebene Anregung, den Sondenkanal in eine Rinne zu verwandeln. Er besorgt auch die Abbiegung des in die Blase eingedrungenen Endes des Harnleiterkatheters dadurch, dass er denselben an der Knickungsstelle mehr

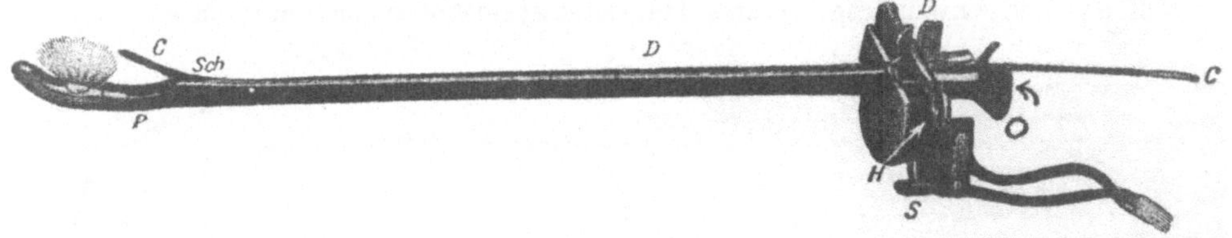

Fig. 111 a.

oder weniger in das nischenartig ausgearbeitete Ende des Schaftes hineindrückt. Soll nach Einführung des Instrumentes und des Katheters in den Harnleiter derselbe liegen bleiben, so wird zunächst der bewegliche Deckel des Rohres herausgezogen und durch Einschieben eines Mandrins in die nun restierende Rinne der elastische Katheter aus letzterer herausgedrängt, worauf das Kystoskop herausgezogen wird.

Ein Passus in dem Casperschen Handbuch der Kystoskopie zwingt mich, auf die Frage meines Eigentums an dem jetzt von mir bei Löwenstein, Berlin, angefertigten Harnleiterkystoskope einzugehen. Hier die Antwort. Mein Eigentum ist zweifellos 1. die Benutzung des gewöhnlichen Kystoskopes und die Verlegung des zum Durchtritt des Katheters bestimmten Rohres auf die obere mit Prisma versehene Fläche, und 2. die Lehre, dass dem einzuführenden elastischen Katheter bereits in der Blase die Richtung gegeben werden muss, die dem Durchtritt des Harnleiters durch die Blasenwand entspricht. — Da sowohl das Albarransche wie das Caspersche Instrument diese gleichen Eigenschaften besitzen, sind sie zweifellos als Modificationen meines Harnleiterkystoskopes anzusehen. Anders steht es mit den Mitteln, durch die diese Möglichkeit erzielt wird. Hier habe ich selbst erkannt, dass der Albarransche Hebel zur Zeit die beste Mechanik darstellt, und habe diesen Hebel unter der sonstigen Änderung des Albarran-

schen Instrumentes für mein Harnleiterkatheterinstrument benutzt. Casper
gebe ich dagegen gern zu, dass von ihm die Möglichkeit herrührt, den Grad
der Krümmung zu variieren.

Nach dieser Feststellung sei auch eingeräumt, dass bei genügender
Übung mit jedem der drei Instrumente der Katheterismus des Harnleiters
leicht auszuführen ist. Als ein besonderer Vorteil meines Instrumentes muss
es betrachtet werden, dass es durch die Vertiefung der als Hebel wirkenden
Zunge dem abgeknickten Teil des Katheters einen festeren Halt gegen seitliches
Abweichen bietet, den das Caspersche Instrument vermissen lässt; auch
fehlt das lästige Nässen völlig, über das bei dem Casperschen Ureter-
kystoskop geklagt wird.

Durchaus unrichtig ist die vielfach verbreitete Angabe, dass es bei dem
Casperschen Instrument leichter gelingt, den in den Harnleiter eingeführten
elastischen Katheter bei der Herausnahme des eigentlichen Kystoskopes un-
versehrt liegen zu lassen. Wir werden sogleich sehen, wie einfach und sicher
sich das bei Anwendung unseres Harnleiterkystoskopes ausführen lässt.

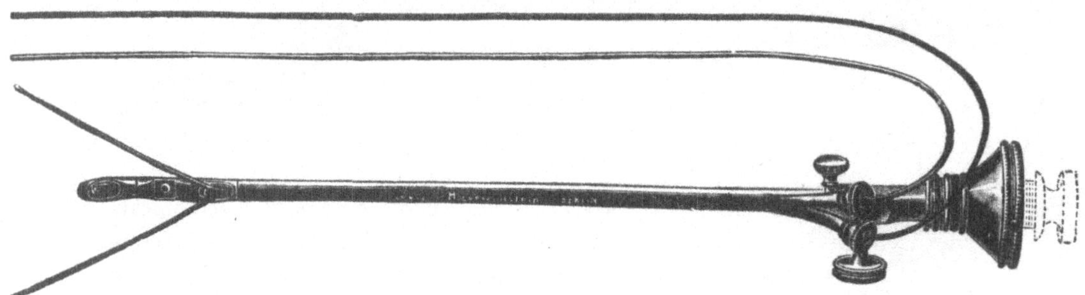

Fig. 112.

Um gleichzeitig beide Harnleiter katheterisieren zu können, haben Casper
an seinem und Löwenstein an meinem Harnleiterkystoskop entsprechende
Einrichtungen getroffen; das letztere Instrument ist in Fig. 112 abgebildet.

Die elastischen Harnleiterkatheter und -bougies werden aus Seidenge-
spinnst hergestellt; ihre Länge beträgt 70—75 cm, ihr Durchmesser schwankt
zwischen 2 und 3 mm. Die meisten sind bis an die Spitze cylindrisch, mit
abgerundetem Ende, andere zeigen eine konische Spitze, die endlich einen
längeren dünnen Fortsatz darbieten kann. Die Öffnung der Katheter soll
so ausgearbeitet sein, dass ein voller Verschluss durch die anliegende Harnleiterwand unmöglich ist. Bei der Fabrikation der Katheter ist Gewicht
darauf zu legen, dass sie bei genügender Steifheit ein möglichst weites Lumen
haben. Vorteilhaft ist es, wenn die Katheter mit Marken versehen sind,
mit deren Hilfe man beurteilen kann, wie tief der Katheter in den Harnleiter eingedrungen ist. Man erreicht das dadurch, dass man den Katheter
in Abständen von je einem Centimeter abwechselnd braun und schwarz färbt
(„Zebra-Katheter“). Indem man dann kystoskopisch beobachtet, wie beim Ein-

schieben des Katheters ein Ring nach dem anderen im Harnleiter verschwindet, kann man leicht ablesen, wie tief das Instrument eingedrungen ist.

In manchen Fällen kann es vorteilhaft sein, die Katheter beim Einführen mit einem Mandrin zu versehen, durch den sie eine grössere Steifheit erhalten. Man benutzt zu diesem Zweck einen dünnen Stahldraht, der, um das Rosten zu verhindern, vergoldet oder vernickelt sein muss, und an seinem äusseren Ende einen Ring bildet. Ganz eingeführt muss seine Spitze noch 1—2 cm vom visceralen Ende des Harnleiterkatheters entfernt sein, da es sonst die notwendige Biegungsfähigkeit verlieren würde. Um allmählich stärkere Katheter einzuführen, und damit den Harnleiter ausweiten zu können, hat Albarran folgendes sinnreiche Verfahren angegeben. Er führt zunächst eine dünne, am äusseren Ende mit einer kleinen Schraube versehene Bougie von gewöhnlicher Länge bis ins Nierenbecken ein. Nachdem hierauf das Kystoskop herausgezogen ist, wird auf ein am äusseren Ende der Bougie befindliches Gewinde eine dünne Mutter aufgeschraubt, die das Ende einer gleich starken und gleich langen Bougie bildet. Über diese so combinierte doppelt lange Bougie wird ein konischer, an der Spitze offener, stärkerer Harnleiterkatheter aufgeschoben, den man dann über die im Harnleiter liegende dünne Bougie bis ins Nierenbecken vorschieben kann. Will man einen noch stärkeren Katheter einführen, so zieht man den ersteren über die Bougie, die ruhig im Harnleiter liegen bleibt, heraus, und wiederholt die Procedur mit einem stärkeren Harnleiterkatheter.

Von grösster Wichtigkeit ist es natürlich, den Harnleiterkatheterismus nach Möglichkeit aseptisch zu gestalten. Indem ich mir eine ausführliche Würdigung dieser Frage für das dritte Kapitel dieses Abschnittes vorbehalte, beschränke ich mich für jetzt auf die Besprechung der Sterilisierung des Instrumentariums und der Vorbereitung des Kranken.

Der Metallstreifen, der die Vorrichtung zum Aufrichten des elastischen Katheters trägt, die abschraubbare Stopfbüchse und der dünne Stahlmandrin, durch den wir die Steifheit des Katheters vermehren, werden am besten einfach in Wasser gekocht. Der Harnleiterkatheter wird in dem oben beschriebenen Sterilisationsapparat durch strömenden Wasserdampf einwandfrei sterilisiert.

Die Vorbereitung des Kranken behufs Vornahme des Harnleiterkatheterismus ist die gleiche wie bei der einfachen kystoskopischen Untersuchung. Besonders wichtig ist es, dafür zu sorgen, dass der Harnleiterkatheter beim Einführen des Gesamtinstrumentes nicht durch Berührung mit anderen Gegenständen, der Haut des Kranken, Kleidern, Möbeln usw. verunreinigt wird.

In Fällen, in denen die Harnleitermündungen gut sichtbar sind, bietet der Harnleiterkatheterismus keinerlei Schwierigkeit. Man kann mit dem Harnleiterkystoskop, das mit dem Katheter armiert ist, die Harnleitermündungen mit derselben Leichtigkeit wie mit dem gewöhnlichen Kystoskop aufsuchen und sich über ihre Lage und Formation unterrichten. Darauf schiebt man den Harnleiterkatheter vor, der alsbald von der „Knieseite" des

Instrumentes her in das Gesichtsfeld eintritt. Je nach der Lage der betreffenden Harnleitermündung muss man den Katheter mehr oder weniger weit vorschieben und zwar um so mehr, je weiter hinten dieselbe gelegen ist. Im inneren Gesichtsfelde befindet sich dann die Spitze des Katheters im Raume zwischen dessen Mitte und der Schnabelwand. Nunmehr wird der Katheter durch Drehen des Rades aufgerichtet, was sich im inneren Gesichtsfelde durch eine Bewegung seiner Spitze gegen die Knieseite bemerkbar macht. Über die im einzelnen Falle wünschenswerte Abbiegung des Harnleiterkatheters lassen sich genaue Angaben nicht machen; doch wird man im allgemeinen sagen können, dass die Biegung um so stärker sein muss, je näher sich die Harnleitermündung am orific. urethr. int. befindet. Eine falsche Biegung lässt sich ja auch leicht durch weiteres Aufheben oder Herunterlegen corrigieren, wenn man sieht, dass sie für den gegebenen Fall ungeeignet war.

Der nächste Act besteht darin, dass man die Katheterspitze mit der Harnleitermündung in Berührung zu bringen sucht; man kann dieses Anstossen des Katheters gegen die Schleimhaut kystoskopisch deutlich wahrnehmen. Bei diesem Act muss man meist das äussere Ende des Instrumentes etwas erheben. Zu gleicher Zeit wird der Trichter nach der anderen Körper-Seite gedrängt. Stellt die Ureterenmündung ein Grübchen und der Harnleiterwulst ein mehr knopfförmiges Gebilde dar, so schiebt man die Spitze des Katheters direct in die Öffnung ein. Handelt es sich dagegen um die characteristische Form, die man mit einem schräg abgeschnittenen Federkiel vergleicht, so muss man die Spitze des Katheters auf das kleine zwischen den beiden Lefzen der Öffnung gelegene Feld aufsetzen und diese Partie so herabdrücken, dass der Katheter unter dem Saum der Harnleitermündung in letztere eindringen kann.

Ist diese Mündung entriert, so lässt sich der Katheter meist ohne weitere Mühe vorschieben. Erleichtert wird dieser Act dadurch, dass man nunmehr den Hebel wieder zurücklegt und damit die Reibung des Katheters im Instrument vermindert. Der in den Harnleiter eingedrungene Katheter wölbt den in der Blasenwand gelegenen Teil desselben so gegen das Blasencavum vor, dass er einen queren, mehr oder weniger hohen schmalen Wulst bildet; hält man das Instrument so, dass die Öffnung seines den Harnleiterkatheter beherbergenden Kanales höher steht als die Harnleitermündung, so wird durch den eingeführten Katheter letztere meist so in die Höhe gezerrt, dass sie eine hohe schmale Öffnung darstellt.

Ist der Katheter mit den oben erwähnten Marken versehen, so sieht man durch das Kystoskop beim Vorschieben des Katheters eine Marke nach der anderen die Harnleitermündung passieren, und kann ablesen, wie tief das Instrument in den Harnleiter eingedrungen ist.

Nur in seltenen Fällen ereignet es sich bei sonst normalem Harnleiter, dass der Katheter wohl in denselben eindringt, aber von einer gewissen Stelle an nicht weiter vorzuschieben ist. Man fühlt dann meist einen Widerstand; bisweilen hat man das Gefühl, als ob sich der Katheter vorwärtsbewegte; lässt man aber mit dem Drucke nach, so federt er wieder zurück. Im inneren

Gesichtsfeld macht sich ein solches Hindernis, dem der Katheter beim Versuche vorzudringen im Harnleiter begegnet, dadurch bemerkbar, dass sich das zwischen der Öffnung des Instrumentes und der Harnleitermündung befindliche Katheterstück „aufbäumt" (Viertel). Einem derartigen Hindernis begegnet der Katheter in seltenen Fällen schon bald hinter der Harnleitermündung; häufiger sitzt dasselbe tiefer, an der Stelle, wo der Harnleiter die Vasa iliaca kreuzt und die als Flexura marginalis bezeichnete Abbiegung erleidet.

Führen wir das mit einem Harnleiterkatheter versehene Instrument in die mit Borsäurelösung erfüllte Blase ein, so fliesst von dem Moment an, wo die Öffnung des Katheters in der Blase angekommen ist, die Flüssigkeit in gleichmässigem Strahl aus dem äusseren Ende ab. Sobald aber die Mündung des Katheters in den Harnleiter eingedrungen ist, hört der gleichmässige Ausfluss von Flüssigkeit auf. Dafür beobachtet man nun, dass in kürzeren oder längeren Intervallen entweder tropfenweise oder in dünnem Strahle eine grössere oder geringere Flüssigkeitsmenge herausdringt, die sich durch Farbe und sonstige Beschaffenheit als Urin erweist. Diese intermittierenden Urinentleerungen sind ein sicheres Zeichen dafür, dass sich die Katheteröffnung wirklich im Harnleiter befindet. Sie erfolgen immer dann, wenn durch Contraction des Nierenbeckens der in ihm angesammelte Urin durch den Harnleiter nach unten gepresst wird.

Nicht selten enthält der mittelst Harnleiterkatheter gewonnene Urin auch bei sonst normalen Harnorganen und bei schonender schmerzloser Ausführung des Eingriffes Spuren von Blutbeimischung. Dieselbe rührt von einer beim Einführen des Katheters in den Harnleiter entstandenen Verletzung her, die bisweilen auch bei grösster Vorsicht nicht zu vermeiden ist und weiter keine Bedeutung hat.

Ist der Katheter in der geschilderten Weise in einen Harnleiter eingeführt, und wünscht man aus ihm eine für die mikroskopische und chemische Untersuchung genügende Urinmenge zu gewinnen, so kann man in zweierlei Weise verfahren. Man kann das eigentliche Harnleiterkystoskop herausnehmen und nur den Katheter liegen lassen; oder aber man lässt beide liegen. Zieht man letzteres vor, so wird der elektrische Strom ausgeschaltet und das Instrument so gehalten, dass es den Kranken möglichst wenig belästigt. Die meisten Patienten vertragen ein solches Liegenlassen des Gesamtinstrumentes eine Viertelstunde und länger ohne grössere Beschwerden. Diese Zeit genügt meist, um eine ausreichende Urinmenge zu erlangen.

Wollen wir aber den Katheter länger liegen lassen, so ist es besser, das Kystoskop selbst herauszunehmen, während der in den Harnleiter eingeführte Katheter unverändert liegen bleibt. Zu diesem Zweck wird zunächst der Hebel durch entsprechende Drehung des Rades völlig zurückgelegt, die stromleitende Zange abgenommen und hierauf das Kystoskop mit der linken Hand allmählich herausgezogen, während die rechte Hand den Harnleiterkatheter in demselben Maße, als das Instrument selbst herausgezogen wird, nachschiebt. Erscheint endlich das Prisma in der äusseren Harnröhren-mündung, so fasst man den nunmehr sichtbaren Harnleiterkatheter fest zwischen Daumen und Zeigefinger und zieht das Instrument völlig über ihn heraus. Bei einiger Übung lässt sich diese ganze Manipulation mit grosser Leichtigkeit ausführen. Dass dabei der Harnleiterkatheter wirklich unverrückt im Ureter liegen geblieben ist, davon kann man sich leicht überzeugen, wenn man endlich den Harnleiterkatheter selbst herauszieht. So lange sich nämlich seine Öffnung noch im Ureter befindet, erfolgt der Flüssigkeitsausfluss nur intermittierend. Sobald aber die Kathetermündung den Harnleiter verlassen hat und in der Blase angelangt ist, fliesst deren Inhalt in continuierlichem Strahle ab. Ziehen wir also den im Harnleiter liegenden Katheter Millimeter für Millimeter heraus, so können wir an dem plötzlich wieder auftretenden regelmässigen Flüssigkeitsabfluss mit Sicherheit constatieren, dass die Spitze des Harnleiterkatheters soeben wieder in die Blase eingetreten ist. Die Strecke, um die wir bis dahin den Katheter aus der Harnröhre herausgezogen haben, entspricht dann der Länge des Katheterstückes, das sich nach Herausnahme des Kystoskopes noch im Harnleiter befand.

Will man in derselben Sitzung beide Harnleiter katheterisieren und den Urin beider Nieren gesondert auffangen, so muss man sich des in Fig. 112 abgebildeten, mit zwei Harnleiterkathetern armierten Instrumentes bedienen. Ist dasselbe in die Blase eingeführt, so wird zunächst der eine Harnleiter in der geschilderten Weise mit einem Katheter versehen, hierauf der Schnabel des Instrumentes so weit herumgelegt, dass die andere Harnleitermündung im Gesichtsfelde erscheint und in diese der zweite Harnleiterkatheter ein-geführt. Hierauf wird der Hebel zurückgelegt, und das Metallinstrument unter gleichmässigem Vorschieben beider elastischer Katheter vorsichtig heraus-gezogen. Man kann sich dann in der oben angegebenen Weise davon über-zeugen, dass die beiden Harnleiterkatheter trotz dieser Manipulationen unbe-wegt an ihrer Stelle geblieben sind. Zu bemerken ist noch, dass in den meisten Fällen das Einführen des Katheters in den Harnleiter für den Kranken mit keinerlei nennenswerten Beschwerden verbunden ist.

So leicht nach den obigen Ausführungen der Katheterismus der Harn-leiter in allen Fällen ist, in denen man deren Mündungen deutlich sieht, so schwierig, ja unausführbar kann er werden, wenn dieselben als solche nicht zu erkennen sind. Man ist dann darauf angewiesen, die Entleerung von Urin abzuwarten, und danach die Stelle der Harnleitermündung zu bestimmen oder aufs Geratewohl mit der Spitze des Instrumentes herumzutasten. Bis-weilen gelingt es auf diese Weise den Katheter in den Ureter eintreten zu lassen.

Können so die Verhältnisse bei Undeutlichkeit oder Unsichtbarkeit der zu sondierenden Harnleitermündungen gelegentlich schon in normalen Blasen Schwierigkeiten darbieten, so ist das natürlich in noch höherem Grade bei den oben erwähnten pathologischen Processen, bei Blasenkatarrh, Geschwulst, Steinen etc. der Fall, bei denen die Harnleiteröffnungen den Blicken entzogen sind. Vermehrt werden die Schwierigkeiten noch, wenn zugleich Trübung des Blaseninhalts, Neigung zu Blutungen, Reizbarkeit der Blase etc. besteht. Man begreift, dass in solchen Fällen unsere Bemühungen bisweilen erfolglos bleiben. Solche Verhältnisse liegen besonders bei starkem Katarrh vor, der in der Tat die Ausübung des Harnleiterkatheterismus oft unmöglich macht. Auf der anderen Seite lassen sich gewisse Schwierigkeiten durch geeignetes Vorgehen oft überwinden.

Kommt es, wie oben geschildert, bisweilen schon unter normalen Verhältnissen vor, dass sich der Harnleiterkatheter über eine bestimmte Stelle hinaus nicht weiter vorschieben lässt, so beobachtet man das regelmässig bei gewissen pathologischen Veränderungen. Dahin gehören Stricturen, Klappen, Abknickungen, endlich eingeklemmte Steine des Ureters. Meist lässt sich der Katheter leicht bis an das Hindernis vorschieben. Von nun an aber gelingt es in keiner Weise, ihn weiter einzuführen. Bei jedem Versuch ihn weiter vorzuschieben, bäumt er sich auf und federt beim Nachlass des Druckes wieder zurück.

Ob ein Krampf des Harnleiters das weitere Vordringen eines eingeführten Katheters hindern kann, erscheint mir mindestens zweifelhaft; jedenfalls dürfte er nur ein vorübergehendes Hindernis abgeben und bei Injection von Eucain bald verschwinden. Bei Stricturen kann es gelingen, dünnere Katheter oder nach dem Vorgange von Albarran feine Bougies filiformes einzuführen. Stösst der Katheter an einen eingeklemmten Stein, so empfindet die Hand, die den Katheter vorschiebt, ein characteristisches Gefühl. Um dieses Gefühl deutlich zu machen, auch wohl wirklich ein Geräusch zu erhalten, habe ich eine Harnleiterbougie an der Spitze mit einem kleinen Metallknopf versehen lassen. Stösst dieser an den Stein an, so wird man unter günstigen Verhältnissen das dabei entstehende Geräusch mit dem an die Bauchwand angelegten Ohr deutlich hören können. Auch unter normalen Verhältnissen kann es vorkommen, dass nach Vorschieben des Harnleiterkatheters aus demselben eine grössere Menge Urin auf einmal entleert wird. In viel höherem Maße ist das natürlich der Fall bei Hydronephrose und Pyonephrose. Je nach der Ausdehnung des Sackes können dann auch beträchtliche Flüssigkeitsmengen auf einmal entleert werden.

In vielen pathologischen Fällen bietet das Einführen des Harnleiterkatheters keinerlei Schwierigkeiten dar; auch findet eine normale, absatzweise Entleerung des Urins statt. Letzterer selbst aber zeigt eine abnorme Beschaffenheit. Bald ist er eiweisshaltig, bald mit Eiter und Blut vermischt; bald enthält er Cylinder, Bakterien, Tuberkelbazillen und andere diagnostisch wichtige Bestandteile. Von der Bedeutung dieser Befunde wird im nächsten Kapitel dieses Abschnittes ausführlich die Rede sein.

III.

Bedeutung der Kystoskopie für die Diagnose der Nierenleiden.

Harnleiterkatheterismus und funktionelle Nierendiagnostik.

Vergleich der Kystoskopie mit den anderen diagnostischen Hilfsmitteln für Nierenleiden: Anamnese, Inspection, Palpation, Sondenuntersuchung, Explorativoperationen,
Radiographie. — Bedeutung des Harnleiterkatheterismus und seine Gefahren. — Wert
der funktionellen Nierendiagnostik. — Der Harnleiterocclusivkatheter.

Bevor wir zur Besprechung der durch die Kystoskopie ermöglichten
Erkenntnis über den Zustand der Harnleiter und Nieren übergehen, müssen
wir kurz der diagnostischen Hilfsmittel gedenken, die sonst zu genannten
Zwecken angewendet werden. Ich muss mich dabei kurz fassen und will
nur die Massnahmen besprechen, die eine Stellung in der Praxis behauptet
haben. Um uns eine directe sinnliche Wahrnehmung über das Vorhandensein einer materiellen Veränderung der Niere zu geben, dient zunächst die
Inspection und Palpation der Niere von der äusseren Bedeckung aus, von
der vorderen und seitlichen Bauchwand namentlich in Seitenlage, eine Methode,
die durch Israel und Guyon ausgebildet, ja in der Tat in vielen Fällen
sehr schätzbare Ergebnisse liefert und uns über Vergrösserung, Geschwulstbildung, Lageveränderung und Beweglichkeit der normalen, resp. erkrankten
Niere guten Aufschluss gibt. Hinten und oben durch die Muskulatur der
hinteren Bauchwand oder durch das Zwerchfell resp. die Leber an der Entwicklung behindert wird sich die sich vergrössernde Niere nach der Seite,
nach unten und vorn ausdehnen und palpabel werden.

So wichtig dieser Befund, von kundiger Hand erhoben, ist, so er-
staunliche Resultate in einzelnen Fällen erzielt sind, so wird sich doch kein
Unbefangener der Erkenntnis der engen Grenzen dieser Untersuchungsmethode
verschliessen und nicht übersehen können, dass sie von seltenen, besonders
günstigen Fällen abgesehen, nicht geeignet ist zur Frühdiagnose. Dem Wesen
der Palpation entsprechend, wird man einen um so deutlicheren Befund er-

heben, je grösser und härter die Geschwulst ist. Wohl mag man unter günstigen Verhältnissen den unteren Pol auch der gesunden Niere fühlen, wohl mag man unter ungewöhnlichen Verhältnissen einen kirschgrossen Tumor gefühlt haben. Diese Fälle stehen vereinzelt und sind nicht geeignet für die richtige Beurteilung dieser Methode. Darüber kann kein Zweifel sein, dass sich auch grosse Geschwülste dem Nachweis durch Palpation entziehen, wenn sie mehr am oberen Pol, an der hinteren Fläche oder im Inneren des Organes ihren Sitz haben. Grosse schlaffe Eitersäcke der Niere müssen der Palpation entgehen, wenn keine Retention statt hat, sondern das eitrige Sekret freien Abfluss nach der Blase findet.

Wirksamer sind natürlich die Explorativoperationen, die man vielfach angewendet hat, um sich über den Zustand einer oder beider Nieren zu unterrichten. Durch einen Einschnitt, der eben zum Einführen einer Hand genügt, kann man von der Bauchhöhle aus die Nieren abtasten und sich über ihr Vorhandensein, ihre Grösse und Gestalt gut Rechenschaft geben. Das ist natürlich in noch vollkommenerer Weise möglich, wenn man die Nieren durch einen der bekannten schulgemässen Schnitte vom Rücken her freilegt, aus der Kapsel herausschält und der Palpation zugänglich macht. Durch Hindurchstechen von Nadeln durch die so isolierte Niere kann man dann etwa vorhandene, sonst nicht durchzufühlende Steine nachweisen. Durch den Sectionsschnitt endlich kann man die Nieren aufschneiden und sich ihr Gewebe sowie das Nierenbecken zur Anschauung bringen. Die Nierenwunde wird dann wieder genäht, die Niere reponiert und heilt ohne Schädigung ihrer Funktion.

Die Palpation des Harnleiters erzielt nur bei grober Veränderung einen befriedigenden positiven Befund; namentlich an seinem Eintritt in das kleine Becken kann man den Harnleiter gut abtasten. Man wird ihn bei nicht zu starker Beleibtheit des Kranken und schlaffen Bauchdecken dort ganz besonders gut fühlen. Bei der Frau lässt sich das untere Ende des Harnleiters auch von der Vagina aus gut abtasten.

Die Anlegung der Sectio alta, um in dunklen Fällen von Nierenkrankheiten das Herausquellen von trübem Urin zu beobachten oder einen Katheter in die Harnleiter einzuführen, sei nur der Vollständigkeit halber erwähnt.

Ferner haben wir hier der Röntgenstrahlen zu gedenken, auf die wir bei Besprechung der Diagnostik der Nierensteine ausführlich zurückkommen werden. Von diesen abgesehen, ist die Bedeutung der Radiographie für die Nierenkrankheiten eine geringe. Geschwülste werden nur dann eine erfolgreiche Aufnahme gestatten, wenn sie eine Grösse erreicht haben, die sie auch der Palpation leicht zugängig machen.

Wie steht es nun mit der Gefahr der geschilderten Eingriffe?

Dass die Inspection und Palpation unbedenklich ist, ist ebenso klar, wie die grosse Gefährlichkeit der sogenannten Explorativoperationen. Ebenso unbedenklich ist die Radiographie.

Misslicher steht es mit der Anwendung der Séparateure oder Ségrégateure, die durchaus nicht als harmlose Eingriffe anzusehen sind, jedenfalls dem Kranken grössere Beschwerden verursachen als die Kystoskopie.

Bekanntlich ist besonders von französischer Seite empfohlen worden, an Stelle des Harnleiterkatheterismus dem von beiden Nieren entleerten Urin durch eine in der Blase errichtete Scheidewand zu trennen und ihn gesondert nach aussen abzuleiten. Man bezeichnet diese Instrumente als Diviseure, Séparateure. Fig. 113 stellt den bekannten Luysschen Apparat dar. Es kann kein Zweifel darüber bestehen, dass unter sonst günstigen Verhältnissen in der Tat der Urin jeder Niere auf diese Weise gesondert und mit den event. Produkten der Blasenwand nach aussen entleert werden kann. In schwierigen Fällen aber besteht nach dieser Richtung keine Sicherheit. In vielen Fällen wird man nicht einmal darüber zur Klarheit kommen, ob ein Resultat erzielt ist oder nicht.

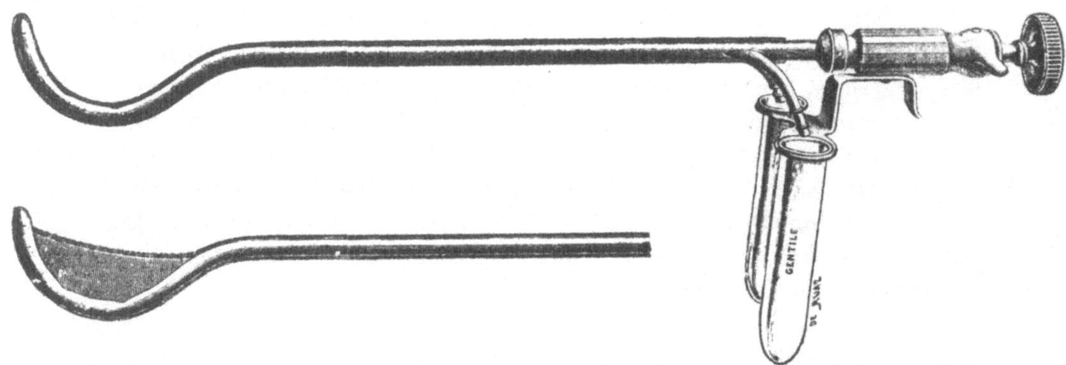

Fig. 113.

Über die Gefahr der Kystoskopie ist oben ausführlich gesprochen worden. Bei sonst gesunder Blase wird sie, wenn es sich um Nierenkrankheiten handelt, wenig bedenklich sein.

Der Harnleiterkatheterismus ist kein harmloser Eingriff, sondern mehr oder weniger gefährlich. Jeder Arzt gibt zu, dass der einfache Katheterismus nicht ungefährlich ist, sondern trotz aller anti- und aseptischen Kautelen eine Infection zur Folge haben kann. Trotzdem wird jetzt vielfach behauptet, dass der Harnleiterkatheterismus völlig ungefährlich ist. Mag auch zugegeben werden, dass die Gefahr des Harnleiterkatheterismus geringer ist, als a priori anzunehmen war, völlig in Abrede zu stellen ist sie niemals, so lange aseptischer Katheterismus und aseptischer Katheter nicht identisch sind.

Dass bei normaler Harnblase und Harnröhre und gesunder Niere die Gefahr eine geringe ist, dass hier der Harnleiterkatheterismus oft ohne Schaden ausgeführt werden kann, soll nicht bestritten werden. Dann ist er aber auch überflüssig.

Wie anders unter pathologischen Verhältnissen und namentlich dann wenn vor der Exstirpation einer erkrankten Niere der Harnleiterkatheter in den Harnleiter der zweiten Niere eingeführt wird! Dass hier die geringste Möglichkeit, diese zweite Niere zu schädigen, geradezu lebensgefährlich werden kann, liegt klar auf der Hand. Beruht doch auf der Gesundheit dieser zweiten Niere die Möglichkeit des Weiterlebens des Kranken. Dass dabei eine Einführung von schädlichen Mikroorganismen in den betr. Harnleiter, resp. in das betr. Nierenbecken nicht mit Sicherheit zu vermeiden ist, ist ebenfalls klar. Eine solche Einführung muss aber mit sehr grosser Wahrscheinlichkeit erfolgen, wenn die Blase des Kranken zur Zeit selbst nicht aseptisch ist, sondern pathogene Mikroorganismen enthält. Was nutzt da die aseptische Beschaffenheit des Kystoskopes und des Harnleiterkatheters!

Bis zum Eindringen in die Harnleitermündung muss der Harnleiterkatheter den inficierten Blaseninhalt durchdringen und mit letzterem vermengt in den Harnleiter eingeschoben werden. Es ist dann nur eine Frage des Zufalles, ob diese im Harnleiter und Nierenbecken Fuss fassen oder mit dem Urin wieder nach unten herausgeschwemmt werden.

Noch schlimmer steht es bei der Tuberkulose der Blase oder der anderen Niere. Nichts kann hier hindern, dass Tuberkelbazillen mit dem Katheter in den Harnleiter importiert werden. Die kleineren Verletzungen, die oft auch beim vorsichtigsten Einführen des Harnleiterkatheters gemacht werden, bilden dann vorzügliche Inoculationsherde für die künstlich eingeschleppten Bazillen.

Diesen sicher einwandfreien Ausführungen scheinen die Angaben mancher Autoren entgegenzustehen, die nicht laut genug die Ungefährlichkeit des Harnleiterkatheterismus betonen können. Trotzdem darf man sich über die Gefahren des Harnleiterkatheterismus nicht hinwegtäuschen.

Zunächst ist ja zweifellos die überwiegend grosse Mehrzahl der Einführungen des Harnleiterkatheters exercitii causa unter günstigen Verhältnissen bei aseptischer Blase gemacht worden. Dass das sehr häufig ohne jeden Schaden geschehen kann, sei gern zugegeben. Aus dieser Tatsache aber den Schluss ziehen zu wollen, dass der Harnleiterkatheterismus ungefährlich ist, wäre ebenso unrichtig, als zu behaupten, dass der Katheterismus unbedenklich ist, weil er unter günstigen Verhältnissen oft ohne Schaden ausgeübt wird. Wie sich aber die Folgen des Harnleiterkatheterismus in ungünstigen Verhältnissen gestalten, ist schwer zu controllieren. Wie soll man gar beweisen, dass die Erkrankung des anderen Nierenbeckens, der anderen Niere, durch den Harnleiterkatheterismus herbeigeführt sei.

Ich denke da zunächst an die Tuberkulose. Eine Niere wird wegen Tuberkulose exstirpiert, nachdem der Harnleiter der anderen Niere katheterisiert war. Bald nach der Operation zeigt auch die zweite Niere Krankheitserscheinungen; die bald darauf vorgenommene Obduktion ergibt ausgebreitete tuberkulöse Processe in dieser zweiten Niere. Im einzelnen Fall wird zwar gar kein Zweifel darüber obwalten, dass die Infection der bis dahin gesunden

Niere durch den Harnleiterkatheterismus erfolgt ist, und doch wird der exacte Beweis dafür nur sehr schwer oder gar nicht geliefert werden können.

Wird der betr. Arzt nicht einfach behaupten, dass die andere Niere schon vorher inficiert sei, dass es eben derselbe Process sei, der schon die exstirpierte Niere vernichtet habe? Man sieht, dass hier der exacte unanfechtbare Beweis, dass in der Tat die Erkrankung der zurückbleibenden Niere durch den unnötigen und meist auch resultatlosen Eingriff bedingt sei, schwer zu liefern ist.

Es ist sicher ein grosses Verdienst J. Israels, wenigstens in einem einzelnen Falle in völlig einwandfreier Weise bewiesen zu haben, dass eine Schädigung einer bis dahin gesunden Niere durch den Harnleiterkatheterismus tatsächlich erfolgt ist.

Für mich bleibt es demnach eine bewiesene Tatsache, dass der Harnleiterkatheterismus in den Fällen, in denen er überhaupt am Platze ist, in denen er uns wertvollen diagnostischen Aufschluss geben kann, meist nicht unbedenklich ist. Wir werden später zu erörtern haben, dass er in solchen Fällen nur dann erlaubt ist, wenn wir sicher erwarten können, dass durch ihn ein Nachweis geliefert wird, dessen Gewinn für den Kranken wichtiger ist, als die mit ihm verbundene Gefahr.

Wenden wir uns endlich zu den einzelnen krankhaften Veränderungen der Nieren und Harnleiter, so muss, insofern es sich um die Bedeutung unserer kystoskopischen Methoden gegenüber den sonst angewendeten Mitteln zur Erzielung einer sicheren Diagnose handelt, zunächst hervorgehoben werden, dass wir allein durch die Kystoskopie und den Harnleiterkatheterismus imstande sind, uns ein Urteil über die normale Funktion einer Niere zu bilden. Das ist selbst durch die Freilegung der Nieren nicht möglich, ja auch die Anlegung einer Nierenbeckenfistel würde diesen Zweck nicht erfüllen, da durch den dabei gesetzten Insult natürlich die Leistungsfähigkeit der Nieren beeinflusst würde.

Die Kystoskopie für sich allein belehrt uns, ob eine funktionierende Niere vorhanden ist, und ob ihr Sekret klar, eiter- oder bluthaltig ist. Über die chemische Constitution des herausspritzenden Urins dagegen, über die Natur der ihm beigemischten Verunreinigungen, über den Gehalt an Bakterien, namentlich an Tuberkelbazillen, gibt uns die weitere Untersuchung des mit dem Harnleiterkatheter gewonnenen Urines einer Niere befriedigenden Aufschluss. Seine Grenze hat allerdings auch dieser Befund. Die Bedeutung der chemischen Beschaffenheit leidet an der geringen, in einer kurzen Spanne Zeit abgesonderten Urinmenge. Der Harnleiterkatheter selbst pflegt leicht eine Blutung zu erzeugen, und es ist dann oft schwer zu entscheiden, ob die Blutkörperchen dem verletzten Harnleiter oder dem pathologischen Processe, auf den wir fahnden, entstammen.

Hinsichtlich des Harnleiters selbst gibt uns der Katheterismus desselben die wertvollsten Aufschlüsse. Die übrigen Untersuchungen können nur massige Veränderungen, grosse Steine und Tumoren, ausgedehnte Infiltrate des Ureters und der ihn umgebenden Gewebe, wie wir sie bei Tuberkulose finden, nachweisen.

Der Harnleiterkatheter dagegen belehrt uns über Durchgängigkeit des Harnleiters, über Stricturen desselben etc. Mit der Diagnose „Stricturen" muss man allerdings vorsichtig sein und eine solche nicht sogleich annehmen, wenn der Katheter über eine bestimmte Stelle hinaus nicht weiter einzuführen ist. Die Verhältnisse liegen hier, wie bei Harnröhrenstricturen, die man auch nur dann diagnosticieren soll, wenn man ein dünnes Instrument hindurchgebracht hat, das dann festgehalten wird. Ebenso soll man in den Fällen, in denen der gewöhnliche Harnleiterkatheter auf ein Hindernis stösst, versuchen, eine dünnere Bougie hindurchzuführen. Geht diese dann hindurch, während eine stärkere nicht weiter zu führen ist, so ist die Diagnose gesichert. Auch kleine Harnleitersteine, die sich der Palpation entziehen, können unter günstigen Verhältnissen mit dem Harnleiterkatheter gefühlt werden.

Eine Hydronephrose lässt sich meist durch Palpation nachweisen. Untersucht man bei bestehender praller Anfüllung derselben kystoskopisch, so wird meist auf dieser Seite keine Harnentleerung beobachtet werden; führt man einen Harnleiterkatheter ein, so wird in den Fällen, in denen es gelingt, das Instrument bis in das Nierenbecken vorzuschieben, eine völlige Entleerung möglich sein.

Eine Pyelitis lässt sich bekanntlich oft schwer mit Sicherheit diagnosticieren. Fehlt Fieber und lokale Schmerzhaftigkeit, so ist es oft überaus schwierig zu sagen, woher die Eiterbeimischung stammt, aus der Blase oder aus einem der beiden Nierenbecken. Das ist bisweilen nicht nur bei leichten Erkrankungen der Fall, sondern auch in schweren, bei starkem Eitergehalt des Urins. Palpatorisch lässt sich aber eine Pyelitis, resp. Pyelonephritis als solche ja überhaupt nicht nachweisen. Fühlt man in solchen Fällen einen Tumor, so rührt er nicht von den genannten Processen, sondern davon her, dass noch eine mehr oder weniger vollständige Retention im Nierenbecken hinzugekommen ist, durch die der palpable Tumor gebildet ist. In solchen Fällen schafft dann Kystoskopie und Harnleiterkatheterismus völlige Klarheit, wobei nochmals bemerkt sei, dass die Kystoskopie Eiterbeimischungen zum Urine erst von einem bestimmten Grade an erkennen lässt, während die Untersuchung des direct aus dem Harnleiter aufgefangenen Urines natürlich auch die geringste pyelitische Beimischung feststellen kann.

Die tuberkulöse Erkrankung einer Niere wird in Fällen, in denen die mikroskopische Untersuchung des Gesamturins das Vorhandensein von Tuberkelbazillen ergeben hat, durch die Palpation dann zu diagnosticieren sein, wenn die betr. Niere vergrössert ist und einen fühlbaren höckrigen Tumor darstellt. Sonst aber wird Sicherheit wieder nur durch die kystoskopische Methode zu erzielen sein, indem man entweder das Herausspritzen trüben

Urins beobachtet oder in dem aus dem Harnleiter aufgefangenen Urin neben Eiter und Blutkörperchen Tuberkelbazillen nachweist.

Bei Nierensteinen lässt sich bekanntlich oft schon auf Grund der Anamnese und der characteristischen Kolikbeschwerden, sowie der zeitweiligen Hämaturie eine Wahrscheinlichkeitsdiagnose stellen, namentlich bei kleinen Steinen. Bei grösseren Steinen können die Schmerzen völlig fehlen. Ich habe eine Anzahl kolossaler Nierensteine durch Operation entfernt, deren Besitzer niemals die geringsten Schmerzen in der betr. Seite verspürt hatten und nur durch ihren blut- oder eiterhaltigen Urin auf ihr Leiden aufmerksam wurden.

Die Palpation kann natürlich nur besonders grosse Steine mit einiger Sicherheit nachweisen. Auffallender als die bekannte Tatsache, dass man bei gutgenährten Individuen oft selbst grosse Nierensteine nicht fühlen kann, ist, dass auch bei energischer Palpation und Knetung der so grosse Steine enthaltenden Niere nicht die geringsten Schmerzen ausgelöst werden. Das Hauptsymptom bei Nierensteinen ist eine meist langdauernde, nur hinsichtlich der Intensität verschiedene Blutung, die sich von den Blutungen bei Nierentumoren dadurch unterscheidet, dass bei ersteren die Blutung meist anfallsweise, namentlich nach stärkeren Bewegungen, und gleichzeitig mit Nierenkoliken oder wenigstens Nierenschmerzen auftritt, während für letztere, wie wir sogleich ausführlich zu besprechen haben, das oft plötzliche unmotivierte Aufhören der Blutung characteristisch ist. Bei kleinen Steinen werden meist schon die Schmerzen auf die Seite des Leidens hinweisen, bei grossen aber, bei denen die Palpation kein positives Resultat gibt, wird die lokale Diagnose oft nur durch die kystoskopische Beobachtung des aus dem betr. Harnleiter herauskommenden Urins zu stellen sein.

Es ist hier noch der Bedeutung der Radiographie für die Diagnostik von Nierensteinen zu gedenken. Leider sind bisher die gehegten Erwartungen nicht erfüllt. Gelänge es aber der vervollkommneten Technik mittelst dieser völlig unschädlichen und den Kranken kaum belästigenden Methode den Schatten der Nierensteine mit Sicherheit zu erkennen und auf der photographischen Platte zu fixieren, so würden damit die anderen Methoden, namentlich auch die Kystoskopie, für diesen Gegenstand hinfällig werden.

Meine Erfahrungen widersprechen hier meist den Angaben anderer über die leichte Feststellung von Nierensteinen. Fast in allen Fällen, in denen ich die Kranken von berufener Seite untersuchen liess, war das Resultat der Radiographie ein unbrauchbares. Diesen Tatsachen gegenüber behauptet bekanntlich Albers-Schöneberg [1]) jeden Nierenstein durch Radiographie exact feststellen zu können, aus welcher Substanz er auch gebildet sei.

Handelt es sich um Harnleitersteine oder auch Nierenbeckensteine, so wird man mit dem Harnleiterkatheter, resp. mit der vorn mit

---

1) Albers, Röntgenphotographien bei Nierensteinen. Congr. f. Chir. 1901.

einem Metallknopf versehenen Harnleitersonde unter günstigen Verhältnissen auf den Stein stossen und das dadurch bedingte Geräusch mit dem auf die betr. Stelle des Unterleibes aufgelegten Ohre hören können. Dass aber hier nur der positive Befund beweisend ist, liegt auf der Hand. Sind wir doch in keiner Weise imstande die Sonde im Nierenbecken tastend zu bewegen, oder gar die einzelnen Nierenkelche systematisch abzusuchen. Wie oft wir auch die Sonde vorschieben mögen, stets stösst ihr Metallknopf im Nierenbecken auf dieselbe Stelle und nur, wenn gerade dort der Stein liegt, werden wir ihn mit Gefühl und Ohr wahrnehmen können.

Die Nierentumoren machen sich zuerst durch zwei Symptome bemerkbar, durch die eigenartigen, in ihrer characteristischen Form noch näher zu schildernden Blutungen und durch den früher oder später durch Palpation und endlich auch durch Inspection wahrnehmbaren Tumor. Die Blutungen fehlen in einer Reihe von Fällen, die Geschwulst in den späteren Stadien niemals. Über den Procentsatz der Fälle, in denen bei Neubildungen in den Nieren Anfälle von Blutungen vorkommen, sind die Ansichten der Autoren geteilt.

Nach meiner Ansicht wird in der überwiegend grossen Anzahl der Fälle wenigstens im Beginn des Leidens Hämaturie beobachtet, und das ist ein Glück für den Patienten wie für den Chirurgen. Denn die Fälle, in denen der Kranke und sein Arzt nicht frühzeitig durch Anfälle von Hämaturie auf das schwere Leiden aufmerksam gemacht werden, sind wohl meist verloren. Ehe der Kranke selbst auf die sich langsam bildende Geschwulst aufmerksam gemacht oder gar durch dieselbe belästigt wird, ist die Zeit für eine erfolgreiche Operation meist vorbei. Nach meiner auf diesem Gebiete reichen Erfahrung tritt als erstes Symptom des Leidens zunächst ein Anfall von Blutung ein und zwar zu einer Zeit, in der auch durch die sorgsamste Palpation keine Spur eines Tumors nachzuweisen ist. Diese intermittierenden Blutungen bilden oft lange Zeit das einzige krankhafte Symptom. Sie kommen und sistieren ohne Veranlassung, können unbedeutend oder profus sein und machen in der Mehrzahl der Fälle keinerlei Beschwerden.

Schmerzen treten nur dann ein, wenn das reichlich ergossene Blut im Nierenbecken oder in der Blase gerinnt; im ersteren Fall entstehen Nierenkoliken, im anderen characteristische Blasenbeschwerden. Nur im ersten Fall kann man auf Grund des klaren Symptomenkomplexes eine lokale Diagnose stellen. Merkwürdigerweise sind aber solche Fälle von Nierenkoliken selten und werden in vielen Fällen bei häufigen durch mehrere Jahre hindurch auftretenden profusen Blutungen auch nicht ein einziges Mal beobachtet. Häufiger findet man, dass das Blut in der Blase gerinnt und dann der Entleerung durch die Harnröhre Schwierigkeit bereitet. Das verleitet leicht zu der Annahme, dass das Leiden selbst in der Blase sitzt. Das Blut, das den langen Harnleiter ohne Empfindung für den Kranken noch flüssig passiert hat, kann dann, in der Blase geronnen, durch die Harnröhre nicht ohne Beschwerden entleert werden.

In einzelnen Fällen weist der Befund „wurmförmiger" Blutgerinnsel darauf hin, dass das Blut den Harnleiter durchfliessend, in demselben geronnen ist. Das spricht dann natürlich für die Blutung aus Nieren und Nierenbecken. Dieser Befund ist übrigens selten und muss mit Vorsicht gedeutet werden; denn auch beim Durchtritt durch die Harnröhre können sich wurmförmige Gerinnsel bilden. Namentlich ist das aber beim Durchgang durch einen Katheter der Fall.

So sehen wir, dass im Frühstadium die Geschwülste der Nieren einen ganz ähnlichen Symptomencomplex liefern, wie die der Blase. Bei beiden fehlen funktionelle Störungen und Schmerzen, bei beiden bildet die Hämaturie das einzige Symptom. In der Tat können wir auf diese Hämaturie allein hin, die in ihrer gewissermassen negativen Characteristik so klar ist, in der Mehrzahl der Fälle fast mit Sicherheit sagen, dass der Kranke an einer Neubildung innerhalb der Harnwege leidet.

Die Schwierigkeit besteht vielmehr darin zu sagen, an welcher Stelle der Tumor sitzt, innerhalb der Blase, resp. in welchem Harnleiter oder Nierenbecken oder in welcher Niere. Wir begegnen hier wieder der in der Diagnostik der Krankheiten der Harnwege so häufigen Tatsache, dass es leichter ist die Natur des Leidens als ihren Sitz festzustellen. Gerade aber die lokale Diagnose, die Kenntnis, an welcher Stelle das Leiden sitzt, ist für den Chirurgen von grösster Wichtigkeit, ja oft z. B. zur Stillung profuser, das Leben bedrohender Blutungen von grösserer Bedeutung, als die Kenntnis der anatomischen Beschaffenheit des Leidens.

Wie durch die Kystoskopie eine sichere Diagnose nach der Richtung hin ermöglicht wird, ob der Tumor in der Blase oder den höheren Harnwegen seinen Sitz hat, ist oben erörtert worden.

Aber auch zur Entscheidung der Frage, in welcher von beiden Nieren die Neubildung sich befindet, gibt uns bei bestehender Blutung die Kystoskopie den zuverlässigsten Aufschluss. Es ist das für diese Kranken von der allergrössten Bedeutung. In Fällen, in denen bei Nierentumor der Urin zwar wenig blutig ist, aber characteristische Formelemente enthält, kann man sich durch den Harnleiterkatheterismus Klarheit verschaffen. Oft wird man auch schon kystoskopisch das Herausspritzen des blutigen Urins aus einem Ureter oder vielleicht ein aus ihm heraushängendes Blutgerinnsel beobachten können.

Gewiss wird früher oder später auch die Palpation imstande sein, den Sitz des Leidens in einer der beiden Nieren festzustellen, aber erst dann, wenn ein fühlbarer Tumor vorhanden ist. Das wird in vielen Fällen erst in einer späteren Zeit des Leidens, erst Jahre nach Beginn desselben möglich sein. Dann wird die günstige Zeit für eine erfolgreiche Operation oft vorüber sein und selbst, wenn der Kranke die verspätete Exstirpation der erkrankten Niere gut übersteht, wird er nur zu oft bald den schon vorhandenen Metastasen erliegen.

Die Exstirpation von Nierengeschwülsten muss um so günstigere Resultate geben, je früher sie vorgenommen wird. Es muss unsere Aufgabe sein, den Tumor zu entfernen zu einer Zeit, in der er noch nicht palpabel ist. Das ist nur durch die diagnostische Verwertung der zeitweilig auftretenden Blutungen möglich, die zum Glück unserer Kranken in fast allen Fällen von Nierengeschwülsten und zwar zu einer sehr frühen Zeit ihres Bestehens lange vor Auftreten eines fühlbaren Tumors sich zeigen.

Haben wir bei der soeben in ihrer Characteristik geschilderten Hämaturie die Seite des Leidens festgestellt, so können wir mit Sicherheit darauf rechnen, nach Freilegung der Niere resp. nach Anlegung des Sectionsschnittes den Tumor zu finden, es sei denn, dass es sich um einen der eben so seltenen wie rätselhaften Fälle von sogenannter „essentieller Nierenblutung" handelt. Bei diesem dunklen Leiden ist der Symptomencomplex dem bei Nierentumor bestehenden so ähnlich, dass eine Differentialdiagnose nur durch Freilegung und Sectionsschnitt der Niere zu ermöglichen ist. Diese Möglichkeit, anstatt des erwarteten Nierentumors auf eine anatomisch anscheinend gesunde und doch profus blutende Niere zu stossen, darf uns nach kystoskopischer Lokalisation einer für Nierentumor pathognomonischen Hämaturie niemals veranlassen, die Freilegung der Niere aufzuschieben oder ganz zu unterlassen.

Nichts wäre unrichtiger, als in solchen Fällen auf das Auftreten eines palpablen Tumors zu warten, wodurch ja dann allerdings die Diagnose einer Neubildung absolut gesichert wäre; unterdessen würde die Operation nicht nur gefährlicher, sondern auch, wie oben ausgeführt ist, hinsichtlich des Erfolges unsicher werden. Die oben geforderte probatorische Freilegung der Niere ist vielmehr schon deshalb erlaubt, weil bekanntlich diese Freilegung resp. Spaltung der Niere zur Zeit das beste Heilmittel für die essentielle Nierenblutung darstellt; es ist bekannt, dass die meisten Fälle durch solche Eingriffe geheilt sind.

Danach wäre die Sache scheinbar einfach. Man wartet eine Blutung ab, kystoskopiert, constatiert, dass aus einem der Harnleiter blutiger Urin in die Blase fliesst, legt die Niere frei und exstirpiert dieselbe samt dem Tumor.

In Wirklichkeit gestaltet sich die Sache aber viel schwieriger und zwar durch die für Nierentumoren characteristische Eigenart der Blutung. Einerseits kann man bei einem Kranken, der in der blutfreien Zeit mit gelbem, klarem Urin zu uns kommt, bei dem also zur Zeit die lokale Diagnose kystoskopisch nicht gestellt werden kann, niemals sagen, wann die nächste Blutung erfolgen wird. Es kann das bald geschehen, in anderen Fällen erst nach langer Zeit, ja es kommt vor, dass nach einer geringen Anzahl von Hämaturien von nun an bis zum Tode keine neue Blutung sich zeigt, während das Wachstum des Tumors fortschreitet. Namentlich bei Patienten, die von auswärts zur Untersuchung kommen, ist das oft äusserst unangenehm; durch die kystoskopische Untersuchung ist festgestellt, dass die Blase gesund ist, und auf Grund des gesamten Symptomencomplexes kann kein Zweifel obwalten, dass eine Neubildung der Niere vorliegt. Die sorgfältigste Palpation der Nierengegend ergibt einen negativen Befund. Man wartet sehnlichst auf die nächste Blutung, deren Beobachtung die lokale Diagnose sichern soll. Da kann man denn oft lange warten. Leider treten auch oft solche Blutungen nur während einer einzigen Miction auf, so dass schon die sofort beabsichtigte kystoskopische Untersuchung zu spät kommt.

Solche zum Glück seltenen Fälle sind zum Verzweifeln. Sie liessen sich vermeiden, wenn wir ein Mittel wüssten, die Hämaturie künstlich hervorzurufen. Leider gibt es kein solches; ich habe alles versucht, starke Bewegungen und Erschütterungen des Körpers, intensives Kneten der Nieren und Elektrisieren der Nierengegend, stets ohne Erfolg. Die Kranken selbst sind allerdings meist anderer Ansicht und glauben die Blutung durch körperliche Anstrengungen, durch Trinken von kaltem Bier etc. hervorrufen zu können. In der Mehrzahl der Fälle täuschen sie sich. In den wenigen Fällen, in denen man sich selbst von der Wirksamkeit der genannten Maßnahmen überzeugt, handelt es sich öfters nicht um einen Tumor, sondern um einen grossen Stein. Bei letzterem finden sich allerdings meist auch in den Zeiten, in denen der Urin makroskopisch blutfrei ist, mikroskopisch vereinzelte rote Blutkörperchen, während dies bei Tumor nicht der Fall zu sein pflegt. Fast noch ärgerlicher als das unberechenbare Wiederauftreten ist das plötzliche Aufhören der Blutung, welches sich oft gerade bei dem Versuch, die kystoskopische Untersuchung vorzunehmen, störend bemerkbar macht.

Mir ist es oft und in einer den Zufall ausschliessenden Häufigkeit vorgekommen, dass ein an Nierentumor leidender Kranker bei bestehender Blutung zur Untersuchung in die Sprechstunde kam und dort noch stark blutigen Urin entleerte. Die sofort vorgenommene kystoskopische Untersuchung liess trotz langdauernder Beobachtung auch nicht ein einziges Mal das Heraustreten von bluthaltigem Urin aus einem Ureter wahrnehmen. Entweder erfolgte überhaupt keine Entleerung oder man beobachtete nur das Herausspritzen klaren Urins. Dass dem wirklich so war, zeigte das am Schluss der Untersuchung entleerte, in die Blase injicierte Borwasser, das völlig klar und farblos war. Die Erklärung für diese Tatsache ist schwer zu finden. Die Lage während der Untersuchung ist es auch wohl nicht, wenigstens änderte sich der Zustand nicht, wenn wir den Kranken während der Besichtigung mit dem Oberkörper fast völlig aufrichteten und ihn in dieser Stellung festhielten. Auch Kneten und Massieren der in Frage kommenden Nierengegend war resultatlos. Es ist begreiflich, wie ärgerlich das geschilderte Ereignis ist; setzen wir doch den Kranken ohne Erfolg den Beschwerden einer lange fortgesetzten kystoskopischen Untersuchung aus. Es ist nur ein Glück, dass diese Fälle immerhin selten sind, und dass man bei einer während der Blutung vorgenommenen Kystoskopie fast regelmässig schnell zu einer lokalen Diagnose gelangt. Wiederholt habe ich auch die örtliche Diagnose der Hämaturie stellen können dadurch, dass aus einem Ureter ein Blutgerinnsel herausragte, während der neben demselben herausspritzende Urin blutfrei war (cf. Fig. 98).

Welche Lehren sollen wir nun aus dem soeben geschilderten, oft so störenden Eigenschaften der bei Nierentumoren auftretenden unberechenbaren Blutungen ziehen? Zweifellos die, dass wir bei dem geringsten Verdacht auf das Vorhandensein einer Nierengeschwulst niemals eine Blutung, die wir beobachten können, unbenutzt lassen; könnte es doch sonst passieren, dass wir keine weitere Blutung zu beobachten Gelegenheit haben. Die Verhältnisse liegen hier eben anders, als bei den infolge von Blasengeschwülsten auftretenden Hämaturien. Wussten wir von vornherein, ob es sich um eine Blasen- oder um eine Nierenblutung handelt, so war die Sache einfach. Bei einer Blasengeschwulst wartet man, bis die Blutung vorüber und der Urin wieder klar ist; bei der Nierenblutung muss sofort während der Hämaturie untersucht werden. Leider fehlt in den meisten Fällen, in denen Kranke während bestehender Blutung zu uns kommen, jeder Anhalt dafür, ob es sich um eine renale oder vesicale Blutung handelt.

In solchen dunklen Fällen muss die Besorgnis, eine renale Blutung für die Stellung einer lokalen Diagnose unbenutzt zu lassen und dadurch vielleicht auf Jahre hinaus bis zum Auftreten eines fühlbaren Tumors die rettende Operation unmöglich zu machen, unser Handeln regeln. Hier muss ohne Rücksicht auf die für Blasentumor geltenden Regeln sofort untersucht werden. Sollte sich wirklich ein Blasentumor finden, so wird der Schaden kein grosser sein. Im schlimmsten Falle wird man ihn nur undeutlich sehen, und sich dann später nach Aufhören der Blutung durch eine nochmals vorgenommene Untersuchung näheren Aufschluss über seine Eigenschaft geben.

Der Harnleiterkatheterismus ist für die lokale Diagnose einer Nierengeschwulst wenig geeignet. Besteht eine Blutung, so ist sie fast immer so stark, dass man das Herausspritzen blutigen Urins leicht mit dem Kystoskop beobachten kann. In der blutfreien Zeit aber findet man bei Nierentumor meist auch makroskopisch keine roten Blutkörperchen, dann kann man aus dem Harnleiter nur den klaren, von dem gesunden Rest der erkrankten Niere produzierten Harn gewinnen.

Nachdem wir so die Bedeutung der auf die Kystoskopie begründeten Untersuchungsmethoden gegenüber den anderen angewendeten Methoden in Bezug auf die einzelnen chirurgischen Krankheiten der Nieren, des Nierenbeckens und der Harnleiter erörtert haben, erübrigt uns noch zu untersuchen, wie sich die Verhältnisse in der Praxis gestalten.

Wie in der Diagnostik der Blasenkrankheiten, haben wir auch bei denen der oberen Harnwege mit der Harnuntersuchung und der wenig angreifenden Palpation etc. zu beginnen. Auf diese Weise wird in den meisten Fällen völlige Klarheit geschaffen werden. Aber auch dann, wenn das nicht in absoluter Weise gelingt, wird man in den Fällen im Interesse der Patienten auf die Anwendung aller intensiven Untersuchungsmittel verzichten müssen, in denen das Resultat an der schon feststehenden inneren Medication nichts ändert. Es ist klar, dass es für die medikamentöse und diätetische Behandlung einer leichten Pyelitis, ja eines mit geringen Beschwerden einhergehenden tuberkulösen Processes gleichgültig ist, ob das rechte oder das linke Nierenbecken erkrankt ist. In solchen Fällen nur um einer exacten Diagnose willen ein Kystoskop einzuführen ist unerlaubt, das Einführen eines Harnleiterkatheters direkt als ein Kunstfehler zu bezeichnen. Durch einen derartigen einmaligen Eingriff wird dem Kranken meist auf das schwerste und oft auf die Dauer geschadet werden. Eine lokale Untersuchung der Blase oder gar der Harnleiter darf in solchen Fällen nur dann vorgenommen werden, wenn durch den Befund voraussichtlich eine dem Kranken nützliche Behandlung ermöglicht wird.

Anders, wenn es sich um die Vornahme eines chirurgischen Eingriffs handelt und Arzt wie Patient bei gegebener sonstiger Indication zu einem solchen entschlossen sind.

Der Chirurg will wissen:

1. Welche Niere erkrankt ist und welcher Art (pathologischer Process, Ausdehnung desselben etc.) der krankhafte Process ist.

2. Wie der Zustand der anderen Niere ist, und wie sie sich nach erfolgtem Eingriff gegen die kranke Niere (Nephrotomie, Resection, Exstirpation etc.) voraussichtlich verhalten werde, namentlich, ob sie imstande ist, nach erfolgter Operation allein die Endprodukte des Stoffwechsels aus dem Körper zu entfernen.

Nach ersterer Richtung sind die wichtigsten Punkte im vorstehenden Kapitel genügend erörtert worden. Was aber die zweite Frage betrifft, so muss von vornherein ausgesprochen werden, dass dieselbe mit genügender Sicherheit bis jetzt nicht zu beantworten ist. Einerseits erweist sich oft eine vor der Operation völlig normale, gut funktionierende Niere nach Exstirpation der anderen als insufficient, andererseits finden wir, dass zweifellos erkrankte Nieren nach Exstirpation einer Niere genügen, den Kranken am Leben und bei leidlichem Wohlbefinden zu erhalten. Diese Tatsachen sind über jeden Zweifel erhaben und sowohl aus der Literatur, wie aus meinen eigenen Erfahrungen sicher bewiesen.

Dass unsere Kenntnis des Zustandes der zweiten Niere wesentlich durch die auf die Kystoskopie basierten Methoden der directen Besichtigung des Harnleiters und durch Untersuchung einer direct einem Harnleiter entnommenen grösseren oder kleineren Urinportion gewonnen wird, ist bekannt. Es handelt sich nur darum, ob der Vorteil dieser Untersuchung zu ihrem Nachteil im Verhältnis steht. Die Kystoskopie belehrt uns darüber, ob eine zweite funktionierende Niere vorhanden, ob ihr Sekret klar oder doch nur wenig getrübt ist. Dieser Befund ist zweifellos von der grössten Bedeutung, die Anwendung der Kystoskopie bei Nierenleiden aber kaum bedenklich und namentlich in den Fällen unschädlich, in denen die Blase selbst gesund ist.

Mit dem **Harnleiterkatheterismus** ist das etwas anderes. Ich habe auf die schweren Bedenken gegen ihn ausführlich hingewiesen und mache noch besonders darauf aufmerksam, dass in Fällen, in denen eine Niere exstirpiert werden soll, der Katheterismus des anderen Harnleiters, dessen Niere man doch für gesund hält, bei der geringsten Möglichkeit einer Infection doppelt verhängnisvoll werden kann.

Eher mag man noch die kranke Niere, die ja doch dem Untergang geweiht ist, katheterisieren. Gewiss ist das meist überflüssig, da wir ein genügendes Urteil auch ohne den Harnleiterkatheterismus erlangen können, oft z. B. auch durch die Ségrégateure, aber schliesslich dürfte· der Schaden nicht allzu gross sein.

Was kann uns nun der Harnleiterkatheterismus zur Beurteilung der, wie wir hoffen, gesunden zweiten Niere helfen?

Durch den Harnleiterkatheter gewinnen wir in der längeren oder kürzeren Dauer, während deren wir denselben liegen lassen, eine grössere oder geringere Menge Urins, die dann behufs Bewertung der betr. Niere der mikroskopischen, chemischen und physikalischen Untersuchung unterzogen wird. Nach erster Richtung ist schon gesagt worden, dass eine geringe Eiterbeimischung, die auf das Vorhandensein einer leichten Pyelitis hinweist, ebenso wie ein geringer Eiweissgehalt den Chirurgen nicht von der Exstirpation der anderen Niere, wenn es sonst die Verhältnisse erheischen, zurückhalten wird. In dieser Beziehung ist also der Befund fast wertlos; eine starke Eiterbeimischung zum Urin lässt sich aber in viel ungefährlicherer Weise kystoskopisch direkt wahrnehmen. Auch der Befund einzelner Tuberkelbazillen im Urin der einen Niere würde den Chirurgen nicht zum Unterlassen der sonst geplanten Exstirpation der anderen tuberkulösen Niere veranlassen. Einerseits können die Tuberkelbazillen von der Blase in den Ureter hinaufbefördert sein, andererseits kann ein geringer tuberkulöser Process im Nierenbecken der zurückbleibenden Niere vorhanden sein, ohne dass letztere dadurch unfähig würde, nach Exstirpation der anderen Niere die Stoffwechselprodukte zu eliminieren.

Wie steht es nun mit der Bedeutung der chemischen Untersuchung des gewonnenen Sekretes? Kann man auf dieselbe wertvolle Schlüsse bauen? Diese Frage wird jeder Einsichtige nur mit der grössten Einschränkung bejahen. Ein geringer Eiweissgehalt wird die Exstirpation der anderen Niere nicht verbieten. Die sonstige chemische Untersuchung aber hat einen geringen Wert schon deshalb, weil der Urin ja immer nur während kurzer Zeit gesammelt ist. Es ist aber bekannt, dass auch eine völlig gesunde Niere zeitweilig einen diluierten, also scheinbar minderwertigen Urin produciert und zwar etwa nicht nur nach reichlicher, sondern gelegentlich auch nach geringer Flüssigkeitsaufnahme. Ohne den eigentlichen spastischen Urin zu nennen, sei nur erwähnt, dass viele gesunde Menschen während psychischer Aufregungen einen diluierten Urin entleeren.

Was will also eine derartige zufällige, während kurzer Zeit entnommene Urinmenge bedeuten? Was würde man sonst wohl zu einem Kliniker sagen, der zu Stoffwechselversuchen oder zur Beurteilung der Nierentätigkeit sich mit der bei einmaliger Miction entleerten Urinmenge begnügt? Jeder Student weiss, dass man zu derartigen Stoffwechselversuchen die 24 stündige Harnmenge benutzt, und dass zur Gewinnung eines zuverlässigen Urteils diese Untersuchung mehrere Tage lang fortgesetzt werden muss.

Besitzen wir da nicht in der Tage lang fortgesetzten Untersuchung des Gesamturines unter Berücksichtigung der Nahrungsaufnahme ein viel wertvolleres Mittel? Zwar gibt uns diese keinen directen Aufschluss über den Urin des von der zu konservierenden Niere abgesonderten Harnes, der ja mit dem der kranken Niere vermischt ist. Immerhin aber werden wir nicht fehl gehen, wenn wir bei nachgewiesener zweiter funktionierender Niere annehmen, dass mindestens die Hälfte der im Gesamturin enthaltenen Stoffe von ihr geliefert ist. Wäre doch nichts unnatürlicher als anzunehmen, dass die notorisch kranke Niere einen besseren Urin produciert als die gesunde.

Bei dieser Sachlage war es begreiflich, dass man versuchte, in noch anderer Weise einen tieferen Einblick in das Wesen und die Funktionsfähigkeit der anderen Niere zu gewinnen. Vor allem waren es Albarran sowie Casper und Richter, die bemüht waren, eine funktionelle Nierendiagnostik zu begründen. Dieses Ziel wurde in verschiedener Weise erstrebt. Einmal war es die Ausscheidung von Substanzen, die, wie das Methylenblau, den Urin färbten, zweitens die unter dem Namen Kryoskopie zusammengefasste Methode, endlich die Bestimmung der Zuckerausscheidung, die nach der subcutanen Injection von Phloridzin beobachtet wird. Es wird sich nicht vermeiden lassen, diese einzelnen Methoden hier einer kurzen Besprechung zu unterziehen.

Spritzt man einem Menschen 0,05 g einer Methylenblaulösung intramusculär ein oder lässt ihn eine entsprechende Menge dieser Substanz in Gelatinekapseln per os einnehmen, so erscheint dieselbe nach etwa $^1/_4$ bis $^1/_2$ Stunde im Urin wieder, denselben mehr oder weniger stark blau färbend. Wird das am Kranken gemacht und demselben dann auf beiden Seiten der Harnleiterkatheter eingeführt, so tropft der Urin aus dem letzteren in bekannter Weise zunächst in natürlicher Farbe, dann grünlich-blau und zuletzt intensiv blau gefärbt ab. Der Zeitpunkt der Blaufärbung als auch deren Intensität und das Aufhören derselben sollen bei gesunden Nieren auf beiden Seiten die gleichen sein, während bei Erkrankung einer Niere sowohl der Beginn der Ausscheidung später eintritt als auch die Gesamtausscheidung auf der kranken Seite eine geringere bleibt. Dieses Verfahren ist besonders von Albarran ausgebildet. Es leidet aber vor allem daran, dass das Methylenblau oft ganz oder zum Teil als Leukobase in den Urin übergeht. Es ist dann notwendig den Urin zu kochen und eine geringe Menge Essigsäure hinzuzusetzen, um den farblosen Urin blaugefärbt zu erhalten.

Die Kryoskopie berücksichtigt den Gefrierpunkt des aus beiden Harnleiterkathetern abgelaufenen Urins und den Gefrierpunkt des Blutes. Bekanntlich besteht zwischen dem letzteren und dem des Gesamturines ein normales Verhältnis, indem der für das Blut bestehende Coëfficient, den man kurz als δ bezeichnet, unter normalen Verhältnissen den Wert von 0,56^0 bis 0,57^0 C repräsentiert, und der mit $\varDelta$ bezeichnete Gefrierpunktscoëfficient des Urines schwankt zwischen —1,3 bis —2,3^0 C.

Wird die Ausscheidung der Körperschlacken durch die Nieren eine ungenügende, so steigt der Blutgefrierpunktscoëfficient in entsprechendem Grade, andernfalls sinkt er. Umgekehrt ist das Verhalten des Gefrierpunktes des Harnes.

So klar diese Verhältnisse erscheinen, so viel Unklarheit bieten sie andererseits. Auf der einen Seite bietet schon die Feststellung des Coëfficienten des Blutserums ungeahnte Schwierigkeiten, und dann kann dieses scheinbar so feste Verhältnis durch alle möglichen Umstände, z. B. vieles Trinken, Durchfall u. a. auf das erheblichste beeinflusst werden. Ferner gibt die Verwertung der Kryoskopie selbst zur Beurteilung der beiden mittelst Harnleiterkatheters aufgefangenen Urinportionen kein brauchbares Bild von der Funktionsfähigkeit der zweiten Niere. Mag immer unter normalen Verhältnissen der Urin beider Nieren die gleichen Eigenschaften darbieten, so ist das doch bei Erkrankungen derselben wesentlich anders.

Die dritte Methode beruht auf der Ausscheidung des bei Aufnahme von Phloridzin im Urin auftretenden Zuckers. Schon v. Mehring hatte gefunden, dass nach Darreichung von Phloridzin eine vorübergehende Glykosurie auftrete, deren renaler Ursprung von Zuntz nachgewiesen wurde. Auf diesen Befund hin suchten Casper und Richter diese Substanz zur Bestimmung der funktionellen Nierendiagnose zu verwerten. Spritzt man einem Kranken 0,005 bis 0,01 ccm Phloridzin subcutan ein und führt dann auf beiden Seiten den Harnleiterkatheter ein, so soll der Urin beider Nieren unter normalen Verhältnissen zu gleicher Zeit und in gleicher Intensität die Zuckerreaction darbieten, die Ausscheidung auf beiden Seiten in gleicher Weise fortbestehen und endlich auch gleichzeitig verschwinden. Aus der Zeit, in der unter pathologischen Verhältnissen bei nachgewiesener einseitiger Nierenerkrankung die ersten Zeichen der Zuckerausscheidung auf beiden Seiten statt hat, und aus der auf beiden Seiten ausgeschiedenen Zuckermenge sollen wesentliche Aufschlüsse über das Verhalten der zweiten Niere nach der Operation erhalten werden können.

Über die Bedeutung dieser für die funktionelle Nierendiagnostik bebestimmten Methoden gehen die Ansichten der Autoren heutzutage noch vollständig auseinander. Albarran bevorzugt das Methylenblau, Casper und Richter Phloridzinglykosurie und Kryoskopie, Kapsammer verwirft die Kryoskopie und ist ein Anhänger der Phloridzinglykosurie, aber nur insoweit, als der frühe Zeitpunkt ihres Auftretens von Bedeutung ist. Kümmel hält die Blutkryoskopie für untrüglich und unentbehrlich und Israel endlich und Rovsing sprechen nach ihren bisherigen Erfahrungen der gesamten funktionellen Nierendiagnostik jede Bedeutung ab. Das war der Stand der Frage auf dem Chirurgenkongress 1905.

Noch heute, 10 Jahre seit ihrer Begründung, ist die funktionelle Nierendiagnostik eine unvollkommene Methode, von der die hervorragenden Vertreter der Nierenchirurgie erklären, dass durch sie viele Ärzte an der Vornahme einer segensreichen Operation verhindert werden.

Mit Recht macht man auf die vielen Fehlerquellen bei Ausübung der Kryoskopie aufmerksam, mit Recht wird behauptet, dass es sich bei der durch Phloridzin bedingten Zuckerausscheidung um einen pathologischen Process handelt, dessen Eintreffen gar nichts damit zu tun hat, was der Chirurg wissen will, nämlich, ob die nach der Operation zurückbleibende Niere imstande sein wird, die Ausscheidung der Stoffwechselprodukte allein zu besorgen.

Fragt man mich endlich, wie man verfahren soll, wenn es sich um die Exstirpation einer Niere handelt, so bin ich zunächst der Ansicht, dass man nichts unternehmen dürfe, was die zurückbleibende Niere schädigen könnte. Aus diesem Grunde verwerfe ich den doppelseitigen Harnleiterkatheterismus und empfehle die Anwendung des Harnleiterocclusivkatheters. In der Praxis wird ja schon vielfach in ähnlicher Weise verfahren, nur auf der kranken Seite ein Harnleiterkatheter eingelegt, und der Urin der anderen Seite durch einen in die Blase eingelegten Katheter gewonnen. Dass diese Methode unvollkommen ist, wurde schon ausführlich besprochen. Den so gewonnenen Urin mag man mittelst Kryoskopie oder nach Injection von Phloridzin auf Zucker untersuchen. Nur mit der Deutung des Befundes sei man vorsichtig, die Hauptsache wird immerhin die Beurteilung des Allgemeinbefindens sein.

Bei diesem Urteil über die bisher gebräuchlichen Methoden, den Urin jeder Niere gesondert zu gewinnen und der Wertschätzung der funktionellen Nierendiagnostik andererseits bin ich schon seit einer Reihe von Jahren bemüht, ein Verfahren zu ersinnen, das frei von den geschilderten Mängeln ist. Ein solches musste die Infectionsgefahr der gesunden Niere von vornherein ausschliessen und anderseits eine völlige Sicherheit darbieten. Zu dem Zwecke durfte der Harnleiterkatheter nur auf der kranken Seite eingelegt werden, zugleich musste dort zwischen ihm und der Harnleiterwandung ein absolut dicht schliessender Verschluss hergestellt werden. Durch die Benutzung des gleich zu schildernden Apparates glaube ich unser Ziel in vollkommener Weise erreicht zu haben. Das Wesentliche unseres Instrumentes bildet ein dünnwandiger Gummiballon, der, auf das vordere Ende eines elastischen Harnleiterkatheters aufgeschoben, ihm prall anliegt und ihn nur wenig verdickt. In diesem Zustande lässt sich der mit der Gummihülse versehene Katheter in den Harnleiter leicht einführen. Wird nun der Ballon durch Flüssigkeit genügend stark aufgebläht, so wird der Harnleiter durch die sich bildende Blase verschlossen; der von nun an in die Blase fliessende Urin kann nur von der anderen Niere herrühren.

Allerdings ist dazu nötig, dass der Ballon genügend aufgebläht ist. Da wir nun a priori keinen Anhalt haben, wann das der Fall ist, suchte ich weiterhin einen exakten Beweis dafür zu gewinnen, dass der Verschluss wirklich ein absoluter sei. Es ist das dadurch möglich, dass man nach Aufblähung des Ballons oberhalb desselben eine intensiv färbende, sonst indifferente Flüssigkeit, etwa Methylenblaulösung, in dem Harnleiter deponiert. Solange dann der aus der Blase abfliessende Urin ungefärbt ist, kann keine Vermischung mit dem Urin der kranken Niere vorliegen.

Um dieses Einspritzen einer Farbstofflösung oberhalb des aufgeblähten Ballons zu ermöglichen, benutzen wir nicht einen einzelnen, sondern zwei dünne, parallele, neben einander verlaufende, zu einem dünnen Strange vereinigte Harnleiterkatheter, von denen der eine b (Fig. 114)[1]) in den Ballon c, der andere a oberhalb des letzteren frei in den Harnleiter einmündet. An ihrem äusseren Ende sind die vereinigten Katheter mit einem Konus k versehen, an dessen Seite der zweite Kanal a mündet, während sich die Öffnung des in den Ballon einmündenden Kanales b an der freien Endfläche des Konus befindet. Ein auf diesen Konus aufschiebbares, mit zwei Hähnen t^a und t^b versehenes Verschlussstück ermöglicht es, mittelst zweier kleiner Spritzen je nach Wunsch Flüssigkeit durch den einen oder anderen Kanal zu injicieren.

Der Fernstehende wird sich kaum eine Vorstellung von den technischen

---

1) Diese Figur ist nach verschiedenen Richtungen mangelhaft. Das ganze Instrument erscheint zu dick, die Kanäle zu eng. Die Buchstaben t^a und t^b müssen umgekehrt stehen.

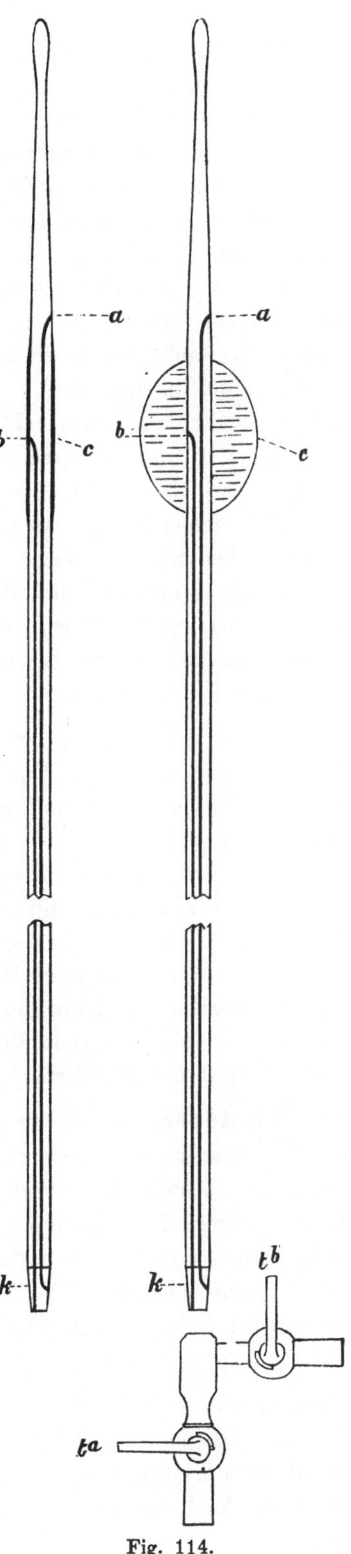

Fig. 114.

Schwierigkeiten machen, die die Anfertigung dieses Apparates darbot. Aufrichtig dankbar bin ich der Firma L. und H. Löwenstein in Berlin und der Firma Delamotte in Paris, speziell dem liebenswürdigen Chef der letzteren, Herrn Rondeau, dass dieselben jetzt endlich gelöst sind. Lange Zeit ist dazu allerdings nötig gewesen. Schon auf dem internationalen Congress in Madrid im Jahre 1902 habe ich einen äusserlich fertigen Harnleiter-Okklusivkatheter demonstriert. Bis zu der Sicherheit aber und Zuverlässigkeit, welche die Instrumente in der Praxis verlangten, verging noch viel Zeit: Die Schwierigkeiten waren aber auch seltene. Trotz der Kombination von zwei nebeneinander verlaufenden Kathetern durfte das Gesamtinstrument eine mässige Stärke nicht überschreiten. Beistehende Zeichnung lässt das Instrument viel zu stark erscheinen. Die jetzigen Instrumente sind im Querschnitte schwach oval und entsprechen im Umfange Nr. 8—9 der Charrièreschen Filière. Sie lassen sich bei den meisten Kranken ohne Schwierigkeit einführen, in den seltenen Ausnahmen wenigstens nach vorausgegangener Ausdehnung des orific. ureteric. Weiter musste der Kanal, durch den die Farbstoffflüssigkeit injiciert wird, durch den man aber auch vorher den Urin der kranken Seite gewinnen will, eine gewisse Weite haben. Durch die jetzigen Instrumente können mit Leichtigkeit in 10 Minuten 16—17 ccm abfliessen, was jedem Bedarf entspricht.

Grosse Schwierigkeit verursachte lange Zeit die Gewinnung eines geeigneten Gummiballons. Derselbe soll nach dem Aufziehen auf den kombinierten Katheter straff anliegen und ihn nur wenig verstärken. Er genügt diesen Ansprüchen jetzt in vollkommenster Weise. Auch seine Ausdehnbarkeit ist eine beträchtliche. Man kann, ohne ein Platzen befürchten zu müssen, 10—12 ccm Flüssigkeit injicieren. Er bietet weiterhin eine gute Festigkeit dar und lässt sich erst bei beträchtlichem Drucke sprengen; eine solche Anfüllung verträgt er mehrere Tage hindurch ohne Schaden. Auch eine genügende Sterilisation kann man dem Instrument angedeihen lassen, nämlich dieselbe wie einem gewöhnlichen Harnleiterkatheter; die Desinfektion mit Sublimat und mit Jodoformdämpfen wird in gleicher Weise ausgehalten.

Die Anwendung unserer Methode gestaltet sich nun in folgender Weise: Ist die erkrankte resp. die für einen chirurgischen Eingriff bestimmte Seite festgestellt, besteht kein vorher zu beseitigender Blasenkatarrh, so wird zunächst mehrere Tage hindurch durch systematisch gleichmässige Kost für ein regelmässiges Funktionieren des harnabsondernden Apparates gesorgt. Zahlreiche, nach bewährten Regeln vorzunehmende Urinuntersuchungen ergeben ein möglichst klares Bild über den Verlauf der Stickstoffausscheidung.

Selbstverständlich müssen an dem Tage, an dem die Ausführung unserer Untersuchung erfolgt, die Ernährungsverhältnisse die gleichen sein wie an den vorausgegangenen Tagen. Zur Vorbereitung der Blase wird die gewöhnliche Borsäurelösung benutzt, der aus gleich zu besprechenden Gründen ein wenig Acid. salicylic., etwa 1,0:4500,0 zugesetzt ist. Sind damit die nötigen

Spülungen erfolgt, ist die Blase endlich mit 150 ccm dieser Flüssigkeit angefüllt, so wird unser oben beschriebener aufblähbarer Okklusivkatheter wie ein gewöhnlicher Harnleiterkatheter in die Blase und von da in den Harnleiter der kranken Seite eingeführt. In der grossen Mehrzahl der Fälle gelingt das ohne Schwierigkeit. Nur selten, noch nicht in 10 % der Fälle, lässt sich unser Okklusivkatheter nicht genügend tief, sondern nur bis an den Anfang des aufblähbaren Ballons, einführen. Bei diesen Kranken muss das orific. des Harnleiters vorher erweitert werden. Denn nur um diese engste Stelle handelt es sich, die unmittelbar dahinter liegende Harnleiterpartie zeigt sich in allen Fällen genügend weit und lässt ohne Schwierigkeit viel stärkere Instrumente hindurchtreten, als die von uns benutzten sind. Um eine solche enge Harnleitermündung zu erweitern, wird zunächst der Harnleiter-Okklusivkatheter, der sich soeben nicht genügend tief einführen liess, herausgezogen und eine um 2—3 Nummern stärkere, mit langer, beweglicher Spitze versehene, derbe, konische Bougie durch dasselbe Harnleiterkystoskop in die Blase eingeführt. Ist ihre Spitze unter Leitung des Auges in die Harnleiteröffnung eingedrungen, so wird sie zuerst vorsichtig und später allmählich mit mehr Gewalt immer tiefer eingeführt, bis auch der stärkste Teil in die Harnleitermündung eingedrungen ist. Man kann zu diesem Zwecke eine gewöhnliche Harnröhrenbougie nehmen, deren Länge genügt völlig. Alsbald wird die tief in den Harnleiter eingedrungene Bougie wieder herausgenommen und darauf der Okklusivkatheter von neuem eingeführt. Er lässt sich dann leicht durch die erweiterte Öffnung beliebig tief in den Harnleiter vorschieben. Endlich werden die Metallteile des Instrumentes in gewöhnlicher Weise herausgenommen, und zum Schluss ein dünner elastischer Katheter neben dem unverrückten Okklusivkatheter in die Blase eingeführt und letztere durch sanftes Vor- und Zurückschieben desselben nach Möglichkeit entleert. Von nun an beginnt das Aufsammeln der für die Untersuchung bestimmten Flüssigkeiten.

Aus dem in die erkrankte Seite eingeführten Harnleiterkatheter gewinnen wir den unvermischten Urin dieser Niere, wobei allerdings zunächst vor dem künstlichen Verschlusse des Harnleiters ein grösserer oder geringerer Teil verloren gehen kann. Während derselben Zeit liefert der in die Blase eingelegte Katheter den aus der anderen Niere herabfliessenden Urin, verunreinigt mit dem in der Blase verbliebenen Rest der Spülflüssigkeit und dem Teile des Urins, der, aus der kranken Niere stammend, neben dem eingeführten Harnleiterkatheter in die Blase hineingelangt. Diese zunächst aus dem Blasenkatheter abfliessende Flüssigkeit ist also für die Untersuchung ungeeignet. Die Verunreinigung durch den Rest der vor Beginn der Untersuchung in die Blase injicierten Borsäurelösung ist nicht unbedeutend; es ist schwer begreiflich, dass man diese Tatsache bisher völlig ignoriert hat; zweifellos müssen dadurch die Resultate der bald nach Beginn des Versuches gewonnenen Resultate fälschlich beeinflusst werden. Dieser nicht unbeträchtliche Rest und sein erst spätes Verschwinden lässt sich dadurch leicht exakt

nachweisen, dass man die reinigenden Ausspülungen und die endliche Anfüllung der Blase mit einer Borsäurelösung ausführt, der etwas Acid. salicylic.
zugesetzt ist. Entfernt man diese Lösung auch nach dem Einführen des
Harnleiterkatheters durch vorsichtiges Vor- und Zurückschieben des in die
Blase eingelegten elastischen Katheters nach Möglichkeit, so kann man doch
noch längere Zeit, meist bis zu einer halben Stunde, durch Untersuchung der
aus der Blase abfliessenden Flüssigkeit mit Liq. ferri. sesquichlorat. nachweisen, dass die Salizylsäure noch nicht entfernt war.

Bis dieser Moment eingetreten ist, hat die Untersuchung des aus der
gesunden Seite abfliessenden Urins natürlich keine Bedeutung; wir werden
uns zunächst damit begnügen, den Urin der notorisch kranken Seite zu
sammeln. Dafür sind besondere Maßnahmen nicht erforderlich, zunächst
auch kein Aufblähen des Ballons.

Haben wir endlich durch wiederholte Proben festgestellt, dass der absichtlich im Beginn des Versuches zugesetzte Testzusatz des Blaseninhalts
völlig geschwunden ist, und letzterer nur aus dem Sekret der zweiten Niere
inklusive ihres Nierenbeckens, aus dem Blasensekrete selbst und aus dem
neben dem eingeführten Harnleiterkatheter abfliessenden Urin der zweifellos
kranken Niere bestehen könne, so wird durch Aufblähen des Ballons ein
völliger Abschluss des Harnleiters der kranken Seite erzielt. Zu diesem
Zwecke wird durch den in den Ballon mündenden Canal mittelst einer kleinen
Spritze eine entsprechende Menge Wasser eingespritzt. Wir haben die damit
zu erzielende Verstopfung des Harnleiters der kranken Seite ursprünglich
durch eine möglichst pralle Anfüllung des im Harnleiter befindlichen Ballons
zu erzielen gesucht. Das ist nicht nötig, ja zweifellos unrichtig. Meist genügt die Injection einer kleinen Spritze (42 Tropfen), um den Ballon genügend aufzublähen und den Harnleiter für eine Reihe von Stunden fest
abzuschliessen. In vielen Fällen gibt uns die Empfindung des Kranken
selbst ein richtiges Maß; bei genügender Anfüllung des Ballons empfindet
er an der betreffenden Stelle meist einen leichten Schmerz, der sich aber
bald verliert; es wird das durch die anschmiegende, nachgiebige Beschaffenheit des Ballons bedingt. Von jetzt an werden wir eine kurze Zeit, d. h.
bis zur Gewinnung von genügend reichlichen Urinmengen, die Urine beider
Nieren gesondert auffangen, und zwar den der kranken durch den Harnleiterkatheter, den der anderen durch den Blasenkatheter, und nachher sicher
sein können, dass die beiderseitigen Urine unvermischt nach
aussen entleert werden, wenn nach später erfolgter Injection
von Methylenblaulösung der aus der Blase abfliessende
Urin weiterhin ungefärbt entleert wird. Es ist das der exakte
Beweis dafür, dass der Verschluss durch den aufgeblähten Ballon ein vollkommener war.

Nach erfolgter Injection von Farbstofflösung fliesst der Urin der zweiten
Seite weiterhin aus dem Blasenkatheter ab; solange er keine blaue Färbung

zeigt, ist er sicher frei von Beimischung von der kranken Seite. Möglich ist nur Verunreinigung durch Beimischung von pathologischen Produkten der Blase, wie bei Cystitis. Doch ist bei dieser Komplikation eine solche Verunreinigung durchaus nicht nötig. Wir haben bei Ausübung unserer Methode in Fällen von beträchtlicher Cystitis wiederholt gefunden, dass der klare Urin der gesunden Niere aus dem Harnblasenkatheter lange Zeit völlig klar nach aussen entleert wurde, dass aber bei Ausspülung der Blase alsbald mit Unreinigkeit vermischte Flüssigkeit herausbefördert wurde.

Der Kranke pflegt nach Aufblähung des im Harnleiter liegenden Ballons und nach Injection der Methylenblaulösung meist für lange Zeit keine weiteren Beschwerden zu haben, es sei denn die durch die unbequeme Lage auf dem Tisch bedingten. In anderen Fällen stellt sich bald ein peinlicher Druck in der katheterisierten Seite ein. Oft hat der Patient selbst das deutliche Gefühl, als ob dieser an Intensität zunehmende spannende Druck auf der betreffenden Seite von unten nach oben heraufsteigt. Dieser Druck kann für den Kranken belästigende Grade erreichen, hört aber sogleich auf, wenn man den Hahn, durch den die Methylenblaulösung eingespritzt ist, öffnet. Es fliesst dann die injicierte Flüssigkeit samt dem seither producierten Urin ab. Um die früheren Verhältnisse wiederherzustellen, kann man dann von neuem etwas Methylenblaulösung nachspritzen und auf diese Weise, ohne die Beschwerden des Kranken zu steigern, den Versuch stundenlang fortsetzen, d. h. beliebig lange den Urin der anderen Seite gesondert gewinnen. Sollte weiterhin das Bedürfnis entstehen, bei länger fortgesetztem Versuch wiederum von neuem das Sekret der kranken, katheterisierten Niere gesondert zu erhalten, so öffnet man das äussere Ende des in den Harnleiter führenden Kanals. Es fliesst dann zunächst die injicierte Methylenblaulösung und die aufgespeicherte Urinlösung ab, dann aber die weiterhin producierte Harnmenge, zunächst noch intensiv blau gefärbt, bald aber schon mehr und mehr farblos, bis die nunmehr rein urinös gefärbte Urinmenge wieder für die verschiedenen Methoden der Urinuntersuchung geeignet ist.

Mit unserer Untersuchungsmethode sind wir endlich imstande, den Harnleiter der kranken Seite beliebig lange so zu verschliessen, dass die kranke Niere für die betreffende Zeit völlig ausgeschaltet ist, und können beobachten, welchen Einfluss eine so lange Ausschaltung des Organs auf den Gesamtorganismus ausübt.

Nicht besonders bemerkt zu werden braucht, dass wir während der Ausübung unserer Untersuchung auch Phloridzinlösung injicieren und in bekannter Weise prüfen können, wie sich die Zuckerausscheidung aus beiden Nieren gestaltet.

Ist der Versuch erfolgreich so lange fortgesetzt, bis wir genügende und unter den uns interessierenden Verhältnissen gewonnene Urinmengen aus beiden Nieren erlangt haben, wünschen wir ihn daher zu beendigen, so wird der zum Ballon führende, am äusseren Ansatz befindliche Hahn geöffnet und der Inhalt herausgelassen. Es fällt damit der Ballon zusammen, worauf bald intensiv blaugefärbte Flüssigkeit aus dem in der Blase liegenden Katheter herausfliesst.

Zum Schlusse werden endlich dieser Katheter sowie der eigentliche Okklusivkatheter herausgezogen. Spült man letzteren ab und bläht darauf den Ballon mässig auf, so sieht man, wie am oberen Pol desselben gleichmässig um den Katheter herum eine runde Partie intensiv blau gefärbt ist; es entspricht dies der durch den Ballon ausgeweiteten Partie des Harnleiters, an der der Ballon während des Versuches frei mit der Methylenblaulösung in Berührung war.

Über die Überlegenheit der geschilderten Untersuchungsmethode vor den bisher geübten kann kein Zweifel bestehen; sie allein gewährt bei völliger Schonung der zweiten Niere absolute Zuverlässigkeit.

Bestehen nun dieser Überlegenheit unserer Untersuchungsmethode gegenüber auch Mängel, und welcher Natur sind dieselben? Zunächst ist das Instrumentarium, dessen wir uns bedienen müssen, etwas umständlicher Natur und bedarf einer vorsichtigen und zarten Behandlung. Es steht zu befürchten, dass ungeschickte und technisch ungeübte Untersucher oft einen Misserfolg haben werden und dann den Misserfolg nicht ihrem Ungeschick, sondern der Methode zuschreiben werden. Zweitens wird sich der Preis des Instrumentariums etwas hoch stellen; allerdings wird der eines Harnleiter-Okklusivkatheters nie den zweier einfacher Harnleiterkatheter übertreffen, die man doch sonst für die zuverlässige gesonderte Gewinnung des Urins beider Nieren benutzen müsste.

Wie schon erwähnt, ist weiterhin ein Harnleiter-Okklusivkatheter etwas stärker als ein gewöhnlicher Harnleiterkatheter. Demgemäss muss auch das Kystoskop, durch das er eingeführt wird, etwas stärker sein, aber immer noch nicht so stark wie ein Kystoskop, durch das man auf einmal zwei Harnleiterkatheter einschiebt. Die von uns benutzten Instrumente haben den gleichen Umfang wie eine Sonde von Nr. 25 Charrière. Schon oben ist erwähnt, dass in seltenen Fällen der Harnleiter-Okklusivkatheter wegen seiner grösseren Stärke sich nicht in den Harnleiter einführen lässt. Die Katheterspitze dringt wohl leicht in die Harnleitermündung ein, lässt sich wohl auch bis an den Ballon vorschieben, sitzt dann aber fest; bei jedem Versuch, ihn tiefer vorzuschieben, bäumt sich der Katheter auf, ohne tiefer einzudringen. Das Hindernis liegt in solchen Fällen stets nur in der Enge der Harnleitermündung. Unmittelbar hinter ihr besitzt das Innere des Harnleiters ein viel weiteres Lumen und würde viel stärkere Instrumente ohne alle Schwierigkeit aufnehmen. Das orificium des Harnleiters lässt sich nun, wie Albarran schon vor langer Zeit gezeigt hat, leicht und in hohem Grade ohne Schaden und ohne Beschwerden erweitern. Eine solche Erweiterung wird man heutzutage ebensowenig zu befürchten haben, wie die Erweiterung der äusseren Harnröhrenmündung. Oben ist ausführlich besprochen worden, in welcher Weise die Erweiterung vorgenommen wird.

In den Harnleiter eingeführt kann der Okklusivkatheter trotz seines etwas stärkeren Kalibers niemals einen irritierenden Einfluss auf den Harnleiter oder gar auf den anderen Ureter ausüben. Dazu ist das Lumen des Harnleiters ein viel zu weites. Auch durch ein sachgemässes Aufblähen des Ballons ist das nicht zu befürchten. Man kann sich davon leicht durch die Prüfung des vor und nach dem Aufblähen aus dem Harnleiterkatheter abfliessenden Urins überzeugen und findet, dass beide Portionen die gleichen Eigenschaften haben.

IV.

Die Bedeutung der Kystoskopie für die Therapie der Harn- und Blasenleiden.

Wichtigkeit der Frühdiagnose. — Divertikel. — Blasenkatarrh. — Fremdkörper und Steine. — Blasengeschwülste, Exstirpation derselben per vias naturales.

Wir haben noch zu untersuchen, welchen Nutzen unsere Untersuchungs-Methode bisher für die Therapie der Krankheiten der Harnwege gebracht hat.

Von grösster Bedeutung ist zunächst der Umstand, dass eine grosse Anzahl von Krankheiten jetzt viel früher mit Sicherheit erkannt werden und infolge dieser früheren Diagnose auch früher zu einer rationellen Behandlung gelangen.

Wir haben im vorigen Abschnitt ausführlich auseinandergesetzt, wie die Kystoskopie ihrer ganzen Natur nach für die Gewinnung einer frühen Diagnose geeignet ist. Während uns die anderen Untersuchungs-Methoden über die pathologischen Veränderungen der Blase um so zuverlässiger unterrichten, je vorgeschrittener und ausgebreiteter dieselben sind, gibt umgekehrt das Kystoskop gerade im Beginn des Leidens die schönsten und klarsten Bilder. Auch die Zartheit unserer Untersuchungs-Methode ist der Erzielung einer Frühdiagnose günstig. Selbst ängstliche Kranke lassen sich zu einer frühen Zeit ihres Leidens zur Vornahme der Kystoskopie bewegen

Gewiss ist eine solche Frühdiagnose auch bei Krankheiten anderer Organe von Wichtigkeit; stets wird eine rationelle Behandlung um so erfolgreicher sein, je früher sie angewandt wurde. Bei den Krankheiten der Harnorgane und speziell bei denen der Harnblase ist das in ganz besonderem Maße der Fall. Wird die Harnblase der Sitz einer Erkrankung, so nehmen nicht nur die pathologischen Veränderungen dieses Organes an Umfang und Schwere zu; in solchen Fällen stellt sich langsam und allmählich, aber mit unheimlicher Sicherheit das Gespenst, das hinter allen Krankheiten der Blase steht, die Pyelonephritis ein. Sie pflegt die Scene zu beschliessen, nicht das Blasenleiden; ihr erliegen die Kranken, wenn sie zu spät zum operativen Eingriff gelangen. Wird aber infolge rechtzeitiger Diagnose die notwendige Operation früh vorgenommen, so hat es der Chirurg nur mit der Blase zu tun, die seinen Eingriffen gegenüber günstige Chancen bietet.

Aber auch abgesehen von der Erzielung einer frühzeitigen erschöpfenden Diagnose hat die Kystoskopie auf die rationelle Behandlung der einzelnen Blasenleiden den günstigsten Einfluss ausgeübt.

Schon der durch das Kystoskop ermöglichte exacte Nachweis von Divertikeln wird in manchen Fällen ein therapeutisches, über die Diagnose hinausgehendes Interesse darbieten. In der im Divertikel auch bei entleerter Blase zurückbleibenden Menge zersetzten Urins ist in Fällen von hartnäckigem Blasenkatarrh so oft die Ursache der geringen Wirkung der Blasenausspülungen zu suchen. Haben wir in solchen Fällen den Sitz eines grösseren Divertikels festgestellt, so werden wir den Kranken bei den Ausspülungen eine Lage einnehmen lassen, in welcher der Inhalt des Divertikels der Schwere folgend am besten ausfliessen kann. Sitzt die Aussackung an geeigneten Stellen, so wird man durch entsprechenden Druck von aussen auf ihre völlige Entleerung hinwirken können. In wieder anderen Fällen wird es uns gelingen auf Grund des kystoskopischen Befundes geeignet gekrümmte Katheter in das Divertikel selbst einzuführen und dasselbe direkt mit desinficierenden Lösungen auszuwaschen.

Auch hinsichtlich des Katarrhs der Blasenschleimhaut wird in gewissen Fällen die kystoskopische Untersuchung der Therapie wertvolle Winke geben, indem sie uns ein klares Bild hinsichtlich der Extensität und Intensität des Processes liefert. Für die Behandlung der Blasengeschwüre, insbesondere der tuberkulösen, hat Schatz[1]) in der vollkommenen Excision der betr. Blasenpartie ein neues radikales Operationsverfahren gegründet, das in einem Falle, in dem die tuberkulöse Natur der geschwürigen Processe über alle Zweifel erhaben war, ein glänzendes Resultat ergeben hat. Je frühzeitiger derartige Geschwüre mit dem Kystoskop in der Blase erkannt werden, um so mehr wird auch beim Manne ein radikales Verfahren indiciert sein.

Mag man über die etwaigen Erfolge einer energischen lokalen Behandlung bei Tuberkulose der Blase noch so pessimistisch denken, so wird man doch zugeben müssen, dass bei primären Tuberkuloseeruptionen die Zerstörung derselben mittelst des Galvanokauters Heilung erzielen kann.

Eine grosse praktische Bedeutung hat jetzt die Kystoskopie erlangt, nachdem durch Freudenberg die Leistungsfähigkeit der so lange wenig beachteten Bottinischen Operation bei Prostatahypertrophie nachgewiesen ist. Bedarf es doch der kystoskopischen Untersuchung, um zu unterscheiden, ob es sich im einzelnen Falle wirklich um ein durch Wulstung der das orific. urethr. int. umgebenden Falte entstandenes Hindernis oder um einen senilen arteriosklerotischen Process handelt, der bekanntlich einen ähnlichen

---

[1]) Schatz, Über Geschwüre der Harnblase. Arch. f. Gyn. Bd. 29. p. 53. 1887.

Symptomencomplex, Schwierigkeit der Harnentleerung und Residualharn, darbieten kann. Selbstverständlich ist der genannte Eingriff im letzteren Falle zu verwerfen, aber auch bei Prostatahypertrophie ist es vorteilhaft, sich vor der Bottinischen Operation genau über die lokalen Verhältnisse zu unterrichten und festzustellen, nach welcher Richtung hin die galvanokaustischen Einschnitte vorzunehmen sind.

Auf die Bedeutung einer präcisen Diagnose für die Entfernung von Steinen und Fremdkörpern aus der Blase braucht wohl nicht besonders hingewiesen zu werden. Namentlich bei weichen Fremdkörpern wird das oft so schwierige Fassen derselben wesentlich erleichtert werden, wenn man sich erst durch das Kystoskop genau über den Sitz und die Lage informieren kann und unmittelbar darauf mit geeigneten Instrumenten eingeht und die Extraction bewerkstelligt. Was man auf diese Weise erreichen kann, zeigt mein oben mitgeteilter Fall, in dem es mir gelang, auf Grund des endoskopischen Befundes einen kurzen, in der Blasenwand festsitzenden Faden mit dem Lithotriptor zu fassen und herauszuziehen. Bei genügender Beherrschung der kystoskopischen Technik wäre es sicher auch in dem oben citierten Nicoladonischen Falle möglich gewesen, die Nadel mittelst eines

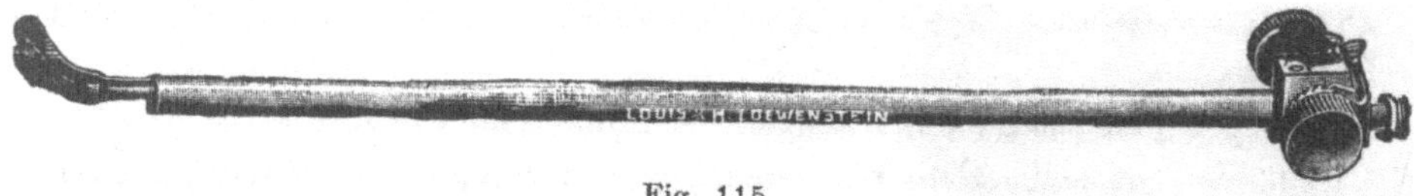

Fig. 115.

geeigneten lithotriptischen Instrumentes am Kopf zu fassen und durch die Harnröhre herauszuziehen. Man hätte dem Kranken auf diese Weise die blutige Eröffnung der Blase ersparen können.

Einen weiteren Fortschritt haben wir darin zu begrüssen, dass es uns jetzt gelingt, Fremdkörper direct unter Leitung des Kystoskopes zu fassen und zu extrahieren. Solche Erfolge wurden zuerst bei Frauen erzielt, die sich nicht selten Haarnadeln in die Blase einführen, und bei denen es meist leicht gelingt, dieselben mittelst eines einfachen Häkchens zu fassen und zu extrahieren. Man führt zu dem Zweck zunächst das Kystoskop und neben demselben das Häkchen ein, sucht dann die Haarnadel auf und zwar die in der Nähe ihrer Krümmung gelegene Partie. Darauf umschlingt man einen Schenkel der Nadel möglichst nahe am Scheitel und zieht dasselbe neben dem Kystoskop heraus. Die Haarnadel ist dann meist glücklich herausbefördert. Zur Extraktion von Fremdkörpern beim Manne können wir uns mit gleich gutem Erfolge der in Fig. 115 abgebildeten, zu dem später zu schildernden Operationskystoskop gehörenden pinzettenartigen Vorrichtung bedienen, die es ermöglicht, unter Leitung des Auges den betr. Fremdkörper so zu fassen, dass seine Extraction leicht gelingt.

Von besonderer Bedeutung aber hat sich weiterhin die Kystoskopie für die Entwicklung der Lithotripsie erwiesen, die noch vor kurzem von hervorragenden Chirurgen so sehr angefeindet wurde.

Der gewichtigste Einwand, der gegen sie erhoben wurde, ist der, dass nach ihr öfter als nach anderen Operationen abgesprengte Stücke in der Blase zurückbleiben, die zu unmittelbaren Recidiven Veranlassung geben. Von diesem Vorwurf kann die Lithotripsie jetzt durch die Kystoskopie in der vollkommensten Weise befreit werden. Schon seit vielen Jahren hatte ich es mir zur Regel gemacht, alle von mir mittelst Litholapaxie operierten Kranken nach einigen Wochen mit dem Kystoskop zu untersuchen; man kann dann mit grösster Sicherheit feststellen, ob wirklich alles entfernt ist Ich bin dabei aber nicht stehen geblieben, sondern übe jetzt seit langem die kystoskopische Kontrolle so aus, dass ich sie am Schluss der Litholapaxie selbst ausführe. Früher hielt man die Operation für abgeschlossen, wenn die eigentliche Zertrümmerung beendet und beim Auspumpen kein Anschlag mehr zu hören war. Nur in zu zahlreichen Fällen zeigte es sich, dass auch bei der von geschicktesten Operateuren ausgeführten Lithotripsie noch Fragmente zurückgeblieben waren. Diesem Übelstand abzuhelfen, führe ich, wenn beim Auspumpen kein Anschlag mehr wahrzunehmen ist, das Kystoskop ein. Um nun jedes unnütze Einführen von Instrumenten, das ja bekanntlich den Hauptreiz bei der Lithotripsie bildet, zu vermeiden, habe ich den zur Entfernung der Steintrümmer einzuführenden Evacuationskatheter so einrichten lassen, dass er, wie Fig. 37 zeigt, nach Einschieben des mit dem optischen Apparat versehenen Mandrins sogleich als Kystoskop dient. Findet man mit diesem kein Fragment mehr, so ist mit Sicherheit alles entfernt. Der Kranke braucht nach der Operation in keiner Weise durch eine nochmalige Untersuchung belästigt zu werden. Finden sich aber noch mehr oder weniger reichliche Trümmer, so wird man dieselben auf Grund der lokalen Orientierung meistens leicht weiter zertrümmern und herausbefördern können.

Ich glaube, für mich das Verdienst in Anspruch nehmen zu können, durch die intensive Ausnutzung der Kystoskopie für die Litholapaxie dieser Operation die letztmögliche Vervollkommnung verschafft zu haben.

Hinsichtlich der „eingekapselten Steine" wird die erst durch unsere Untersuchungsmethode mögliche Erkenntnis aller Verhältnisse auf die Behandlung den günstigsten Einfluss ausüben; hier wird der endoskopische Befund direct die oft so schwierige Wahl der im einzelnen Falle vorteilhaftesten Operation bestimmen. Für wenige seltene Fälle, in denen sich kleine Steine in Divertikeln befinden, ist, wie ich in einem Falle erproben konnte, das soeben zur Extraction von Fremdkörpern erwähnte, zum Operationskystoskop gehörige Instrument geeignet. Einem allgemeinen Gebrauch desselben zur Zertrümmerung kleiner Steine möchte ich allerdings nicht das Wort reden. Für eine geübte feinfühlige Hand genügt das Gefühl, das uns bisher bei der Lithotripsie leitete, völlig. Schon die leicht eintretende Blutung, die ja dem weiteren Sehen bald Schranken setzt, hindert eine längere erfolgreiche Anwendung unseres mit dem Kystoskop verbundenen lithotriptischen Instrumentes.

Wir kommen nun zu den Neubildungen der Blasenwand. Auf die hohe Bedeutung, welche die Kystoskopie für die erfolgreiche Behandlung derselben dadurch gewinnt, dass sie allein in der Praxis eine frühe Diagnose ermöglicht, ist schon hingewiesen worden. Aber auch sonst ist die genaue Kenntnis des Sitzes und der übrigen Eigenschaften der Geschwulst in vollstem Maße geeignet, die Operation zu erleichtern. Es gilt dies insbesondere auch für den hohen Blasenschnitt. Ist uns der Sitz des Tumors genau bekannt, so werden wir schon den Einschnitt so einrichten, dass das Messer dem Tumor nicht zu nahe kommt und eine ungelegene Blutung herbeiführt.

Einen besonderen Vorteil scheint mir die endoskopische Untersuchung für die Operation der Blasengeschwulst auch dadurch zu gewähren, dass sie uns darüber belehrt, welche Teile der Blasenwand gesund sind. Es ist bekannt, wie leicht sich nach hoher Eröffnung der Blase ein oder der andere Teil ihrer Wandung der Inspection entzieht. Haben wir uns vorher mit dem Kystoskop überzeugt, dass ein grosser Teil der Blaseninnenfläche, z. B. ihre ganze rechte Hälfte, gesund ist, so brauchen wir uns bei der Operation um diesen Teil gar nicht zu bekümmern.

Viel bedeutender aber ist ein anderer Fortschritt in der Behandlung der Blasengeschwülste, den die weitere Ausbildung der kystoskopischen Technik ermöglicht hat. Wie die Laryngoskopie und die Rhinoskopie uns die Neubildungen der betreffenden Organe nicht nur in klarster Weise zur Anschauung bringt, sondern uns auch gestattet, dieselben durch die natürlichen Canäle hindurch ohne blutige Voroperation in der für den Kranken schonendsten Weise zu exstirpieren, so setzt uns die Kystoskopie in den Stand, Neubildungen der Blasenwand ebenfalls per vias naturales durch die unverletzte Harnröhre zu entfernen. Die Kystoskopie hat somit ein neues Operationsverfahren im Gefolge, das ähnliche Vorteile wie die intralaryngealen Methoden darbietet und dem Kranken die Schrecken einer blutigen Operation erspart.

Allerdings ist diese intravesicale Methode auf die gutartigen Blasengeschwülste beschränkt.

Trotz dieser Beschränkung hat sich die neue, von mir begründete intravesicale Operationsmethode bisher als segensreich erwiesen und wird es in Zukunft in immer steigendem Maße werden. Manche Autoren allerdings halten die meisten Blasengeschwülste für bösartig und betrachten die gutartigen als Seltenheiten. Diese Auffassung muss ich auf Grund einer fast überreichen Erfahrung als unbedingt unzutreffend bezeichnen. Ich selbst habe 177 Fälle von gutartigen Blasengeschwülsten beobachtet und besitze von denselben 170 mikroskopische Präparate, die über die Natur des Leidens keinen Zweifel lassen.

Auf Grund dieser persönlichen Erfahrungen glaube ich, dass die gutartigen Geschwülste der Blase viel häufiger sind, als im allgemeinen angenommen wird. Namentlich erscheint die sich wesentlich auf die Autorität Rokitanskys stützende Ansicht, dass die meisten zottigen Blasengeschwülste krebsartig seien, unhaltbar. Die von dem genannten Autor für diese Neubildung gebrauchte Bezeichnung „Zottenkrebs" hat viel Verwirrung gestiftet; wird doch in dem sonst so vortrefflichen Lehrbuch von Ziegler[1]) die Bezeichnung „papillöses Fibrom" und „Zottenkrebs" synonym gebraucht.

Geschichtlich ist hinsichtlich des Versuchs, Blasengeschwülste intravesikal zu entfernen, zu erwähnen, dass schon Civiale Zotten, die an der inneren Harnröhrenmündung sitzen sollten, mit seinem Trilabe entfernte. Grünfeld gelang es, durch einen endoskopischen Tubus die Geschwulst einer Frau stückweise mit einem kleinen Schlingenträger abzuschneiden; er will diese Operation auch beim Manne ausgeführt haben. Die Schwierigkeiten dieses Eingriffes bei der Kleinheit der Schlinge, der Blutung etc. liegen auf der Hand; es ist begreiflich, dass Grünfelds Versuche keine Nachahmung gefunden haben.

Das Kystoskop schien berufen zu sein, auch nach dieser Richtung einen Fortschritt zu ermöglichen. Sieht man eine kleine Geschwulst so zierlich und deutlich vor sich, so liegt der Gedanke nahe, dieselbe durch geeignete per urethram eingeführte Instrumente zu vernichten. Nachdem es mir in einem Fall gelungen war, einen in der Wand sitzenden kurzen Seidenfaden nach Herausnahme des Kystoskopes auf Grund der kystoskopischen Orientierung mit einem dünnen Lithotriptor zu fassen und zu extrahieren, musste es leicht erscheinen, einen kleinen kystoskopisch diagnosticierten Polypen ebenfalls mit einem Lithotriptor zu fassen; die kleine Geschwulst sollte dann wiederholt mit dem Instrument gefasst und durch Zuschrauben desselben nekrotisiert werden. Eine Ausführung dieser Methode war mir beim Fehlen eines geeigneten Falles unmöglich. Antal aber hat in zwei Fällen kleine Polypen, die er mit dem Kystoskop gesehen, mit einem Lithotriptor gefasst und abgerissen. Das dürfte ungefähr alles sein, was über bisherige Versuche der intravesicalen Entfernung von Blasengeschwülsten bekannt ist.

Mich selbst hat die Frage seit Jahren nicht ruhen lassen [2]). Namentlich die nach Sectio alta auch bei radicaler Entfernung einer gutartigen Geschwulst nicht selten auftretenden Recidive stachelten mich immer von neuem an, eine Methode zu finden, die es ermöglichte, wenigstens kleine Geschwülste durch die Harnröhre ohne blutige Voroperation zu entfernen. Wie die folgenden Seiten zeigen werden, ist dieses Ziel über Erwarten vollständig erreicht. Dachte ich zunächst nur daran, die Methode in frischen Fällen von Recidiven oder überhaupt nur bei ganz kleinen Geschwülsten anzuwenden, so

---

1) Ziegler. Lehrbuch der spec. pathol. Anatomie. 1892. p. 786.
2) Nitze, Das Operationskystoskop. Centralbl. f. Chirurgie. 1891. N. 51.

hat sie sich später auch zur radikalen Entfernung grosser Geschwülste, ja überhaupt der überwiegenden Mehrzahl gutartiger Blasengeschwülste als geeignet erwiesen.

Ich unterlasse es, näher auf unsere Vorversuche einzugehen und begnüge mich in folgendem die Methode zu schildern, wie sie jetzt nach vielen Versuchen als abgeschlossen vor uns liegt, und sich in einer grossen Reihe verschiedenartiger Fälle als praktisch und wirksam erwiesen hat.

Unser Operationsplan geht dahin, dass wir zunächst die prominierenden Teile der Geschwulst mit einer Platinschlinge in einer oder mehreren Sitzungen abschneiden und die restierende Basis dann durch intensive

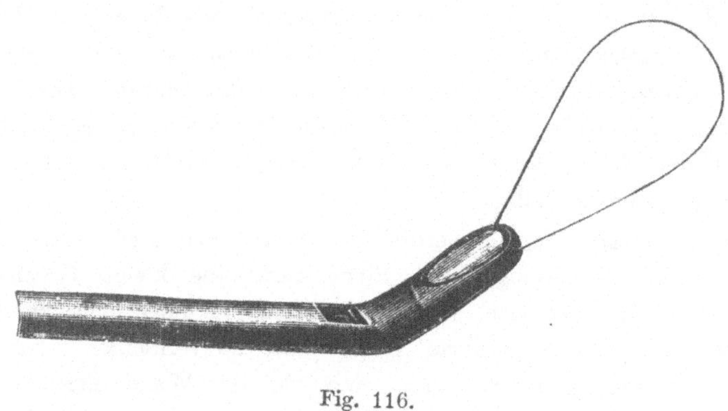

Fig. 116.

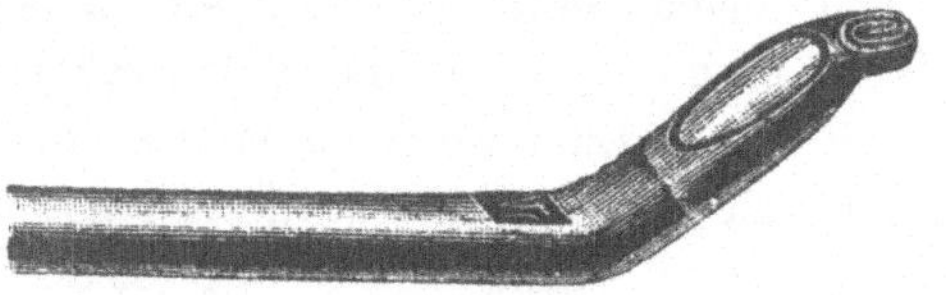

Fig. 117.

Kauterisation vernichten. Nur bei ganz kleinen Geschwülsten kann sofort zum Abbrennen geschritten werden.

Zu diesem Zwecke könnte man die Lampe des Kystoskopes selbst benutzen. Es ist oben wiederholt besprochen worden, dass eine solche Lampe auch unter Wasser, wenn man sie längere Zeit fest gegen die betreffende Stelle der Schleimhaut andrückt, einen Brandschorf erzeugen kann. Es unterliegt keinem Zweifel, dass man, namentlich bei Anwendung einer etwas heissen Lampe, mit derselben eine kleine Blasengeschwulst völlig verschorfen kann. Gelegentlich mag man von dieser Möglichkeit Gebrauch machen; als Methode lässt sich dies Verfahren natürlich nicht empfehlen.

Wn benutzen vielmehr einen entsprechend geformten Galvanokauter, der aus einem schneckenförmig gewundenen Platindraht besteht, welcher einer kleinen Porzellanplatte dicht aufliegt. cf. Fig. 120 und 123 a.

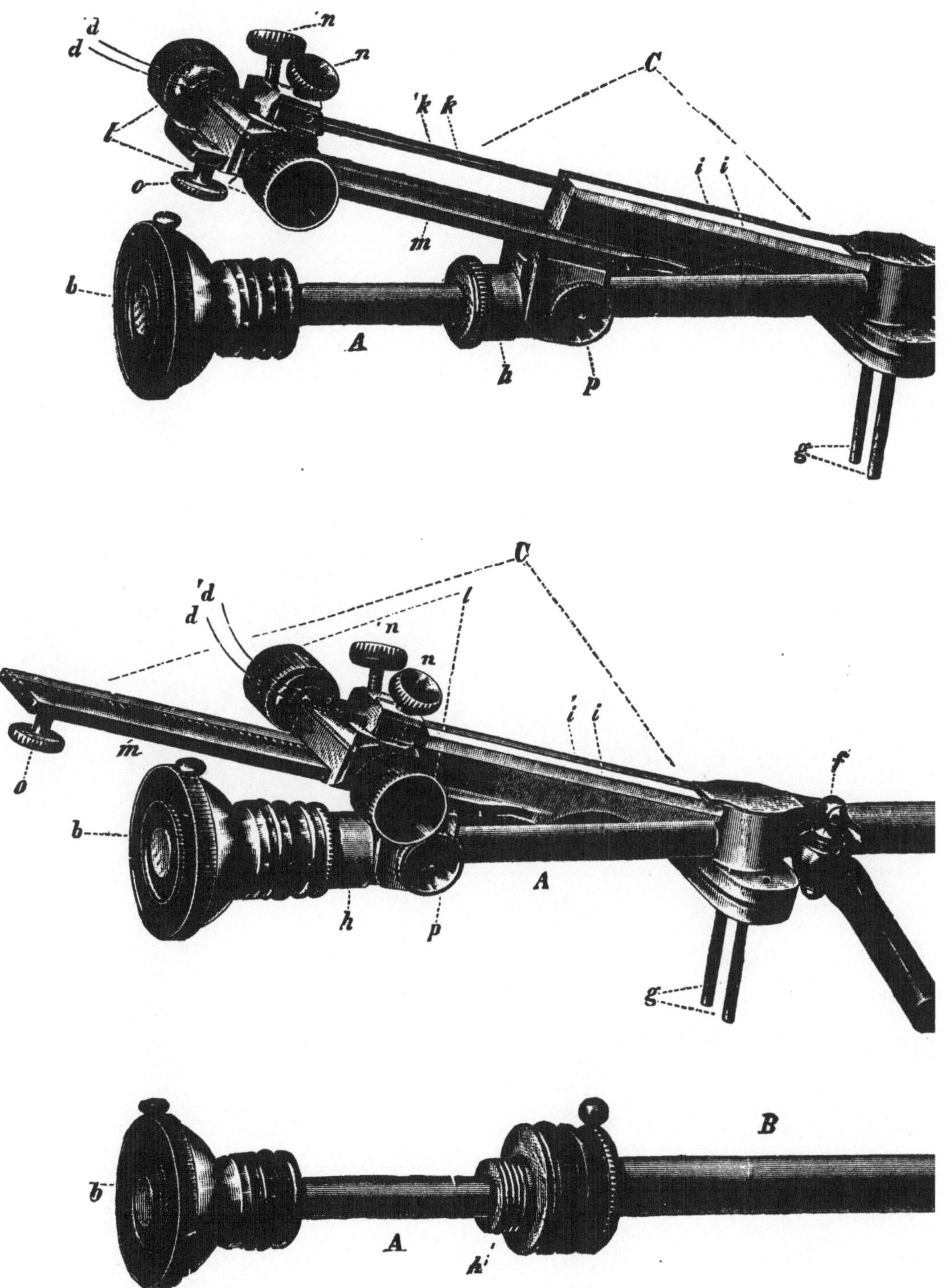

Mit diesem Galvanokauter sind wir imstande, in der mit Wasser erfüllten Blase ebenso sicher zu brennen wie an der Luft. Auf den ersten Blick erscheint das auffallend, wird aber begreiflich, wenn man bedenkt, dass beim festen Andrücken des Brenners gegen die Schleimhaut das Wasser vollkommen verdrängt wird und der glühende Draht der Schleimhaut ebenso anliegt, als wenn das Kauterisieren an der Luft erfolgte.

Die Verbindung des Galvanokauters resp. der Schlinge mit dem Instrument kann direkt an die Spitze der Lampe verlegt werden. Man erhält dann Instrumente von dem Aussehen der in Figur 116 und 117 abgebildeten, die wohl keiner weiteren Erklärung bedürfen. In Figur 116 fungiert die Kapsel der Lampe als Schlingenträger; in Figur 117 trägt sie an der Spitze einen kleinen Brenner. Die Mechanismen, mit denen Schlinge oder Galvanokauter in Tätigkeit gesetzt werden, sind den später zu schildernden gleich. So sehr sich solche Instrumente auch durch Einfachheit auszeichnen, so ist ihre Anwendbarkeit und Leistungsfähigkeit doch eine sehr geringe.

Um wirklich leistungsfähige Instrumente zu erzielen, ist es notwendig, den Schlingenträger, resp. den Galvanokauter vom eigentlichen Kystoskop zu sondern und ihm eine von letzterem unabhängige Freiheit der Bewegung zu geben, so dass weder das kystoskopische Sehen durch die genannten Mechanismen noch deren Aktion durch das eigentliche Kystoskop gestört wird, dass vielmehr beide, je nach dem augenblicklichen Bedarf in ein wechselndes Verhältnis zu einander gebracht werden können. Es wird das dadurch ermöglicht, dass die benutzten Mechanismen (Schlinge und Galvanokauter) nicht an dem eigentlichen Kystoskop, sondern an Röhren angebracht werden, die ihrerseits frei auf dem eigentlichen Kystoskop verschiebbar und um deren Achse drehbar sind. Die Figuren 118, 119, 120 mögen das Gesagte illustrieren; das eigentliche Kystoskop ist mit A, die mit Galvanokauter resp. Schlingenträger verbundenen Röhren mit B bezeichnet.

Das zu unserem Instrument gehörige Kystoskop unterscheidet sich von dem gewöhnlichen durch grössere Länge und geringeres Kaliber. Die einzelnen Röhren, die auf dieses Kystoskop aufgeschoben werden, sind an ihrem visceralen Ende mit dem betreffenden Mechanismus (Schlinge oder Galvanokauter) versehen und entsprechen mit ihrem Lumen der Stärke des Kystoskopes, auf dem sie leicht verschiebbar sind. Aussen tragen sie die Vorrichtungen, mit denen die Schlinge oder der Galvanokauter in Tätigkeit gesetzt wird und ausserdem eine Muffe h (cf. Fig. 118, 119, 120, in welch letzterer Figur die eigentliche Muffe abgeschraubt ist), die zur Dichtung dient und verhindert, dass bei eingeführtem Instrument Wasser zwischen eigentlichem Kystoskop und der auf ihm verschiebbaren Hülse herausdringt. Die meisten Hülsen sind noch in ihrer ganzen Länge mit einem Kanale versehen, die sich in der Nähe des visceralen Endes mit einem ovalen Loche e (s. Fig. 118 und 119) öffnet, aussen aber in einem Hahn f (s. Fig. 118 und 119) endet, auf den ein Gummischlauch aufgeschoben ist. Man kann auf diese Weise nach Einführung des Instrumentes sowohl Flüssigkeit aus der Blase herauslassen, als auch noch mehr Wasser in dieselbe einspritzen. Beides kann für das Gelingen des geplanten Eingriffes nützlich sein.

Will man das Instrument benutzen, so wird die Lampe des Kystoskopes abgeschraubt, ein Rohr mit dem gewünschten Mechanismus aufgeschoben, die Muffe festgedreht und dann die Lampe des Kystoskopes wieder aufgeschraubt. Beim Einführen des so kombinierten Operationskystoskopes liegt der Schlingenträger resp. der Galvanokauter dem Schnabel des Kystoskopes so an, dass er mit demselben ein Ganzes bildet (cf. Fig. 118 u. 120). Etwaige Ecken und Vorsprünge des den Operationsmechanismus tragenden visceralen Endes der Hülse werden durch entsprechende Vorsprünge an der Lampe des Kystoskopes so gedeckt, dass sich das Instrument leicht und ohne Schwierigkeit einführen lässt, was noch dadurch erleichtert wird, dass die Instrumente durchaus nicht, wie man annehmen könnte, besonders dick sind, sondern etwa den Nummern 23 und 25 der Charrièreschen Filière entsprechen. Ist das Instrument in die Blase eingeführt, so wird die Hülse zurückgezogen (cf. Fig. 119), worauf der Schlingenträger resp. der Galvanokauter ins Gesichtsfeld eintritt. Man kann dann nach Belieben die Hülse noch vor oder zurückziehen und um ihre Achse drehen und so eine überaus grosse Mannigfaltigkeit in der Stellung des Hülsenschnabels zu Lampe und Prisma herstellen.

Die Anwendung der Schlinge zur intravesicalen Geschwulstoperation begegnete zunächst nicht geringen technischen Schwierigkeiten. Durch die Harnröhre lässt sich ja keine grössere Schlinge, mit der man in der Blase erfolgreich operieren kann, hindurchführen; beim Einführen muss der Draht ganz in den Schlingenträger zurückgezogen sein (cf. Fig. 118); die Entfernung der beiden Schenkel von einander ist eine geringe. Schiebt man beide Enden des Drahtes gleichmässig vor, so bildet derselbe in der Blase eine enge längliche Öse von der Form einer Haarnadel. Eine solche Schlinge wäre natürlich unwirksam; wir brauchen eine breite, annähernd runde Schlinge, die sich bequem auch um grössere Geschwulststücke herumlegen lässt.

Dies Problem, eine in einem schmalen Schlingenträger zurückgezogene und mit diesem in ein Körperorgan eingeführte Drahtschlinge nachträglich auf mechanischem Wege zu entwickeln und zu einer grossen, runden Schlinge zu entfalten, ist schon öfters zu lösen versucht, so, wie mir mein Freund P. Heymann mitteilte, durch Voltolini für die Nasenhöhle. Diese bisher angewandten Mechanismen sind aber überaus kompliciert und jedenfalls für unsere Zwecke unbrauchbar.

Es gelang mir unser Ziel durch Benutzung folgender Beobachtung in ebenso einfacher wie vollkommener Weise zu lösen: Schiebt man die beiden Enden eines in einen Schlingenträger eingezogenen Drahtes gleichmässig vor,

so entsteht, wie eben erwähnt, eine enge, schmale Öse; ziehen wir dann den
Draht wieder zurück und schieben nur das eine Drahtende vor,
während das andere zurückgezogen bleibt, so sehen wir, wie

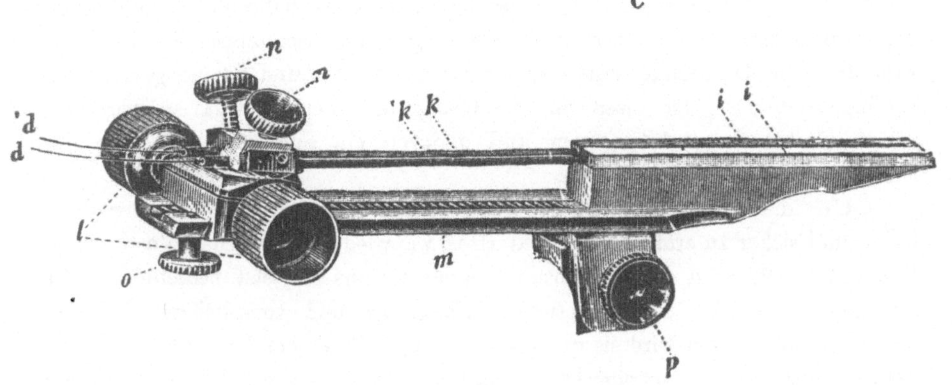

Fig. 121.

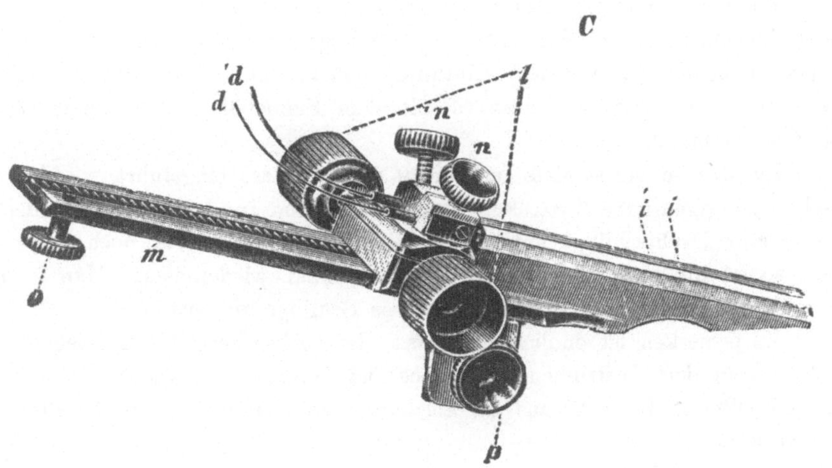

Fig 122.

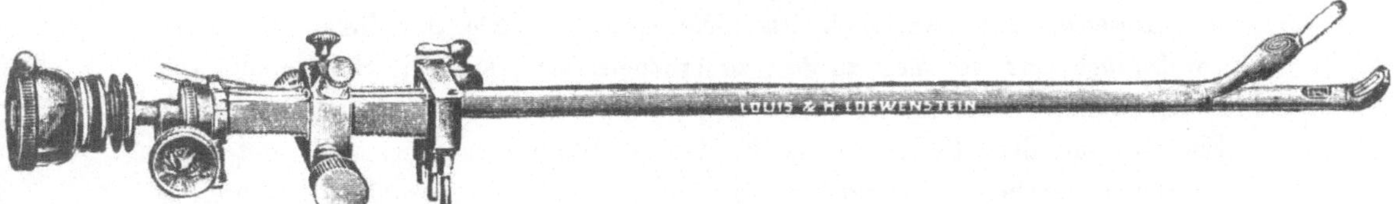

Fig. 123.

der aus dem Schlingenträger austretende Draht sich so
krümmt, dass nunmehr keine schmale Öse, sondern eine breit-
ovale, ja unter günstigen Verhältnissen, wenn die freien
Enden der Kanäle etwas nach aussen divergieren, direkt eine

runde Schlinge entsteht. Letztere Form wird eine besonders vollkommene, wenn man nach Entwicklung eines längeren Drahtendes das bisher unbewegte Drahtende etwas zurückzieht.

Damit war unsere Aufgabe gelöst. Beim Einführen des Instrumentes ist der Draht ganz in den auf der verschiebbaren Hülse befindlichen Schlingenträger zurückgezogen. Nach dem Eindringen des Schnabels in die Blase wird das eine Drahtende entsprechend vorgeschoben und so die gewünschte Schlinge gebildet. Ist diese um die Geschwulst herumgelegt, so wird das andere Drahtende zurückgezogen und dadurch ein entsprechender Teil der Neubildung abgeschnitten.

Um die Entwicklung der Drahtschlinge und das Zuziehen derselben leicht und sicher zu ermöglichen, bedurften wir wieder einer neuen Vorrichtung. Fig. 121 u. 122 zeigt die Vorrichtung, deren wir uns bis jetzt bedienten. Wie die Zeichnung lehrt, ist sie etwas umfangreich und compliciert. Bei den neueren Instrumenten wird sie durch ein in Fig. 123 abgebildetes kleines Walzwerk ersetzt, das compendiöser ist und in der exactesten Weise beurteilen lässt, wie lang das vorgeschobene Drahtende ist.

Bei der Benutzung des Instrumentes gestaltet sich demnach der Vorgang folgendermassen: Fig. 118 u. 120 zeigt das Instrument in dem Zustande, den wir ihm vor dem Einführen geben. Das eigentliche Kystoskop ist soweit zurückgezogen, dass es mit dem Schnabel des Schlingenträgers ein Ganzes bildet.

Ist das so vorbereitete Instrument in die Blase eingeführt, so wird zunächst das eigentliche Kystoskop vorgeschoben und in der oben geschilderten Weise eine Drahtschlinge entwickelt. (Fig. 119.) Sollte sie noch zu klein sein, so könnte man die Procedur noch einmal wiederholen. Man ist auf diese Weise imstande, eine beliebig grosse Schlinge zu entwickeln.

Zu bemerken ist endlich noch, dass der soeben geschilderte Triebapparat nicht fest an dem Instrument angebracht ist, sondern erst vor der Benutzung in einer Weise, die wohl aus der Zeichnung zu ersehen ist, auf dieselbe aufgesetzt wird.

Die Handhabung unseres Apparates ist einfach, er selbst in seinen wesentlichen Teilen so kräftig gearbeitet, dass bei verständiger Behandlung eine Beschädigung unmöglich ist. Die einzigen Teile desselben, die etwas empfindlich und von Zeit zu Zeit zu erneuern sind, sind die Hohlnadeln, von denen deshalb eine Anzahl dem Apparat als Reserveteile beigegeben sind. Sie sind an dem Ende, wo sie in den Schlitten eingeführt sind, mit einer Schraube versehen. Ist eine Hohlnadel unbrauchbar geworden, so wird sie abgeschraubt und durch eine neue ersetzt; der Apparat ist dann sofort wieder zum Gebrauch fertig.

Übrigens können wir mit unseren vervollkommneten Instrumenten in der Blase nicht nur mit den kalten, sondern auch mit den galvanokaustisch glühend gemachten Schneideschlingen arbeiten und zwar auch in der mit Wasser erfüllten Blase. Es ist das dadurch möglich, dass beim Anziehen

der Schlinge der Draht so in das Gewebe einschneidet, dass er ganz von
ihm umgeben nicht mehr vom Wasser berührt ist. Man kann sich von der
Wirksamkeit unserer galvanisch glühend gemachten Schlinge leicht überzeugen,
wenn man mit ihr unter Wasser ein Stück zähen Fleisches zu durchschneiden
sucht. Es gelingt das in der leichtesten Weise; die Schnittflächen zeigen
deutlich, dass die Trennung in der Tat durch Glühwirkung stattgefunden hat.

Bei diesem galvanokaustischen Schlingenträger ist die eine Hälfte des
Drahtes auf seinem ganzen Laufe durch das Instrument vom Schnabel bis
durch das Triebwerk hindurch gegen die Metallmasse des Instrumentes
isoliert.

Die Stromzuleitung erfolgt durch die Stifte g, Figur 118 und 119, auf
die ein entsprechender Ansatz aufgeschoben wird, der die galvanokaustische
Schnur trägt.

Zur Schlingenbildung benutzen wir auch für die kalte Schlinge Platin-
iridiumdraht, der sich durch grosse Elastizität und Festigkeit auszeichnet.

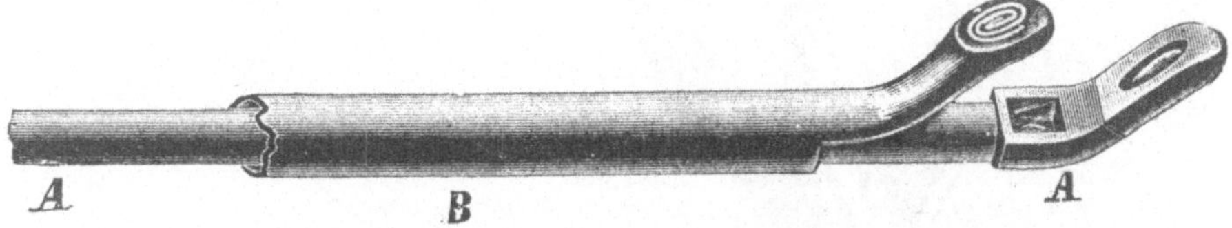

Fig. 123 a.

Da die verbrauchten Drahtenden zum Metallwert zurückgenommen werden,
sind die Unkosten nicht so gross, als man annehmen möchte. Die Dicke
des für unsere jetzigen Instrumente benutzten Drahtes beträgt 0,3 mm; zur
Bildung festerer Schlingen müsste man sich eines dickeren Drahtes bedienen.

Die Konstruktion der mit einem Galvanokauter versehenen Hülse ist
naturgemäss wesentlich einfacher und erklärt sich wohl aus den Figuren
von selbst. Man sieht in Fig. 120, wie dieser galvanokaustische Schnabel
beim Einführen des Instrumentes dem Schnabel des Kystoskopes eng anliegt,
während Fig. 123 a die Stellung zeigt, die wir dem Instrument in der Blase
geben.

Die Ringe am äusseren Ende des Galvanokauters (Fig. 120) dienen
zur Verbindung mit der stromleitenden Schnur, die hier mit einer entsprechenden Zange endet. Als Stromquelle bedienen wir uns eines Akkumulators.

In den letzten Jahren hat das bisher geschilderte Operationskystoskop nun
noch eine wesentliche Verbesserung resp. Vereinfachung dadurch erfahren, dass
nicht jeder einzelne Brenner resp. jeder einzelne Schlingenträger, deren wir ja für
eine erfolgreiche Operation, wie gleich gezeigt werden wird, eine grössere Anzahl
bedürfen, an einer besonderen auf das Kystoskop aufzuschiebenden Hülse angebracht ist. Es werden vielmehr diese einzelnen Vorrichtungen an einem langen

Streifen befestigt, der in die Längsfurche der einzigen zum Kystoskop gehörenden Hülse eingeschoben wird, die selbst kein viscerales Operationsende
besitzt, sondern je nach Bedarf bald mit diesem oder jenem Galvanokauter oder
Schlingenträger armiert wird. Diese Modifikation ist namentlich für die Benutzung des Galvanokauters von Wichtigkeit. Da dieselben während des
Brennens sich auf der höchsten Stufe der Weissglut befinden müssen, ist es
begreiflich, dass sie leicht durchbrennen. Da braucht man dann das Instrument nicht zum Instrumentenmacher zurückzuschicken, sondern ersetzt

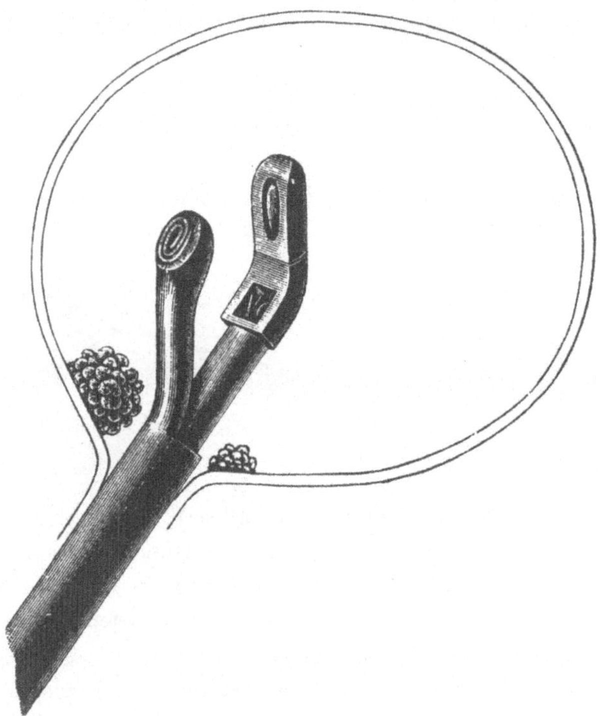

Fig. 124.

einfach den durchgebrannten Brenner durch einen neuen, von denen eine
Anzahl zu jedem Intsrument passend als Reserveteile vom Instrumentenmacher
geliefert wird.

Besonders wichtig ist noch eine andere Modification, bei der die in
unsere Hülse einzuschiebenden Operationsvorrichtungen, der Galvanokauter
mit dem Schlingenträger combiniert sind, wo man also, ohne das Instrument
herauszuziehen in der Blase sowohl mit dem Schlingenträger als auch mit
dem Gavanokauter arbeiten kann.

Schlingenträger wie Galvanokauter lassen sich ebenso wie das eigentliche Kystoskop in einwandsfreier Weise durch Hitze (Dampf) sterilisieren.

Zur erfolgreichen Behandlung der Blasengeschwülste sind je nach deren
Sitz und Grösse verschiedenartige Galvanokauter resp. Schlingenträger not-

wendig, die sich durch die verschiedene Länge des Schnabels unterscheiden. Beistehende Figuren 124 und 125 werden besser als lange Ausführungen eine solche Notwendigkeit eines grösseren Instrumentariums begreiflich machen.

In der schematischen Figur 124 sehen wir in der Nähe des orificium urethr. int. mehrere kleine Geschwülste. Führen wir in einem solchen Falle ein langschnabeliges Instrument, etwa wie in unserem Bilde, einen Galvanokauter ein, so werden wir niemals imstande sein, mit diesem Brenner an die

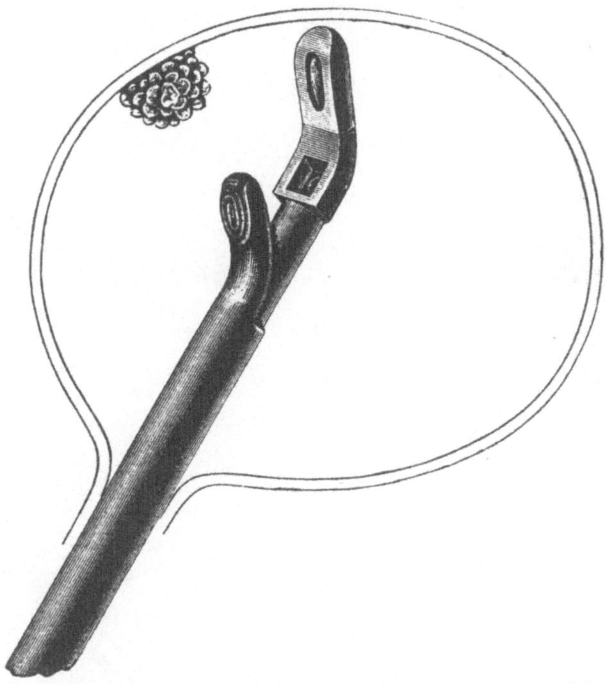

Fig. 125.

Geschwulst heranzukommen; das ist selbstverständlich nur mit einem kurzschnabligen Instrumente möglich. Umgekehrt sehen wir in Fig. 125 eine kleine Geschwulst an der oberen Blasenwand sitzen und einen kurzschnabligen Brenner eingeführt. Der blosse Augenschein lehrt, dass wir damit nicht imstande sind, die Geschwulst zu vernichten.

Es sind sowohl von Schlingenträgern wie von Galvanokautern mindestens drei Exemplare mit verschieden langem Schnabel notwendig, die in beigefügten Fig. 126, 127, 128 abgebildet sind. Sind diese Schnäbel kürzer als der Schnabel des Kystoskopes, so müssen ihre Vorsprünge durch entsprechende Vorsprünge der Lampe gedeckt werden, die sie gleichsam überdachen und so beim Einführen des Instrumentes jede Verletzung verhindern. Es gehören daher zum Gesamtinstrumentarium auch 3 verschiedenartige Lampentypen.

Von diesen abgesehen, setzt sich das Operationskystoskop zurzeit zusammen aus 2 eigentlichen Kystoskopen, 3 Hülsen mit Schlingenträgern, einem Walzapparat, 3 Hülsen mit Galvanokauteren, wozu noch 2 Hülsen mit zangenartigen Vorrichtungen und einige Nebenapparate kommen.

Ich glaube, dass dieses so assortierte Instrumentarium das Minimum darstellt, mit dem man an die Ausführung unserer Operation gehen darf; ja ich glaube, dass sich immer mehr noch die Notwendigkeit neuer Modelle herausstellen wird. Etwa mit einem einzigen Schlingenträger und einem

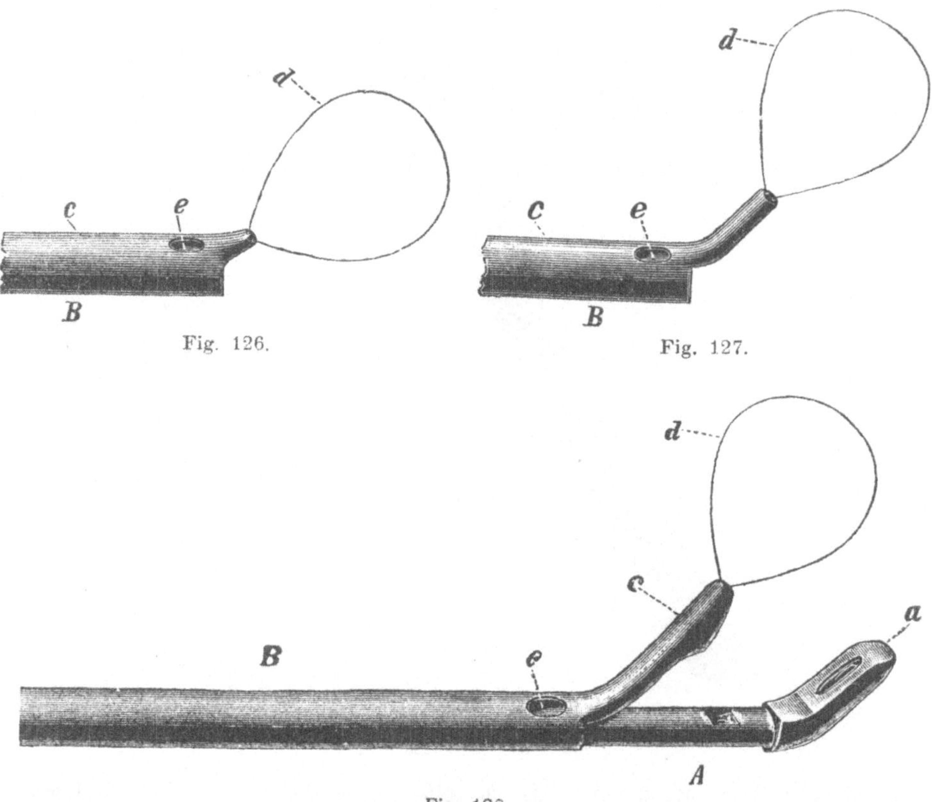

Fig. 126.   Fig. 127.

Fig. 128.

Brenner eine Blasengeschwulst beseitigen zu wollen, würde von grossem Leichtsinn und völligem Verkennen unserer Operationsmethode zeugen.

Wenden wir uns nun zu der Beschreibung der Operationstechnik selbst: Finden wir bei der kystoskopischen Untersuchung eines Patienten eine Geschwulst, die sich für die intravesicale Entfernung eignet, so handelt es sich zunächst darum, die Grösse, die Gestalt, den Sitz derselben, ihre Stielverhältnisse etc. auf das Genaueste festzustellen.

Wichtig ist vor allem, ob eine oder mehrere Geschwülste vorhanden sind, und im letzteren Falle, wie der gegenseitige Sitz ist. Der Anfänger wolle sich vor allen Dingen darüber klar werden, ob die Gesamt-Verhältnisse im vorliegenden Falle günstige oder ungünstige sind, und zunächst nur im ersten Falle zur intravesicalen Entfernung der Geschwulst schreiten. Notwendige Vorbedingung für eine solche ist eine gewisse Ausdehnbarkeit der Blase (150 ccm genügen) und die Möglichkeit, während der Operation einen klaren Blaseninhalt zu erzielen. Der Fall ist um so günstiger, je kleiner die Geschwulst ist. Mehrere Geschwülste, auch wenn sie klein sind, bieten ungünstigere Verhältnisse, namentlich, wenn sie an den Teilen der Blasenwand sitzen, wo man die Schlinge zu formen pflegt. Es ist wünschenswert, dass die eine Hälfte der Blase völlig frei sei. Ein starker Blasenkatarrh ist ungünstig, auch wenn man durch Spülung vorübergehend einen klaren Blaseninhalt erzielt; noch ungünstiger wird die Sache, wenn die Geschwulst oder die Blasenwand schon bei vorsichtiger Berührung zur Blutung neigt: in solchen Fällen kann unsere Operation unausführbar werden.

Haben wir uns so über die Verhältnisse der Geschwulst unterrichtet, so handelt es sich darum, das geeignete Instrument zu wählen. Nur bei sehr geringer Grösse der Geschwulst wird man gleich zum Galvanokauter greifen; in den anderen Fällen ist zunächst die Entfernung mit der Schlinge indiciert. Über die Frage, welchen der drei Schlingenträger wir nehmen, den langen, den mittleren oder den kurzen, entscheidet der Sitz der Geschwulst. Es versteht sich von selbst, dass wir beim Sitz der Geschwulst am orificium urethr. internum den kurzen Schlingenträger, beim Sitz hinter der Harnleitermündung den langen Schlingenträger zu wählen haben. Die richtige Wahl der Schlingenträger ist, um es nochmals zu bemerken, für das prompte Gelingen des Eingriffs von der grössten Bedeutung.

Die Operation selbst wird in mehreren Sitzungen vorgenommen, die Behandlung ist im allgemeinen eine ambulante und kann in der Sprechstunde des Arztes ausgeführt werden. Der Kranke wird, wie bei der gewöhnlichen kystoskopischen Untersuchung, auf den Tisch gelagert (die richtige Lagerung ist hier natürlich noch wichtiger, siehe Seite 115). Es wird dann die Harnröhre wie gewöhnlich eucainisiert. Eine besondere Eucainisierung der Blase ist nicht notwendig. Man führt dann einen elastischen Katheter ein, entleert die Blase, spült nach Bedarf aus und injiciert 150 ccm Flüssigkeit. Nach Herausnahme des Katheters wird das vorher sorgsam aptierte Instrument eingeführt. Ist dasselbe in die Blase eingedrungen, so wird das Kystoskop etwas vorgeschoben, worauf man den Schnabel des Schlingenträgers und einen Teil der vorderen Blasenwand erblickt. Indem man den Schlingenträger unverrückt lässt, sucht man sich nun durch Vor- resp. Zurückschieben des Kystoskopes und entsprechende Drehung desselben um seine Achse nochmals über die Eigenschaften der Geschwulst zu unterrichten, von der wir in unserem Falle annehmen wollen, dass es sich um ein kleines Papillom handelt, welches nach aussen und hinten vom linken Harnleiter sitzt. Nachdem wir den Schnabel des Kystoskopes wieder nach oben gedreht und dadurch das freie Ende des Schlingenträgers wieder ins Gesichtsfeld bekommen haben, entwickeln wir in der oben angegebenen Weise durch Vorschieben des Schlitten- oder Walzapparates die Schlinge.

Dieser Akt ist überaus wichtig, die Erzielung einer guten Schlinge für das ganze Gelingen von der grössten Bedeutung.

Man sollte meinen, dass bei demselben Instrument die Schlinge bei gleichem Vorgehen immer die gleiche sein müsse. Das ist aber doch nicht der Fall; es spielen da viele Zufälligkeiten mit. Trotz gleichen Vorgehens kann die aus demselben Instrument entwickelte Schlinge verschiedenartig sein.

Welches sind nun die Eigenschaften einer guten Schlinge? Sie soll rund oder wenigstens breit-oval sein, ihre Mittellinie soll annähernd in der Achse des Schlingenträgers liegen, endlich soll sie bei ihrem Austritt aus dem Schlingenträger in einer Ebene liegen, die von den beiden Ausgangsöffnungen nach hinten (gegen die Lampe) und oben geht. Liegt die Schlinge so nach hinten, dass sich ihr Gipfel dem Schaft des Kystoskopes nähert und ihre Ebene dem letzteren parallel wird, so lässt sich einerseits die Geschwulst schlecht fassen, andererseits kann es leicht geschehen, dass sich die Schlinge um den Schnabel des Kystoskopes legt. Legt sich die Schlinge aber, was namentlich bei grossen, durch mehrmaliges Vorschieben des Schlittens gebildeten Schlingen leicht der Fall ist, nach vorn zum Operateur hin um, so bereitet das Umlegen der Schlinge um die Geschwulst oft unüberwindliche Schwierigkeiten.

Glücklicherweise sind wir bei entsprechender Übung leicht imstande, uns durch Hindurchsehen durch das Kystoskop über die Eigenschaften der Schlinge zu unterrichten und dieselben, falls sie ungünstig sind, zu korrigieren. Ich kann hier dem Anfänger, der unsere Methode auszuüben gedenkt, nicht genug anraten, diese Verhältnisse vorher ausserhalb der Blase gründlich zu studieren. Man tut dies zunächst am besten, indem man die herausgezogene Schlinge verschieden formt und dann beim Hindurchsehen das Instrument gegen ein weisses, hell beleuchtetes Papierblatt hält. Später empfehlen sich Übungen am Phantom, in das man entsprechend geformte Schwammstücke einsetzt.

Da wir wissen, wie viel Draht wir vorgeschoben haben, sind wir über den Umfang der Schlinge von vornherein unterrichtet. Die Form der Schlinge können wir direkt sehen; bei einer mehr runden Schlinge weichen die Schenkel gleich beim Austritt weit aus einander, bei einer schmalen ist der Winkel ein kleinerer. Die Lage der Ebene, in der sich die Schlinge befindet, können wir dadurch beurteilen, dass ein Teil der Drahtschlinge im Bilde um so dicker und heller erscheint, je näher er dem Prisma liegt; sehen wir also, dass z. B. der rechte Schenkel einer Schlinge dicker und heller erscheint als der linke, so wissen wir, dass die Schlinge eine geneigte Lage hat und in einer Ebene liegt, die von links unten nach rechts oben emporsteigt. Folgende 3 Zeichnungen Fig. 129, 130, 131 mögen verschiedene Schlingentypen darstellen. Fig. 129 zeigt eine

normale, fast runde Schlinge. Man sieht, wie der Draht vom Austritt aus
dem Schlingenträger, wo er dem Prisma am nächsten liegt, allmählich schwächer
wird, während beide Schenkel einander gleichen; wir können daraus schliessen,
dass die Schlinge in einer Ebene liegt, die sanft nach hinten und oben an-
steigt. In Fig. 130 sehen wir, dass der Draht am Scheitel der Schlinge
dicker ist als beim Austritt aus dem Schlingenträger; der Draht liegt also

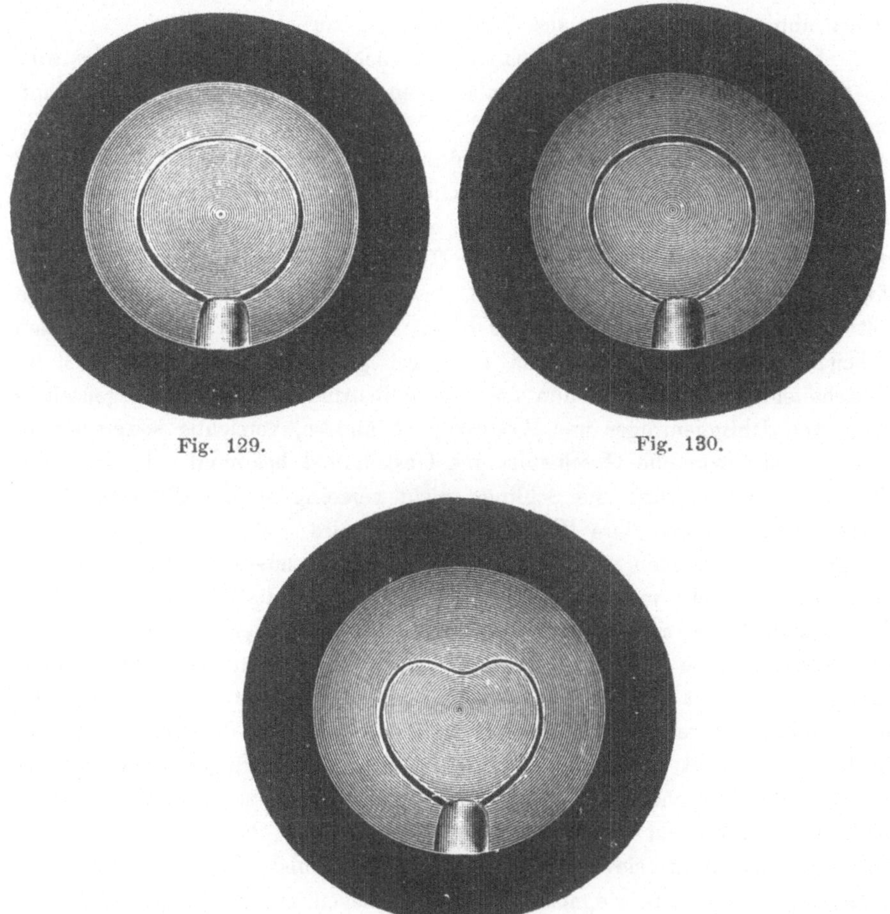

Fig. 129.   Fig. 130.

Fig. 131.

hier näher am Prisma, die Schlinge ist mit ihrem Scheitel gegen den Schaft
des Kystoskopes geneigt, also unbrauchbar. Fig. 131 endlich zeigt eine
Schlinge, die nach vorn zum Operateur hin übergeneigt ist. Zu bemerken
ist noch, dass in beistehenden 3 Figuren, um sie instruktiver zu machen,
der Unterschied in der scheinbaren Dicke des Drahtes etwas übertrieben ist.

Im allgemeinen pflegen kleine Schlingen leichter eine normale Form
zu haben als grosse und können ohne Bewegung des Instrumentes auf einmal in ihrer ganzen Ausdehnung übersehen werden; zur Besichtigung grosser

Schlingen muss man das eigentliche Kystoskop mehr oder weniger vor- und zurückschieben, auch wohl um die Achse drehen. Viele Fehler der Schlinge, namentlich diejenigen, bei der sie in einer falschen Ebene liegt, lassen sich durch entsprechendes Andrücken gegen die vordere Blasenwand beseitigen; man kann eine schlechte Schlinge auf diese Weise oft befriedigend umformen, namentlich dann, wenn die Schlinge nach vorn zum Operateur hin übergeneigt ist. Ist die Schlinge zu weit nach einer Seite geneigt, so genügt es oft den bisher unbewegten Schenkel des Drahtes etwas zurückzuziehen.

Ist eine Schlinge unbrauchbar und nicht verbesserungsfähig, so wird sie durch Anziehen des bis jetzt unbewegten Drahtendes eingezogen und dann eine neue Schlinge vorgeschoben.

Diese Bemerkungen über die Bildung der Schlinge mögen hier genügen; manchem Leser werden sie ohnedies schon zu weitschweifig erscheinen.

Hat man eine günstige Schlinge entwickelt, so handelt es sich darum, dieselbe in geeigneter Weise um die Geschwulst herumzulegen. Zu diesem Zwecke stellt man das Kystoskop so, dass man womöglich die ganze Schlinge mit dem Ende des Schlingenträgers oder, wenn das nicht möglich ist, den Scheitel der Schlinge mit einem möglichst grossen Teil ihrer Schenkel im Gesichtsfeld hat. Es wird nun das Gesamtinstrument, ohne die gegenseitige Lage von Schlingenträger und Kystoskop zu ändern, vorsichtig soweit herumgedreht, bis man die Geschwulst ins Gesichtsfeld bekommt. Es ist dabei darauf zu achten, dass die Schlinge nicht vorzeitig an die Blasenwand anstösst, weil dadurch ihre Form geschädigt wird. Man erzielt das durch entsprechendes Senken resp. Zurseitedrücken des äusseren Endes des Instrumentes, sobald man bemerkt, dass die Schlinge die Blasenwand berührt. In unserem Falle müsste man also während des Drehens des Instrumentes das äussere Ende desselben zunächst nach links und dann nach unten drängen. Gelangt die Geschwulst ins Gesichtsfeld, so muss sich der Scheitel der Schlinge hinter der Geschwulst befinden und darf die Blasenwand zunächst noch nicht berühren. Man kann dann die Schlinge direkt mit der Geschwulst vergleichen. Sieht man, dass die Schlinge zu klein ist, so dreht man das Instrument vorsichtig noch einmal nach oben, vergrössert die Schlinge und führt sie wieder über die Geschwulst. Ist die Schlinge zu gross, so tut man gut, sie noch vor dem Umlegen um die Geschwulst etwas zu verkleinern.

Das Herumlegen der Schlinge um die Geschwulst erfolgt in der Weise, dass man den Scheitel der Schlinge zunächst hinter der Geschwulst auf die gesunde Schleimhaut anlegt und dann das Instrument soweit zurückzieht, bis die mit ihrem Scheitel auf der Schleimhaut schleifende Schlinge die Geschwulst berührt. Dann drückt man den Schnabel des Schlingenträgers so gegen die Schleimhaut, dass sich seine Spitze direkt vor der Geschwulst befindet. In günstigen Fällen kann man sich durch leichte Bewegungen des Kystoskopes überzeugen, dass die Schlinge richtig um die Geschwulst herumgelegt ist, dass sich letztere vollständig innerhalb der Drahtschlinge befindet.

Figur 132 stellt diesen Moment bei Operation einer kleinen Geschwulst im kystoskopischen Bild dar. Jetzt wird die Schlinge langsam zurückgezogen, wobei das Instrument selbst nicht bewegt wird; nun sucht man während des Zuziehens der Schlinge den Schnabel des Schlingenträgers etwas gegen die Geschwulst anzudrängen, als ob man seine Spitze direkt vor deren Stiel in die Schleimhaut eindrücken wollte. Bis jetzt lässt sich bei kleineren Geschwülsten unter sonst günstigen Verhältnissen der gesamte Vorgang so genau beobachten, als ob es sich um ein Abschnüren auf der äusseren Haut handelt. Jetzt ändert sich meist das Bild, indem die von der Schlinge gepresste Geschwulst so in die Höhe gedrängt wird, dass sie das Prisma bedeckt und weiteres Sehen hindert. Nur bei ganz kleinen Geschwülsten kann man den ganzen Process des Abschneidens bis zu Ende kystoskopisch beobachten. Ist die Schlinge so weit zusammengezogen, dass sie die Geschwulst fest umschliesst, so pflegt der Kranke oft Zeichen des Unbehagens zu geben, was als Beweis, dass die Geschwulst gefasst ist, ein günstiges Symptom ist.

Ist die Geschwulst von der Schlinge gefasst, so setzt man mit Vorteil die Galvanokaustik in Tätigkeit, was ohne jede Erschütterung des Instrumentes dadurch möglich wird, dass ein Assistent die Schnur

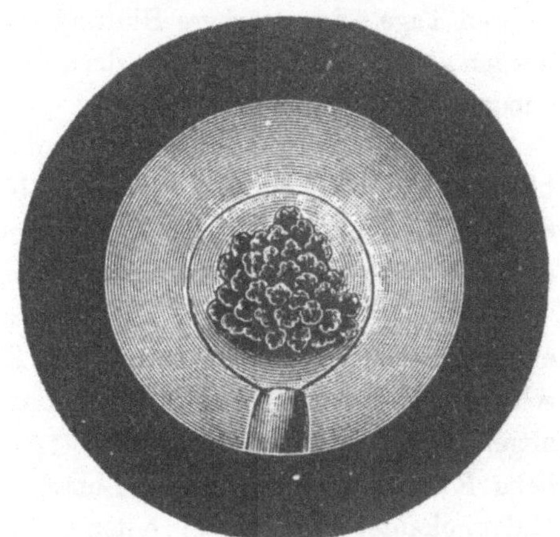

Fig. 132.

auf ein schon vorher an dem Instrument angebrachtes Schnurstück aufschiebt. Die heisse Schlinge schneidet einerseits derbes Gewebe, wie den Geschwulststiel, leichter durch und verringert auch die eintretende Blutung.

So gestaltet sich der Vorgang bei kleinen Geschwülsten, die man unter günstigen Verhältnissen in einer Sitzung direkt aus der umgebenden Schleimhaut herausschneiden kann. So auffallend es nämlich klingt, ist es doch möglich, eine Geschwulst nicht nur oberflächlich abzuschneiden, sondern, namentlich bei Anwendung der heissen Schlinge, mit ihrer Basis samt der umgebenden Schleimhaut herauszuschneiden. Wir besitzen mehrere diese Möglichkeit beweisende Präparate.

Bei grösseren Geschwülsten muss man sich begnügen, zunächst nur ein Stück abzuschneiden und die Geschwulst in einer Reihe von Sitzungen zu entfernen. Man sucht dann entweder eine prominierende Geschwulstpartie mit der Schlinge zu fangen oder drückt letztere tief mitten in die Geschwulst ein, um dann den in die Schlinge hineinragenden Teil derselben herauszuschneiden.

Die Dauer der einzelnen Sitzungen ist eine geringe, 2—3 Minuten genügen; die Schmerzen sind nach Angabe fast aller Kranken unbedeutend.

Nach Herausnahme des Instrumentes haftet oft ein Teil der exstirpierten Geschwulst an demselben. Meist aber uriniert der Kranke dieselbe sogleich aus, nur selten wird sie erst später entleert. Es ist erstaunlich, wie grosse Geschwulststücke ohne nennenswerte Beschwerden auf natürlichem Wege entleert werden können. Wir haben auf diese Weise sogleich nach der Sitzung taubeneigrosse Stücke leicht abgehen sehen. Der Patient hat das Gefühl, dass etwas in der Harnröhre festsitze; presst er dann stärker, so fliegt das Stück plötzlich mit hörbarem Schall heraus.

Die Blutung pflegt unmittelbar nach der Sitzung unbedeutend zu sein und bleibt auch so, schon nach kurzem ist der Urin meist wieder blutfrei. In anderen Fällen tritt nach kürzerer oder längerer Zeit, wohl auch erst am zweiten Tage, eine stärkere Blutung ein, die in einzelnen Fällen recht profus werden kann. Wir werden darüber später noch ausführlich zu sprechen haben.

Früher oder später schwindet die Blutung, der Urin wird makroskopisch blutfrei und, soweit kein Katarrh besteht, klar. Dann wird wieder eine Sitzung vorgenommen und mit entsprechenden Pausen so oft, bis die Geschwulst entfernt und nur noch ein Kauterisieren der Basis notwendig ist.

Dieses Kauterisieren mit unserem Galvanokauter ist verhältnismässig einfach; wichtig ist, dass man einen Brenner von einer für den Sitz der Geschwulst geeigneten Länge wählt. Das Instrument wird in dem in Figur 120 abgebildeten Zustande eingeführt. Aussen verbindet eine Schnur das eigentliche Kystoskop mit der die Lampe versorgenden Batterie, eine zweite den Galvanokauter mit einem entsprechend stärkeren Akkumulator. Die Anwesenheit dieser Schnur pflegt, wenn man die Zange richtig dreht, in keiner Weise zu stören. Ist das Instrument in die Blase eingeführt, so wird das Kystoskop vorgeschoben und die zu kauterisierende Stelle aufgesucht. Man setzt dann unter Leitung des Auges den Galvanokauter auf die zu vernichtende Partie auf, was mit grosser Präcision möglich ist, drückt ihn dann fest an und schliesst nun erst den Strom. Letzteres kann ein Assistent besorgen; besser ist es, wenn am Operationstisch ein Kontakt angebracht wird, den man mit dem Fusse schliessen oder öffnen kann. Es hat das den Vorteil, dass der Patient den Moment des Brennens nicht vorher merkt, was bei der Vermittelung durch einen Assistenten schwer zu vermeiden ist. Sofort nach Schluss des Stromes hört man, wenn der Brenner der Schleimhaut richtig anliegt, ein deutliches Zischen, das von dem Verdampfen geringer Wassermengen herrührt. Schon nach ganz kurzer Zeit ist eine tiefe Brandwunde erzeugt. Man mag ja nicht etwa denken, dass der Effect unserer Galvanokauter nur ein oberflächlicher sei. Das ist durchaus nicht der Fall. Ich rate allen Anfängern, sich einmal durch einen Versuch zu überzeugen, wie leicht man mit einem genügend glühenden Galvanokauter eine Schweinsblase unter Wasser durchbrennen kann, die doch im allgemeinen dicker ist als die menschliche Blase. Ich möchte daher zu grosser Vorsicht raten, namentlich, wenn die zu brennende

Partie am Vertex, an der seitlichen oder der hinteren Wand sich befindet. Bei ungeschicktem Vorgehen kann hier zweifellos leicht die Blasenwand durchgebrannt werden. Am Blasenboden ist diese Gefahr wohl nicht so gross.

Will man mit dem Brenner nur mehr oberflächlich kauterisieren, so setzt man ihn weniger fest auf oder fährt, um grössere Flächen zu brennen, mit dem glühenden Galvanokauter einmal fest über die betreffende Schleimhautstelle hin. Alles dies geschieht unter direkter Kontrolle des Auges. Ist die Verbrennung eine mehr oberflächliche, so sieht man oft in zierlichster Weise die schneckenförmige Figur, welche der glühende Draht eingebrannt hat. Figur 133 zeigt das kystoskopische Bild einer mehrfach kauterisierten Blasenpartie. Oben erblickt man eine tiefe, die ganze Schleimhaut durchdringende Brandwunde, deren Grund sich scharf gegen den Rand der durchgebrannten Schleimhaut abhebt, weiter unten zwei mehr oberflächliche Brandschorfe, die deutlich die Drahtkonturen wiedergeben, unten ein kleines, noch nicht zerstörtes Papillom. Bei tieferem Brennen kann man deutlich sehen, wie die ganze Schleimhaut durchgebrannt ist, scharf setzt sich der dicke Schleimhautrand gegen das tiefe, verkohlte Brandgeschwür ab.

Die Schmerzen, welche der Kranke während des Brennens empfindet, sind auffallend gering, namentlich, wenn der Brenner recht weissglühend ist. Die Kranken geben an, dass sie nur ein leichtes Stechen empfinden.

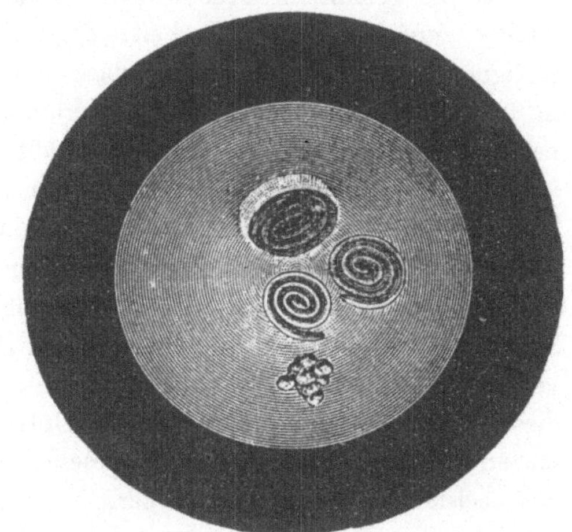

Fig. 133.

Um den richtigen Glühgrad zu erzielen, muss der Brenner vor dem Einführen probiert und die nötige Stromstärke festgestellt werden. Man muss dabei mit grosser Vorsicht vorgehen, um ein Durchschmelzen des Drahtes zu verhindern. Mit Ausnahme der eigentlichen Brennfläche wird der Schnabel des Instrumentes mit einem nassen Tuche umwickelt und dann der Strom vorsichtig soweit verstärkt, bis starke Weissglut eintritt. Mit diesem so graduierten Strom wird dann das Instrument beim Brennen in der Blase bedient.

Der unmittelbar nach dem Brennen entleerte Blaseninhalt pflegt stark brenzlich zu riechen; die Blutung ist meist gleich Null, bisweilen tritt nach längerer Zeit bei der Lösung des Schorfes eine geringe, sehr selten eine stärkere Blutung ein.

Untersuchen wir einen Kranken, bei dem wir eine grössere Stelle der Blasenwand tief kauterisiert haben, in kurzen Zwischenräumen kystoskopisch, so finden wir in der Mehrzahl der Fälle äusserst wichtige und interessante Veränderungen, deren genaue Kenntnis notwendig ist, um unliebsamen Täuschungen zu entgehen. Zunächst dauert es meist 2—3 Wochen, ehe sich der Schorf abstösst. In seiner unmittelbaren Umgebung ist die normale Schleimhaut gerötet. Der Schorf stösst sich meist in kleinen Fetzen ab. **Nach einiger Zeit, etwa nach 3—5 Wochen, zeigt die nun ihres Schorfes entkleidete Stelle ein sehr auffallendes Bild, das auf das genauste an das Bild von breit aufsitzenden malignen Neoplasmen erinnert** und mir, ehe ich die notwendige Erfahrung hatte, in mehreren Fällen grosse Sorge gemacht hat. Es sind scheinbar dieselben eigentümlich keulen- und knopfförmigen Excrescenzen, die für die genannten Geschwülste charakteristisch sind; ich glaubte in diesen Fällen zunächst mit Sicherheit, dass die von mir entfernte Geschwulst malignen Charakters sei, und dass die sichtbaren Prominenzen von dem infiltrierenden Rest des Tumors herrührten, der schon wieder zu wachsen beginne. Glücklicherweise sollte ich bald lernen, dass die so verdächtig aussehenden Knötchen gutartige Granulationsknospen sind. Die Kenntnis dieser Verhältnisse ist notwendig, um falsches Vorgehen zu verhindern; ohne sie wird man geneigt sein, die so verdächtige Basis nochmals zu kauterisieren, wodurch der Process nur an Ausdehnung gewinnen würde. Lässt man die Stelle aber unbehandelt, so schwindet ein Knöpfchen nach dem andern; noch lange zeichnet sich die betreffende Stelle durch stärkere Röte aus, bis auch diese schwindet, und die genaueste Untersuchung nicht mehr nachzuweisen imstande ist, wo die Geschwulst gesessen hat; eine eigentliche Narbe ist in den meisten Fällen nicht sichtbar.

In günstigen Fällen, bei kleinen Geschwülsten, wird man natürlich in einer Sitzung und mit demselben Instrument, ohne dasselbe wechseln zu brauchen, zuerst den Polypen mit der Schlinge abtrennen und sogleich seine Basis mit dem Brenner kauterisieren können.

Auf diese Weise habe ich seither über 150 an Blasengeschwulst leidende Kranke behandelt. Diese Fälle hier einzeln unter Mitteilung der Krankengeschichte anzuführen, würde zu viel Raum in Anspruch nehmen, für die ersteren 31 ist das in einer früheren Publikation[1]) geschehen, auf die hier verwiesen sein mag. Nur auf einige Punkte möchte ich näher eingehen, wobei ich gern mit der erfreulichen Tatsache beginne, dass bisher nur ein einziger unserer Patienten an den Folgen der Operation gestorben ist. Was zunächst das Geschlecht anbetrifft, so betrafen einige wenige Fälle Frauen, die weitaus grössere Mehrzahl Männer. Die verschiedenen Altersstufen waren von 32 Jahren bis 79 Jahre vertreten. In der grossen Mehr-

---

1) Nitze, Die intravesicale Operation der Blasengeschwülste. Centralbl. f. die Krankh. d. Harn- u. Sexualorg. VII. Band. Heft 7 u. 8.

zahl der Fälle bildeten die charakteristischen Blutungen das erste Symptom, das auf eine Geschwulst hinwies, nur in seltenen Fällen hatte ein mechanisches Hindernis der Harnentleerung die Untersuchung veranlasst.

Sehen wir von einem Fall ab, in dem ein Carcinom vorlag, so konnte bis auf zwei Fälle, die Operation stets zu Ende geführt werden; alle diese Patienten wurden geheilt. Von diesen zwei Fällen betraf der erste eine Frau, bei der schon vorher ein grosser Tumor mittelst Sectio alta entfernt war; es fanden sich massenhafte Recidive. Es war der erste Fall, in dem ich die neue Methode anwandte; die Instrumente waren noch unvollkommen; so kam es, dass kein voller Erfolg erzielt wurde. Bei dem zweiten Patienten waren schon zweimal Geschwulstmassen mittelst Sectio alta entfernt worden; es fanden sich wieder grosse Mengen von zottigen Massen. In diesem Falle gelang es trotz häufiger, in grossen Zwischenräumen vorgenommener Sitzungen nicht des Processes Herr zu werden. So grosse Mengen Geschwulstmassen ich auch herausbeförderte, immer bildeten sich mit unheimlicher Schnelligkeit neue mikroskopisch gutartige papillomatöse Tumoren, so dass ich schliesslich den Kampf aufgab.

Die Grösse der Geschwulst schwankt von kleinen Polypen bis zu faustgrossen Tumoren; entsprechend gross war die Zahl der operationskystoskopischen Sitzungen. Wiederholt genügten deren zwei; in einzelnen Fällen war die Anzahl besonders gross, betrug 20 und mehr. Aber auch in diesen Fällen erkannten die Kranken den Segen der neuen Operationsmethode dankbar an; nicht einer hat sich der Fortsetzung der Behandlung bis zur völligen Heilung entzogen. Unangenehme Zwischenfälle traten während der Behandlung nicht auf, abgerechnet die Blutungen, die in einzelnen Fällen recht beträchtlich waren.

Wie schon erwähnt, sind, von den drei oben geschilderten Fällen abgesehen, die übrigen nach der neuen Methode von mir operierten Kranken völlig geheilt worden, wobei noch besonders zu bemerken ist, dass sie fast alle mit absolut klarem Urin, ohne Spur einer Cystitis entlassen werden konnten. In den meisten Fällen ist die Dauer der Heilung durch die kystoskopische Untersuchung bestätigt; meist konnte man nicht einmal die Stelle nachweisen, an der der Tumor gesessen hatte. Nur ganz selten, jedenfalls seltener als nach Sectio alta, fand sich ein kleines Recidiv, das dann sogleich mit dem galvanokaustischen Brenner zerstört wurde. Nur bei dreien unserer Kranken haben uns diese Recidive jahrelang zu schaffen gemacht. Aber auch diesen Kranken geht es gut, sie haben klaren Urin. Zeigt sich bei der in grossen Zwischenräumen vorgenommenen Untersuchung, dass wieder ein Recidiv vorliegt, so wird es sogleich galvanokaustisch zerstört. Charakteristisch ist, dass bei diesen Patienten die kleinen neu aufsprossenden Zöttchen immer an anderen Stellen der Blasenwand, weit entfernt von dem Sitze der früher operierten Geschwulst auftreten.

Nur der Vollständigkeit halber sei erwähnt, dass ich ausser bei den beschriebenen Fällen meine Methode noch bei zwei anderen Patienten versucht, aber sogleich auf ihre Fortsetzung verzichtet habe. Der eine betrifft einen Patienten des Herrn Collegen K r a u s e, bei dem nach Sectio alta ein Recidiv vorlag. Patient bekam alsbald eine Epididymitis, die mich in Verbindung mit den anderen ungünstigen Verhältnissen veranlasste, von einer Fortsetzung der Behandlung abzusehen. Der zweite Fall betraf eine Patientin des Herrn Collegen S t a d t h a g e n, die früher schon geistig nicht normal, alsbald eine solche Verschlimmerung ihrer psychischen Zustände bekam, dass eine Fortsetzung der Behandlung ausgeschlossen war. Diesen beiden Kranken ist übrigens aus dem Versuche, unsere Behandlungsmethode bei ihnen anzuwenden, kein Schaden erwachsen.

Schon wiederholt ist der erfreulichen Tatsache gedacht, dass ich trotz der grossen Anzahl von Fällen bisher bei der Ausübung unserer Operationsmethode nur einen Todesfall zu beklagen hatte. Damit soll durchaus nicht gesagt sein, dass unsere Operationsmethode an sich absolut ungefährlich sei, dass nicht bei ihrer Ausübung auch ungünstige Zufälle event. selbst der Tod eintreten können. Ich möchte hier nicht in den Fehler C i v i a l e's, des Begründers der Lithotripsie, verfallen, der die Ansicht hegte und verteidigte, dass die Lithotripsie niemals die Ursache eines Todesfalles werden könne.

Untersuchen wir an der Hand des reichlich vorliegenden Materials, welche ungünstigen Zufälle während resp. nach der Ausübung unserer intravesicalen Operation eintreten können, so kommen in Betracht: das Eintreten einer stärkeren Blutung, das Auftreten eines schweren Blasenkatarrhs, eine Nieren- resp. Nierenbecken-Reizung, Fieberzustände, endlich Komplikation mit Epididymitis resp. Prostatitis.

In erster Linie steht hier die Gefahr der Blutung. Wie diese den ganzen Symptomenkomplex der gutartigen Blasengeschwülste beherrscht, so spielt sie auch unter den unangenehmen Ereignissen bei Ausübung unserer Methode die erste Rolle. Das erscheint ein wenig auffallend; sollte man doch meinen, dass die Geschwülste, die spontan zu so grossen Blutungen Veranlassung geben, bei mechanischer Entfernung noch viel stärker bluten müssten. Das ist nicht der Fall und entspricht der ja schon lange bekannten Tatsache, dass Blasentumoren bei mechanischen Läsionen, z. B. nach ungeschickt ausgeführter Untersuchung mit Sonde oder Kystoskop, nur wenig zu bluten pflegen. Ich erinnere nur an die Anwendung des K ü s t e r schen Löffelkatheters, mit dem man zu diagnostischen Zwecken Geschwulstteile abzureissen sucht; ich habe nie gehört, dass nach seiner Anwendung stärkere Blutungen erfolgt seien.

Merkwürdiger ist es allerdings, dass bei dem am Ende der intravesicalen Operation erfolgenden Abschneiden des Stieles (bei gestielten Geschwülsten) die Blutung meist unbedeutend ist. Denkt man an die profuse Blutung, die nach hoher Eröffnung der Blase oft eintritt, wenn wir einen solchen Geschwulststiel mit Messer oder Schere durchschneiden, so muss die oben mitgeteilte Tatsache auffallend erscheinen. Ich glaube, dass sie dadurch zu erklären ist, dass sich die Gefässe des Stieles in dem Maße, als wir durch die vorangehenden Sitzungen die eigentliche Geschwulst abtragen, also ihr Ernährungsgebiet verkleinern, zusammenschrumpfen, in derselben Weise, wie z. B. die Arterie des Oberarmes nach Exartikulation des Unterarmes sich kontrahiert und schon nach kurzer Zeit im Vergleich zu früher ein verschwindend kleines Lumen darbietet. Kommen wir dann bei unserer intravesicalen Operation nach Entfernung der zottigen Massen endlich an den Stumpf, so haben sich seine Gefässe unterdessen so verengt, dass die nach der Durchschneidung eintretende Blutung nicht nennenswert ist. Jedenfalls ist in der Mehrzahl der Fälle bei Ausübung unserer Methode die Blutung viel geringer als die spontanen Hämaturien, an die dieselben Kranken im Laufe ihres Leidens gewöhnt waren. Oft ist der Urin nur unmittelbar nach der Sitzung rot gefärbt, kurze Zeit darauf ist er wieder blutfrei. In anderen Fällen aber ist die Blutung stärker und kann zuweilen recht hohe Grade erreichen.

Im allgemeinen wird der Grad der Blutung leicht überschätzt. Selbst eine dunkelbraunrote Farbe des Urins ist noch kein Zeichen grossen Blutverlustes. Das Blut färbt ja sehr stark. Es ist ein Verdienst Posners, gezeigt zu haben, wie relativ unbedeutend der Blutgehalt in einem Urin sein kann, der fast wie reines Blut aussieht.

Von einem grösseren akuten Blutverlust kann eigentlich nur dann die Rede sein, wenn sich grosse Gerinnsel bilden. Bleibt der Urin flüssig, so mag er noch so intensiv blutig gefärbt sein, es besteht doch keine Gefahr. Solange der Kranke den mit flüssigem Blut gemischten Urin spontan entleeren kann, braucht man sich wegen der Hämaturie keine Sorgen zu machen. Daran ändert sich auch nichts, wenn dem blutfarbigen Urin einige kleinere oder mittelgrosse Gerinnsel beigemischt sind.

Solche Blutungen kann der Kranke wochenlang, selbst noch länger ertragen; er kommt wohl etwas von Kräften, erholt sich aber auffallend schnell, sobald die Blutung aufhört. Und dass dies zur rechten Zeit geschehen wird, darauf kann man rechnen, wenn man auch nicht vorher angeben kann, wie lange die Blutung dauern wird. Eines Tages ist sie geschwunden, der Urin ist wieder klar, und der Patient erholt sich schnell. Im allgemeinen bin ich zu der Auffassung gelangt, dass man gegen diese Blutung am besten gar nichts unternimmt; ist sie nur mässig, so braucht der Patient das Bett nicht zu hüten. Er kann ohne Schaden aufstehen und spazieren gehen resp. fahren. Selbstverständlich ist nur, dass man einen solchen blutenden Patienten stets im Auge behalten muss.

Ist die Blutung, bei der ich immer noch den Maßstab anlege, dass der Kranke den flüssigen, nur mit Gerinnseln vermischten Urin spontan entleeren kann, stärker, so gebietet doch die Vorsicht, den Kranken zu Bett zu legen. Zugleich mag jetzt eine gewisse Therapie indiciert sein, schon weil der Kranke nun direkt verlangt, dass etwas für ihn geschehe. Ich habe in letzter Zeit immer mehr die Ergotininjectionen bevorzugt; welchen wirklichen Nutzen sie im einzelnen Falle leisten, lässt sich bei der Inconstanz dieser Blutungen schwer beurteilen. Unbedingt abraten möchte ich, solange der Kranke den Urin spontan entleert, von allen lokalen Eingriffen in die Blase, allen Ausspülungen mit heissem oder kaltem Wasser, mit sogenannten blutstillenden Lösungen etc.

Ganz anders gestaltet sich die Sache, wenn die Blutung noch stärker ist, und sich grosse Gerinnsel bilden. Glücklicherweise ereignet sich das nur in der grossen Minderheit der Fälle, meist kurz nach der Operation. Sind erst einige Tage seit derselben verflossen, so mag der Urin noch so stark blutig gefärbt sein, die Bildung grosser massiger Gerinnsel ist dann nicht mehr zu befürchten. Diese Gerinnsel können nun einerseits durch Behinderung des Urinabflusses schädlich wirken und können andererseits das Zeichen einer wirklich bedenklichen Blutung darstellen.

Sind die Kranken durch die Gerinnsel verhindert, die Blase zu entleeren, reicht dieselbe, mit Urin und Blutgerinnsel erfüllt, bis zum Nabel, so muss die Entleerung selbstverständlich mittelst Katheter bewirkt werden. Das ist aber oft nicht so leicht. Führt man einfach einen dicken elastischen Katheter ein, so kommt kein Tropfen Flüssigkeit durch denselben heraus, der Katheter ist sofort durch Gerinnsel verstopft. Auch das Einführen eines Metallkatheters ändert nichts daran. In einzelnen Fällen kann man durch Einspritzen kleiner Flüssigkeitsmengen das Gerinnsel fortspülen, so dass eine gewisse Menge des blutigen Urins abfliessen kann; in anderen Fällen nutzt dieser Kunstgriff nichts. Durchaus zu verwerfen ist das gewaltsame Ansaugen der Blutgerinsel mittelst einer Spritze. Am besten hat sich mir in schwierigen Fällen folgende Manipulation bewährt: Man führt zunächst einen mittelstarken, gekrümmten Evakuationskatheter ein. Findet dadurch keine Entleerung von Urin statt, so schiebt man durch den Evakuationskatheter einen möglichst starken, etwas festen elastischen Katheter in die Blase ein und hat dann oft die Freude. den oberhalb der am Blasenboden lagernden Gerinnsel befindlichen Urin abfliessen zu sehen. In anderen Fällen geschieht das erst, nachdem man durch den elastischen Katheter geringe Flüssigkeitsmengen injiciert hat. Kommt man auch so nicht zum Ziele, so entfernt man den elastischen Katheter wieder, worauf oft eine Partie von Gerinnseln oder auch von Urin mit abfliesst. Andernfalls führt man den Katheter von neuem ein und sucht wieder durch Einspritzen die Passage frei zu machen. Auf diese Weise ist es mir immer gelungen, die mit Urin und Blutgerinnseln angefüllte Blase zu entleeren. Es bedarf wohl keiner Erwähnung, dass diese Procedur mit Vorsicht auszuüben ist, und dass man sich hüten muss, die ihrem Sitz nach ja wohlbekannte Quelle der Blutung mit dem Instrument zu insultieren. Ist die Entleerung der Blase geglückt, so wird meist auch die Blutung geringer oder hört auch wohl ganz auf; es macht oft den Eindruck, als ob sie vorher durch die erfolglosen Versuche des Kranken zu urinieren verstärkt resp. unterhalten wurde.

Es bedarf keiner Auseinandersetzung, dass bei diesen starken Blutungen der Blutverlust an sich bedenklich werden kann; es kann sogar die Möglichkeit der Verblutung nicht geleugnet werden. Eine Katastrophe aber, eine wirkliche Verblutung darf nicht eintreten und ist sicher zu vermeiden, wenn der betreffende Arzt die erforderliche chirurgische Schulung besitzt und seinen Kranken in genügender Weise beobachtet. Jederzeit können wir der Blutung innerhalb weniger Minuten ein Ende machen; die in solchen Fällen bei gefüllter Blase ja leicht auszuführende Sectio alta und darauf folgende Tamponade der Blase mit Jodoformgaze stillt jede Blutung.

Es versteht sich von selbst, dass man zu diesem Mittel erst im äussersten Falle greifen soll. Gerade weil hierdurch zu jeder Zeit die Blutung mit Sicherheit in wenigen Minuten gestillt wird, kann man ruhig warten, bis sich beim Kranken die Zeichen höchster Anämie einstellen. Kleiner frequenter Puls, leichte Ohnmachten beim Aufrichten genügen dazu nicht, wohl aber muss bei stärkeren Blutungen alles zur sofortigen Ausführung der Sectio alta, ebenso alle Maßnahmen zur Transfusion, zur subcutanen resp. venösen Infusion vorbereitet sein. Vor allem muss der Kranke bis zum Aufhören der starken Blutung sorgfältig beobachtet werden, dann ist jede Gefahr ausgeschlossen; man wird wohl kaum Gelegenheit finden, von den erwähnten Vorbereitungen Gebrauch zu machen.

Ich habe dieses unser Verhalten bei stärkeren Blutungen soeben absichtlich möglichst eingehend geschildert, fürchte aber dadurch den Eindruck hervorgerufen zu haben, als ob nach unserem Eingriff häufiger lebensgefährliche Blutungen einträten. Dem ist glücklicherweise nicht so. In keinem unserer Fälle war die Blutung eine bedenkliche! Wohl war in einigen Fällen zur Beseitigung von Gerinnseln der Katheterismus erforderlich, niemals aber lag die Notwendigkeit der Sectio alta vor. Nur, um für alle Fälle gerüstet zu sein, sind die oben erwähnten Vorbereitungen zu treffen.

Die grossen Gerinnsel, die sich bei starken Blutungen bilden, und deren Austreibung Schwierigkeiten verursacht, scheinen. wie schon erwähnt, infolge der krampfhaften Contractionen der Blasenwand direkt dazu beizutragen, die Blutung zu unterhalten. Es wird demnach unsere Aufgabe sein, die Entstehung von Gerinnseln nach Möglichkeit zu verhindern. Man ist hier nicht so machtlos, wie es auf den ersten Blick scheinen könnte. Sorgt man nämlich durch Verordnen reichlicher Flüssigkeitsaufnahme für eine erhöhte Urinproduktion, so wird sowohl die damit verbundene stärkere Verdünnung des Blutes in der Blase, als auch durch die häufigeren Urinentleerungen die Bildung grosser Gerinnsel beeinträchtigt. Ich halte es daher in allen den Fällen, in denen eine stärkere Blutung zu befürchten ist, für sehr wichtig, den Kranken vor und nach dem Eingriff eine möglichst grosse Flüssigkeitsmenge (mehrere Liter Wasser) zu sich nehmen zu lassen und glaube durch diese einfache Maßnahme schon manche durch Gerinnsel bedingte Schwierigkeit vermieden zu haben.

Die Bildung grosser Gerinnsel pflegt übrigens nicht lange anzuhalten; meist schwindet sie schon nach kurzer Zeit, gewöhnlich hat dann auch die Blutung überhaupt ihr Ende erreicht; der Urin zeigt wieder die normale gelbe Farbe.

Ist die Blutung stark gewesen und hat sie länger gedauert, so fühlt sich der Kranke naturgemäss auch nach ihrem Aufhören noch eine Zeitlang schwach. Es liegt nahe, nun mit der Fortsetzung der Operation, mit einer neuen operations-kystoskopischen Sitzung, zu warten, bis der Kranke sich wieder völlig erholt hat. Das scheint aber nicht richtig zu sein; gerade nach grösserem Blutverlust scheinen die Kranken unseren Eingriff besonders gut zu vertragen; die Blutung pflegt dann noch unbedeutender zu sein als früher. Ich habe dieselbe Beobachtung wiederholt auch in Fällen gemacht, in denen die Operation kurz nach beträchtlichen spontanen Blutungen vorgenommen wurde und mich über die Geringfügigkeit der darnach auftretenden Blutung gewundert.

Wie steht es nun mit der Möglichkeit, durch unser Verfahren einen arteficiellen Katarrh zu erzeugen? Eine solche Möglichkeit muss selbstverständlich zugegeben werden. Liegen doch in unserem Falle die Verhältnisse besonders ungünstig, da unsere Instrumente vielfach Unebenheiten und Vertiefungen zeigen, die zur Aufnahme von bakteriellen Massen geeignet sind, da das Einführen wiederholt erfolgen muss, und endlich die eingeschleppten Bakterien in den zottigen Geschwulstmassen den denkbar besten Nährboden finden.

Wider Erwarten finden wir aber, dass in den meisten Fällen während der ganzen Behandlung kein nennenswerter Katarrh entsteht. Kommt ein an Blasengeschwulst Leidender mit klarem Urin in die Behandlung, hat er also nicht schon vorher einen Katarrh acquiriert, so pflegt in der Mehrzahl der Fälle der Urin während der ganzen Dauer der Behandlung zwischen den einzelnen Sitzungen nach Aufhören der Blutung seine klare Beschaffenheit beizubehalten; der Kranke hat auch subjektiv keinerlei Erscheinungen des Blasenkatarrhs, keinen häufigen Harndrang etc. In anderen Fällen wird der Urin wohl leicht katarrhalisch und behält diese Beschaffenheit bis zum Ende der Behandlung, die Beschwerden aber fehlen auch hier vollständig. Nur in seltenen Fällen stellen sich früher oder später während der Behandlung Zeichen eines akuten Blasenkatarrhs ein. Während sonst das nach einer Sitzung bei den ersten Mictionen beobachtete Schrinnen in der Harnröhre bald schwand, steigert es sich noch, es tritt häufiger quälender Harndrang und schmerzhaftes Nachdrängen nach dem Urinieren ein. Der Urin bleibt auch nach Aufhören der Blutung trübe, enthält viel Eiterkörperchen und oft verhältnismässig grosse Mengen von Albumen. Bei geeignetem Régime gelingt es leicht, diese Attaquen zu beseitigen. Hier gibt es kein wirksameres Mittel als Morphium. Besteht häufiger Harndrang, so lässt sich durch dasselbe der Zustand subjektiv wie objektiv in der günstigsten Weise beeinflussen. Man muss in solchen Fällen den häufigen Harndrang durch entsprechende Morphiumdosen einschränken, d. h. soviel Morphium geben, dass die Pausen mindestens zwei Stunden dauern. Oft genügt schon diese Medikation, um die Erscheinungen zu bessern; der Urin wird bald weniger trübe; die Beschwerden, der häufige Harndrang, das schmerzhafte Nachdrängen hören auf. Daneben ist die andere Medikation nicht zu vernachlässigen. Von allen internen Mitteln habe ich von dem ostindischen Sandelholzöl den besten Erfolg gesehen; bei dem geringsten Verdacht auf Blasenreizung oder drohendem Blasenkatarrh lasse ich unsere Kranken täglich 6 Kapseln je 0,5 Ol. santal. ostind. nehmen. In einzelnen Fällen erweisen sich auch Natr. salicyl., Salol, besonders Urotropin etc. von Vorteil. Daneben wird eine entsprechende Diät verordnet; der Kranke trinkt viel Milch, alkalische Säuerlinge etc. Nicht selten pflegen sich auch hydropathische Umschläge auf die Blasengegend nützlich zu erweisen. Blasenausspülungen pflegen wir in diesem Falle nicht anzuwenden, namentlich nicht, solange noch umfangreiche zottige Massen vorhanden sind.

Auf diese Weise ist es uns bisher in allen Fällen möglich gewesen, den schon vorher bestehenden oder erst während der Behandlung auftretenden Blasenkatarrh innerhalb so mässiger Grenzen zu halten, dass einer Fortsetzung der Behandlung nichts im Wege stand. Ist der Tumor schliesslich völlig entfernt, so gelingt es meist in der leichtesten Weise, durch Ausspülungen mit Borsäure- oder Höllensteinlösungen den letzten Rest des Katarrhs zu beseitigen. Bleibt der Urin trotzdem katarrhalisch, so besteht immer der Verdacht, dass nicht eine Cystitis, sondern eine Pyelitis die Ursache der Trübung ist. Aufklärung bringt hier die kystoskopische Untersuchung, eventuell das Einführen des Harnleiterkatheters.

Fieber und Fröste werden nach unserer Methode viel seltener beobachtet, als man erwarten sollte. In den vereinzelten Fällen, wo sie nach jedem Einführen von Instrumenten in die Harnröhre auftreten, besitzen wir im Chinin ein Mittel, diese Fieberanfälle fast mit Sicherheit zu verhindern. Hat einer unserer Kranken nach einer operationskystoskopischen Sitzung einmal Fieber bekommen, so erhält er vor der nächsten Sitzung 1 g Chinin; man kann dadurch neue Fieberanfälle vermeiden.

Das Auftreten einer Epididymitis, einer Prostatitis oder anderer durch direkte Fortleitung eines in der Urethra gesetzten entzündlichen Reizes haben wir bei unseren bisher mit der neuen Methode behandelten Patienten nicht zu beklagen gehabt bis auf einen oben kurz erwähnten Fall.

Bedenkt man die grosse Anzahl der bei unseren Kranken vorgenommenen operationskystoskopischen Sitzungen, so muss das Ergebnis immerhin auffallen und sehr günstig erscheinen.

Nachdem wir so die Zufälle, die bei Ausführung der intravesicalen Entfernung der Blasengeschwülste eintreten können, an der Hand des bis jetzt vorliegenden Materials besprochen haben, ist es Zeit, in objektiver Weise die Chancen der beiden heute wohl ausschliesslich in Betracht kommenden Methoden, der Sectio alta und unserer intravesicalen Operation, gegen einander abzuwägen.

„Tuto, cito et jucunde" sind mit Recht auch heute noch die Anforderungen, die man an eine empfehlenswerte Behandlungsmethode stellt. Nach ersterer Richtung handelt es sich einerseits um die Gefahr, welche mit der Operation verknüpft ist, andererseits um die Gründlichkeit, mit der die Geschwulst entfernt wird.

Dass die Gefahr des Eingriffs bei der Sectio alta eine grössere ist als bei unserer Methode, dürfte kaum bezweifelt werden. Bei letzterer fehlen die lang dauernde Chloroformnarkose und das ebenfalls nicht kurze Krankenlager, mit dem die Sectio alta auch unter den günstigsten Bedingungen verknüpft ist. Jeder Chirurg weiss, wie verhängnisvoll letzteres so vielen Kranken werden kann. Die Operation ist völlig gelungen, aber eine Pneumonie rafft den der Heilung entgegen sehenden Kranken dahin. Bei unserer Methode dagegen kommt hinsichtlich der denkbaren Gefahren eigentlich nur die Blutung in Betracht, die auch nur in Ausnahmsfällen einen nennenswerten Grad erreicht und schliesslich jeden Augenblick durch die Tamponade nach erfolgter Sectio alta gestillt werden kann. Auch bei der bisher mittelst Sectio alta vorgenommenen Exstirpation von Blasengeschwülsten ist bekanntlich eine starke, nur durch Tamponade stillbare Blutung kein seltenes Ereignis. Unbedingt wird man nach Erwägung aller Verhältnisse somit sagen können, dass unsere Methode in geeigneten Fällen, lege artis ausgeführt, viel weniger Gefahren darbietet als die Geschwulstoperation mittelst Sectio alta. Allein die Tatsache, dass wir in keinem unserer mehr als 150 Fällen nur einen Todesfall zu beklagen hatten, dass alle Kranken die Operation glücklich überstanden haben, spricht für das Gesagte; wie wäre bei der Geschwulstoperation mittelst Sectio alta eine ähnliche Statistik denkbar![1])

Hinsichtlich der Gründlichkeit der Entfernung der Geschwulst scheint die Sectio alta auf den ersten Blick der neuen Methode überlegen zu sein. Kann man doch die Geschwulst mit ihrer Umgebung auf das Vollkommenste exstirpieren. In Wirklichkeit aber scheinen die Recidive nach Sectio alta eher häufiger zu sein als bei meiner Methode, bei der wir sie trotz vorgenommener kystoskopischer Revision nur ganz selten fanden. Würde man längere Zeit nach Sectio alta ebenfalls die kystoskopische Untersuchung vornehmen, so würde man zweifellos noch häufiger Recidive finden. So aber beruhigt man sich meist damit, dass sich keine neuerlichen Erscheinungen, wie Blutungen, einstellen und zieht daraus den Schluss, dass kein Recidiv eingetreten sei. Ich erinnere da nur an einen meiner Patienten, der 8 Jahre nach der Sectio alta noch keine Ahnung von seinem Recidiv hatte.

---

[1]) Genaue statistische Mitteilungen über meine Erfahrungen mit der Entfernung gutartiger Blasengeschwülste durch die intravesicale Operationsmethode finden sich in den Verhandlungen des XXXIV. Congresses der deutschen Gesellschaft für Chirurgie 1905. Band I. Seite 223. (Weinrich.)

Was nun das „Cito" betrifft, so dürfte unsere Methode nach dieser Richtung hin wohl der Sectio alta meist wesentlich überlegen sein. Letztere beansprucht bis zur völligen Heilung auch unter günstigen Verhältnissen eine Reihe von Wochen; auch dann ist der Kranke durch die lange Bettruhe noch entkräftet, erst nach mehrwöchiger Reconvalescenz kann er als völlig gesund und im Besitz seiner Kräfte befindlich betrachtet werden. Liegen bei unserem Verfahren die Verhältnisse günstig, handelt es sich um eine kleine Geschwulst, so ist die Behandlung in wenigen Tagen beendet. Nur in schwierigen Fällen dauert sie solange, wie das Krankenlager nach Sectio alta; nie wird sie eine ähnliche Dauer erreichen, wie das in jenen nicht seltenen Fällen vorkommt, in denen nach erfolgter Sectio alta keine befriedigende Heilung der Wunde eintritt, es vielmehr zu einer Fistelbildung kommt, deren Behandlung dann oft Monate hindurch dauert, in seltenen Fällen überhaupt nicht zum Ziele führt.

Übrigens ist zu hoffen, dass bei unserer intravesicalen Operations-Methode mit der weiteren Vervollkommnung des Instrumentariums und der Technik die Zahl der einzelnen Sitzungen eine immer geringere werden wird, dass wir diese Sitzungen in immer kürzeren Pausen auf einander folgen lassen können. Es wird sich damit die Zeit der Behandlung bei unserem Verfahren noch mehr abkürzen und so nach dieser Richtung das Übergewicht unserer Methode gegen die Sectio alta ein immer beträchtlicheres werden.

Wie sehr diese in der grossen Mehrzahl der Fälle so viel geringere Dauer der Behandlung dem dritten Postulat eines Heilverfahrens, dem „iucunde", gerecht wird, braucht nicht besonders hervorgehoben zu werden. Es ist dies um so mehr der Fall als unsere Kranken auch während der Behandlung, während des grössten Teiles der Zeit durch die Kur in ihrer Freiheit und ihrer Lebensführung kaum belästigt werden. In der grossen Mehrzahl der Fälle wenigstens hatten unsere Patienten in den Pausen zwischen den einzelnen Sitzungen gar keine Störungen. Entweder hörte die unmittelbar nach einer solchen bestehende Blutung sofort auf, oder sie blieb eine Zeitlang noch bestehen, aber so gering, dass der Kranke dadurch nicht gestört wurde. Die meisten Kranken gingen unmittelbar nach den einzelnen Sitzungen sofort wieder ihrer Beschäftigung resp. ihrem Vergnügen nach. Patienten, die mittags operiert waren, besuchten abends Theater, Bälle etc.; viele unserer Patienten sind während der ganzen Behandlung wie sonst ihrem Berufe nachgegangen. Viele Kranke wurden durch die ganze Behandlung so wenig belästigt, dass sie die ganze Sache zu leicht nahmen und nur schwer zu einem rationellen Leben zu veranlassen waren, weil sie sich, wie sie sagten, „gar nicht krank" fühlten. Dass die einzelnen Sitzungen nicht nennenswert schmerzhaft waren, wurde von fast allen Kranken anerkannt; charakteristisch ist es, dass einzelne ängstliche Kranke wohl schwer zur ersten Sitzung zu bewegen waren, dass aber keiner die Fortsetzung der einmal begonnenen Behandlung verweigert hat.

Nachdem wir so die Chancen beider Operationsmethoden, der intravesicalen und der Sectio alta, erwogen haben, muss zugegeben werden, dass die Anwendbarkeit meiner Methode eine beschränktere ist.

Durch die Sectio alta lässt sich eine Geschwulstoperation in allen Fällen ausführen: sie wird weder durch die Bösartigkeit der Geschwulst, noch durch ihre Neigung zu Blutungen, noch durch schweren Blasenkatarrh, geringe Capacität der Blase unmöglich gemacht.

Die intravesicale Methode dagegen ist von vornherein auf gutartige Geschwülste beschränkt; bei malignen infiltrierenden Neoplasmen sollte man sie auch im Frühstadium nicht anwenden. Schwerer Blasenkatarrh, Kleinheit der Blase, Neigung zu starken Blutungen seitens der Geschwulst können die Ausübung der intravesicalen Methode unmöglich machen; übermässige Grösse der Geschwulst namentlich das Bestehen mehrerer Geschwülste erschweren sie sehr.

Die Bedeutung dieser grösseren Anwendbarkeit der Sectio alta darf aber nicht überschätzt werden. Ist es auch möglich in fast allen Fällen die Geschwulst mittelst der Sectio alta zu operieren, so ist die Frage, ob den Kranken mit einer solchen Operation gedient ist, sicher für viele Fälle zu verneinen. Selbst in Fällen von gutartigen Geschwülsten, die nicht mehr auf intravesicalem Wege zu operieren sind, wird das dauernde Resultat der Operation selten ein befriedigendes sein. Die Ausdehnung der Geschwulst wird eine völlige Entfernung erschweren, die Kleinheit der Blase wird durch irreparable Processe in der Blasenwand bedingt sein, wir werden es mit einer Schrumpfblase zu tun haben. In anderen Fällen werden die bestehenden Nieren- und Nierenbecken-Erkrankungen auch nach geglückter Operation dem Kranken ein vorzeitiges Ende bereiten.

Was aber endlich die bösartigen Geschwülste anbetrifft, so wird sich unter den Chirurgen wohl mehr und mehr die Ansicht bahnbrechen, dass in der grossen Mehrzahl der Fälle dem Kranken auch durch die Sectio alta kein Nutzen erwächst, dass durch sie wenigstens die Lebensdauer nicht verlängert wird. Ich kann mich hier der Ansicht Poussons nur vollständig anschliessen. Einerseits können Kranke, die an bösartigen Blasengeschwülsten leiden, für relativ lange Zeit ein erträgliches Dasein führen; andererseits ist, wenn man von so radikalen Operationen, wie Exstirpation der ganzen Blase samt Prostata absieht, nur bei selten günstigem Sitz der Geschwulst eine genügend gründliche Entfernung derselben möglich; fast regelmässig stellt sich kurze Zeit nach der Operation ein Recidiv ein; ja dem objectiven Beobachter wird es nicht selten scheinen, als ob nach einem Eingriff das Wachstum der Neubildung ein schnelleres sei als vorher. Von den zahlreichen Fällen von malignen Tumoren, die ich mittelst Sectio alta operierte, habe ich nur in 3 Fällen die sichere Überzeugung erlangt, dass auch nach längerer Zeit kein Recidiv eingetreten sei.

Fassen wir das Gesagte zusammen, so wird man behaupten können, dass in der überwiegenden Mehrzahl der Geschwülste, die überhaupt eine völlige Heilung gestatten, d. h. fast in allen Fällen von gutartigen Geschwülsten, unsere Methode mit Erfolg anwendbar ist.

Wir haben oben ausführlich geschildert, wie viel besser sich die Kranken bei Anwendung unseres Verfahrens als bei der Operation mittelst Sectio alta befinden. Sie brauchen sich keiner Narkose zu unterwerfen, können ungestört ihrer Beschäftigung nachgehen; die einzelnen Sitzungen sind kaum schmerzhaft, jedenfalls nicht unangenehmer als die Operation eines Nasenpolypen. Muss man diese Vorteile schon aus humanitären Gründen mit Freuden begrüssen, muss es jeden Arzt mit Befriedigung erfüllen, seinen Kranken die Schrecken einer blutigen Operation und ein langdauerndes Krankenlager zu ersparen, so ist die Sache gerade für unsere Kranken noch von ganz besonderer Wichtigkeit. Bis auf die charakteristischen zeitweiligen Blutungen sind dieselben bekanntlich oft Jahre hinaus von allen Beschwerden frei. Mag auch beim Auftreten der ersten Blutung der Schrecken noch so gross gewesen sein, je öfter dieselbe auftritt, je länger das Leiden dauert, um so mehr beruhigt sich der Kranke; sieht er doch, dass sein Allgemeinbefinden nicht leidet, dass er sich auch nach stärkeren Blutverlusten auffallend schnell erholt. Nur zu viele Kranke beruhigen sich dann mit der Diagnose „Blasenhämorrhoiden", fühlen sich oft nach einer Blutung frischer als früher, betrachten dieselbe sogar als ein günstiges Ereignis und sind wenig geneigt sich für Schwerkranke zu halten.

Wird nun bei einem solchen Patienten endlich die richtige Diagnose gestellt und ihm dann die Exstirpation mittelst Sectio alta vorgeschlagen, so hat er naturgemäss geringe Neigung, sich einer solchen eingreifenden Operation zu unterwerfen, deren Gefahr und unmittelbare Folgezustände nach seiner Meinung zu seinem harmlosen Leiden in gar keinem Verhältnis stehen. Es ist somit nur eine begreifliche Erfahrung, dass auch verständige Kranke, die an einer Blasengeschwulst leiden, so schwer zu einer Operation zu überreden sind, im Gegensatz zu Steinkranken, die sich meist leicht zu dem vorgeschlagenen Eingriff entschliessen. Ja der Arzt selbst ist bei einem Vorschlag der Exstirpation mittelst Sectio alta unseren Kranken gegenüber in Verlegenheit; weiss er doch, dass solche Kranke nicht selten viele Jahre hindurch sich einer durchaus erträglichen Existenz, ja eines völligen Wohlbefindens erfreuen können, während ihm andererseits die möglichen Gefahren der Sectio alta, die Möglichkeit zurückbleibender Fisteln wohl bekannt sind.

Ganz anders mit unserer Operation; mit ihr werden sich sowohl Patient wie der beratende Arzt leichter befreunden. Wir haben wiederholt die Erfahrung gemacht, dass Patienten mit der intravesicalen Operation sich sofort einverstanden erklärten, indem sie zugleich versicherten, dass sie sich aber auf keinen Fall „den Leib aufschneiden" lassen würden.

Wie gross der Vorteil ist, liegt auf der Hand. Man kann mittelst meiner Methode die Exstirpation der Geschwulst zu einer

Zeit vornehmen, in der dieselben Kranken den schweren Eingriff der Sectio alta weit von sich gewiesen hätten.

Mit welcher Freude aber die unglücklichen Kranken, welche bald nach erfolgter Sectio alta an Recidiven erkrankten, unsere Methode begrüssen, muss man erlebt haben. Wer die bösen Folgen, die auch unter günstigen Verhältnissen mit der Sectio alta verknüpft sind, an seinem eigenen Körper durchgemacht hat, entschliesst sich nur sehr schwer zum zweiten Male zu dieser Operation; unserer Methode haben sich alle betreffenden Kranken mit Freude, ja mit Begeisterung unterworfen.

Zum Schlusse möchte ich noch einen Punkt besprechen. Man fragt mich so oft, ob die neue intravesicale Operation der Geschwülste leicht oder schwer sei. In dieser Form lässt sich die Frage gar nicht beantworten; man müsste da einfach antworten, „was man versteht, ist leicht, was man nicht versteht, ist schwer".

Sicher ist, dass es sich bei der Frage der Schwierigkeit unseres Verfahrens wesentlich um die Art der Fälle handelt. Handelt es sich um einen kleinen, günstig sitzenden Polypen, so ist die Sache verhältnismässig einfach. In anderen Fällen ist eine grosse technische Schulung, ein vollständiges Aufgehen in den Geist der kystoskopischen Methode notwendig, um mit Erfolg vorzugehen. Derselbe Arzt, dem die Operation in einem leichten Falle zu seiner eigenen Verwunderung geglückt ist, wird in einem schweren Falle den grössten Schaden stiften. Denn darüber kann kein Zweifel sein, dass in ungeschickten Händen mit unserer Methode viel geschadet werden kann. Ich habe meinerseits alles getan, um das Verständnis für unsere Methode zu erwecken und fühle mich unschuldig für die Schädigungen, die, wie sicher anzunehmen ist, durch Unberufene erfolgen werden. Es überläuft mich geradezu ein Schauder, wenn ich von meinem Instrumentenmacher höre, dass sich irgend ein unbekannter Arzt, der sich noch nicht mit Kystoskopie beschäftigt hat, zu gleicher Zeit ein Kystoskop und ein Operationskystoskop bestellt hat. Es erinnert mich das an ein vor langer Zeit erlebtes Ereignis, das trotz seines anekdotenhaften Charakters buchstäblich wahr ist. Es wird nicht uninteressant sein, den Fall zu berichten. Es ist schon mehrere Jahre her, dass ein auswärtiger Kollege, der wohl von der kystoskopischen Untersuchung gehört aber noch niemals selbst kystoskopiert hatte, mit einer kranken Dame zu mir kam. Die Untersuchung ergab eine Blasengeschwulst von anscheinend gutartigem Charakter. Eines Herzleidens wegen wurde von zwei hervorragenden Berliner Kollegen eine Narkose für untunlich erklärt. Unter diesen Verhältnissen hielt ich den Versuch für gerechtfertigt, die Geschwulst per vias naturales zu entfernen und schlug der Kranken unter Zustimmung des Hausarztes vor, die Geschwulst mit schneidender Zange, eventuell mit neu anzufertigenden Instrumenten, die neben dem Kystoskop eingeführt werden sollten, zu entfernen. Die erste Sitzung gelang wider Erwarten gut. Um so auffallender war es, dass die Kranke und ihr Mann bald darauf unter sichtlicher Verlegenheit des Arztes erklärten, sie müssten die Behandlung abbrechen und nach Hause zurückkehren. Lange Zeit war mir das Benehmen der Leute unverständlich, bis mir gelegentlich mein Instrumentenmacher mitteilte, dass sich der betreffende Arzt vor der Abreise auf Kosten des Mannes der Kranken ein Kystoskop samt Batterie und eine Muzeux-Zange gekauft habe! — Alles Weitere überlasse ich der Phantasie des Lesers.

Sicher ist zur erfolgreichen Ausübung unserer Methode auch in weniger schwierigen Fällen eine absolute Vertrautheit mit der kystoskopischen Technik notwendig.

Der Einwand, dass bei dieser Sachlage auch in Zukunft die intravesicale Operation nur an einigen grösseren Zentren, von einzelnen beschäftigten Spezialisten oder Chirurgen, die sich speziell mit diesen Krankheiten befassen, ausgeübt werden kann, erscheint von geringer Bedeutung. Die Operation der Blasengeschwülste ist kein Eingriff, der etwa wie die Bruchoperation plötzlich innerhalb kurzer Zeit vorgenommen und daher von jedem Chirurgen ausgeübt werden muss. Die Verhältnisse liegen hier wie bei der Steinoperation; wie bei dieser lässt sich die Operation der Blasengeschwülste ohne Schaden für den Kranken um Tage und Wochen aufschieben. Die Notwendigkeit, einen solchen Eingriff plötzlich auszuführen, liegt bei Anwendung unserer Methode völlig fern. Der Kranke hat also Zeit, in aller Ruhe den Arzt, der sich mit Erfolg mit der intravesicalen Operation beschäftigt, aufzusuchen.

Fragen wir uns zum Schluss, ob für unsere intravesicale Operation gutartiger Blasengeschwülste für die Zukunft noch weitere Fortschritte zu erwarten sind, so wird man diese Frage hinsichtlich des Instrumentariums und der eigentlichen Technik verneinen müssen. Hier wird sich nur der einzelne Arzt durch stete Übung der Methode mit der Zeit eine immer grössere Geschicklichkeit und Erfahrung erwerben können. Ein grösserer Fortschritt steht zu erwarten, wenn es gelingt, die an Blasengeschwülsten leidenden Kranken früher zur Behandlung zu bekommen. Dann wird in der Mehrzahl der Fälle die Geschwulst noch klein sein; je kleiner aber die Geschwulst, um so geringer die Anzahl der einzelnen Sitzungen, um so schneller die völlige Heilung.

Ein Blick auf das von mir früher mitgeteilte Material[1] wird genügen, um zu zeigen, wie ungünstig die Verhältnisse zurzeit noch liegen. Sehen wir von den 10 Recidiven ab, so bleiben 20 Fälle, bei denen es sich um primäre Geschwülste handelte. Von diesen Fällen waren seit der ersten Blutung in 3 Fällen schon über 5, in 6 Fällen über 8, in einem Falle gar 25 Jahre verflossen; nur in 3 Fällen kamen die Kranken bald nach der ersten Blutung in Behandlung. Wären die Kranken eher in Behandlung gekommen, so wäre ihre Geschwulst kleiner gewesen und die intravesicale Behandlung schneller und gefahrloser erfolgt.

---

[1] Nitze, Cbl. f. Krankh. d. Harn- u. Sexualorg. 1896. VII. Bd. Heft 7 u. 8.

Es besteht die begründete Hoffnung, dass sich die Verhältnisse im Laufe der Jahre bessern werden. Zu dieser Hoffnung berechtigt das so überaus prägnante Krankheitsbild, das unsere Patienten in der überwiegenden Mehrzahl der Fälle darbieten, namentlich in Fällen von gutartigen Blasengeschwülsten. Bemerkt ein Mensch in vollem Wohlbefinden ohne vorausgegangene Veranlassung, dass er bei normaler Befriedigung des Harnbedürfnisses ohne Beschwerden blutigen Harn entleert, hört diese Blutbeimengung nach kürzerer oder längerer Zeit auf, um einer normalen Beschaffenheit des Urines Platz zu machen, so besteht der begründete Verdacht, dass eine Blasengeschwulst vorliegt.

Je mehr sich der praktische Arzt, an den sich ja ein an Hämaturie leidender Kranker mit Recht zunächst zu wenden pflegt, mit dem so überaus einfachen und klaren Symptomenkomplex der Blasengeschwülste vertraut macht, um so günstiger werden die Fälle werden, die der Spezialist zur Behandlung bekommt. Wird der Kranke dann nicht erst, wie das jetzt üblich ist, jahrelang in planloser Weise behandelt, von einem Bade ins andere geschickt, sondern gleich nach der ersten Blutung der kystoskopischen Untersuchung unterworfen, so werden wir in der grossen Mehrzahl der Fälle die Geschwülste zu einer Zeit finden, in der sie noch klein und in kurzer Zeit auf intravesicalem Wege zu entfernen sind. Dann wird es oft in 1 oder 2 Sitzungen gelingen, den Kranken fast ohne Beschwerden, ohne Gefahr von einem Leiden zu befreien, das früher oder später für ihn verhängnisvoll werden muss. Erst in dieser, hoffentlich nicht fernen Zukunft wird sich der Segen unserer Behandlungsmethode in seinem ganzen Umfange zeigen.

Autoren-Register.

Ainsworth 276.
Alapy 97.
Albarran 54, 55, 316, 317,
  319, 323, 338, 339.
Albers 97.
Antal 353.
Auspitz 4.

Baer 59.
Baraduc 265.
v. Bardeleben 74.
v. Bergmann 236.
Berkley-Hill 38.
Boisseau du Rocher 53, 54,
  265.
Bottini 349, 350.
Bozzini 3, 5, 6, 8.
Braun 71.
Brenner 311, 315.
Brick 201.
Bruck 3, 6, 7, 9, 10.
Bruni 265.
Burckhard 90.

Casper 59, 316, 318, 338,
  339.
Castaigne 273.
Cathelin 59.
Chopart 265.
Civiale 353, 372.
Cruise 7.
Crzellitzer 262.
Curtis 275.
Czerny 305.

Deicke 10.
Delamotte 342.
Desnos 274.
Désormeaux 3, 5, 6, 7, 290.
Disse 69, 74, 96.

v. Dittel 13, 81, 219, 248,
  265, 291, 292.
Dührssen 221.

Ebenau 305.
Ebstein 214.
Edison 14.
Eldridge 276.

Fenwick 53, 261, 273, 274,
  275.
Finger 207.
Fischer 5.
Fleurant 52.
Frank 111.
Freudenberg 349.
Freyer 231.
v. Frisch 263, 270.
Fürstenheim 7.
Le Fur 266, 273, 274.

Goldberg 232.
Goldschmidt, H. 190, 296.
Goltz 260.
Grennet 61.
Grinzow 262.
Gross 59, 223.
Grünfeld 7, 315, 353.
Güterbock 57, 58.
Guy 305.
Guyon 13, 265, 286, 301,
  304, 324.

Henle 68, 69, 75, 78, 80.
Heymann, P. 356.
Hirt 260.
Home 90, 154, 158.
Hottinger 232.

Janet 107, 111.
Joseph 237.
Israel 324, 328, 339.

Kalischer 302.
Kapsammer 339.
Kazenelsohn 3.
Keegan 97.
Klose 188.
Koberts 3.
Kohlrausch 70, 71, 97, 98, 99.
Kolischer 200, 270.
Kollmann 49, 59, 110.
Krause 372.
Kreps 266.
Kümmel 339.
Küster 304, 305, 372.
Kutner, R. 237.

Lang 46.
v. Langenbeck 265.
Langer 76, 82.
Lefort 49, 222.
Leiter 12.
Lewin, L. 190.
Limbach 200.
Lippmann-Wulf 228.
Litter 200.
Lohnstein 56, 57, 317.
Löwenstein, Heinrich 53, 318.
Löwenstein, Louis u. H. 46,
  51, 53, 56, 110, 116, 318,
  342.
Luys 59, 326.

Madelung 287, 299.
Manasse 275.
Marc 230.
Matzenauer 270.

v. Mehring 339.
Meyer 265.
Morgagui 264.

Nicoladoni 220, 350.
Nitze 12, 353, 370, 383.

Orth 200.
Otis 59, 83, 97.

Péan 266.
Petit 114.
Pirogoff 68.
Posner 7, 164, 214, 226, 228,
  229, 232, 275, 372.
Pousson 380.
Proksch 261.

Richter 338, 339.
Rokitansky 353.
Rondeau 342.
Rothschild 232.
Rovsing 340.

Salomin 274.
Schatz 349.
Schlagintweit 46, 51, 53, 58,
  59, 95.
Schleich 140.
Schnitzler 4.
Schustler 219, 291.
Schwalbe 99, 100.
Ségalas 3, 5.
Simon 285.
Stadthagen 372.
Stein 7.
Suarez 192, 263.
Symington 97.

Tarnowski 261.
Thompson 131, 279, 282,
  285, 288, 293, 295, 296,
  299, 304.
Trendelenburg 265, 286.
Tuchmann 75, 78, 80, 81,
  305.

Ultzmann 13, 74, 304.

Viertel 37, 78, 79, 80, 131,
  149, 263, 264, 266, 270,
  321.
Virchow 261.
Völker 237.
v. Volkmann 267, 283, 285,
  288, 299.
Voltolini 356.

Waldeyer 86.
Wassermann 114.
Weinrich 269, 378.
Winter 194.
Wossidlo 59.

Zechmeister 270.
Ziegler 353.
Zuckerkandl 75, 197, 264,
  311.
Zuntz 339.

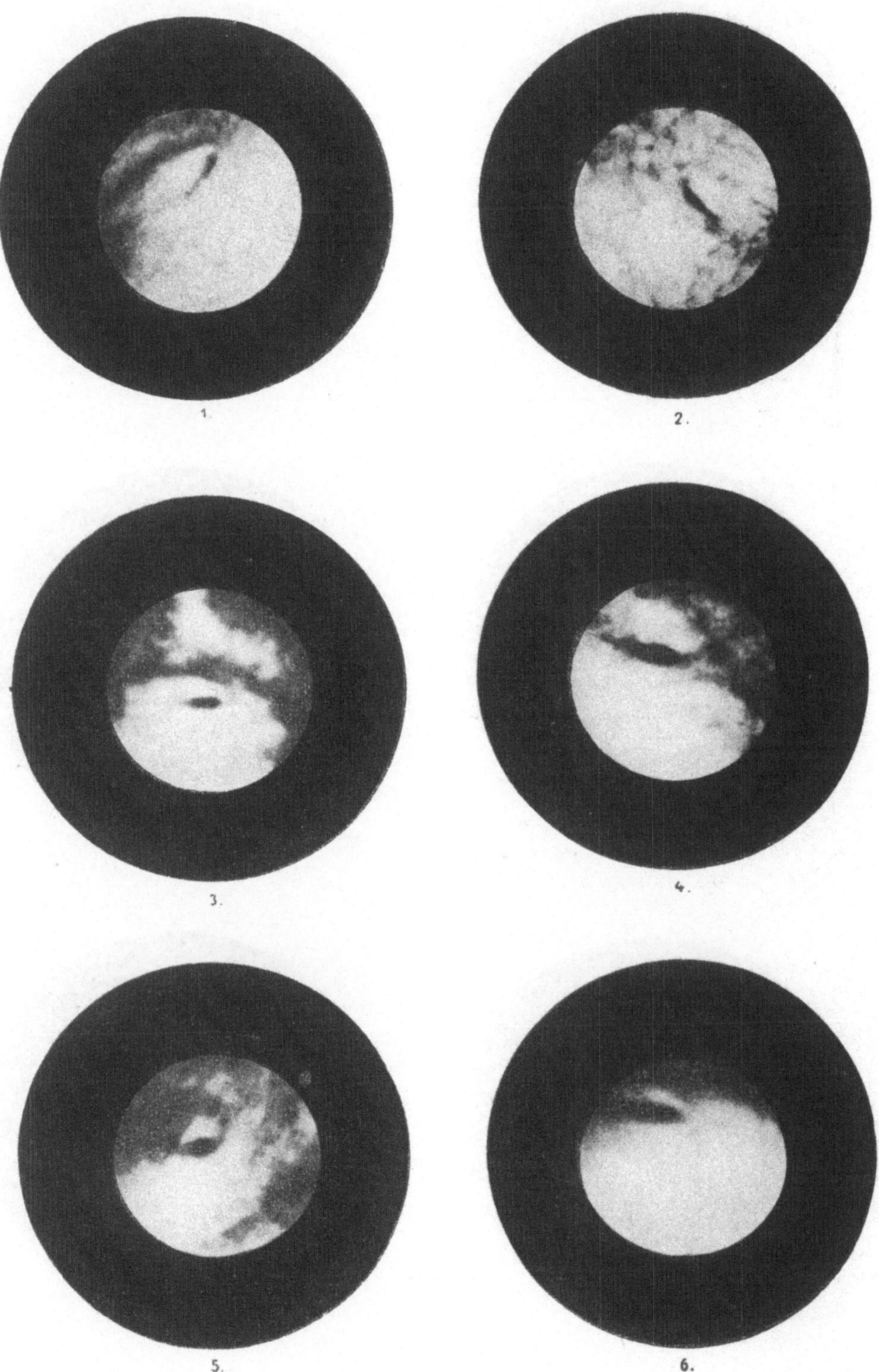

Fig. 1 bis 6: Verschiedene Formen von Harnleitermündungen in normaler Blase.

Verlag von J. F. Bergmann, Wiesbaden.

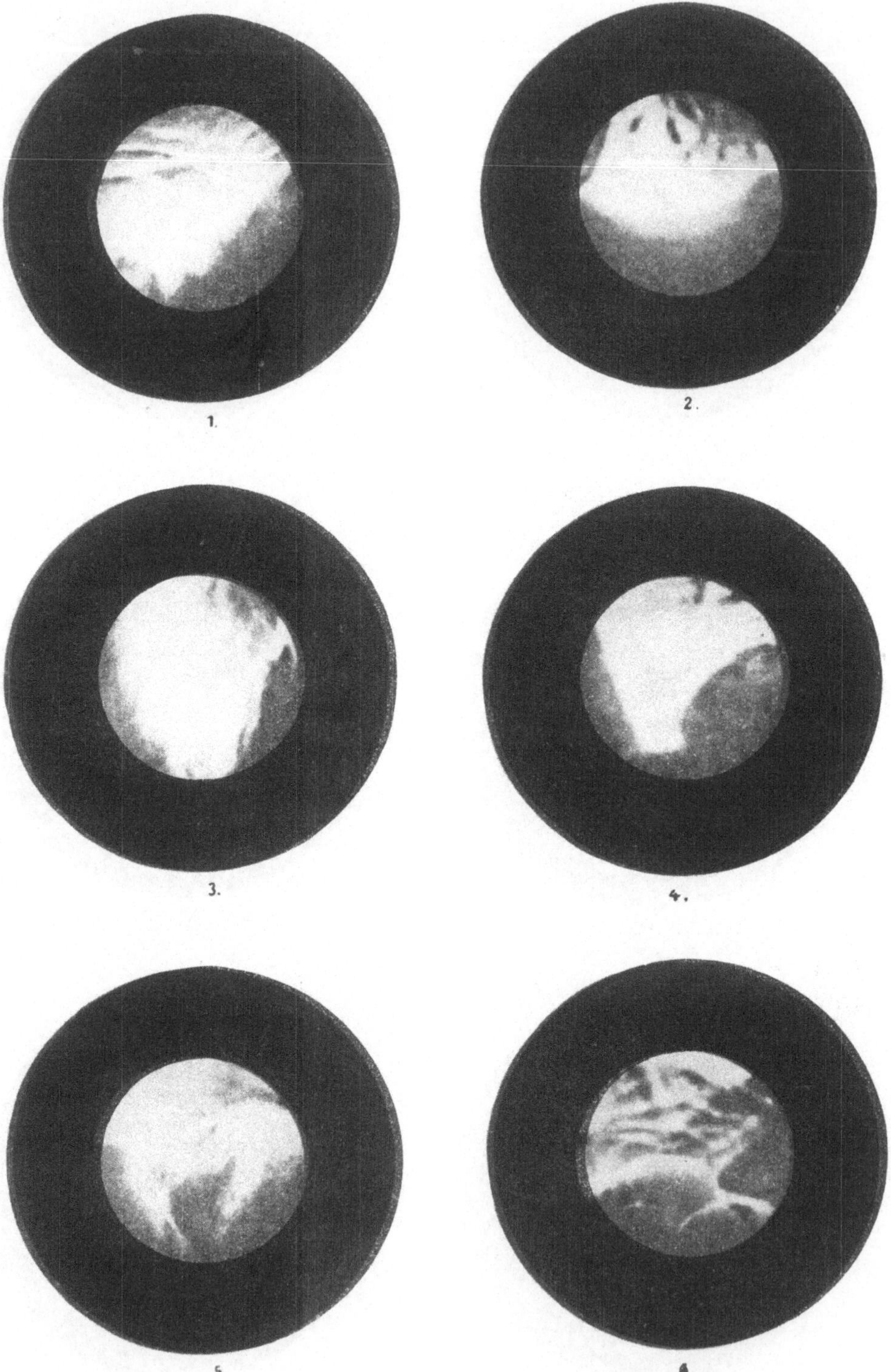

Fig. 1 bis 4: Veränderungen des orific. urethr. int. infolge Prostatahypertrophie. Fig. 1. Dia-phanoskopisch durchleuchtete halbmondförmige Falte mit buckligen Verdickungen.   Leichte Balkenblase.   Fig. 2. Balkenblase mit Divertikelbildung und wenig veränderter Falte.   Fig. 3. Typische torförmige Oeffnung.   Fig. 4 bis 5. Zwei mächtige seitliche Prostatawülste.   Fig. 6. Mittellappen bei Prostatahypertrophie aus mehreren Wülsten bestehend.

Verlag von J. F. Bergmann, Wiesbaden.

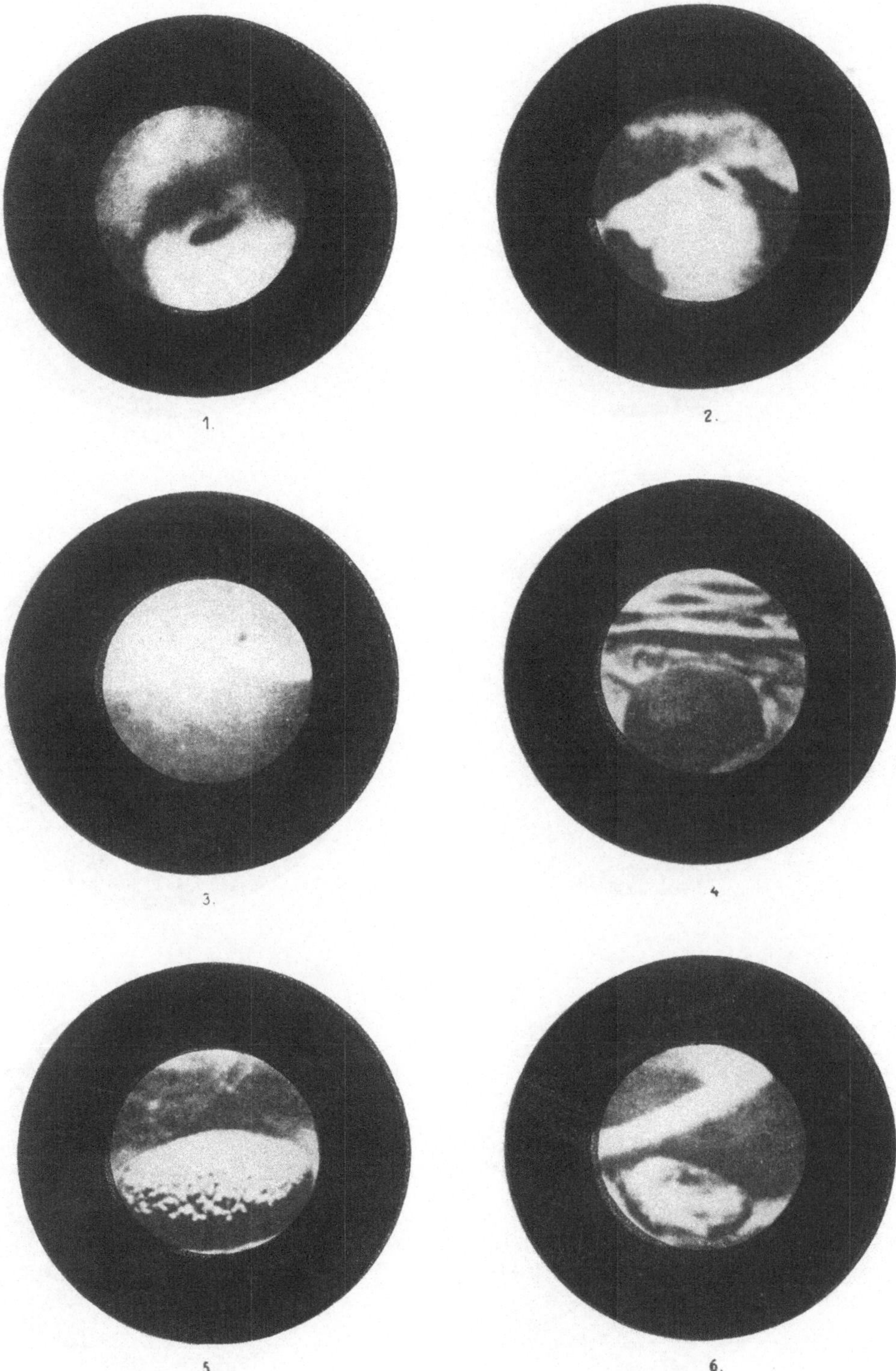

Fig. 1 und 2: Harnleitermündungen mit kräftig entwickeltem Harnleiterwulst. Fig. 3. Dicht hinter der Falte des orific. urethr. int. gelegene Harnleitermündung. Fig. 4 und 5. Steine mit glatter und gekörnter Oberfläche. Fig. 6. Schalenförmiges Steinfragment in tiefer Grube, darüber balkenartiger Vorsprung der Blasenwand.

Verlag von J. F. Bergmann, Wiesbaden.

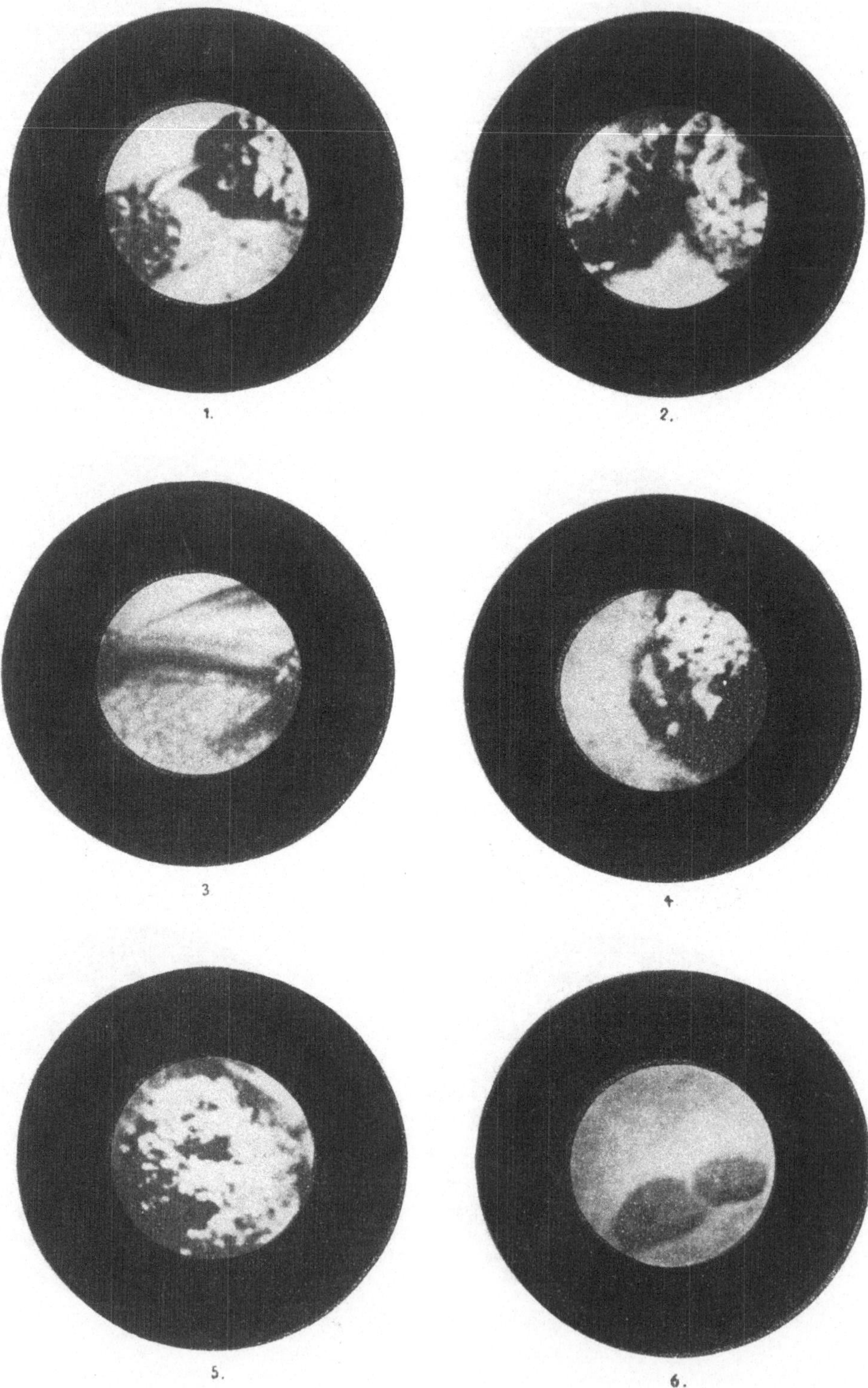

Fig. 1 bis 3: Papillomreciaive nach sectio alta. Fig. 1. Dieselben klein mit der zwischen ihnen befindlichen Operationsnarbe. Fig. 2. Dieselben fünf Monate später, durch starkes Wachstum einander genähert. Fig. 3. Reststümpfe nach intravesicaler Behandlung des Tumors. Fig. 4 und 5. Geschwülste mit stark eingeschnürter Basis. Fig. 6. Tumorrecidive nach sectio alta.

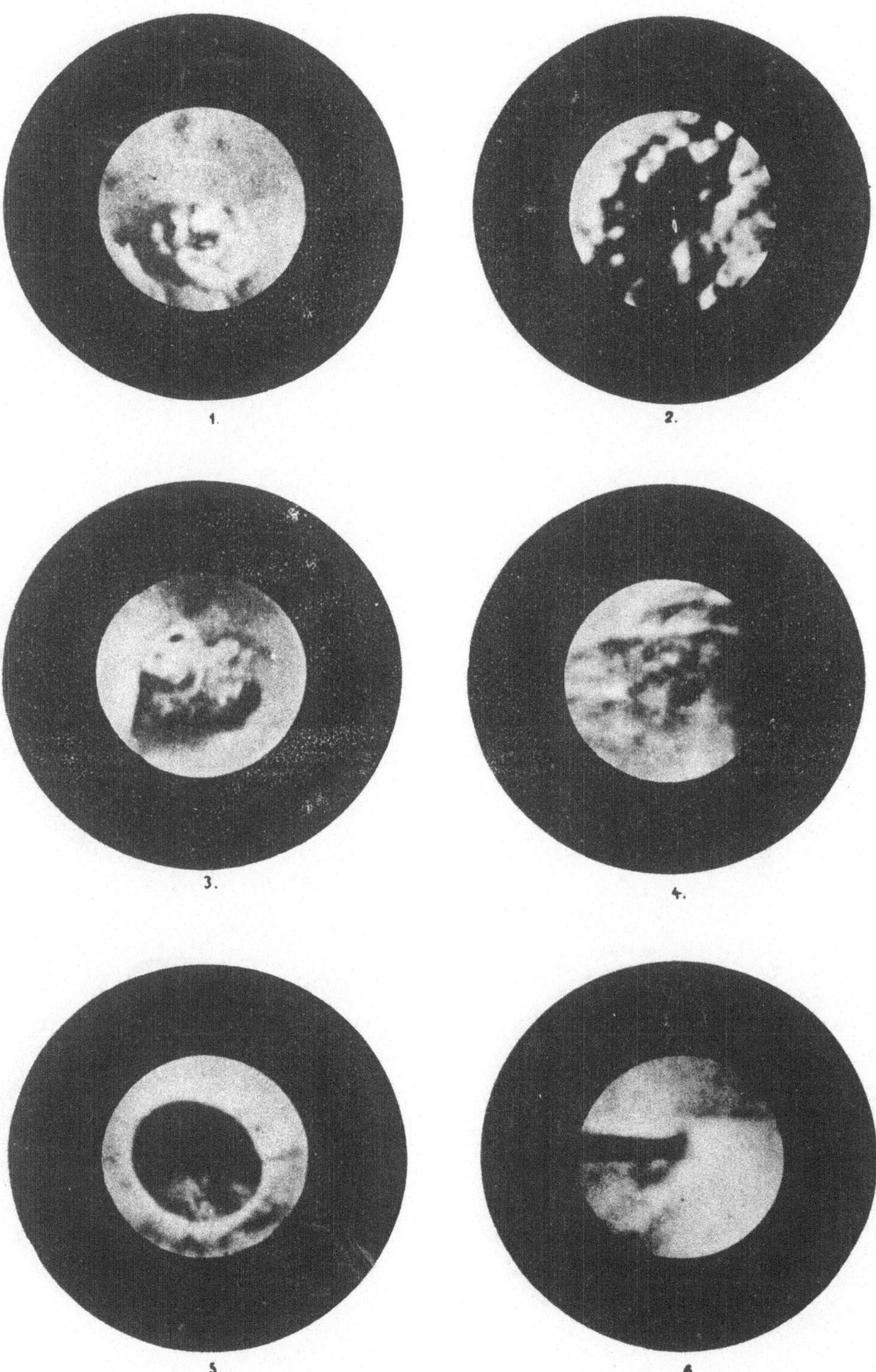

Fig. 1. Teil einer dem Blasenboden breitaufsitzenden (malignen) Geschwulst. Fig. 2. Kraterförmig exulcerierte Geschwulst (Carcinom). Fig 3. Zottiger aus dem Harnleiter hervorstehender Tumor, eine Blasengeschwulst vortäuschend. Fig. 4. Miliare Tuberkelknötchen. Fig. 5. Angeborenes scharfrandiges Divertikel. Fig. 6. Sonde im Harnleiter bei stark emporgehobenem Ureterenwulst.

Verlag von J. F. Bergmann, Wiesbaden.

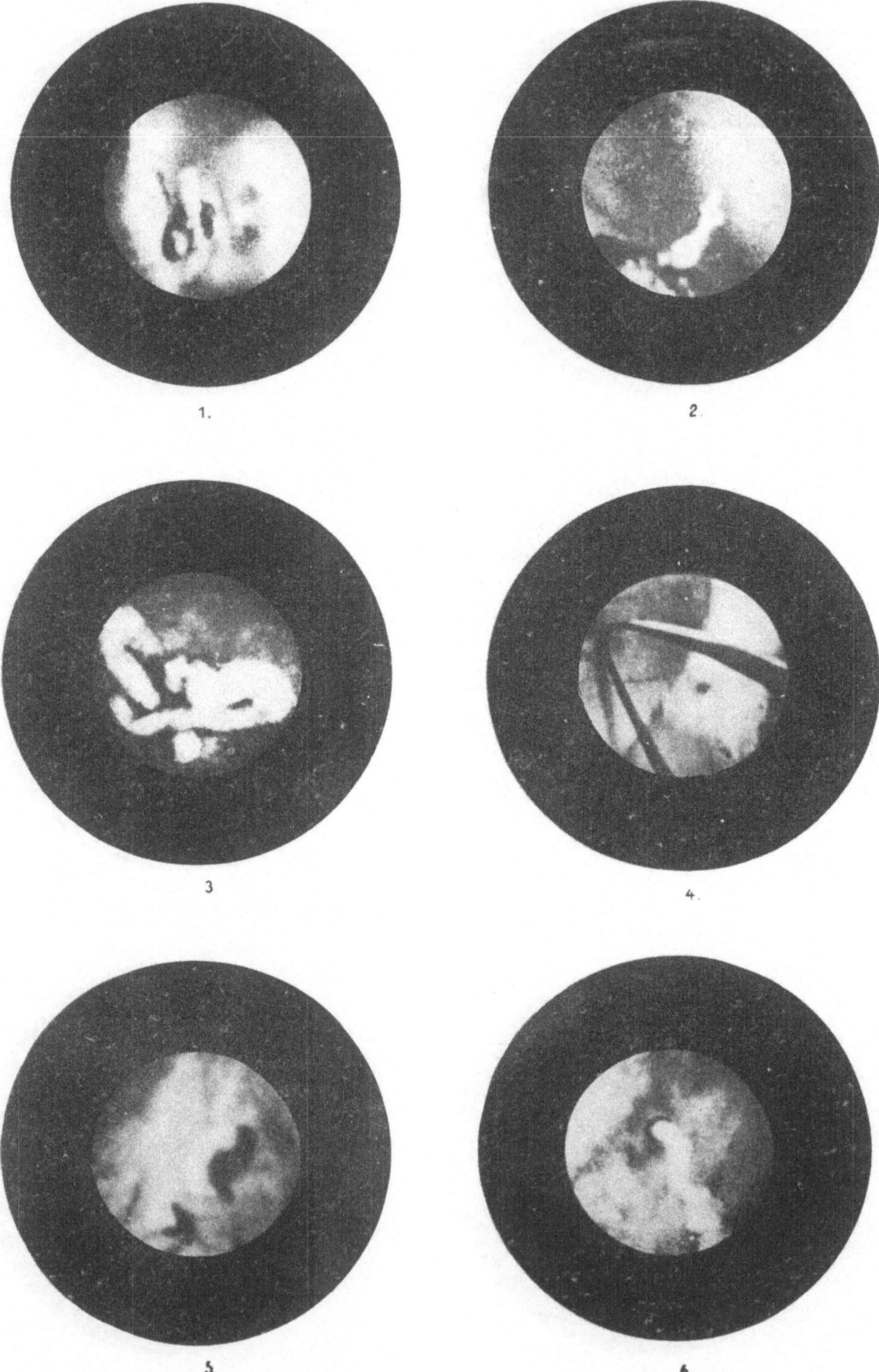

Fig. 1 und 2. Seidenfäden nach Vaginofixation, in die Blase durchgebrochen und frei in sie hineinragend. Fig. 3. Zusammengefalteter verschlungener Wachsstock, incrustiert. Fig. 4. Haarnadel in weibl. Blase, mit Ureterenmündung zwischen ihren Schenkeln, die infolge schräger Stellung des Prisma zur Nadel stark verzerrt erscheinen. Fig. 5 und 6. Dickflüssiger Eiter bei Pyonephrose aus der Ureterenmündung hervorquellend.

Verlag von J. F. Bergmann, Wiesbaden.

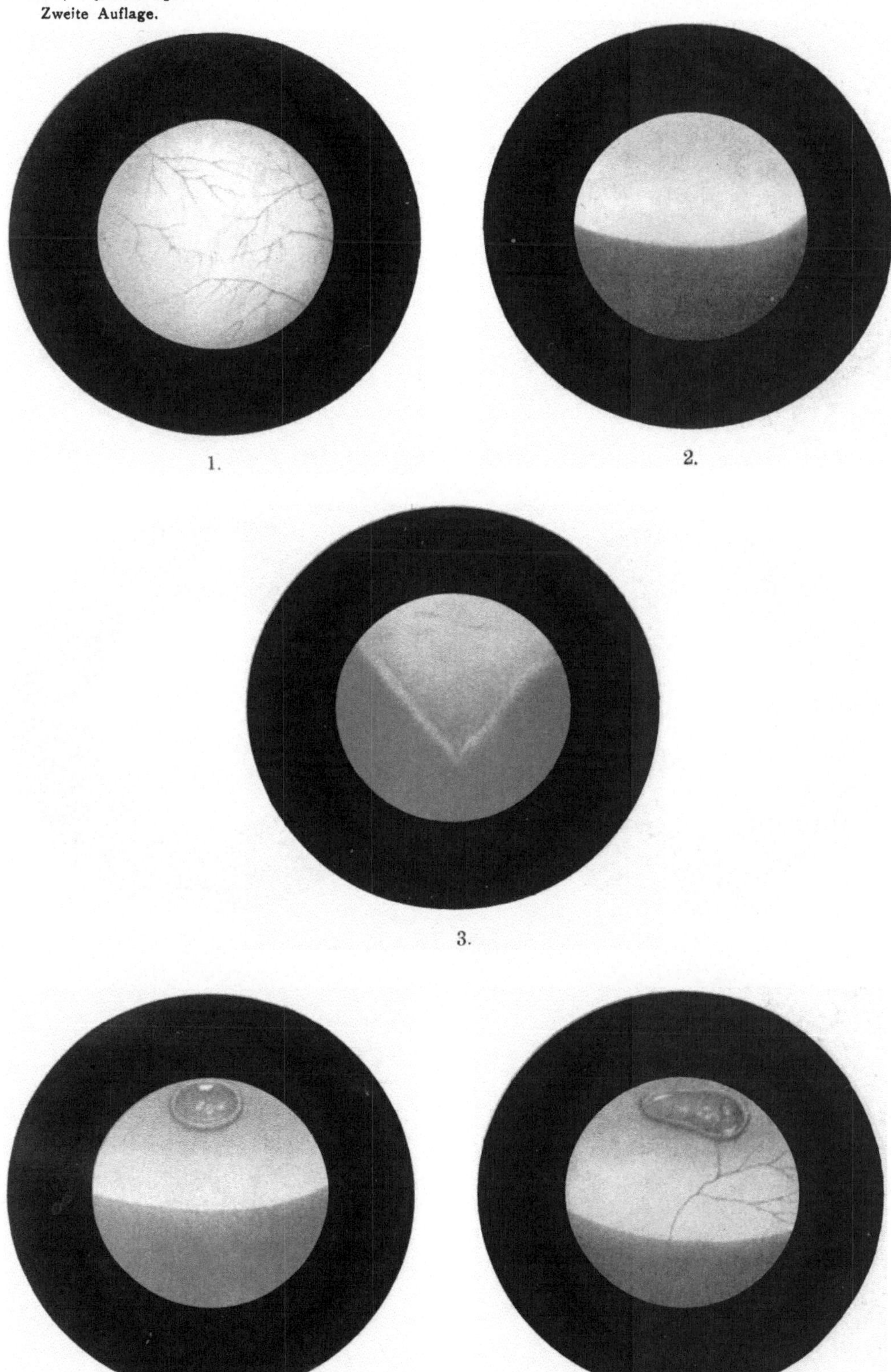

1. Normale Blasenschleimhaut mit arteriellen und venösen Gefässen.
2 Normale (halbmondförmige) Falte des Orific. urethrae int.
3. Orific. urethr. int. bei Prostatahypertrophie. (Torförmige Öffnung.)
4. und 5. Luftblase.

Verlag von J. F. Bergmann, Wiesbaden

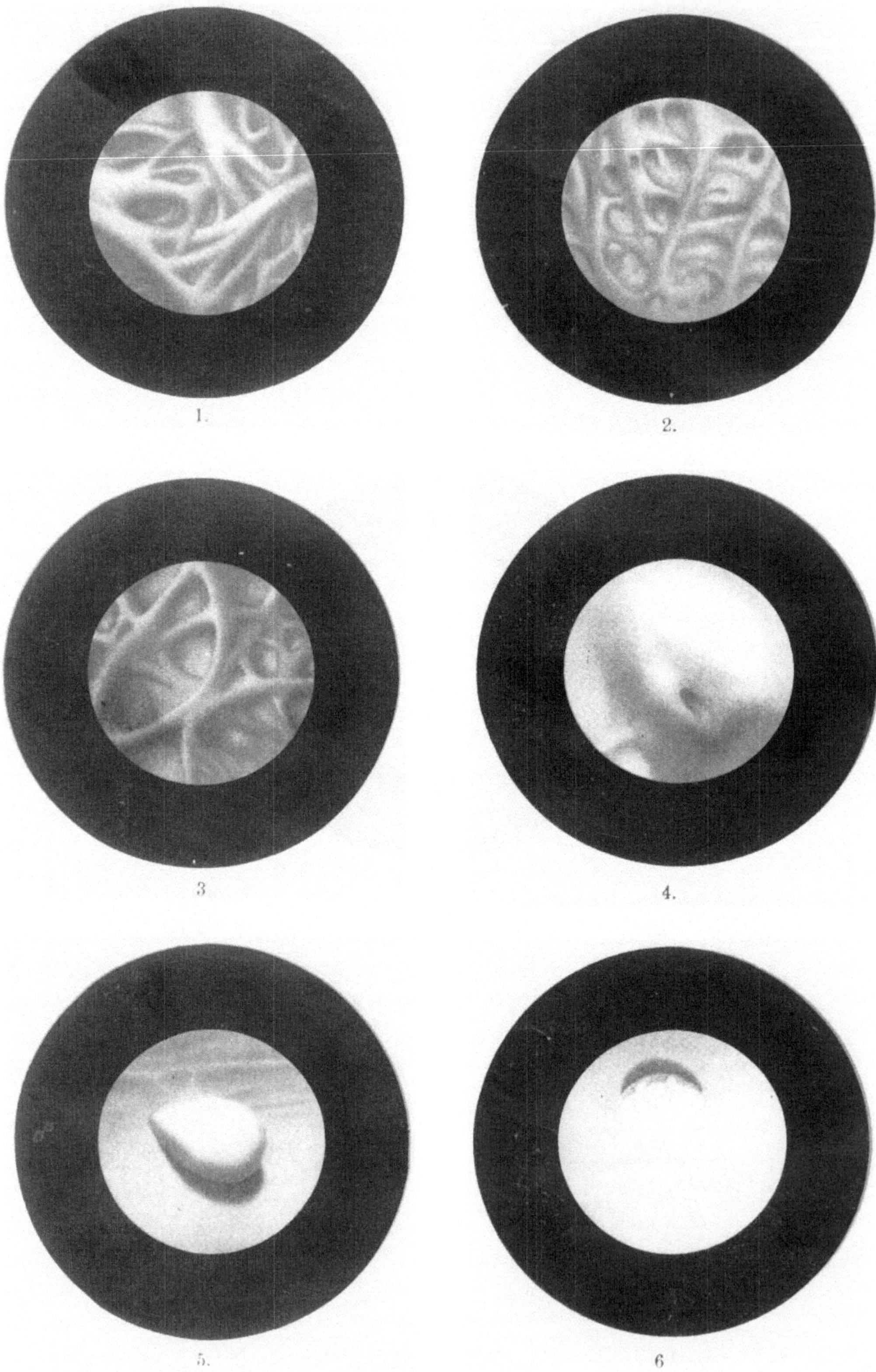

1. 2. und 3. Balkenblase.
4. Harnleitermündung.
5. und 6. Concremente.

Verlag von J. F. Bergmann, Wiesbaden.

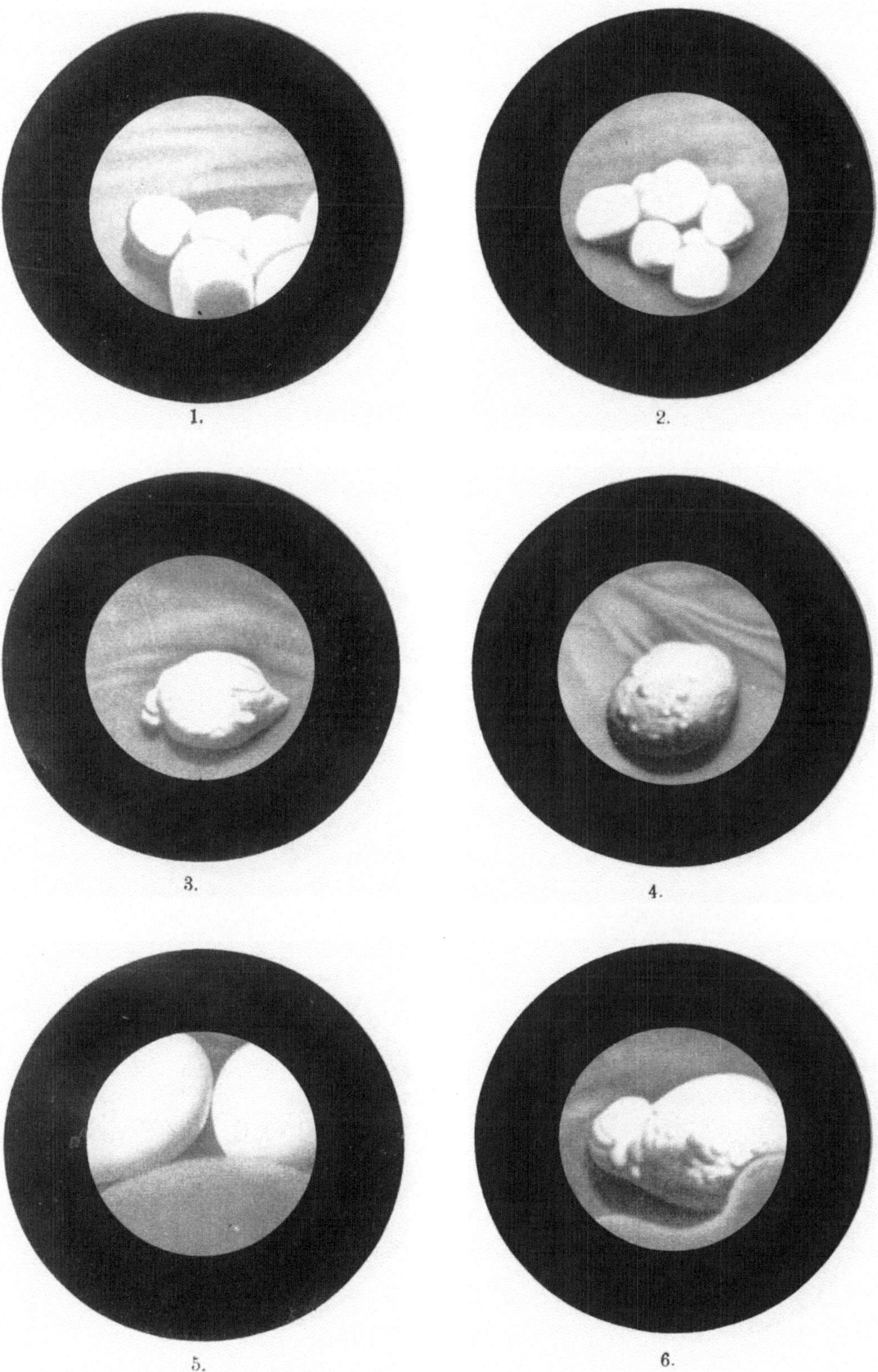

1—4. Concremente.
5. und 6. Concremente, zum Teil vom Prostatawulst verdeckt.

Verlag von J. F. Bergmann, Wiesbaden.

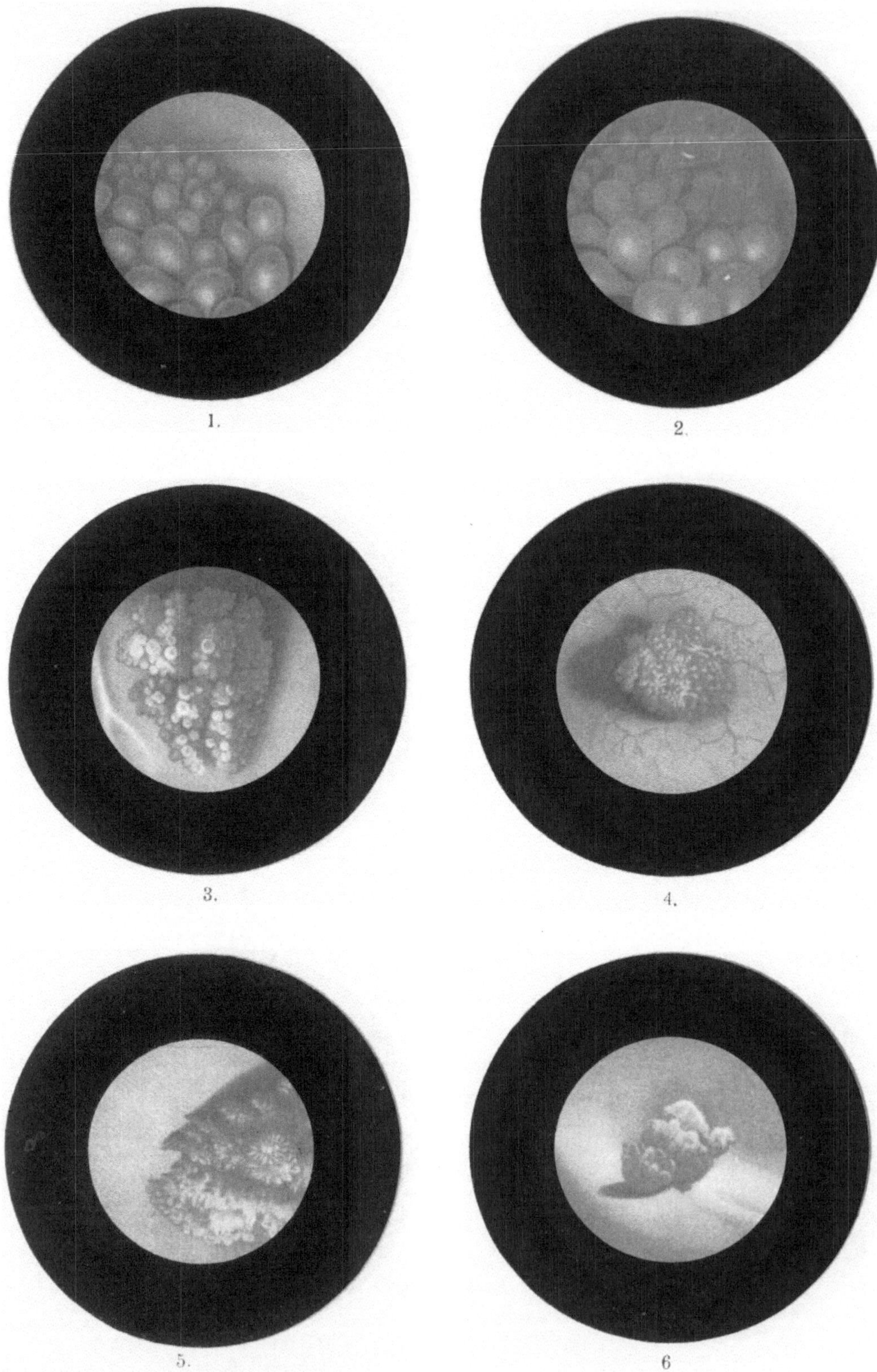

1—6. Geschwülste des Blaseninneren von verschiedener Form (traubenartige Bildungen,
blumenkohl- und pilzähnliche Excrescenzen.)
Fig. 2 zeigt zugleich rechts oben die Luftblase.

Verlag von J. F. Bergmann, Wiesbaden.

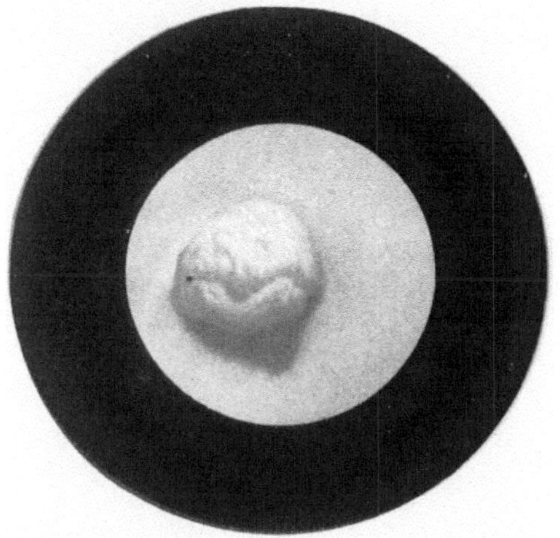

1.

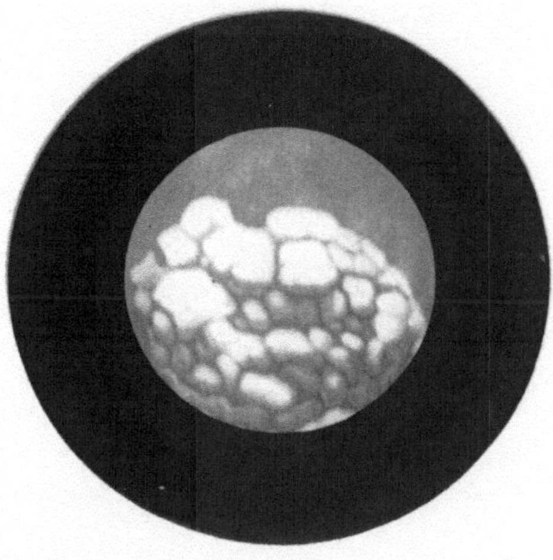

2.

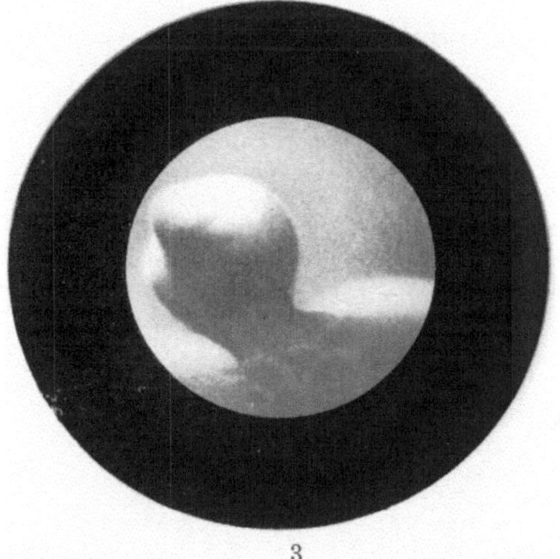

3.

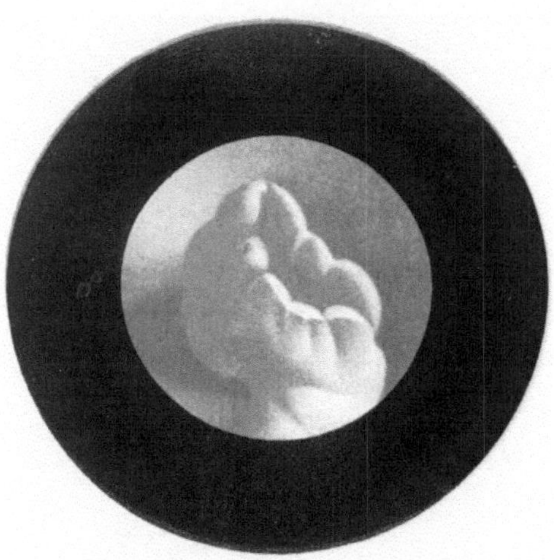

4.

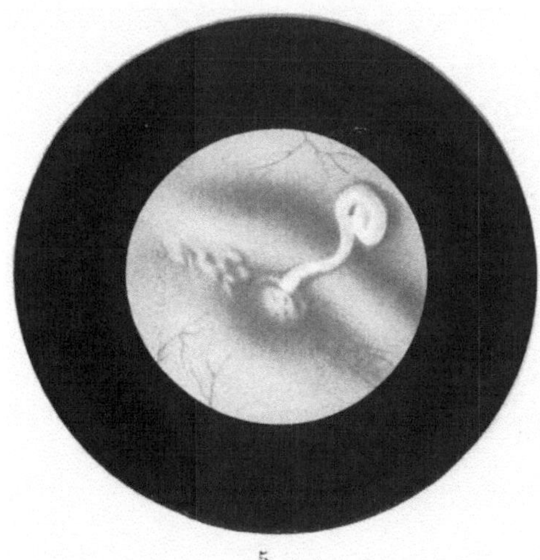

5.

1. Blasentumor mit glatter Oberfläche.
2. und 3. Incrustierte Tumoren.
4. Reste der Wand einer Harnleitercyste nach ihrer intravesicalen Eröffnung mittels
   Galvanokauters.
5. Harnleitermündung mit austretendem Eiter.

Verlag von J. F. Bergmann, Wiesbaden.